睡眠呼吸障碍治疗学

Therapeutics of Sleep-related Breathing Disorder

主　编　叶京英

副主编　李庆云　卢晓峰

编者及其单位（以姓氏笔画为序）

于　擎　（空军军医大学第三附属医院）

王　升　（河北医科大学基础医学研究所）

王　兵　（上海交通大学医学院附属第九人民医院）

王　玮　（中国医科大学附属第一医院）

王菡侨　（河北医科大学第三医院）

尹国平　（清华大学附属北京清华长庚医院）

卢晓峰　（上海交通大学医学院附属第九人民医院）

叶京英　（清华大学附属北京清华长庚医院）

朱　敏　（上海交通大学医学院附属第九人民医院）

伊　彪　（北京大学口腔医院）

刘建红　（广西壮族自治区人民医院）

许志飞　（首都医科大学附属北京儿童医院）

李庆云　（上海交通大学医学院附属瑞金医院）

李延忠　（山东大学齐鲁医院）

李树华　（中国人民解放军北部战区总医院）

李彦如　（首都医科大学附属北京同仁医院）

肖　毅　（北京协和医院）

肖水芳　（北京大学第一医院）

时　杰　（北京大学中国药物依赖性研究所）

张　斌　（南方医科大学南方医院）

张立强　（北京大学第三医院）

张希龙　（南京医科大学第一附属医院）

陈　锐　（苏州大学附属第二医院）

陈宝元　（天津医科大学总医院）

陈贵海　（安徽医科大学附属巢湖医院）

易红良　（上海交通大学附属第六人民医院）

罗远明　（广州医科大学附属第一医院）

房　芳　（首都医科大学附属北京安贞医院）

赵　迪　（浙江大学医学院附属第二医院）

赵忠新　（海军军医大学附属长征医院）

胡　克　（武汉大学人民医院）

胡志安　（陆军军医大学基础医学部）

姜　虹　（上海交通大学医学院附属第九人民医院）

殷善开　（上海交通大学附属第六人民医院）

高　和　（中国人民解放军空军特色医学中心）

高雪梅　（北京大学口腔医院）

郭兮恒　（首都医科大学附属北京朝阳医院）

唐向东　（四川大学华西医院）

秘书

周颖倩　（清华大学附属北京清华长庚医院）

张　红　（清华大学附属北京清华长庚医院）

人民卫生出版社

·北　京·

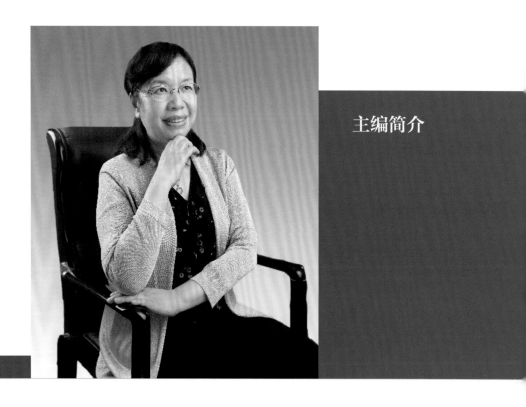

主编简介

叶京英

主任医师,教授,博士研究生导师

清华大学精准医学研究院副院长,清华大学附属北京清华长庚医院耳鼻咽
喉头颈外科主任,睡眠医学中心主任

- 清华大学长聘教授,国务院特殊津贴专家
- 中国医师协会睡眠医学专业委员会主任委员
- 中国医疗保健国际交流促进会睡眠医学分会主任委员
- 中国医师协会耳鼻咽喉头颈外科医师分会常委
- 国家"十五"规划教材《耳鼻咽喉头颈外科学》副主编、《睡眠医学》副主
  编,《睡眠呼吸障碍外科学》副主编,*Sleep Apnea and Snoring: Surgical and
  Non-Surgical Therapy*(2e)国际编委
- 《中华耳鼻咽喉头颈外科杂志》、*Journal of Chinese Clinical Medicine*、《听
  力学及言语疾病杂志》、《临床耳鼻咽喉头颈外科杂志》、《中国耳鼻咽喉
  头颈外科》、《北京医学》期刊编委
- 获国家科学技术进步奖二等奖,获得多项省部级科技成果奖及专利,主持
  国家级科研课题 10 余项

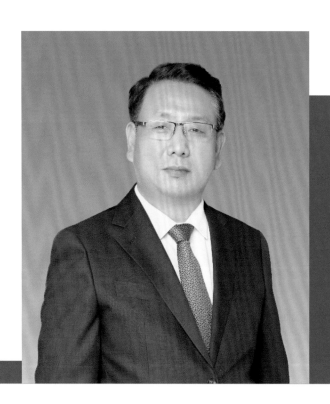

副主编简介

李庆云

主任医师,教授,博士研究生导师

上海交通大学医学院附属瑞金医院呼吸与危重症医学科副主任

- 上海交通大学医学院呼吸病研究所副所长
- 中国医师协会睡眠医学专业委员会副主任委员
- 中华医学会呼吸病学分会呼吸睡眠学组副组长
- 中国睡眠研究会副理事长
- 中国老年医学学会睡眠医学分会副会长
- 中国医疗保健国际交流促进会睡眠医学分会副主任委员
- 上海康复医学会呼吸康复专业委员会副主任委员
- 上海市医学会呼吸病学专科分会委员,睡眠医学学组组长
- 主持和参与完成科技部"十一五""十三五"及国家自然科学基金项目等多项课题

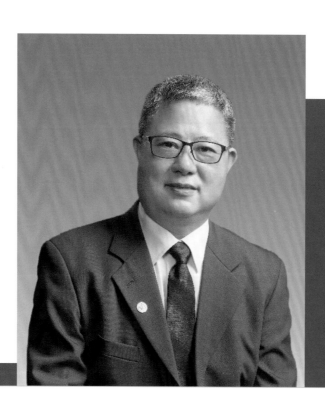

副主编简介

卢晓峰

主任医师,教授,博士研究生导师

上海交通大学医学院附属第九人民医院睡眠医学中心主任,口腔颌面科
　　副主任

- 中国医师协会睡眠医学专业委员会顾问
- 中华口腔医学会口腔颌面创伤及正颌专业委员会委员
- 美国睡眠学会会员
- 《人民日报》和《健康时报》主办的第三届"国之名医"活动中获"国之名
　医·卓越建树"荣誉称号
- 中国医师协会睡眠医学专业委员会"睡眠医学引领者"荣誉称号
- 在中国医师协会第十一届睡眠医学学术年会获"杰出贡献"称号
- 主要研究领域:颅颌面畸形整复,睡眠呼吸障碍诊疗

随着现代化进程的快速推进和社会的发展,人们的生活和工作节奏也随之加快,饮食习惯改变、运动量下降、肥胖,进而睡眠呼吸障碍的患病率已呈逐年上升的趋势。睡眠呼吸障碍是睡眠过程中出现的呼吸障碍包括睡眠呼吸暂停综合征、低通气综合征和慢性肺部及神经肌肉疾患引起的睡眠呼吸障碍等,涉及病种多、范围广。睡眠呼吸障碍可引起间歇性低氧、高碳酸血症以及睡眠结构紊乱,是诱发或者加重多种躯体和精神疾病的重要因素,严重影响人们的生活、工作、学习及身心健康,以及由此导致的意外伤害、事故、工作效率和生产力的下降等,给家庭与社会带来显著的负面影响。因此,睡眠呼吸障碍既是医学问题,也是社会问题,越来越受到社会各界的关注。

对睡眠呼吸障碍诊治的研究在国外已有 50 余年历史,国内有 37 年历史。随着研究工作的不断深入及诊治水平的不断进步,学者们对此类疾患的认识已有较大的提高。2018 年 7 月《成人阻塞性睡眠呼吸暂停多学科诊疗指南》发布后,睡眠呼吸障碍疾病的多学科诊疗理念已受到广大同仁的认可和推崇。本书旨在更好地指导我国医师的睡眠医学临床实践,推动基层睡眠呼吸障碍诊疗技术的推广和规范。

本次编写基于当前循证医学证据以及国内临床实践,广泛征求涵盖呼吸内科、耳鼻咽喉头颈外科、口腔科、心血管内科、内分泌科、泌尿外科、神经内科、精神科和减重代谢外科等各专业组专家的意见。本专著全面系统地介绍了睡眠呼吸障碍的相关基础知识、临床诊疗技术和方法以及相关的科研工作进展。相信本书的出版会有力地推动我国睡眠呼吸病学事业的发展,为我国乃至世界的睡眠呼吸病学作出我们应有的贡献。

2021 年 10 月

目　录

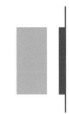

书中视频观看方法：

1. 手机下载"人卫图书增值"App 或登录 jh.ipmph.com，并注册登录。

2. 在"人卫图书增值"App 中，扫描封底圆标二维码，输入激活码，激活本书视频；或按网站提示输入激活码，激活本书视频。

3. 应用 App 扫描书中视频二维码，即可观看视频；或在网站在线观看视频。

第一篇 绪论

第一章　临床睡眠医学概述

　　睡眠与觉醒是动物的基本生命状态,睡眠与觉醒活动有规律地交替运行不仅受到机体内环境的影响与调节,而且与自然环境和社会因素之间也存在密切的联系。随着现代化进程的快速推进,社会竞争日益激烈,人们的生活和工作节奏加快,睡眠障碍发病率显著升高,特别是失眠障碍与睡眠呼吸障碍已经成为临床睡眠医学(sleep medicine)中最常见的疾病,并且是诱发或者加重多种躯体和精神疾病的重要因素,严重影响了人们的生活、工作、学习及身心健康。由此导致的疾病、意外伤害、事故、工作效率和生产力的下降等,给家庭与社会带来显著的负面影响。因此,睡眠障碍既是医学问题,也是社会问题,越来越受到全社会的关注。

　　良好睡眠是保证身心健康的重要基石,早期发现与及时治疗睡眠障碍,不仅能够恢复正常睡眠与觉醒节律,而且有助于发挥睡眠的各种生理功能。规律的睡眠与觉醒节律有利于调节机体免疫功能,维持各系统功能处于稳定状态。不同类型的睡眠具有不同的生理功能,例如非快速眼动期睡眠是促进生长、消除疲劳及恢复体力的主要方式,快速眼动期睡眠与幼年动物神经系统的成熟关系密切;快速眼动期睡眠有利于建立新的突触联系,帮助促进和巩固记忆活动;适当比例的快速眼动期睡眠有利于促进精力的恢复。由此可见,睡眠具有重要的生理功能,这些功能的正常发挥取决于良好的睡眠质量、充足的睡眠时间和稳定的睡眠结构。因此,应该积极主动地维护健康睡眠、预防睡眠障碍和早期识别、治疗睡眠障碍。

第一节　我国临床睡眠医学的发展现状

　　在 20 世纪 70 年代,国际上睡眠领域的基础与临床研究取得了显著进步,睡眠医学作为一门学科的轮廓逐步形成,其内容也不断得到丰富,有关的组织机构相继成立。我国睡眠医学领域研究起步于20 世纪 80 年代,开始以基础研究和临床病例报道为主,随着睡眠呼吸障碍研究的兴起,很快扩展到多个临床相关学科。由于睡眠对于机体各系统的生理功能具有重要的调节作用,睡眠障碍对于社会、家庭和个体健康都有很大的不良影响,特别是随着医学科学不断向纵深发展,人类自身对于身心健康和生活质量的追求也越来越高,这些都促进了我国睡眠医学的发展。目前临床睡眠医学领域的有关分支逐渐形成,呈现出前所未有的良好发展趋势。

　　我国睡眠医学相关专业学术组织建设虽然起步比较晚,但是发展很快。在 20 世纪 80 年代之前,我国尚无相关的睡眠医学学术组织机构。当时一批对于睡眠医学充满浓厚兴趣的专家开始关注并进入睡眠医学研究领域,自发开展了一系列睡眠医学的基础与临床研究工作,酝酿筹建睡眠医学学术组织,并于1994年正式成立了"中国睡眠研究会"。中华医学会有关的二级分会继而成立了"睡眠障碍学组"。自从2010年开始,中国医师协会设立"睡眠医学专家委员会",并于2014年正式获批成立了二级学术机构"中国医师协会睡眠医学专业委员会"。同期,我国许多其他国家级和省级医学学术机构也相继成立了睡眠医学相关的学术组织。这些学术组织的建立及其主办的系列性学术活动,为促进国内外的学术交流与人才培养,进一步普及、推广和提高我国临床睡眠医学发展水平做出了积极的贡献。

睡眠医学相关专业学术组织机构的建立和专业人才队伍的扩大,进一步推动了睡眠与睡眠障碍学术研究工作的广泛开展与不断深入,睡眠医学相关的许多学术专著和学术期刊也应运而生。特别是2016年人民卫生出版社正式出版了第一本《睡眠医学》教科书,是我国睡眠医学教育领域的奠基之作,该教材作为高等医学院校本科生与研究生的选修课教材,受到高校的高度重视与评价,这标志着我国睡眠医学研究和人才培养已经进入快速发展与规范发展的重要时期。与此同时,我国从事睡眠医学领域基础与临床研究的许多重要成果相继发表于国内外有影响的学术期刊,特别是一些关于睡眠与觉醒机制方面的研究成果,已经达到了国际先进水平。

近年,我国许多临床学科都针对常见睡眠疾病制订和发表了相关的临床诊断与治疗指南或专家共识,对于规范睡眠相关疾病的诊疗流程、提高其诊疗水平起到了重要的促进作用。目前已经有越来越多的临床医师和基础研究工作者,主动选择睡眠与睡眠障碍作为主要研究方向。根据不完全统计,目前全国有2 000多家医院成立了睡眠中心、睡眠门诊或睡眠实验室,这些医院几乎遍及医学院校的附属医院、省市级医院,也包括部分二级医院,少数医院还设立了独立的睡眠医学专科。但是多数睡眠医学研究工作仍然是依托于各医院的相关专业平台,仅仅是作为一个亚专业方向在开展工作。为了更加有利于我国睡眠医学的发展,需要呼吁进行独立的睡眠医学二级学科的设置与建设,这样才能够解决组织编制、人才培养、学科建设规划、认证体系、继续教育和培训制度等一系列问题,这也应该成为我国临床睡眠医学发展的近期目标。

第二节 睡眠障碍国际诊断与分类体系的演变

1979年美国出版了《睡眠与觉醒障碍的诊断分类》,这是规范睡眠医学临床分类的第一部专著。1990年,在上述基础上制订了《睡眠障碍国际分类》(*International Classification of Sleep Disorders*,ICSD),以后被称为ICSD第1版(ICSD-1)。1997年进行过小的修订(ICSD-R),并于2005年发布了《睡眠障碍国际分类》第2版(ICSD-2)。随着睡眠医学基础与临床研究的快速发展,睡眠监测和治疗新技术的问世,对睡眠障碍的认识有了新的提高,国际睡眠医学界提出重新修订睡眠障碍国际分类,经过反复讨论及修改,于2014年3月正式发布了《睡眠障碍国际分类》第3版(*International Classification of Sleep Disorders-third edition*,ICSD-3),见表1-2-1。

表 1-2-1　睡眠障碍国际分类（ICSD-3）

序号	分类名称
1	失眠障碍（insomnia）
2	睡眠呼吸障碍（sleep related breathing disorder）
3	中枢性睡眠增多（central disorder of hypersomnolence）
4	昼夜节律睡眠 - 觉醒障碍（circadian rhythm sleep-wake disorder）
5	异态睡眠（parasomnias）
6	睡眠相关运动障碍（sleep related movement disorder）
7	其他睡眠障碍（other sleep disorder）

附 A：睡眠相关医学和神经系统疾病

（Sleep Related Medical and Neurological Disorders）

附 B：物质所致睡眠障碍的 ICD-10-CM 编码

（ICD-10-CM Coding for Substance-Induced Sleep Disorders）

ICSD-3 以便于临床操作为主要出发点,根据近年来的最新临床研究资料,参考了美国精神科协会于 2013 年发布的《精神疾病诊断和统计手册》第 5 版（*Diagnostic and Statistical Manual of Mental Disorders-Ⅴ*,DSM-5）中睡眠 - 觉醒障碍的分类内容,并与《国际疾病分类法》第 9 版和第 10 版（ICD-9、ICD-10）的命名和编码系统相衔接,对睡眠障碍的分类进行了一些调整,共同构成相互协调的国际疾病分类体系。在 ICSD-2 的基础上,ICSD-3 对睡眠障碍分类诊断名称、诊断标准、实验室检查等方面进行了进一步的明确,充分吸收了近年临床研究的重要结论,体现了对于部分睡眠疾病认知程度的深化与提高。

（一）疾病分类诊断名称方面的变化

1. ICSD-3 对于失眠障碍的诊断摒弃了“原发性”与“继发性”的概念,并且取消了失眠障碍亚型的分类,从而对于失眠障碍的分类诊断名称进行了大幅度简化。

2. 中枢性睡眠增多部分将 ICSD-2 中的伴有猝倒发作型和不伴有猝倒发作型的发作性睡病,分别命名为 1 型发作性睡病和 2 型发作性睡病。

3. 睡眠呼吸障碍部分,将中枢性睡眠呼吸暂停细分为中枢性睡眠呼吸暂停伴陈 - 施呼吸、内科疾病所致中枢性睡眠呼吸暂停不伴陈 - 施呼吸、高原周期性呼吸所致中枢性睡眠呼吸暂停等类型,并根据临床表现将睡眠相关低通气与睡眠相关低氧血症拆分为睡眠相关肺泡低通气与睡眠相关低氧血症两大类。

4. ICSD-3 不再按照 ICSD-2 方式将“独立综合征和正常变异”独立成章,而是将其拆分到不同疾病大类中,以便于按照病因病理和临床特征进行查找分类。

（二）在诊断方法方面的变化

体动记录仪（actigraphy）的诊断价值被进一步提高。此外将仅使用有限导联（通常不记录脑电图）的睡眠中心外睡眠监测（out-of-center sleep testing,OCST）设备直接用于成人阻塞性睡眠呼吸暂停的诊断。这些都强烈提示了未来的睡眠监测技术发展方向,将会呈现由睡眠中心到家庭的延展趋势。

（三）疾病分类方面的变化

从总体上看,新分类方法逻辑性更强、更为简洁、易于临床操作。ICSD-3 把睡眠障碍分为以下 7 大类:①失眠障碍;②睡眠呼吸障碍;③中枢性睡眠增多;④昼夜节律失调性睡眠 - 觉醒障碍;⑤异态睡眠;⑥睡眠相关运动障碍;⑦其他睡眠障碍。两个附录包括了睡眠相关的躯体或神经疾病和 ICD-10 编码的物质滥用性睡眠障碍。在上述分类中,又各自包括了许多具体的疾病或者亚型。与 ICSD-2 相似,在疾病的具体分类中:有些是根据临床症状学分类,例如失眠、睡眠增多、异态睡眠或睡眠相关运动障碍;有些是按照其可能的病因来分类,例如昼夜节律失调性睡眠觉醒障碍与生物节律紊乱有关;还有一些是按照出现问题的器官与系统来分类,例如睡眠呼吸障碍等。

第三节　睡眠障碍国际分类的主要内容

ICSD-3 把睡眠障碍分为以下 7 大类:①失眠障碍;②睡眠呼吸障碍;③中枢性睡眠增多;④昼夜节律失调性睡眠 - 觉醒障碍;⑤异态睡眠;⑥睡眠相关运动障碍;⑦其他睡眠障碍。下面将对以上 7 大类睡眠障碍各自包括的内容进行简要介绍。

一、失眠障碍

失眠障碍（insomnia）是指尽管有适当的睡眠机会和睡眠环境,依然对于睡眠时间和 / 或睡眠质量感到不满足,并且影响日间社会功能的一种主观体验。

（一）国际分类

根据不同病程,ICSD-3 将失眠障碍分类为慢性失眠障碍（chronic insomnia disorder）、短期失眠障碍（short-term insomnia disorder）和其他失眠障碍（other insomnia disorder）。相比于 ICSD-2,ICSD-3 对于失眠障碍的诊断分类摒弃了"原发性"与"继发性"的概念,因为这两种情况分别存在很多临床症状的重叠,在临床实践中常常难以进行明确区分。ICSD-3 认为最合适的方法是将失眠障碍作为一种需要单独进行治疗的共病来进行诊断与处理。此外,由于 ICSD-2 中区分的各种失眠障碍的亚型,在诊断标准方面也存在很多共性特征,临床上很难进行确切的分类诊断,客观上造成了误诊的可能。所以 ICSD-3 不再进行失眠障碍亚型的分类,对于失眠障碍的诊断名称进行了大幅度简化。而这种分类方法的积极意义在于非常简洁,便于临床上快速归类,特别是无论患者是否与其他可能干扰睡眠的潜在病因共病,这些诊断都适用。但是也存在值得商榷之处。合理的分类依据应从疾病的病因和病理生理因素,单纯的病程因素似乎较为单薄。更深层次地,从医学科学发展的角度看,现代医学正是在不断加深认识、不断精细分类的过程中不断前进的,新的分类方式应该体现发展中认识的深化,而不仅仅是为便于操作的简化。所以,未来针对失眠障碍的病理生理学机制的深入研究,将能够为失眠障碍的分类诊断提供重要依据。在失眠这一部分的孤立症状和正常变异中还包括卧床时间过长(excessive time in bed)和短睡眠者(short sleeper),前者是指那些存在失眠症状,但不伴有日间功能损害的卧床时间过长的个体,后者是指每晚平均睡眠时间少于6h,但没有不适主诉的个体。

(二)症状

1. 夜间症状　成人失眠障碍的主诉包括睡眠起始或维持困难,常常伴随夜间长时间觉醒、睡眠时间不充足或睡眠质量差。目前认为,那些只报告有夜间失眠相关症状而缺乏日间功能损害的情况没有临床意义,达不到失眠障碍的诊断标准,仅仅需要进行睡眠卫生(sleep hygiene)教育,无须其他特别治疗措施。儿童失眠常常由保育者报告,特征是儿童不愿在该就寝时上床、频繁夜间觉醒和/或不能独自入睡。

2. 日间症状　失眠障碍的日间症状包括疲劳、情绪低落或激惹、躯体不适和认知损害。成人的慢性失眠障碍可能损害社交或职业功能、降低生活质量。儿童的慢性失眠障碍可能导致学习成绩差、注意力损害、行为障碍。在某些患者,失眠障碍也可能引起躯体症状,如肌肉紧张、触痛或头痛。更严重的失眠障碍影响患者的操作、判断和应激反应能力而容易发生事故,以及导致精神疾病和心血管疾病的风险增加。

3. 伴随症状　失眠障碍常常伴随或者与内科疾病、精神障碍和其他类型睡眠障碍共病。失眠障碍也可能增加某些物质的使用或者滥用。即使同时患有的疾病(如抑郁障碍、焦虑障碍、支气管哮喘、帕金森病等)症状明确,若失眠表现突出且持续存在,成为基本症状或由于其长期性及严重性,引起患者对此产生明显苦恼、焦虑或日间功能受损,或需要相应特殊临床处理时,仍需要单独列出失眠障碍的诊断。

二、睡眠呼吸障碍

睡眠呼吸障碍(sleep-disordered breathing, SDB),是一组以睡眠期呼吸节律异常和/或通气异常为主要特征的疾病,可伴或不伴觉醒期呼吸异常。

具体分类包括阻塞性睡眠呼吸暂停(obstructive sleep apnea, OSA)、中枢性睡眠呼吸暂停(central sleep apnea, CSA)、睡眠相关低通气(sleep-related hypoventilation)、睡眠相关低氧血症(sleep-related hypoxemia)、单纯鼾症(primary snoring)和睡眠相关呻吟(catathrenia)等,其中尤以OSA最为常见、危害性最大。临床上部分患者同时满足上述分类中一种以上疾病的诊断标准,特别是既有OSA又有CSA并存的情况。虽然临床诊断通常依据占主导地位的呼吸紊乱情况而定,但同一患者在不同夜晚进行睡眠监测的结果可能有差异,随着时间推移患者的情况也可能发生变化。此外,不同类型睡眠呼吸障碍之间存在某些共同的病理生理学基础,例如某些CSA与上气道闭塞有关,不少OSA也会发生于通气驱动降低的时间段。

三、中枢性睡眠增多

中枢性睡眠增多（central disorders of hypersomnolence）主要表现为日间思睡（excessive daytime sleepiness，EDS），指在白天应该维持觉醒的主要时段不能保持觉醒和警觉性，出现难以克制的困倦欲睡，甚至突然入睡，是许多睡眠增多疾病的主要临床表现。多在久坐、单调的环境中发生，严重者可以不分时间、地点，毫无预兆地酣然入睡。这给患者工作及生活带来很大影响，甚至酿成意外事故而危及自身及他人安全。据统计，与正常人相比，日间过度思睡患者相关的交通事故发生率升高 7 倍以上，但尚未引起广泛重视。日间过度思睡的轻重程度不一，临床表现各异，部分患者每天的总睡眠时间明显增多，但醒后并无精神和体力恢复的感觉；有些患者在小睡后一段时间内思睡症状可暂时缓解，但不能持久。幼儿的思睡可表现为 24h 睡眠时间过长和 / 或先前本已消失的白天小睡重现。儿童日间思睡患者可表现为学习成绩不佳、注意力涣散、情绪不稳、多动等看似与思睡不一致的症状。多数情况下日间思睡是一个慢性症状，持续时间至少 3 个月才能考虑诊断。

（一）国际分类

ICSD-3 将中枢性睡眠增多分类为：发作性睡病（narcolepsy）、特发性睡眠增多（idiopathic hypersomnia）、Kleine-Levin 综合征、疾病引起的睡眠增多、药物或其他化学物质引起的睡眠增多、精神疾病相关的睡眠增多、睡眠不足综合征（insufficient sleep syndrome）和长睡眠者（long sleeper）。由于下丘脑分泌素（hypocretin）或促食欲素（orexin）缺乏是发作性睡病最根本的发病机制，在本分类中，以伴或不伴下丘脑分泌素缺乏的 1 型或 2 型发作性睡病的名称取代了 ICSD-2 中的伴或不伴猝倒的发作性睡病诊断分类名称。

（二）原因

思睡在人群中的发生率为 0.5%~35.8%，差异较大的原因与所调查人群及使用问卷的不同有关，频繁倒班者、老人、青少年及女性人群中思睡发生率较高。引起日间思睡的原因众多，与环境因素和生活习惯相关者占第一位。欧美地区的睡眠中心报告显示，睡眠呼吸障碍为日间思睡最常见的病因，发作性睡病次之，其余包括周期性肢体运动障碍等。其中睡眠呼吸障碍和周期性肢体运动障碍患者的日间思睡系因呼吸紊乱或周期性肢体运动障碍降低了睡眠质量所致，而不少患者的思睡症状与中枢神经系统有关，所以称为"中枢性睡眠增多"。根据 ICSD-3 的定义，中枢性睡眠增多中以发作性睡病、特发性睡眠增多最多见。以周期性睡眠增多为表现的 Kleine-Levin 综合征十分少见但临床表现独特。近年来药物和毒品滥用引起的日间思睡日益引起重视。睡眠不足综合征是由于各种原因导致睡眠量不能满足个体的生理需要，而表现出一组躯体和心理学方面的临床症状。长睡眠者是指其平均睡眠时间明显长于同年龄组（常≥10h）的现象，尚不清楚是否具有病理意义，目前认为可能属于正常变异。

四、昼夜节律失调性睡眠 - 觉醒障碍

动物在进化过程中,按照"适者生存"的原则,通过自然选择、严格要求机体保持内环境及内外环境之间的最佳同步与协调。在生物钟的调控下,人类的睡眠 - 觉醒及其他生理、心理、行为及生物化学变化多呈现出以 24h 为周期的昼夜节律特征。昼夜节律失调性睡眠 - 觉醒障碍(circadian sleep-wake disorder, CRSWD)是指因昼夜时间维持 - 诱导系统变化或内源性昼夜节律与外部环境间不同步所引起的睡眠 - 觉醒障碍。最常见症状是入睡困难、睡眠维持困难及日间睡眠增多。本病可诱发心血管、胃肠、代谢、认知及情绪障碍,影响身心健康,导致学习、社会、职业等功能受损,成为个人及公共安全隐患。

（一）诊断

昼夜节律失调性睡眠 - 觉醒障碍的诊断,必须满足 3 个基本标准:①慢性反复发生的睡眠觉醒紊乱,主要由于内源性昼夜定时系统变化或内源性昼夜节律与期望的睡眠觉醒时间或与个体环境、社会作息时间不协调所致;②昼夜节律失调可导致失眠、睡眠增多或两者均有;③睡眠觉醒障碍导致临床显著不适或致精神、躯体、社会、职业、教育或其他重要功能受损。

（二）国际分类

ICSD-3 将昼夜节律失调性睡眠 - 觉醒障碍分为 7 种临床类型:①睡眠 - 觉醒时相延迟障碍(delayed sleep-wake phase disorder);②睡眠 - 觉醒时相提前障碍(advanced sleep-wake phase disorder);③非 24 小时睡眠 - 觉醒节律障碍(non-24-hour sleep-wake rhythm disorder);④不规律睡眠 - 觉醒节律障碍(irregular sleep-wake rhythm disorder);⑤时差变化睡眠 - 觉醒障碍(jet lag disorder);⑥轮班工作睡眠 - 觉醒障碍(shift work disorder);⑦未分类的昼夜节律性睡眠 - 觉醒障碍(circadian sleep-wakc disorder not otherwise specified)。

（三）流行病学特征

昼夜节律失调性睡眠 - 觉醒障碍流行病学特征不明确。由于每天都有许多人从事夜班、轮班工作及长途飞行,估计睡眠时差变化、倒班工作睡眠障碍人群较大,但就诊率低。有限的问卷调查显示,夜班工作者昼夜节律失调性睡眠 - 觉醒障碍的患病率为 32.1%,轮班工作者为 26.1%。临床最常见的昼夜节律失调性睡眠 - 觉醒障碍类型是睡眠 - 觉醒时相延迟障碍(83%),其次是非 24 小时睡眠 - 觉醒节律障碍(12%),而睡眠 - 觉醒时相提前障碍与不规律睡眠 - 觉醒节律障碍只占 2%。由于认识不足,临床上昼夜节律失调性睡眠 - 觉醒障碍的误诊误治率较高。因此,在临床实践中了解其病理生理及发病机制,有利于鉴别诊断和规范性治疗。

五、异态睡眠

异态睡眠(parasomnias)是指在入睡、睡眠期间或从睡眠中觉醒时发生的非自主性躯体行为或体验。异态睡眠可以发生在非快速眼动期(non-rapid eye movement, NREM)睡眠、快速眼动期(rapid eye movement, REM)睡眠或从觉醒向睡眠转换或睡眠向觉醒转换阶段。这些异常包括运动行为、情

绪、感知、做梦和自主神经系统功能相关的睡眠异常,可能导致自伤或伤及同床者、睡眠中断、不良健康后果和不良的心理社会效应。ICSD-3有关异态睡眠的具体分类,主要依据异态睡眠发生时的睡眠分期,包括:

1. NREM异态睡眠　其包括意识模糊性觉醒(confusional arousals)、睡行症(sleep walking)、睡惊症(sleep terrors)和睡眠相关进食障碍(sleep-related eating disorder)。这些异常行为的发生是由于大脑皮质从深睡眠中不完全性觉醒,常常归因于存在的某些诱因,刺激了皮质重复觉醒而不能继续保持睡眠状态。

2. REM异态睡眠　其中,快速眼动睡眠行为异常(rapid eye movement sleep behavior disorder,RBD)是常见的类型,临床以REM睡眠期出现异常行为为特征,并且由此导致自己与他人受伤。RBD系由于脑桥REM睡眠相关神经元功能异常,导致肌张力迟缓缺失,常常预示将来可能发生神经系统变性病。REM睡眠复发孤立性睡眠麻痹(recurrent isolated sleep paralysis)的特点是在除外发作性睡病的前提下,在睡眠起始(睡前型)或睡醒时(醒后型)不能随意活动,通常不影响呼吸,此时意识存在。

3. 异态睡眠重叠障碍　有些患者同时有睡行症和RBD两病集于一身,也可能同时存在几种异态睡眠,包括NREM期和REM期的异态睡眠,称为异态睡眠重叠障碍(parasomnia overlap disorder,POD)。

4. 其他　梦魇障碍(nightmare disorder)的特点是反复出现使患者极度焦虑不安的梦境体验,主要在REM睡眠期出现,导致患者从睡眠中醒来,并引起精神困扰。其他异态睡眠还包括爆炸头综合征(exploding head syndrome)、睡眠相关幻觉(sleep-related hallucinations)和睡眠遗尿(sleep enuresis)等。

六、睡眠相关运动障碍

睡眠相关运动障碍(sleep-related movement disorders)指一系列干扰正常睡眠和入睡的简单的、无目的性和刻板的运动。

（一）分类

在ICSD-3的分类中,睡眠相关运动障碍包含:不宁腿综合征(restless legs syndrome,RLS)、周期性肢体运动障碍(periodic limb movement disorder,PLMD)、睡眠相关腿痉挛(sleep-related leg cramps)、睡眠相关磨牙症(sleep-related bruxism)、睡眠相关节律性运动障碍(rhythmic movement disorder)、良性婴儿睡眠肌阵挛(benign sleep myoclonus of infancy,BSMI)、入睡期脊髓固有性肌阵挛(propriospinal myoclonus at sleep onset,PSM)、其他疾病所致睡眠相关运动障碍、药物/物质滥用所致睡眠相关运动障碍,还包括几种孤立的症状和正常变异,如频繁局部肌阵挛、睡前足震颤及睡眠期交替性腿部肌肉运动、睡眠惊跳(入睡抽动)等。

（二）诊断

虽然根据患者的病史可以对大多数睡眠相关运动障碍进行诊断，但为明确诊断并与异态睡眠相鉴别，有必要对睡眠相关运动事件进行神经生理学评估。对于干扰患者睡眠和日常生活、工作的睡眠相关运动障碍，需要进行药物和非药物的干预治疗。在睡眠相关运动障碍中，以 RLS 与 PLMD 最为常见，而且两者之间关系密切。RLS 的基本特征是安静时尤其是夜间睡眠时出现双下肢难以名状的不适感，少有疼痛和肌肉痉挛，发作持续时间可达数小时；安静时症状加重，活动时可短暂地使症状缓解，多数患者合并 PLMD。应用多巴胺能药物治疗有效。

七、其他睡眠障碍

在 ICSD-3 中，将那些难以具体分类的睡眠障碍均列入其他睡眠障碍（other sleep disorders），也包括那些目前不能满足某一种诊断标准，或者重叠存在多种睡眠疾病时，也可以包括那些目前在 ICSD-3 中尚未收纳的新类型睡眠障碍。此外，由于在 ICSD-2 中的环境性睡眠障碍的诊断临床很少应用，而且关于其是否属于一种临床疾病尚存在一定争议（当无环境因素时，睡眠是正常的），所以也被归入本章。同样，儿童行为性失眠障碍因为与特定的习惯性环境因素缺失（如奶嘴、音乐、光、电视或者父母）有关，所以也被列入其中。

在 ICSD-3 的附录中，包括了睡眠相关的内科与神经内科疾病，这些疾病在睡眠期间有独特的临床表现或者与睡眠关系密切，对其症状识别及其相互关系的理解有助于鉴别诊断。致死性家族性失眠障碍（fatal familial insomnia, FFI）是一种常染色体显性遗传的进展性疾病，严重的失眠最终导致死亡。睡眠相关癫痫（sleep-related epilepsy）需要与运动障碍和异态睡眠进行鉴别。睡眠相关头痛（sleep-related headaches）是发生在睡眠中或从睡眠醒来时，表现为单侧或者双侧头痛。睡眠相关喉痉挛（sleep-related laryngospasm）可能成为神经退行性疾病（如多系统萎缩）危及生命的急症，其发生也可能与睡眠相关胃食管反流（sleep-related gastroesophageal reflux）有关。睡眠相关胃食管反流既可能是睡眠呼吸暂停事件的诱发因素，也可能由睡眠呼吸暂停事件引起。睡眠相关心肌缺血（sleep-related myocardial ischemia）表现为夜间，尤其是睡眠期间心肌血液供应减少，常发生于凌晨睡眠的后半段，可能由睡眠呼吸暂停突然诱发。

（赵忠新）

参考文献

1. 赵忠新. 睡眠医学. 北京: 人民卫生出版社, 2016

2. 中国医师协会睡眠医学专业委员会. 成人阻塞性睡眠呼吸暂停多学科诊疗指南. 中华医学杂志, 2018, 98（24）: 1902-1914

3. 中华医学会神经病学分会, 中华医学会神经病学分会睡眠障碍学组. 中国成人失眠诊断与治疗指南（2017 版）. 中华神经科杂志, 2018, 51（5）: 324-335

4. 中国医师协会神经内科医师分会睡眠障碍专业委员会, 中国睡眠研究会睡眠障碍专业委员会, 中华医学会神经病学分会睡眠障碍学组. 中国成人多导睡眠监测技术操作规范及临床应用专家共识. 中华医学杂志, 2018, 98（47）: 3825-3831

5. 中华医学会神经病学分会, 中华医学会神经病学分会睡眠障碍学组, 解放军医学科学技术委员会神经内科专业委员会睡眠障碍学组. 中国发作性睡病诊断与治疗指南. 中华神经科杂志, 2015, 48（6）: 445-452

6. American Academy of Sleep Medicine. International classification of sleep disorders. 3rd ed. Darien, IL: American Academy of Sleep Medicine, 2014

7. American Academy of Sleep Medicine. International Classification of Sleep Disorders: Diagnostic and Coding Manual. 2nd ed. Westchester, IL: American Academy of Sleep Medicine, 2005

8. American Psychiatric Association. Diagnostic and statistical manual of mental disorders. 5th ed. Arlington, Va: American Psychiatric Publishing, 2013

9. IBER C, ANCOLI-ISRAEL S, CHESSON A L, et al. The AASM manual for the scoring of sleep and associated events: rules, terminology and technical specifications. Westchester, IL, USA: American Academy of Sleep Medicine, 2007

10. KRYGER M H, ROTH T, DEMENT W C. Principles and Practice of Sleep medicine. 5th ed. Missouri: Elsevier Saunders, 2011

11. REN S C, WANG Y L, YUE F Y, et al. The paraventricular thalamus is a critical thalamic area for wakefulness. Science, 2018, 362（6413）: 429-434

12. LUO Y, LI Y, WANG L, et al. Nucleus accumbens controls wakefulness by a subpopulation of neurons expressing dopamine D 1 receptors. Nature Communications, 2018, 9（1）: 1576

13. WU Y, ENOKI R, ODA Y, et al. Ultradian calcium rhythms in the paraventricular nucleus and subparaventricular zone in the hypothalamus. Proc Natl AcadSci USA, 2018, 115（40）: 9469-9478

14. WU H, ZHUANG J, STONE W S, et al. Symptoms and occurrences of narcolepsy: a retrospective study of 162 patients during a 10-year period in Eastern China. Sleep Medicine, 2014, 15: 607-613

15. HE J, SUN H Q, LI S X, et al. Effect of conditioned stimulus exposure during slow wave sleep on fear memory extinction in humans. Sleep, 2015, 38: 423-431

16. HAN F, LIN L, WARBY S C, et al. Narcolepsy onset is seasonal and increased following the 2009 H1N1 pandemic in China. Ann Neurol, 2011, 70: 410-417

17. LI Y, VGONTZAS A N, FERMANDEZ-MENDOZA J, et al. Insomnia with physiological hyperarousal is associated with hypertension. Hypertension, 2015, 65: 644-650

第二章　睡眠呼吸障碍概述

睡眠呼吸障碍（sleep-disordered breathing, SDB）也称睡眠相关呼吸异常（sleep-related breathing disorders, SRBD），是一组以睡眠期呼吸节律异常和/或通气异常为主要特征的疾病，可伴或不伴觉醒期呼吸异常。SDB 是睡眠障碍中最常见的一组疾病，约占整体睡眠疾病的 60%，其发病机制与遗传、肥胖、上气道结构异常、上气道扩张和肌肉功能失调、呼吸中枢调控及觉醒阈值异常等因素相关。流行病学研究表明，在 40~60 岁的人群中，SDB 的男性患病率约为 49%，女性患病率约为 23%。近年研究发现，此类疾病可导致多系统、多器官功能受损，与高血压、心脑血管病、2 型糖尿病、慢性肺疾病、认知功能下降等的发生有很强的关联性。

第一节　睡眠呼吸障碍疾病谱

SDB 是内涵很广的疾病概念，1999 年美国睡眠学会将其归为一种疾病谱的概念，并将睡眠呼吸医学列为呼吸学科的三大支柱之一。2014 年，《国际睡眠疾病分类》第 3 版对 SDB 疾病的命名和分类标准进行了更新，具体包括阻塞性睡眠呼吸暂停、中枢性睡眠呼吸暂停、睡眠相关低通气、睡眠相关低氧血症，以及孤立症状和正常变异 5 大类，并根据其临床特点和睡眠监测的发现进行详细分型，内容涵盖了多种疾病或临床综合征，并确定了严格的诊断和鉴别标准。

（一）第一大类

阻塞性睡眠呼吸暂停（obstructive sleep apnea, OSA）是最常见的睡眠呼吸障碍疾病，分为成人和儿童 OSA 两种类型。其特征性表现为睡眠过程中反复出现呼吸暂停和/或低通气，而呼吸暂停、低通气发生时胸腹呼吸运动仍然存在。睡眠时反复的呼吸暂停和/或低通气会诱发频繁的血氧饱和度下降、睡眠结构紊乱以及胸腔内压力的病理性波动，从而引起一系列的病理损害，诱发或加重高血压、糖尿病、冠心病、脑卒中、老年痴呆以及某些恶性肿瘤的发生发展，从而影响儿童的生长发育。患者的主要临床表现为睡眠打鼾、日间思睡，以及晨起的口干、头疼、头晕等。既往该类疾病被称之为阻塞性睡眠呼吸暂停低通气综合征（obstructive sleep apnea hypopnea syndrome, OSAHS），随着对该类疾病认识的深入，2014 年《国际睡眠疾病分类》第 3 版建议将该类疾病作为一种疾病，并统一称之为阻塞性睡眠呼吸暂停（OSA）。尽管新的命名中省去了"低通气"一词，但该疾病所包含的睡眠呼吸事件仍然包括呼吸暂停事件和低通气事件，并建议增加呼吸努力相关性觉醒（respiratory effort related arousals, RERAs）。对于该类疾病的诊断主要依赖多导睡眠监测，且需要结合临床症状。

（二）第二大类

中枢性睡眠呼吸暂停（central sleep apnea，CSA）以睡眠期呼吸努力减弱或消失所致呼吸气流降低或中断为主要特征，可呈现周期性变化，可伴或不伴OSA。CSA可细分为8种不同类型：①中枢性睡眠呼吸暂停伴陈-施呼吸（CSA with Cheyne-Stokes breathing，CSA-CSB）；②疾病所致中枢性睡眠呼吸暂停不伴陈-施呼吸（CSA due to a medical disorder without Cheyne-Stokes breathing）；③高原性周期性呼吸所致中枢性睡眠呼吸暂停（CSA due to high altitude periodic breathing，CSA-HAPB）；④药物/物质滥用所致中枢性睡眠呼吸暂停（CSA due to a medication or substance）；⑤原发性中枢性睡眠呼吸暂停（primary CSA，PCSA）；⑥婴儿原发性中枢性睡眠呼吸暂停（primary CSA of infancy，PCSAI）；⑦早产儿原发性中枢性睡眠呼吸暂停（primary CSA of prematurity，PCSAP）；⑧治疗后中枢性睡眠呼吸暂停（treatment-emergent CSA）。其中，CSB与CSA-HAPB的区别点在于前者呼吸模式的循环长度>40s，以45~60s常见，而后者<40s，以12~20s常见，且诊断CSA-HAPB必须具备近期登高史。在新分类中，根据妊娠期将旧版中的婴儿原发性CSA细分为PCSAI与PCSAP，两者均表现为出生后呼吸暂停或发绀，或院内监测到睡眠相关CSA或氧饱和度下降，主要区分点是前者孕龄>37周而后者<37周；后者临床表现常有心率减缓，前者罕见；对于PCSAP而言，如果没有其他并发症，此类患儿的相关症状可随着中枢神经系统的进一步发育成熟而减轻。另外，本次新增"治疗后CSA"的诊断标准为：多导睡眠监测或睡眠中心外睡眠监测（out-of-center sleep monitoring，OCST）确诊OSA的患者，经不设置后备频率的气道正压通气治疗消除阻塞性呼吸事件后出现CSA。这一定义与2006年首次命名并沿用至今的复杂性睡眠呼吸暂停综合征（complex sleep apnea syndrome，Comp.SAS）相同，即以"治疗后CSA"的诊断替代既往的"复杂性睡眠呼吸暂停综合征"的诊断。

（三）第三大类

睡眠相关低通气（sleep-related hypoventilation）是一组睡眠过程中肺泡通气不足引起动脉血中二氧化碳水平增高、伴或不伴血氧饱和度降低的疾病，这类疾病与很多呼吸疾病相关，涉及范围较广，分为6种不同类型：①肥胖低通气综合征（obesity hypoventilation syndrome，OHS）；②先天性中枢性肺泡低通气综合征（congenital central hypoventilation syndrome，CCHS）；③迟发性中枢性肺泡低通气伴下丘脑功能障碍（late-onset central hypoventilation with hypothalamic dysfunction，LO-CH/HD）；④特发性中枢性肺泡低通气（idiopathic central alveolar hypoventilation，ICAH）；⑤药物/物质滥用所致睡眠低通气（sleep-related hypoventilation due to a medication or substance）；⑥疾病相关睡眠低通气（sleep-related hypoventilation due to a medical disorder）。新分类首次将OHS纳入睡眠相关低通气，但诊断必须满足：①存在觉醒期低通气；②患者达肥胖标准，并且需要排除其他病因引起的睡眠疾病。80%~90%的OHS合并OSA，需防止漏诊。

（四）第四大类

睡眠相关低氧血症（sleep-related hypoxemia）为非相关呼吸障碍引起的明显的血氧饱和度降低，

持续数分钟或更长的时间,部分患者在清醒时也可表现为低氧血症。通常由于通气血流比失调,氧分压下降,动静脉分流或上述综合因素所致。目前尚无具体分型。该病是由于全身性或神经疾病导致的睡眠低氧性疾病,可继发于气道疾病、肺实质性疾病、肺血管疾病、胸壁疾病和神经肌肉疾病等多种疾病。因此在诊断单纯睡眠相关低氧血症时应注意,一旦患者存在睡眠相关低通气就不属于此分类范畴;某些患者可合并阻塞性呼吸暂停或中枢性呼吸暂停事件,但这些呼吸事件不是引起低血氧的主要原因。

（五）第五大类

孤立症状和正常变异(isolated symptoms and normal variants)。包括单纯鼾症和睡眠相关呻吟。单纯鼾症(primary snoring)的诊断要点为睡眠期无呼吸暂停、低通气或呼吸努力相关微觉醒,且不引起日间思睡、疲乏或其他相关症状,确诊前应行 PSG 或 OCST 监测排除 OSA。睡眠相关呻吟(catathrenia)表现为夜间深吸气后出现呼气相延长伴有单调的类似呻吟声,呈现呼吸过缓的通气模式,类似 CSA,但 CSA 不伴呻吟。此类患者通常对症状毫无意识,主诉常来自患者家属,疾病转归尚不清楚,主要造成他人困扰和家庭及社会问题。目前认为呻吟发作与梦呓或体动及精神疾病无明确联系。

第二节　睡眠呼吸障碍的诊断进展

睡眠呼吸障碍的诊断主要依赖于多导睡眠监测结果与临床症状,其中睡眠监测检查的结果是必需的。在睡眠实验室进行的标准多导睡眠监测(polysomnography, PSG)和便携式家庭睡眠监测都可以用于疾病诊断。对于心力衰竭、心律失常、冠状动脉性心脏病以及伴有其他干扰睡眠呼吸状态合并症(严重心肺疾病、神经肌肉疾病、使用阿片类药物或怀疑伴有其他睡眠疾病)的患者,应常规进行标准多导睡眠监测。但标准的 PSG 存在设备与环境要求高、分析技术复杂、费用较高等缺陷,难以满足庞大的人群筛查诊断的临床需求。因此,在合理选择患者的前提下,应用便携式睡眠监测(portable monitoring, PM)进行睡眠中心外睡眠监测(OCST),可作为大多数典型患者的筛查诊断检查项目。研究表明,在合理使用的情况下 OCST 在 OSA 的诊断上具有较高的敏感性和特异性。OCST 用于诊断 OSA 有成本低、操作和分析简便、睡眠环境接近患者日常状态等优点。不过,需要注意的是,目前广泛应用的 OCST 设备存在一定的不足,如缺少脑电图监测,以记录时间替代总睡眠时间,造成呼吸暂停低通气指数(apnea hypopnea index, AHI)低于实际数值,易造成假阴性结果;监测过程中无专业睡眠技师全程值守,可能导致数据丢失或失真;无法及时发现处理监测过程中出现的心血管不良事件发生,存在一定风险等。因此,应严格按照不同监测的适应证合理地选择受试人群,从而实现高效、准确的 OSA 筛查诊断。需要强调的是,PM 目前只是标准 PSG 实施存在困难时的一种替代,在条件允许的情况下,标准 PSG 仍然应该是首选。总体而言,PM 目前主要适用于高度怀疑 OSA 患者的诊断,且不推荐应用于过度肥胖(BMI>35kg/m²)和高龄(年龄 >70 岁)的患者,也不推荐在临床诊疗中用于无症状人群的筛查以及单一症状的评价。

睡眠呼吸障碍的诊断应基于临床症状、体征及睡眠监测结果。由健康体检、患者因症状就诊及高危人群筛查来源的可疑患病者，需经过睡眠呼吸障碍的症状评估、体检及风险因素筛查。应接受睡眠呼吸障碍筛查的高危人群包括：肥胖（BMI>35kg/m²）、心力衰竭、心房颤动、难治性高血压、2型糖尿病、夜间心律失常、脑血管意外、肺动脉高压、高风险驾驶及减肥手术者。对于高危人群，尤其是大样本人群，除了合理应用PSG或PM进行筛查诊断外，针对睡眠呼吸障碍的量表也可以使用，以提高筛查的效率，但量表的结果只能作为进一步完善PSG或PM检查的依据，不能独立确立诊断。

第三节　睡眠呼吸障碍的治疗进展

随着对SBD发病机制认识的深入，针对该类疾病的治疗手段也在进行着不断的革新。在20世纪60年代OSA开始作为一个临床疾病被认可，当时气管切开术作为一种根治性治疗手段被应用。自1981年开始，气道正压通气治疗和悬雍垂腭咽成形术开始被应用于OSA的临床治疗。其后近30年的时间里各个国家和地区根据相关的临床研究，形成和制订了多个规范化治疗指南。在这些指南的制订过程中，越来越重视以循证医学研究成果为依据，使治疗策略更加科学，相应的治疗技术也不断更新。目前临床常用的SDB治疗技术大致可分为手术治疗和非手术治疗两类。非手术治疗包括非手术减肥、体位治疗和器械治疗。其中器械治疗是非手术治疗的重要组成部分，主要包括无创气道正压通气（noninvasive positive airway pressure ventilation，NPPV）和口腔矫治器治疗。手术治疗包括针对鼻腔、咽腔、舌体、气管、舌骨、颌骨的扩大成形术以及减重外科治疗等。同时，对多病因的患者，应摒弃单一治疗手段的陈旧观念，提倡个体化综合治疗的方案。

NPPV目前是SDB的一线治疗手段，自NPPV被应用于SDB的治疗以来，相关技术不断发展，使其治疗效果和治疗舒适性不断提高。1991年双相持续正压通气治疗（BiPAP）开始被应用于临床，1993年出现了能根据患者实时上气道阻力变化而调节压力的自动上气道持续正压通气治疗（APAP）设备，近年来又开发了带有呼吸末压力释放技术（C-Flex/EPR，Bi-Flex）的NPPV设备。目前循证医学已证实NPPV有助于消除睡眠期低氧，纠正睡眠结构紊乱，提高睡眠质量，改善患者的日间思睡，从而降低其因思睡导致交通事故的风险，并提高其生活质量。很多患者在治疗后可以改善其血压、血糖水平，降低相关并发症发生率和病死率。

外科手术目前也是OSA的主要治疗手段之一，对于无明显全身疾病且术前评估确实存在解剖狭窄部位的患者，可针对上气道不同平面的塌陷阻塞特点，灵活选择单一或联合式治疗。手术治疗的原则和发展趋势是强调安全性、有效性、微创性，并要保持气道功能正常。一期手术是针对睡眠呼吸障碍治疗来说单一、简便安全的手术，包括鼻中隔偏曲矫正术、下鼻甲减容术、扁桃体切除术、悬雍垂腭咽成形术、颏前徙术及舌骨悬吊术等。一期手术不能奏效的患者可考虑二期手术，包括下颌前移术、双颌前移术、气管切开术、舌体相关手术等。舌下神经刺激（hypoglossal nerve stimulation）治疗或上气道刺激（upper airway stimulation）治疗，是近年来新出现的一种有效的阻塞性睡眠呼吸暂停治疗方式。上气道刺激治疗通过手术植入刺激电极并选择性电刺激舌下神经分支，从而提高睡眠过程中颏舌肌的张力，有效预防上气道的塌陷阻塞。这种手术不是针对解剖结构的气道重建，而是针对上气道生理功能不足的补偿性治疗。上气道刺激治疗的开展时间较短，病例资料较少，因此其适应证和禁忌证目前也处于不断探索的过程中，其长期疗效也有待于进一步观察。

对部分舌后气道阻塞为主的患者，口腔矫治器是一种有效的治疗手段。同时，口腔矫治器还可作为不耐受 NPPV 以及外科手术的替代治疗手段应用于临床。口腔矫治器可将舌根前移从而增加上气道容积。可单独使用亦可配合其他治疗手段使用，具有疗效可靠、携带方便等优点。有研究显示，口腔矫治器针对轻中度 OSA 患者的疗效与 NPPV 相类似，对于部分重度不耐受呼吸机的 OSA 患者，口腔矫治器也能取得较好的疗效。

此外，针对不同 SBD 表型还有许多特征性的治疗方法，如仰卧位依赖型的 OSA 患者可佩戴体位治疗装置，肥胖患者可采取减重外科手术治疗，在具有高环路增益患者中可辅助氧疗或相关药物治疗等。

作为一种慢性病，睡眠呼吸障碍的疾病管理模式应该由传统的识别和评估与治疗转变为疾病的长期管理。长期临床管理的目标应集中于降低并发症的发生率、改善患者的远期预后，而并非单纯降低鼾声和呼吸事件指数。加强治疗过程中的长期随访，特别是改善 NPPV 以及其他治疗的依从性是达到这一目标的关键。随着互联网技术的发展，以改善患者的远期预后为目标，我们利用先进的通信技术，通过远程监控手段，整合家庭和医院的医疗资源，建立新的医疗管理模式，能够更加有效地提高睡眠呼吸障碍的长期管理水平。

（叶京英）

参考文献

1. 赵忠新. 睡眠医学. 北京：人民卫生出版社，2016
2. 何权瀛，陈宝元. 睡眠呼吸病学. 北京：人民卫生出版社，2009
3. RICHARD B B. Fundamentals of sleep medicine. Singapore：Elsevier Health Sciences，2011
4. 中国医师协会睡眠医学专业委员会. 成人阻塞性睡眠呼吸暂停多学科诊疗指南. 中华医学杂志，2018，98（24）：1902-1914
5. American Academy of Sleep Medicine. International classification of sleep disorders. 3rd ed. Darien，IL：American Academy of Sleep Medicine，2014
6. 叶京英. 睡眠呼吸障碍诊断和治疗的进展与发展方向. 临床耳鼻咽喉头颈外科杂志，2015（6）：483-485

第二篇　基础篇

第三章　睡　眠　生　理

机体恒定处在觉醒 - 睡眠周期。与觉醒状态比,睡眠时机体功能状态呈现一系列显著变化,表现为持续一定时间的各种有意识主动行为消失,对外界环境刺激反应能力减弱。睡眠的一个显著特点是机体可迅速从睡眠状态转换到觉醒状态。

睡眠时脑和机体具体发生了哪些变化? 觉醒和睡眠是如何维持和转换的? 睡眠的生理功能有哪些? 对上述问题的回答是本章睡眠生理涉及的基本内容。

第一节　睡眠分期与睡眠结构

睡眠时脑状态并非单一不变,而是呈现显著周期性变化,因此,睡眠常被分为不同时期。

一、睡眠分期

对睡眠进行分期主要依赖于脑电记录技术的发展。1875 年英国生理学家 Caton 第一次从家兔和猴的脑上记录到电活动。德国精神病学家 Berger 在 1929 年首次记录到了人类的脑电波,并发现人类脑电波在睡眠和觉醒状态下存在显著差异,自此人们开始了客观认识睡眠的过程。1953 年,美国芝加哥大学的 Aserinsky 和 Kleitman 在研究婴儿睡眠时发现,婴儿在安静睡眠后出现周期性快速眼球运动。这一发现明确肯定了人类睡眠存在两种类型,即非快速眼动期(non-rapid eye movement, NREM)睡眠和快速眼动期(rapid eye movement, REM)睡眠。目前,可以根据脑电图、眼动图和肌电图这些手段明确区分 NREM 睡眠与 REM 睡眠。

（一）脑电波分类

根据脑电图记录的脑电频率和幅度的不同,通常可将其分为 δ、θ、α、β、γ 5 个频率段(图 3-1-1)。

1. δ节律　频率范围为 0.5~3.5Hz,幅度为 100~200μV,在颞叶、枕叶较显著,主要出现在深睡眠期或昏迷期。此时,皮质失去感觉输入,即皮质活动与丘脑活动分离。

2. θ节律　频率范围为 4~7Hz,幅度为 50~100μV,在颞叶、顶叶较显著,主要出现在浅睡眠期

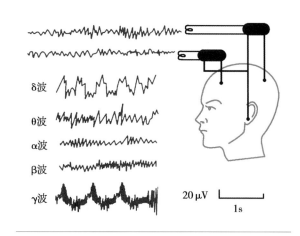

图 3-1-1　脑电图的记录方法及波形示意图

δ波
θ波
α波
β波
γ波
20μV
1s

（NREM 睡眠第 2 期）。

3. α 节律　频率范围为 8~13Hz，幅度为 30~50μV，在枕叶较显著，主要在成人闭眼、放松的清醒状态下出现。

4. β 节律　频率范围为 13~30Hz，幅度为 30μV，在额叶、顶叶较明显，主要出现于脑活动活跃状态，如主动思考时。

5. γ 节律　频率范围大于 30Hz，无特定幅度范围。γ 节律可能与意识和直觉有关，即联系不同脑区的输入信息形成相关的概念，它是皮质 - 皮质和皮质 - 丘脑 - 皮质环路活动的反映。有证据表明，γ 节律起源于快放电型的 γ- 氨基丁酸能中间神经元。

（二）睡眠分期及其特征

睡眠分为 NREM 睡眠和 REM 睡眠。

1. NREM 睡眠　生理学上，一般习惯根据睡眠深度的不同，将人类 NREM 睡眠细分为以下 3 期（图 3-1-2）。

（1）NREM 睡眠 1 期　此期脑电图中，α 波波幅普遍降低，波形不整，连续性差，后期频率可稍慢，出现低幅 θ 波和 β 波，但以 θ 波为主。此时，人对周围环境的注意力已经丧失，处于意识较弱的状态。

（2）NREM 睡眠 2 期　在低幅脑电波的基础上，出现周期为 100~300ms、波幅为 100~300μV 的"纺锤波"。这一期全身肌肉张力降低，几乎无眼球运动。

（3）NREM 睡眠 3 期　开始出现中或高幅 δ 波，频率变慢且不规则，δ 波所占比例超过 20%。肌肉张力进一步下降。受检者睡眠程度加深，难被唤醒。

一般而言，人类 NREM 睡眠 1~2 期被称为浅 NREM 睡眠，NREM 睡眠 3 期为深 NREM 睡眠，又称为慢波睡眠，成年人绝大部分的深 NREM 出现在上半夜，而下半夜则以浅 NREM 睡眠为主。健康年轻成年人每天平均睡眠 8h 左右，深度 NREM 睡眠的总时间平均不超过夜晚睡眠总时间的 15%~20%。动物的 NREM 睡眠不被明确区分，整个 NREM 睡眠基本等同于人类慢波睡眠。

2. REM 睡眠　其又称快波睡眠或异相睡眠。REM 睡眠脑电活动的特征与觉醒期相似，呈现低波幅混合频率波以及间断出现 θ 波，但 REM 睡眠时眼电活动显著增强（频率为 50~60Hz），肌电活动显著下降甚至消失，尤其颈后及四肢肌肉的抑制更显著，呈姿势性肌张力弛缓状态，由此可以与觉醒相区别。而根据是否存在眼球运动，REM 睡眠可以分为两种不同类型，即时相性 REM 睡眠（以快速眼动大量出现为特征）和张力性 REM 睡眠（不出现快速眼动）。

二、睡眠结构

正常成年人整夜的睡眠较为稳定，表现出特定的睡眠结构，NREM 睡眠和 REM 睡眠是交替进行的。以觉醒状态首先进入 NREM 睡眠，从 1 期开始，持续 3~7min，然后进入 2 期，持续 10~25min，接着进入 NREM 睡眠 3 期（深睡眠期），此期从几分钟到 1h 不等，深睡眠期结束后，睡眠又回到 NREM

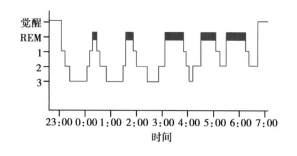

图 3-1-2　正常成年人睡眠结构图

睡眠 2 期或 1 期（浅睡眠期）。然后，转入第一次 REM 睡眠，完成第一个睡眠周期。第一个睡眠周期的 REM 睡眠通常持续时间短暂，为 5~10min。随后又顺序地从 NREM 睡眠开始，从浅（1、2 期）– 深（3 期）– 浅（1、2 期），进入第二次 REM 睡眠（图 3-1-2）。从一个 REM 睡眠至下一个 REM 睡眠平均相隔时间为 90min，婴儿的时间间隔约为 60min。一般成年人每晚有 4~6 个上述周期。在整个夜间睡眠的后半程，深度 NREM 睡眠逐渐减少，REM 睡眠时间逐渐延长。

值得注意的是，除 NREM 睡眠与 REM 睡眠的循环交替外，NREM 睡眠阶段的各期与 REM 睡眠均可以直接转变为觉醒状态。但健康成年人不会直接由觉醒状态进入 REM 睡眠期，而只能先转入 NREM 睡眠期，再进入 REM 睡眠期。

第二节　睡眠期机体功能的变化

当机体进入睡眠状态后，除了上述脑电活动的改变外，机体呼吸系统以及其他各系统的功能状态亦发生了显著变化，且具有 NREM 睡眠和 REM 睡眠变化特征。

一、睡眠期呼吸功能的变化

（一）NREM 睡眠的呼吸

按照频率和幅度是否规则，NREM 睡眠分为睡眠呼吸稳定期和睡眠呼吸不稳定期。NREM 睡眠呼吸不稳定期包括 1 期以及 2 期的一小段，呼吸不规则，这是由于规律性增减呼吸强度所构成，即周期性呼吸，持续时间为 10~20min，亦可达 60min。一旦睡眠时发生低氧，内源性呼吸调节机制便会引起呼吸强度的变化而产生周期性呼吸，利于血氧浓度的自我维持。NREM 睡眠呼吸稳定期主要涵盖 2、3 期时段，呼吸幅度与频率十分规则，其呼吸变化指数在所有睡眠周期中最低。与觉醒状态相比，NREM 睡眠期的通气量从 1 期到 3 期逐渐降低。NREM 睡眠时由于兴奋性输入的降低，整个气道阻力会大大增加，为对抗气道狭窄，瞬时气流峰值增大，吸气时间延长，潮气量增加，但每分钟通气量下降，呼气末 CO_2 浓度增加。此时，肺的弹性与气流容受性并不改变。此外，肺泡通气在 NREM 睡眠时会降低，导致肺泡 O_2 与动脉 O_2 含量减少，这些变化与睡眠期代谢率降低有关。对于阻塞性睡眠呼吸暂停患者而言，因为上气道肌肉不能对抗呼吸肌所产生负压而导致的气道塌陷效应，随着 NREM 期兴奋性减低，易引起张力降低而导致上气道阻塞。同时，睡眠期气道对阻塞和负压的扩张反应比清醒时弱，阻塞性睡眠呼吸暂停患者的这种反应较弱是由咽部塌陷造成的。

（二）REM睡眠呼吸功能的变化

REM睡眠呼吸频率增快,潮气量降低,每分通气量下降。呼吸是不规则的,波幅和频率与睡眠不同步,其特征为呼吸幅度和频率的不规则变化,且有时可被持续10~30s的中枢性呼吸暂停或通气过度所打断。呼吸的不规则性与快速眼球运动的出现相关。REM睡眠时第一个眼球运动的出现导致呼吸幅度的突然降低,呼吸幅度随后会逐渐增加。此外,在REM睡眠时频繁发生的躯体运动可能改变通气水平。其中,呼吸频率与梦境的情绪性和做梦的频率有关,与梦境中躯体活动的强度无关。REM睡眠时新陈代谢率增加,与脑代谢的大幅增加有关,平均吸气流速比NREM睡眠期及觉醒时下降约15%,对化学刺激的通气反应以及其他呼吸反射受损,喉部和膈肌对气道阻塞的反应不一致且变异大。

人体在睡眠期依然保持对低氧及CO_2的反应,但对低氧和高碳酸血症的通气反应均下降,其中REM睡眠时降至最低水平。在REM睡眠时,脊髓和颅内运动神经元支配的肋间肌和某些呼吸辅助肌的肌张力下降甚至缺失。因此,通气反应迟钝、上气道狭窄、易塌陷的患者会出现上气道阻塞,合并肺部疾病时则出现低氧血症。阻塞性睡眠呼吸暂停患者REM睡眠时呼吸暂停发作时间最长,血液低氧程度最严重。与此类似的是,肺部疾病患者REM睡眠时低氧程度通常也最严重。

二、睡眠期其他生理功能的变化

（一）睡眠期心血管功能的变化

一般来说,NREM睡眠时自主神经活动相对稳定,即血压低、心率慢、心排血量和外周血管阻力降低,有利于维持心血管系统的稳定状态。NREM睡眠时,心率变化的调节由呼吸活动与呼吸、循环中枢之间的协调而实现。REM睡眠时,大脑兴奋性增加,导致支配心脏冠状动脉的交感神经活动的变化较大,心率变化性极大,有明显的心动过缓和心动过速,心脏迷走神经传出纤维的活动一般呈抑制状态。

（二）睡眠期内分泌功能的变化

睡眠期内分泌系统有显著的变化。正常成人24h中,血浆垂体生长激素分泌高峰在进入睡眠后很快出现,生长激素分泌量与慢波睡眠持续时间正相关。血浆促肾上腺皮质激素和/或皮质醇水平从早晨的峰值开始降低,且在午夜接近最低值。血浆促甲状腺激素浓度在睡眠开始时达到最高值,睡眠后期逐渐降低,浓度的下降部分与NREM睡眠存在一致性,于清晨觉醒之后快速回升。睡眠具有刺激催乳素分泌的作用。生理情况条件下,催乳素水平在中午时最低,下午出现中度增加,在睡眠开始后很快出现明显上升,最后在睡眠的中间阶段达到最高。睡眠时多巴胺对催乳素抑制作用的减弱可能是其夜间升高的主要机制。清晨觉醒以及打断睡眠的觉醒可对催乳素分泌产生快速抑制。

（三）睡眠期运动系统功能的变化

睡眠状态下,运动系统处于抑制性的静止状态。NREM睡眠期间,躯体的肌肉活动较觉醒期间有轻微的减少。REM睡眠期间支配肌肉的运动神经元被抑制性神经递质γ-氨基丁酸或甘氨酸所抑制,因此 REM 睡眠时伸肌和屈肌的肌张力都消失,肌肉活动显著减少甚至消失。事实上,大部分 REM 阶段,不仅存在运动神经元的抑制,而且还伴随着强烈的运动兴奋性驱动的增加,偶尔也会有短暂的肌收缩(如抽动或猛的拉动)发生,如眼动、面肌抽动、中耳肌活动及四肢小肌肉的痉挛。此外,人类和动物中存在着各种各样的睡眠紊乱,伴随着异常的运动抑制和/或兴奋,包括猝倒症、REM 睡眠行为障碍及睡眠呼吸暂停等。这些紊乱是由于 REM 睡眠控制肌肉活动机制的异常所导致。

（四）睡眠期性功能的变化

睡眠中生殖系统的重要变化是睡眠相关性勃起。阴茎勃起是 REM 睡眠的一个特征现象,人的睡眠相关性勃起间隔 85min 发生一次,每次持续约 25min。睡眠时周期性勃起发生在所有性功能正常的男性,从婴儿到老年人都存在。由于睡眠时阴茎勃起具有持续性、非主观性、自主神经性等特点,所以临床上睡眠相关性阴茎勃起测试被用于区分心理性与器质性勃起功能障碍的检查项目。REM 睡眠时,女性也出现类似的阴蒂周期性勃起与阴道血流量增加。

（五）睡眠期精神心理活动的变化

睡眠期间心理活动仍然存在,但与清醒时的情况大相径庭。清醒时的精神心理活动是自我意愿、个体与环境感觉信息相互作用的结果。睡眠中的精神心理活动主要表现为做梦。做梦大多在 REM 睡眠,在 REM 睡眠被唤醒的睡眠者中有 70%~80% 报告有梦,而在 NREM 睡眠期被唤醒后,只有 10%~15% 报告有梦。噩梦或惊醒者多发生于 NREM 睡眠 3 期,此时睡梦者醒后只能陈述恐惧感,不能陈述梦境的全部情节。REM 睡眠中,报告正在做梦者可陈述以视觉变幻为主的生动形象的梦境情节,常常还包含有怪异的声音,嗅到气味或做了某些事情,发生的事情都很真切。关于梦的生理功能目前尚无一致观点:一种观点认为做梦可以减少应激反应,睡眠可以抵消或缓解精神创伤所产生的影响;也有研究认为,梦境的随意产生和梦幻中的任意发挥,有益于不良情绪的宣泄,从而起到调整心理状态的效果。

第三节　睡眠状态和觉醒状态的控制

觉醒、NREM 睡眠和 REM 睡眠三种不同脑功能状态受脑内特定的觉醒发生系统、NREM 睡眠发生系统和 REM 睡眠发生系统控制。觉醒、NREM 睡眠和 REM 睡眠所构成的周期性变化是脑内各相关系统相互作用的动态平衡结果。另外,觉醒与睡眠转换还受昼夜节律过程和睡眠稳态过程调节。

一、觉醒 - 睡眠发生系统

（一）觉醒发生系统

最新研究观点认为,觉醒状态的维持与脑内觉醒系统活动有关。脑内觉醒发生系统包括脑干网

状结构、蓝斑去甲肾上腺素能神经元、中缝背核五
羟色胺能神经元、黑质多巴胺能神经元、结节乳头
体核组胺能神经元、外侧下丘脑区促食欲素能神经
元和丘脑谷氨酸能神经元系统等（图 3-3-1）。

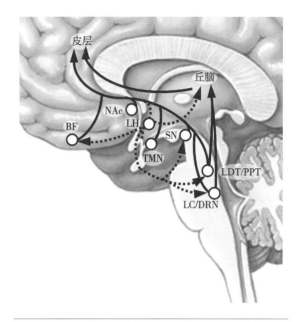

图 3-3-1　觉醒发生系统的示意图

BF. 基底前脑　DRN. 中缝背核　LC. 蓝斑核　LDT. 背外侧
被盖核　LH. 外侧下丘脑　SN. 黑质　PPT. 脚桥被盖网状核
TMN. 结节乳头体核　NAc. 伏隔核

1. 脑干网状结构　脑干网状结构是指在延
髓、脑桥和中脑的被盖区内,神经纤维纵横穿行,
相互交织成网状纤维束,束间有各种大小不等的细
胞、灰白质交织的结构。接收和加工包括几乎所
有感觉系统的信息,直接或间接地投射到中枢神经
系统各个区域。如发自脑桥腹侧和中脑网状结构
的神经元纤维,经背侧在丘脑、腹侧在下丘脑及基
底前脑中继,最终投射到前脑,兴奋大脑皮质。发
自尾侧脑桥和延髓的网状结构的神经元也发出纤
维投射到脊髓,以促进觉醒期的感觉 - 运动活动。
动物试验表明,如果破坏了中脑被盖中央区的网
状结构,而未伤及周边部的特异性上行传导束,受试动物可进入持续性昏睡状态,脑电亦呈现持续的
慢波。

2. 蓝斑核去甲肾上腺素能神经元　蓝斑核位于三叉神经中脑核的腹侧、第四脑室底与侧壁交界
处的室底灰质的腹外侧区,在脑桥中上部沿界沟向上伸展到中脑下丘下缘平面。蓝斑核是脑内去甲
肾上腺素能神经元最多、最集中的地方,神经元的轴突广泛分布于脑及脊髓的各部位。其中,上行神
经纤维经前脑、脑干,投射至大脑皮质,促进觉醒。这些神经元放电活动在觉醒期活跃,NREM 睡眠
时减弱,REM 睡眠时停止。通过释放去甲肾上腺素,作用于不同受体而选择性调控觉醒和睡眠。例
如,哌唑嗪阻断位于其他靶神经元的突触后膜 α_1 受体,诱发睡眠;育亨宾阻断 α_2 自身受体,增加去甲
肾上腺素的释放,激活 α_1 受体,推迟睡眠发生。

3. 中缝背核五羟色胺能神经元　中缝核沿脑干的中线分布,特别是中缝背核和中央上核,是脑
内五羟色胺能神经元分布的主要部位。这些神经元的上行纤维主要投射至前脑和皮质,下行纤维则
投射到脊髓。与蓝斑核的去甲肾上腺素能神经元一样,五羟色胺(5-HT)能神经元放电在觉醒期最为
活跃,NREM 睡眠时减弱,REM 睡眠时停止,表明其具有促觉醒的作用。五羟色胺受体亚型种类繁
多,参与促觉醒作用的受体主要是 5-HT_{1A}、5-HT_3。如皮下注射 5-HT_{1A} 非选择性激动药丁螺环酮和吉
吡隆可使大鼠觉醒延长,各睡眠期均缩短。应用选择性五羟色胺再摄取抑制剂氟西汀,机体表现出日
间思睡、夜晚活动增加、肌张力提高等复杂生理活动。

4. 中脑多巴胺能神经元　中脑多巴胺能神经元位于黑质致密部、被盖腹侧区和红核后区,其神

经纤维投射到纹状体、基底前脑及皮质,对维持觉醒具有一定作用。外源性促进多巴胺能神经传递的药物对睡眠-觉醒周期有影响。例如,可卡因通过阻断多巴胺再摄取,苯丙胺刺激多巴胺释放,均可以增加觉醒和减少睡眠,因此,可以用于治疗猝倒和多巴胺能功能低下相关的思睡症状,如帕金森病的思睡症状。此外,有研究显示中脑腹侧被盖区中的谷氨酸能/含神经元型一氧化氮合酶的神经元,在觉醒与 REM 睡眠期放电活动活跃,激活小鼠此类神经元,通过兴奋伏隔核和外侧下丘脑通路产生觉醒。

5. 脑桥-中脑乙酰胆碱能神经元　脑干内有两群胆碱能神经元,分别位于脑桥嘴侧和中脑尾侧的背外侧被盖核及脚桥被盖网状核。二者发出的上行纤维与网状结构的投射纤维相伴行,最终向背侧延伸到丘脑以及向腹侧延伸到下丘脑和基底前脑。向上投射到丘脑及大脑皮质等广泛区域,刺激大脑皮质兴奋。这些胆碱能神经元放电在觉醒时活跃,NREM 睡眠时减弱,REM 睡眠时又重新活跃。但是,引起大脑皮质兴奋的胆碱能神经元放电并不伴随觉醒行为的产生:用阿托品阻断实验动物的脑干网状结构胆碱能系统后,受试动物脑电呈同步化睡眠慢波,但行为上不表现为睡眠。

6. 下丘脑结节乳头核组胺能神经元　中枢组胺能神经元的胞体集中在下丘脑后部的结节乳头核,其纤维广泛投射到不同脑区,同时也接受睡眠中枢——腹外侧视前区发出的抑制性 γ- 氨基丁酸能及甘丙肽能神经纤维支配。结节乳头核组胺能神经元在觉醒时自发放电频率最高,NREM 睡眠期减弱,REM 睡眠期中止。脑内组胺的释放也呈明显的睡眠-觉醒时相依赖性,觉醒期的释放量是睡眠期的 4 倍。常见的第 1 代 H_1 受体阻断药有明显的思睡作用。阻断 H_1 受体或抑制组胺合成酶降低脑内组胺可诱发睡眠,H_3 受体拮抗剂等都可激动组胺系统而引起觉醒。

7. 下丘脑促食欲素能神经元　促食欲素(orexin)是 1998 年发现的具有促进摄食和促醒作用的神经肽。促食欲素能神经元位于下丘脑外侧及穹隆周围,数量仅数千个,其纤维和受体分布十分广泛,主要密集地投射到蓝斑核、中缝背核、结节乳头体核和皮质等,促进觉醒相关递质的释放,兴奋大脑皮质,减少睡眠,增加与维持觉醒。此外,促食欲素能神经元直接接受来自视交叉上核的投射。这条通路可能是昼夜节律系统参与睡眠觉醒周期调节的解剖学基础之一。促食欲素能神经元变性是人发作性睡病的重要原因。促食欲素基因敲除小鼠表现有发作性睡病样症状包括猝倒和病态 REM 睡眠,狗的促食欲素受体 2 基因自发突变后也表现出发作性睡病的症状。因此,中枢促食欲素系统对睡眠-觉醒的调控以及其周期性变化都起着关键的作用。

8. 基底前脑　基底前脑是指端脑和间脑腹侧的一些结构。广义的基底前脑包括:下丘脑视前区和前区、隔核群、终纹体核、斜角带核群、无名质、伏隔核、嗅结节、嗅皮质和杏仁核群。基底前脑非胆碱能神经元与胆碱能神经元共同组成了基础前脑中继站,中继从脑干网状结构及清醒系统其他核团的神经纤维向皮质脑区的投射。其中,基底前脑胆碱能神经元在维持大脑皮质的兴奋中有很重要的作用,觉醒和 REM 睡眠期活跃,放电频率与脑电的 γ 波及 θ 波的强度呈正相关,与 δ 波的强度呈负相关。

9. 伏隔核多巴胺 D_1 受体阳性神经元　伏隔核位于基底神经节与边缘系统交界处,隔区的外下方,尾壳核的内下方。伏隔核 D_1 受体阳性神经元与觉醒高度相关,特异性激活此类神经元可将小鼠从睡眠中唤醒,并延长清醒时间。抑制这类神经元后,动物表现为睡眠增加,并出现筑巢行为。这些阳性神经元主要通过抑制中脑腹侧被盖区和外侧下丘脑中 γ- 氨基丁酸能中间神经元,使多巴胺能神经元和促食欲素能神经元去抑制(活性增加),调控觉醒行为。

10. 丘脑室旁核谷氨酸能神经元　丘脑是觉醒上行网状激活系统背侧通路的重要组成部分。其中,丘脑室旁核隶属于丘脑非特异性核团,位于丘脑中线,紧邻第三脑室正下方,90% 以上的神经元以谷氨酸作为神经递质,投射以伏隔核和杏仁核为主,接受多个脑区包括外侧下丘脑、前额叶皮层、岛叶皮层和基底前脑等多个脑区的兴奋性神经输入,抑制性输入主要来自未定带、下丘脑、脑桥网状结构和中脑导水管周围灰质等脑区。临床上,丘脑室旁核受损的脑卒中患者出现严重的思睡,甚至昏迷。丘脑室旁核在觉醒或延长觉醒状态下,表现出高水平的 c-fos 表达及高兴奋性的放电活动,尤其是在由睡眠向觉醒转换过程中急剧升高。麻醉状态下,激活丘脑室旁核能够增加皮层兴奋性,缩短麻醉向觉醒转换所需时间。主要通过兴奋外侧下丘脑促食欲素能神经元 - 丘脑室旁核 - 伏隔核通路发挥促醒效应。

（二）NREM 睡眠发生系统

NREM 睡眠发生系统包括下丘脑的腹外侧视前区和下丘脑内侧视前核。其中,腹外侧视前区在 NREM 睡眠发生中占有主导地位（图 3-3-2）。丘脑、基底神经节、边缘系统部分结构和大脑皮质在 NREM 睡眠的诱发和维持方面上也发挥一定作用。另外,脑干内背侧网状结构和孤束核可能存在 NREM 相关神经元。孤束核主要是通过影响与睡眠发生和自主神经功能有关的边缘前脑结构的功能而发挥作用。

1. 下丘脑腹外侧视前区和未定带　下丘脑腹外侧视前区是目前被公认的调节 NREM 睡眠发生的关键核团之一。在觉醒转向 NREM 睡眠过程中,下丘脑腹外侧视前区神经元放电频率增加,其兴奋和睡眠量成正相关。根据神经元分布方式不同,腹外侧视前区可分为"密集区"和"弥散区"。毁损密集区可使 δ 波减少 60%~70%, NREM 时间减少 50%~60%。毁损弥散区可导致 REM 睡眠的明显减少,而对 NREM 睡眠影响很小。

下丘脑腹外侧视前区神经元发出的纤维投射

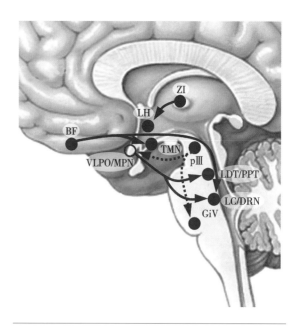

图 3-3-2　NREM 睡眠发生系统的示意图

DRN. 中缝背核　LC. 蓝斑核　LDT. 背外侧被盖核　MPN. 内侧视前核　PPT. 脚桥被盖网状核　TMN. 结节乳头核　VLPO. 腹外侧视前区　ZI. 未定带　pⅢ. 动眼神经核周围区　GiV. 巨细胞网状核　BF. 基底前脑

到多个觉醒相关神经元及脑区。在睡眠的启动和维持过程中,主要是以抑制性的 γ- 氨基丁酸、甘丙肽作为神经递质。

密集区的神经元发出神经纤维到结节乳头体核,弥散区的神经元投射神经纤维到脑干的蓝斑核和中缝背核。下丘脑腹外侧视前区神经元也投射到脑干胆碱能神经元。腹外侧视前区接受组胺能、去甲肾上腺素能、五羟色胺能神经元的纤维支配,但目前的研究尚未发现多巴胺能神经元及基底前脑、脑干胆碱能神经元纤维投射到腹外侧视前区。反之,去甲肾上腺素和五羟色胺能神经元可直接抑制下丘脑腹外侧视前区的 γ- 氨基丁酸能神经元。组胺可通过中间神经元,间接抑制下丘脑腹外侧视前区的 γ- 氨基丁酸能神经元。睡眠中枢下丘脑腹外侧视前区和主要觉醒系统之间在解剖上存在着紧密的相互联系,这种结构上的联系可能导致功能上的交互抑制,形成一个双稳态反馈环路,触发睡眠 - 觉醒两种稳定型模式交替出现,而避免产生中间状态。此外,小鼠下丘脑中的未定带中的 γ- 氨基丁酸神经元通过抑制下丘脑促食欲素能神经元活动,增加 NREM 睡眠时间。

视交叉上核是哺乳动物的昼夜节律中枢,在睡眠 - 觉醒周期中发挥着重要的调控作用,尽管至下丘脑腹外侧视前区的神经投射很稀少,但新近的研究发现,视交叉上核发出的神经纤维可通过室旁下区腹侧中继,投射纤维到下丘脑背内侧核,再发出神经纤维投射到下丘脑腹外侧视前区及下丘脑外侧促食欲素能神经元,传递睡眠节律信号,以调节睡眠与觉醒行为。

2. 基底前脑及视前区 γ- 氨基丁酸能神经元　与睡眠促进相关的 γ- 氨基丁酸能神经元主要分布在基底前脑、视前区,由背侧投射纤维到下丘脑后侧促食欲素能神经元,下行纤维投射到组胺能神经元和蓝斑核的去甲肾上腺能神经元,抑制这些觉醒系统神经元活动,促进睡眠。有别于基底前脑的胆碱能和谷氨酸能神经元,基底前脑及视前区的 γ- 氨基丁酸能神经元在睡眠期放电明显高于觉醒期,在睡眠剥夺后的睡眠恢复期这些神经元的 c-fos 表达明显增加。以上研究提示,基底前脑及视前区对于促进睡眠具有重要作用。药理学研究显示,与其他 γ- 氨基丁酸能神经元不同,基底前脑及视前区的 γ- 氨基丁酸能神经元活性受很多促觉醒递质的影响。去甲肾上腺素可兴奋基底前脑胆碱能神经元,而抑制非胆碱能神经元。基底前脑及视前区的 γ- 氨基丁酸能神经的兴奋性在觉醒期被去甲肾上腺素所抑制,随着蓝斑核去甲肾上腺素能神经元放电减弱,对 γ- 氨基丁酸能神经元的抑制减弱,促进 NREM 睡眠。

3. 丘脑 γ- 氨基丁酸能神经元　1986 年,Lugaresi E 等在致死性家族性失眠患者尸检中发现,丘脑前部腹侧核和内背侧核严重退变,而其他脑区仅有轻度退行性改变。由此推断,丘脑前部在睡眠调节中发挥重要作用。NREM 睡眠中的纺锤波起源于丘脑。大鼠和猴的丘脑网状核中大部分是 γ- 氨基丁酸能神经元。1990 年,Steriade 和 McCarley 认为 NREM 睡眠 II 期中纺锤波是丘脑网状核中 γ- 氨基丁酸能神经元与丘脑 - 皮质神经元之间相互作用的结果。从脑干投射到丘脑的乙酰胆碱能神经纤维,可使网状核 γ- 氨基丁酸能神经元超极化,并随即阻断纺锤波的发放。大脑皮质是 NREM 睡眠发生的执行机构,深睡期的 δ 波活动的幅度和数量反映大脑皮质的成熟程度,δ 波的出现总是在丘

脑 - 皮质神经元超极化时出现,因此任何使丘脑 - 皮质神经元去极化的因素皆可阻断 δ 波。

4. 基底神经节、大脑皮质、边缘系统　基底神经节和大脑皮质可能也与睡眠的启动和维持有关。1972 年,Villablanca 等研究发现,去除动物的皮质和纹状体,完整保留低位脑干和间脑前区,睡眠周期发生异常,NREM 睡眠大大减少。此研究提示,基底神经节和大脑皮质在睡眠的诱发和维持方面可能发挥了一定的作用。纹状体中表达腺苷 A2A 受体的神经元特异性促进 NREM 睡眠。电刺激尾状核与额叶皮质可引发皮质同步化活动和睡眠发生。毁损双侧前脑皮质可导致睡眠明显减少,破坏尾状核也会使睡眠暂时性下降。

神经解剖学研究发现,下丘脑前部、视前区的睡眠相关结构与伏隔核、杏仁体等边缘前脑结构存在着联系。毁损大鼠的内侧伏隔核神经元可导致 NREM 睡眠总量减少、频率降低以及 REM 睡眠增加。基底神经节、前脑皮质、边缘系统内相关区域参与 NREM 发生和维持机制目前还不清楚,有待进一步研究和证实。

5. 中脑动眼神经核周围区　在 19 世纪 90 年代,Ludwig Mauthner 根据对患有睡眠障碍患者的观察,提出在中脑动眼神经核附近存在一个 "睡眠中心"。在小鼠动眼神经核周围区,一类表达降钙素基因相关肽 α 和另一类表达缩胆囊素的谷氨酸能神经元形成相互连接,NREM 睡眠放电活跃,激活这类神经元强烈,促进 NREM 睡眠。这两类神经元都投向并兴奋视前区,故每次激活都增加了 NREM 睡眠。因此,这些兴奋性的谷氨酸能神经元构成了一个 "兴奋性睡眠中心",通过局部相互连接和远程投射激活抑制性神经元活动,促进 NREM 睡眠的启动和维持。

总之,NREM 睡眠发生系统主要脑区为下丘脑腹外侧视前区和基底前脑、视前区、丘脑的脑区的抑制性 γ- 氨基丁酸能和甘丙肽能神经元。但 NREM 睡眠发生系统尚未最后真正确定。此外,γ- 氨基丁酸能神经元也局限分布于脑干网状结构和蓝斑核中。睡眠期的 γ- 氨基丁酸能神经元被选择性活化,进而抑制促觉醒系统的神经元。例如,尾侧延髓网状结构的 γ- 氨基丁酸能神经元及甘氨酸能神经元在 REM 睡眠期放电活跃,其神经纤维投射到脊髓,抑制脊髓运动神经元。脑干 γ- 氨基丁酸能神经元亦在一定程度上参与 NREM 睡眠的发生。此外,激活腹外侧被盖区的 γ-氨基丁酸能神经元将产生长时间的 NREM 样睡眠。因而,γ- 氨基丁酸受体成为镇静、催眠和麻醉的主要靶标。常用的催眠药和麻醉药可作用于 γ- 氨基丁酸 A 型受体,增加氯离子通道的开放,产生抑制性突触后电位,抑制觉醒系统的胆碱能、去甲肾上腺素能神经元;或者作用于 γ- 氨基丁酸 B 型受体,与钾离子通道偶联,在突触后膜上通过促进钾离子外流而实现突触后抑制,从而诱发睡眠。

（三）REM 睡眠发生系统

REM 睡眠启动的关键部位在脑干,尤其是脑桥和中脑附近的区域。通过微电极记录神经元的电位活动,在这些区域鉴定出两类神经元:一类神经元的电位活动在觉醒期间保持静止,而在 REM 睡眠之前和 REM 睡眠期间明显增加,称为 REM 睡眠启动（REM-on）神经元;另一类神经元则恰好相反,在觉醒期间发放频率较高,在 NREM 睡眠中逐渐减少,而在 REM 睡眠中保持静止,称为 REM 沉寂(REM-off)神经元(图 3-3-3)。

REM-on 神经元主要是胆碱能神经元,分布在脑桥 - 中脑连接部位的背外侧被盖核及脚桥被盖网状核。REM-on 神经元不仅对 REM 睡眠有"启动"作用,引起脑电的去同步化快波,诱发脑桥 - 膝状体 - 枕叶波和快速眼球运动,而且还能通过传出纤维兴奋延髓网状巨细胞核,后者经腹外侧网状脊髓束兴奋脊髓的抑制性神经元,引起四肢肌肉松弛和肌电的完全静寂。此外,激活腹侧延髓区 γ- 氨基丁酸能神经元,可诱发快速眼动期睡眠,抑制这些神经元活动则会缩短和减少快速眼动期睡眠。REM-off 神经元主要是五羟色胺能、去甲肾上腺素能神经元。

现在推测,脑干 REM-off 神经元和 REM-on 神经元之间的交互作用模型可能调节了 REM 睡眠的发生和维持(图 3-3-4)。该学说认为,REM-off 神经元对 REM-on 神经元起着抑制作用,而 REM-on 神经元对 REM-off 神经元起着兴奋作用。但这个模型仅提出了 REM 睡眠产生的大概机制,仍不能清楚阐明 REM 睡眠启动和维持详细机制。

此外,觉醒相关结构也能影响 REM-on 和 REM-off 神经元的活动,从而避免了 REM 睡眠在觉醒期间产生。已经知道,猫的脑干网状觉醒诱导区对 REM-off 神经元有着兴奋作用,而对 REM-on 神经元却有着抑制作用。在觉醒期间,觉醒诱导区兴奋 REM-off 神经元,并抑制 REM-on 神经元;而在 REM 睡眠期,γ- 氨基丁酸能 REM-on 神经元活动增加,抑制 REM-off 神经元的活动,并最终导致 REM 睡眠的逐渐产生。

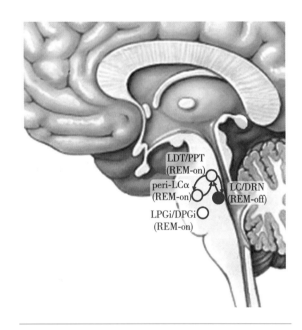

图 3-3-3　REM 睡眠发生系统的示意图

DRN. 中缝背核　LC. 蓝斑核　LDT. 背外侧被盖核　peri-LCα. 蓝斑下核　PPT. 脚桥被盖网状核　LPGi. 外侧旁巨细胞网状核　DPGi. 背侧旁巨细胞网状核

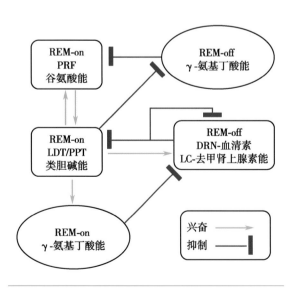

图 3-3-4　REM 睡眠产生和维持的模式图

DRN. 中缝背核　LC. 蓝斑核　LDT. 背外侧被盖核　PPT. 脚桥被盖网状核　PRF. 脑桥网状结构

综上所述,在 REM 睡眠的发生和维持机制,以及 REM 睡眠与 NREM 睡眠、REM 睡眠和觉醒状态的互相转化的过程中,γ- 氨基丁酸能、胆碱能 REM-on 神经元和去甲肾上腺素能、五羟色胺能 REM-off 神经元起着十分关键的作用。它们之间存在着相互的纤维联系,彼此影响,构成了一个复杂的网络整体结构。

二、觉醒 - 睡眠发生系统的调控

睡眠觉醒周期的转换除涉及上述觉醒和睡眠发生系统外,还与脑区其他调节机制有关,主要包括昼夜节律和睡眠稳态调节机制。

(一)昼夜节律调节机制

大量研究揭示,从低等生物到人类都存在昼夜节律起搏器。昼夜节律起搏器的节律性具有内源性的特点,能够独立于外界环境周期而自身维持,其周期接近 24h,有"生物钟"之称,其时相能够受环境信号调节或者重新设定。哺乳动物昼夜节律系统主要是集中在中枢神经系统内的某一特定脑区。通过许多睡眠 - 觉醒周期紊乱患者的病例研究及一些动物的损毁和移植实验,现已明确,昼夜节律过程主要发生于下丘脑前区的视交叉上核及其邻近结构,如下丘脑室旁核、室旁下区和下丘脑内侧核,这些核团的传入、传出通路构成了哺乳动物最主要的昼夜节律中枢。视交叉上核是哺乳动物最重要的昼夜节律中枢,它参与控制睡眠觉醒周期等多种节律性活动。昼夜节律信号可从视交叉上核传到多个睡眠 - 觉醒脑区,进而调控睡眠阶段的时相转换以及睡眠 - 觉醒时相的转换。

1. 内源性昼夜节律及对睡眠觉醒周期的影响 视交叉上核是位于视交叉上方、下丘脑前部、第三脑室底壁两侧的神经核团,主要包括表达血管活性肠肽、精氨酸 - 血管升压素、生长抑素、胃泌素释放肽、组异肽等肽类神经元。视交叉上核内的主要神经递质是 γ- 氨基丁酸,神经元之间存在大量局部联系。

1982 年 Inouye 等通过长时期记录多细胞单位活动研究了视交叉上核昼夜节律的特性,其自由运转节律周期稍长于 24h。视交叉上核是由一大群具有自主节律的不同时相起搏的时钟细胞组成的,这些细胞的周期范围在 16~32h。那么群体上所记录到的约 24h 的稳定昼夜节律是如何产生的呢?Bouskila 等通过数学模型推测,完整的视交叉上核中每个神经元所保持的一致性 24h 节律,很可能是通过细胞间的通讯来实现的同步化。

视交叉上核的传入通路主要包括 4 条:①视网膜 - 下丘脑束,主要由视网膜神经节细胞轴突组成,该通路是光线传入视交叉上核的直接途径,其中主要的神经递质为谷氨酸和促垂体腺苷酸环化酶多肽;②膝状体 - 下丘脑束,视网膜神经节细胞的一部分纤维投射到外侧膝状体的神经肽 Y 能神经元,再由后者发出纤维经视网膜 - 下丘脑束投射到视交叉上核,这是光线传入视交叉上核的间接途径,该纤维束的神经递质是神经肽 Y;③中脑中缝核五羟色胺能神经元轴突上行投射到视交叉上核,该通路主要与非光信号的传递有关;④下丘脑后部结节乳头体核的组胺能神经元纤维投射至视交叉上核。

视交叉上核的传出纤维主要由血管活性肠肽和精氨酸 - 血管升压素神经元发出的纤维组成,主要有 6 条途径:①大部分纤维投射至下丘脑的室旁下区、下丘脑室旁核和下丘脑背内侧核;②吻侧部纤维投射到内侧视前区、室周核前腹侧部和外侧隔核;③尾侧部纤维投射到视交叉后区、终纹床核和中缝核;④部分纤维向丘脑室旁核投射;⑤小部分纤维到达下丘脑外侧区;⑥极少数纤维向外侧膝状体投射。另外,视交叉上核向下丘脑背内侧、下丘脑外侧以及下丘脑后部的纤维投射亦参与调控睡眠 - 觉醒周期。

视交叉上核投射的睡眠 - 觉醒脑区主要包括肾上腺素能、五羟色胺能、组胺能以及促食欲素能系统。例如,视交叉上核通过室旁下区、内侧视前区以及下丘脑背内侧核等中继站将昼夜节律信号传递到腹外侧视前区,进而促进机体进入睡眠状态;另外,视交叉上核通过下丘脑背内侧核间接投射到蓝斑,而蓝斑属于觉醒系统的重要成分。其中,下丘脑背内侧核接受视交叉上核的直接和间接传入,随后分别发出 γ- 氨基丁酸能纤维投射到腹外侧视前区,以及发出谷氨酸 - 促甲状腺素释放激素能纤维投射到外侧下丘脑觉醒脑区,其中包括促食欲素能神经元。这些通路可能是昼夜节律系统参与调节睡眠觉醒周期的解剖学基础。

2. 昼夜节律机制的分子学基础　对昼夜节律产生和调控的核心基因称为时钟基因。视交叉上核活动节律的自我发生和维持能力依赖于少数时钟基因所形成的自发转录反馈环路。这些基因主要包括 *Per1*、*Per2*、*Per3*、*Clock*、*Bmal1*、*Cry1*、*Cry2*、*CKIε*。上述任何一个时钟基因的突变或缺失将会导致机体的自由运转周期延长或是缩短。基本的时钟元件包括负调控元件、正调控元件和其他时钟元件。

(1)负调控元件:负反馈环主要包括 *Per1*、*Per2*、*Per3* 和 *Cry1*、*Cry2* 基因蛋白产物。不论是昼行性还是夜行性动物,其视交叉上核中 *Per* 和 *Cry* mRNA 峰值均出现在白昼的中晚期。约 4h 后,PER 和 CRY 蛋白水平达到峰值,并形成稳定的 PER/CRY 异二聚体进入细胞核内,参与抑制自身基因表达。另外,夜间给予一定光刺激可迅速引起视交叉上核 *Per1* 和 *Per2* mRNA 水平升高,提示这些基因可能参与了光信号对机体昼夜节律的同步化导引作用。

(2)正调控元件:昼夜节律启动正调控环路是指转录因子碱性螺旋 - 环 - 螺旋 -*PAS* 蛋白和 CLOCK/BMAL1 异二聚体一起与启动子 E-box 元件结合,随后激活 *Per*、*Cry*、*Bmal1* 基因的表达。与果蝇不同,哺乳动物 mClock mRNA 及其蛋白产物在视交叉上核中持续表达,维持含量不变,而 *mBmal1* mRNA 表达具有昼夜振荡,峰值出现在夜间中期。

Bmal1 的延迟表达依赖于 *Rev-erbα* 基因(受 CLOCK/BMAL1 异二聚体调控的又一基因)。*Rev-erb* 和 *ROR*(为视黄酸相关孤儿受体 - 视黄酸受体同系物)是孤儿受体中关系密切的两个家族,识别相同的反应元件,但对转录有相反的作用。*Rev-erb* 至少存在两种形式 *Rev-erbα*、*Rev-erbβ*,它们形成多种复合体与 DNA 有高亲和力,参与抑制基因转录过程。哺乳动物中,CLOCK 和 BMAL1 能活化 *Rev-erbα*。因此 PER-CRY 复合物对 CLOCK-BMAL1 活性的抑制并不仅仅抑制 *Per*、*Cry* 基因表达,也抑制 *Rev-*

erbα 基因表达,因而间接活化 *Bmal1* 与 *Clock* 基因。

昼夜节律基因调控过程中关键步骤是快速诱导 *mPer1* 基因表达,尤其是在时相重启中。CLOCK/BMAL1 异二聚体不仅是昼夜振荡反馈环中的核心部分,也参与了时相重启中快速诱导 *mPer1* 基因。虽然 CLOCK-BMAL1 异二聚体在所有时相中都与目的 DNA E-box 结合,但是基因表达活化与昼夜门控的组氨酸乙酰化染色质重建相关。振荡周期受控于构成反馈环蛋白的磷酸化、降解和核转位。尤其是酪蛋白激酶 I(CKI)δ 和 ε 对 PER1、PER2、CRYs 和 BMAL1 有磷酸化作用。CKIδ/ε 可能是包含 PER 和 CRY 蛋白的多聚体复合物的成分之一。

(3)其他时钟元件:最近发现 *bHLH-PAS* 家族中的另一成员 *NPAS2* 也参与了昼夜节律的调控,该分子主要表达在哺乳动物前脑。在视交叉上核节律振荡中,*NPAS2* 可以替换 *CLOCK*,与 *BMAL1* 组成异二聚体在前脑振荡器中发挥作用,激活 *Per* 和 *Cry* 基因表达。此外,还发现其他因子如 *Rev-erbβ*、*ORβ*、*RORγ*,以及 *DEC1* 和 *DEC2* 蛋白水平在视交叉上核和其他组织中发生节律性变化,这些因子可能也参与了昼夜节律分子机制。

3. 影响昼夜节律的中枢因素 视交叉上核自身的节律受外界环境和机体内源性的双重影响。其中外界环境因素主要包括光线的导引作用和非光线因素,而非光线因素又包括温度、身体运动、社会活动、社会因素以及年龄等。环境因素中最为重要的要属来自明 - 暗周期的光信号;而内源性影响中最为重要的是褪黑素和年龄因素。人们通常把上述影响因素称为机体生物钟的授时因子。授时因子使机体的昼夜节律活动与外界环境保持同步化运动,人们一般把这种作用称为导引作用。

大量的研究提示光线在导引机体昼夜节律的过程中起着重要作用。人类昼夜节律能够被普通室内明 - 暗交替周期所导引,强光能够有效地诱导人类昼夜节律重新设定。人类昼夜节律起搏器在整个昼夜时相都对光信号敏感,进而提示暴露于 24h 光照周期中可致机体的生物钟与之同步化。最近已经证实,哺乳动物的昼夜光感受器位于一组特殊的视网膜节细胞,其特殊感光色素等可能参与昼夜感光。具有感光能力的视网膜神经节细胞首先接收环境光信号,随后通过视网膜 - 下丘脑束上传到视交叉上核,完成对机体昼夜节律导引作用,其中主要的神经递质为谷氨酸和促垂体腺苷酸环化酶多肽。

(二)睡眠稳态调节机制

哺乳动物睡眠的另一个特征就是其稳态调节,睡眠稳态过程是指,在觉醒期,睡眠压力会逐渐增加,产生睡眠债。为了调节睡眠债状态,机体会主动进入睡眠状态。睡眠稳态是机体所需要的,它依赖于之前的睡眠 - 觉醒时间。即睡眠债在觉醒时增加,在睡眠时消失,从而保持机体处于稳定状态。此外,睡眠稳态对 NREM 睡眠和 REM 睡眠的影响是不同的,睡眠剥夺后增加的主要是睡眠时间而非睡眠深度,而且主要集中在 NREM 睡眠,而 REM 睡眠时间的延长主要发生在睡眠时间总体延长的情况下。目前观点认为,睡眠稳态调节机制主要涉及内源性睡眠相关物质及睡眠稳态的局部调节。

1. 内源性睡眠相关物质 睡眠发生除受上述神经环路的控制外,还受内源性睡眠物质的影响。

法国生理学家 Piéron 和日本生理学家石森国臣曾经做了这样一个实验:将剥夺睡眠 150~293h 狗的脑脊液注射到其他正常狗的脑室,结果这些接受注射的动物都沉睡了几小时,因而首次提出了催眠激素的概念。这些实验肯定了睡眠物质的存在,但当时无法对催眠物质进行定性。随着近代检测技术的进步,到目前为止,内源性睡眠相关物质至少有 22 种。较为公认的内源性睡眠相关物质包括:腺苷、褪黑素、前列腺素 D_2 等。另外可能的内源性睡眠相关物质还有一氧化氮、δ- 睡眠诱导肽、尿苷、氧化谷胱甘肽、胞壁酰肽类物质、生长激素释放激素、肿瘤坏死因子、胰岛素等。

(1)腺苷:腺苷广泛存在于中枢神经系统细胞内、外的一种小分子物质,属于中枢抑制性递质。哺乳动物脑中存在着四种腺苷受体亚型——A_1、A_{2A}、A_{2B} 和 A_3。目前已知 A_1 和 A_{2A} 受体与腺苷的睡眠调节有关,但何种受体介导腺苷的睡眠作用仍存在着很大争议。众所周知,咖啡因具有促进觉醒的作用。实验提示,咖啡因抑制睡眠促觉醒作用是由 A_{2A} 受体所介导。

在长时间觉醒过程中,腺苷在脑内的聚集可能是睡眠稳态发生的生理基础。Shiromani 和 Strecker 等提出,腺苷在觉醒期间大量集聚于基底前脑,兴奋下丘脑腹外侧视前区睡眠活性神经元,通过其释放 γ- 氨基丁酸和甘丙肽抑制性神经递质,对结节乳头核、蓝斑核、中缝背核以及脑干胆碱能神经核团等上行觉醒系统产生抑制,启动 NREM 睡眠。此外,腺苷与基底前脑 A_1 受体结合可以增强转录因子核因子——κ B 与 DNA 的结合作用,该结论有助于我们对睡眠负债时细胞核内生理基础的认识。另外,腺苷还能介导其他睡眠因子的促进睡眠作用,如具有强烈思睡趋向的细胞因子白细胞介素 -1、肿瘤坏死因子、前列腺素 D_2 等。

(2)褪黑素:褪黑素是由松果体分泌产生的一种吲哚类激素。作为一种重要的内源性授时因子,其生物合成及自身节律本身也受光周期的控制,因此,褪黑素在光和生物钟之间发挥中介作用,将内源性生物节律的周期、时相调整到与环境周期同步,即具有调节睡眠觉醒周期,改善时差反应综合征的作用。外源性给予褪黑素可重新调定人体的许多生理、生化过程。实验发现,对猫、鸡、小鼠注射褪黑素均可诱导其睡眠的发生。人体试验也发现静脉注射适量褪黑素可使人入睡潜伏期明显缩短,发挥出显著但短效的催眠作用。

(3)前列腺素 D_2:在众多内源性催眠物质中,前列腺素 D_2 是迄今报道的最有效的内源性睡眠诱导物质之一。前列腺素 D_2 由前列腺素 D 合成酶催化 PGH_2 转化而成。该酶主要分布在大脑蛛网膜和脉络丛。生成的前列腺素 D_2 在脑室系统、蛛网膜下腔中循环,与基底前脑腹内侧面的前列腺素 D_2 受体结合,增加受体密集区局部细胞外腺苷水平,可能通过活化腺苷 A_{2A} 受体,将催眠信号传入并激活腹外侧视前区,抑制位于结节乳头体核的组胺能神经元,诱导睡眠。相反,前列腺素 D_2 的同分异构体前列腺素 E_2 具有觉醒作用。组胺能神经元表达前列腺素 E_2 受体亚型 EP_4,激动 EP_4 受体能增加脑内组胺的释放,促进觉醒。

以上分别介绍了昼夜节律机制和睡眠稳态调节机制在睡眠觉醒周期调节的作用。事实上,睡眠稳态调节机制和昼夜节律机制能分别独立地起作用。在过去的 20 多年里,许多学者提出了睡眠觉醒周期的调节模型,其中以 Borbely 等提出的双过程模型理论最为引人注目。双过程模型理论假设睡眠稳态过程在觉醒时增强,在睡眠期减弱,并且与昼夜过程发生相互作用,但昼夜节律过程不依赖于睡眠和觉醒。此外,觉醒期间睡眠压力增加和昼夜倾向信号发生整合随后启动睡眠,该整合过程可能发生在间脑水平,其可能的结构包括内侧视前区和丘脑室旁核前部,另外可能的结构还有下丘脑内侧核。

2. 睡眠稳态的局部调节机制 睡眠通常是一种全脑的协调现象,而且这种现象能影响整个机体和神经系统。但是,慢波和纺锤波能够在大脑皮质局部被诱导和调节。局部睡眠最典型的例子是鲸类的一侧半球睡眠。在啮齿动物中,多单位记录显示成群的大脑皮质神经元表现出协调的关闭状态,这与在觉醒期间增加的局部慢波相关,甚至与常规头皮脑电图记录到的觉醒期间典型高频低幅波相关。不同睡眠或觉醒状态的分离是一些睡眠疾病的特征。许多皮质产生的神经活性物质也能局部调节睡眠强度,包括腺苷和一氧化氮、肿瘤坏死因子、脑源性神经营养因子、皮质抑素、生长激素释放激素等。例如,肿瘤坏死因子既能调节睡眠深度和睡眠密度,也能调节突触稳态。皮质注射脑源性神经营养因子能局部增强睡眠慢波活动,而注射其抗体或抑制性的原肌球蛋白相关激酶 B 受体则产生相反的结果。

第四节 睡眠的生理作用

当人处于睡眠过程中,人体获得了什么? 人的生命中几乎 1/3 的时间都在睡眠。目前多数观点认为,睡眠的两大生理功能是维持细胞环境稳态和处理脑内信息,主要是通过保持能量、增加代谢产物排出、促进蛋白质去磷酸化、增强免疫、促进发育和促进记忆巩固等途径而实现的。

一、保存能量

睡眠期人体各种生命活动降低到最低程度。基础代谢维持在最低水平,耗能最少,此时副交感神经活动占优势,合成代谢加强,有助于能量的贮存。糖原是大脑的主要能量储备物。随着觉醒时间延长,脑糖原水平逐渐降低。睡眠剥夺时,脑内糖原水平会进一步降低。睡眠开始后的最初 3h,脑组织中三磷酸腺苷水平呈逐渐升高的趋势,并达峰值。睡眠期大脑大量合成三磷酸腺苷,这有利于细胞的合成代谢,为睡眠有助于大脑补充能量的结论提供了直接证据。

与觉醒状态相比,睡眠时体温主动调节到一个较低水平,涉及体内热量从内部到外周的重分布。在温度不高或寒冷环境下,可观察到成人睡眠启动时直肠温度的降低和皮肤温度的升高。水分蒸发、战栗和皮肤血流量等体温调节方式在睡眠过程中发生相应的变化。在温暖环境中,睡眠启动时会出现出汗速率的增加。非快速眼动期睡眠的 1、2 期比 3 期出汗速率要高。人的温度调节反应在 REM 睡眠受到强烈抑制。在温暖环境下,REM 睡眠开始后,蒸发失水体温快速降低至最低水平,REM 睡眠终止时,又迅速升高。在寒冷环境下睡眠时,战栗仅出现于 NREM 睡眠的 1、2 期。当机体准备入睡时,外周血管舒张可增加 30%~40%。

二、促进代谢产物排出

白天脑内代谢产物不断积聚,睡眠时大脑可高效清除代谢产物,从而恢复脑活力。大脑内排出代谢产物部位位于细胞间隙,其作用类似于淋巴系统。觉醒期间,细胞代谢产生的废物积聚在细胞间液,睡眠时,脑脊液沿着动脉周隙流入脑内组织,与脑内组织间液不停交换,并将细胞间液体的代谢废物带至静脉周隙,随即排出大脑。细胞间隙在觉醒与睡眠时的状态迥异,觉醒时细胞间隙的体积占全脑体积的14%,而在睡眠和麻醉时其体积扩大,分别增至60%和23%,显著加快了脑脊液的流动。觉醒时脑脊液的流动仅局限于脑表层,而睡眠和麻醉时其流动可扩张至脑组织深层,这使得觉醒期脑脊液的流动范围只有睡眠和麻醉时的5%,使得脑内产生的代谢产物在睡眠时能高效地清除出脑。

三、促进蛋白质去磷酸化

健康机体中,觉醒期脑内蛋白质组表现出超磷酸化,至少80多种蛋白质发生磷酸化,这些磷酸基团以相对固定的时间间隔被添加到蛋白质上,当累积到一定程度会转化为相应的睡眠需求,决定后续睡眠的质量和持续时间。这些蛋白质携带的磷酸酯基团越多,小鼠的睡眠越深和越长。在睡眠期间,磷酸基团被移除且蛋白质时钟被重置(即发生去磷酸化)。因此,蛋白质磷酸化是睡眠需求的分子标记,这对于治疗睡眠障碍的新药研发具有重要意义。比如,增加蛋白中磷酸基团的药物可能会缓解失眠。

四、增强免疫

许多人在发生感染时常会有思睡的现象,充足的睡眠有助于从感染中康复。长期睡眠剥夺显著影响宿主防御能力。若持续剥夺80%的睡眠,2~3周后大鼠就会死亡,并从其血液样本中检测到更多的致病菌。部分剥夺睡眠后,也会在大鼠的肠系膜淋巴中检出活菌。此外,正常人的血浆细胞因子水平与睡眠觉醒周期相关。白细胞介素-1活性与慢波睡眠的起始相关,其中,体内肿瘤坏死因子和白细胞介素1β的峰值均位于慢波睡眠期。睡眠剥夺后48h淋巴细胞DNA合成降低;剥夺后72h会有吞噬细胞功能降低;一夜睡眠剥夺后,CD4、CD16、CD56、CD57淋巴细胞活性受抑制。因此,正常的睡眠对于保障机体的免疫系统功能正常十分重要。

五、促进生长发育

良好的睡眠是保证生长发育的关键,如前所述,慢波睡眠期是影响生长激素分泌的主要时期。而REM睡眠对生长发育又有什么影响呢? 有研究证据表明,在睡眠的不同时相中,REM睡眠在进化进程中出现较晚,体现了物种对环境的适应,不仅表现在身体和行为特征的良好调节,而且涉及后代数量和幼崽成熟时间的调节。出生时较成熟的物种(如羊)生下来时,其REM百分比低,且已接近成年水平,而出生时尚不成熟的物种(如鼠和猫,需较长时间完成后天发育)生后其REM百分比很高,且在发育成熟后仍保持较高水平。REM 睡眠对动物幼崽视觉发育有着重要影响,在动物探索周边环境过程中,视觉皮层的大脑回路会发生变化,这些变化是由细胞外调节激酶介导的,这种酶在 REM 睡眠中被激活,而 REM 睡眠不足的动物无法发育出正常视觉。此外,REM 睡眠与神经元的发育高度相关,40%~65% 的 REM 睡眠疾病患者会患上神经退行性疾病。与此类似,若早期的 REM 睡眠被剥夺可造成大脑功能的永久性损伤或发育障碍。同时,研究提示婴儿早期 REM-NREM 睡眠结构异常对其日后神经系统发育状况亦有预测作用,可能是神经系统发育落后的早期表象。

六、增强学习记忆

睡眠期间也具有获得新信息即学习的能力,例如人在婴儿阶段的 NREM 睡眠期能通过声音和吹气的配对刺激学习获得声音引起的眨眼条件反射。又如成人 NREM 睡眠期能通过声音和气味的配对刺激学习获得声音引起的吸气条件反射。然而,这种学习的类型是有限的,可能与特定通路在睡眠中的活动能力有关。

睡眠对记忆长期巩固起着关键作用,记忆巩固依赖于学习后的睡眠,如果努力学习一段时间后,立即进入睡眠状态,对于所学的东西和记忆有加强作用。无论慢波睡眠还是 REM 睡眠都对记忆有巩固作用,慢波睡眠对于外显记忆(依赖海马的)更为重要,而 REM 睡眠对于内隐记忆(不依赖海马的)更为重要。此外,慢波睡眠在依赖海马的空间记忆中有重要作用,而对于不依赖海马的程序记忆任务,慢波睡眠和 REM 睡眠都是必需的。在婴儿中枢神经系统发育的决定性阶段,REM 睡眠能帮助婴儿最佳地获得新的运动和认知功能。

睡眠期间,脑活动将觉醒期新获得和编码的信息从不稳定记忆的痕迹转变为更稳定的记忆模式。这种记忆巩固实质是在编码它的神经回路中重启对新信息的处理过程,称为重激活或重演。目前已知重激活脑区主要有海马、新皮质、丘脑和纹状体。神经回路活动重激活具有以下特点:主要发生在慢波睡眠期;在学习结束后最初的几小时易发生;在记录的神经元中仅有少数神经元发生;重激活顺序与觉醒期一致;与编码期不同,重激活期伴有噪声、信息处理不精确和速度更快的特点。

目前,对于睡眠和记忆之间的关系提出了两种模式,"海马 - 新皮质对话" 模式和中枢神经网络模型。"海马 - 新皮质对话" 模式指记忆的巩固过程,包括皮质和海马中的乙酰胆碱水平高低的变化及相伴随的信息从新皮质到海马之间的流动。学习过程中,信息快速地从新皮质向海马传递,然后在海马进行巩固,并且海马储存的信息在慢波睡眠期又向皮质传递。中枢神经网络模型指海马提供了快速编码、疏散的记忆储存系统,从而形成明显的情景记忆,并且由于海马和杏仁核之间的紧密联系,该情景记忆伴随着情感,海马主要同情节记忆有关。相反的是,新皮质提供了一个慢速的、紧密的记忆储存系统。新皮质的独立记忆主要来源于记忆痕迹的反复重激活。这种重激活可以是感觉运动方式的重激活,正如在大多数程序学习的范式中,都可以被以海马表征的记忆系统激活。通过缓慢、自动的源于海马的重激活(数天、数周、甚至数年),高密度的、重复的储存成为可能。

与上述理论相对应,有观点认为可能通过突触稳态的方式促进学习记忆的过程。觉醒持续一定时间后,与学习记忆有关的通路会出现突触数量增多、体积增大、膜上受体过多等表现。这些变化可能进一步占有有限的脑空间、增加能耗,从而使突触传递效率下降。通过一定的睡眠过程,特别是慢波睡眠,移除觉醒期膜上增加的受体,减小突触体积,恢复突触权重,即恢复到觉醒初始状态水平,保证突触稳态,增加突触传递效率。在长时间觉醒的动物中,与长时程增强相关的基因和蛋白的表达上调,而与长时程抑制相关的基因或蛋白的水平则在睡眠期间增加。一些与睡眠和记忆相关的理论都是基于长时程增强在睡眠期间能被诱导这一前提,特别是尖峰波 - 涟漪波复合波、NREM 睡眠期间的纺锤波或 REM 睡眠期间的 θ 波。

突触的增强理应是记忆的基础,然而,睡眠期间突触强度是减弱的,这是因为长时程增强是选择性地发生于慢波睡眠,且是 N- 甲基 -D- 天冬氨酸受体依赖性的,REM 睡眠期突触活动不是增强,而是下降,并且其下降程度大于慢波期间突触活动增强的尺度,因而导致从睡眠的整体看突触活动是减弱的。由此可见,特定突触的增强仅发生于慢波睡眠期。最新研究显示,REM 睡眠期突触活动的减弱,可能是主动遗忘的发生机制,即主动删除或消除海马区依赖的不必要或超载记忆。快速眼动睡眠期时,位于下丘脑区的黑色素浓缩激素神经元放电活跃,投射到背侧海马锥体神经元的黑色素浓缩激素神经纤维末梢激活,增加了抑制性输入,使得背侧海马锥体神经元放电活动减少,记忆减弱,产生遗忘。

（胡志安）

参考文献

1. 韩济生 . 神经科学 .3 版 . 北京 : 北京大学医学出版社 , 2009

2. 胡志安 . 生理学 . 北京 : 科学出版社 , 2014

3. 尼尔克斯 . 神经生物学 : 从神经元到脑 .5 版 . 杨雄里 , 胡志安 , 钟咏梅等译 . 北京 : 科学出版社 , 2014

4. 张熙 . 现代睡眠医学 . 北京 : 人民军医出版社 , 2007

5. 赵忠新 . 睡眠医学 . 北京 : 人民卫生出版社 , 2016

6. 李洋 , 陈芳 , 胡志安 . 与学习记忆相关的睡眠新功能——突触稳态 . 生物化学与生物物理进展 , 2009, 3（3）: 259-273

7. 胡志安 , 任栓成 . 丘脑在觉醒控制中的作用 . 第三军医大学学报 , 2018, 40（23）: 2119-2121

8. DUMOULIN B M C, ATON S J, SEIBT J, et al. Rapid eye movement sleep promotes cortical plasticity in the developing brain. Sci Adv, 2015, 1（6）: 500105

9. GENT T C, BANDARABADI M, HERRERA C G, et al. Thalamic dual control of sleep and wakefulness. Nat Neurosci, 2018, 21（7）: 974-984

10. LIU D, DAN Y. A motor theory of sleep-wake control: arousal-action circuit. Annu Rev Neurosci, 2019, 42: 27-46

11. LIU K, KIM J, KIM D W, et al. Lhx6-positive GABA-releasing neurons of the zona incerta promote sleep. Nature, 2017, 548（7669）: 582-587

12. LUO Y J, LI Y D, WANG L, et al. Nucleus accumbens controls wakefulness by a subpopulation of neurons expression dopamine D1 receptors. Nat Commun, 2018, 9（1）: 1576

13. REN S, WANG Y, YUE F, et al. The paraventricular thalamus is a critical thalamic area for wakefulness. Science, 2018, 362（6413）: 429-434

14. YU X, LI W, MA Y, et al. GABA and glutamate neurons in the VTA regulate sleep and wakefulness. Nat Neurosci, 2018, 22（1）: 106-119

15. YUAN X S, WANG L, DONG H, et al. Striatal adenosine A_{2A} receptor neurons control active-period sleep via parvalbumin neurons in external globus pallidus. Elife, 2017, 6: 29055

16. WEBER F, CHUNG S, BEIER K T, et al. Control of REM sleep by ventral medulla GABAergic neurons. Nature, 2015, 526（7573）: 435-438

17. ZHANG Z, ZHONG P, HU F, et al. An excitatory circuit in the perioculomotor midbrain for non-REM sleep control. Cell, 2019, 177（5）: 1293-1307

18. IZAWA S, CHOWDHURY S, MIYAZAKI T, et al. REM sleep-active MCH neurons are involved in forgetting hippocampus-dependent memories. Science, 2019, 365（6459）: 1308-1313

第四章　睡眠相关药理

中枢神经系统存在睡眠和觉醒两大调节系统,分别由众多的神经核团和神经递质组成,在内稳态和生物节律因素的调节下影响睡眠或觉醒行为。脑内存在的内源性睡眠调节物质调控着睡眠和觉醒,这些内源性睡眠物质是构成睡眠内稳态的基础。

失眠的主要临床表现为入睡困难、早醒或夜间觉醒次数过多等症状。镇静催眠药通过作用于不同的睡眠时相、缩短入睡潜伏期,从而有效帮助和改善睡眠,提高睡眠质量,避免失眠对人体造成严重的危害。对失眠患者应首先详细询问其失眠的原因,根据不同原因对症下药,同时针对不同的失眠类型选用合适的药物。临床实践中应尽可能选用具有吸收快、作用时间短、在体内清除快、无蓄积作用等特点的镇静催眠药物。

本节将针对不同类型的睡眠障碍,介绍不同作用机制的镇静催眠药。

第一节　镇静催眠药

镇静催眠药是指具有镇静作用和能引起近似生理性睡眠的药物。较小剂量时可引起镇静作用,如安静和思睡状态;中等剂量时可引起近似生理性睡眠,即出现催眠作用;较大剂量时具有抗惊厥作用。镇静催眠药长期反复使用可使患者出现耐受性和依赖性,剂量过大时可抑制呼吸,导致呼吸麻痹甚至死亡,属国际管制的精神药物。所以镇静催眠药在使用过程中应严格控制,并注意使用剂量、使用时间以及有无过敏史等。

临床治疗失眠的药物主要包括作用于 GABA 受体的苯二氮䓬类药物和非苯二氮䓬类药物、褪黑素受体激动药物、具有镇静作用的抗抑郁药物、组胺类受体拮抗药物,以及治疗睡眠节律障碍的新型促食欲素受体拮抗药。

一、GABA$_A$ 受体激动药（苯二氮䓬类药物）

γ- 氨基丁酸（γ-aminobutyric acid，GABA）是中枢神经系统内主要的抑制性神经递质,通过作用于 GABA$_A$、GABA$_B$ 受体而发挥作用。其中 GABA$_A$ 受体广泛分布在整个神经系统、脑内含量为 20%~50%。GABA$_A$ 受体是由 5 个异质性多肽亚基（2 个 α、2 个 β 和 1 个 γ）组成的五边形寡聚体,其亚基主要包括:α$_1$~α$_6$、β$_1$~β$_4$、γ$_1$~γ$_4$、δ、ε、θ 等。当 GABA 作用于 GABA$_A$ 受体时可产生快速抑制性神经传递作用,该受体功能异常可导致神经功能紊乱以及癫痫、失眠、焦虑等疾病的发生。因此,

GABA$_A$ 受体常用作药物治疗干预靶点,如苯二氮䓬类药物、唑吡坦、扎来普隆等。

苯二氮䓬(benzodiazepines,BZ)类药物多为 1,4- 苯并二氮䓬类衍生物(图 4-1-1),是目前临床最常用的镇静催眠药,研究发现 BZ 主要作用于 GABA$_A$ 受体,且仅对含 $\alpha_1 \sim \alpha_3$、α_5 亚基的 GABA$_A$ 受体有亲和力,BZ 通过激活受体对 GABA 产生正性调节作用,进而作用于睡眠中枢、产生镇静催眠作用。BZ 与 GABA$_A$ 受体结合后,引发受体蛋白构象改变(易化 GABA$_A$ 受体),促进 GABA 与 GABA$_A$ 受体结合,使 Cl$^-$ 通道开放的频率增加,从而有更多的 Cl$^-$ 内流(图 4-1-2),加强了 GABA 对神经系统的抑制效应。根据药物及其活性代谢物消除半衰期($t_{1/2}$)的长短分为长效、中效和短效三类:半衰期短于 6h 者为短效类;半衰期 6~24h 者为中效类;而半衰期超过 24h 者则为长效类。短半衰期 BZ 类药物对入睡困难较为有效,而长半衰期 BZ 类药物则对早醒和惊醒后难以再入睡较有效,可见,不同失眠类型,应选用不同半衰期类 BZ 类药物(表 4-1-1)。

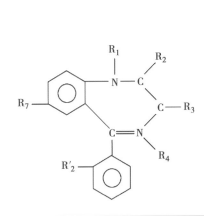

图 4-1-1　苯二氮䓬类药物的母核结构

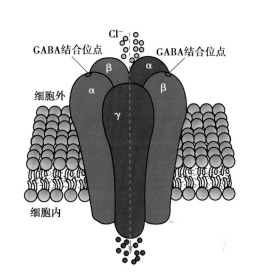

图 4-1-2　GABA$_A$ 结构示意图

表 4-1-1　不同类型的苯二氮䓬类药物的药代动力学参数

作用时间	药物名称	达峰时间 /h	$t_{1/2}$/h	活性代谢物
长效类	地西泮(diazcpam)	0.5-1.5	20~80	有
	氟西泮(flurazepam)	1~2	>50	有
	氯氮䓬(chlordiazepoxide)	0.5~2	6~30	有
	硝西泮(nitrazepam)	2	8~36	无
	氟硝西泮(flunitrazepam)	1~2	16~35	无
中效类	艾司唑仑(estazolam)	1~2	10~24	无
	劳拉西泮(lorazepam)	3	10~20	无
短效类	奥沙西泮(oxazepam)	2~4	5~12	无
	三唑仑(triazolam)	1~2	1.5~5.5	有

（一）地西泮

地西泮（diazepam），又称安定，为长效苯二氮䓬类代表性药物，临床常用于镇静、催眠、抗焦虑等（图 4-1-3）。

【药理作用及临床应用】

1. 镇静催眠　小剂量地西泮表现为镇静作用，较大剂量产生催眠作用。可明显缩短入睡潜伏期，增加睡眠时长，减少觉醒次数，对快速眼动期（rapid eye movement，REM）睡眠影响较小，可减少夜惊或梦游症的发生。

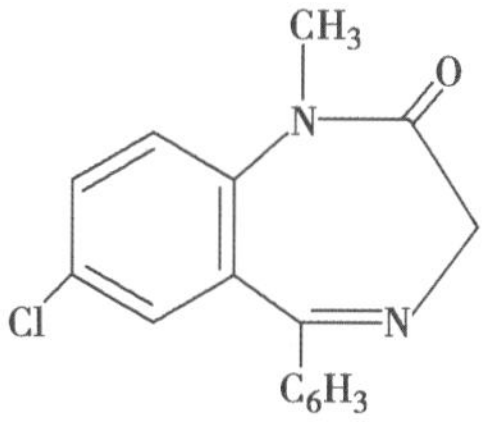

图 4-1-3　地西泮的化学结构式

2. 抗焦虑　小剂量的地西泮具有抗焦虑作用，对各种原因引起的焦虑均有显著疗效。

3. 抗惊厥、抗癫痫　地西泮有抗惊厥作用，临床上可用于辅助治疗子痫、小儿高热惊厥及药物中毒性惊厥，地西泮静脉注射是目前治疗癫痫持续状态的首选药物。

4. 中枢性肌肉松弛　地西泮有较强的肌肉松弛作用，可加强全身麻醉药物的肌松作用。

【作用机制】

地西泮的作用机制主要通过加强中枢抑制性神经递质 γ- 氨基丁酸（GABA）的功能而实现。GABA$_A$ 是一个大分子复合体，为神经元膜上的配体 - 门控性 Cl⁻ 通道，该 Cl⁻ 通道周围含有 5 个结合位点（binding sites），分别为 γ- 氨基丁酸（GABA）、苯二氮䓬类、巴比妥类（barbiturates）、印防己毒素（picrotoxin）和神经甾体化合物的结合部位。GABA$_A$ 受体含有 14 个不同的亚单位，按其氨基酸排列次序可分为 α、β、γ、δ 亚单位，最常见的 GABA$_A$ 受体复合物由 α1β2γ2 组成。GABA 作用于 GABA$_A$ 受体导致细胞膜对 Cl⁻ 通透性增加，Cl⁻ 大量进入细胞内，引起细胞膜超极化，从而使神经元兴奋性降低。地西泮通过与 GABA$_A$ 受体上的 BZ 位点结合使受体构象发生改变，促进 GABA 与 GABA$_A$ 受体结合，同时也通过加快 Cl⁻ 通道开放频率、增加 Cl⁻ 内流，间接增强 GABA 与 GABA$_A$ 受体的结合，从而产生中枢抑制效应。一般认为地西泮的抗焦虑作用主要通过作用于杏仁核和海马内的受体实现，而镇静催眠作用主要通过作用于脑干核内的受体实现。

【体内过程】

地西泮口服后吸收迅速且完全，血药浓度在服药后 0.5~1.5h 达到峰值；肌内注射给药，吸收缓慢而不规则；静脉注射给药时起效迅速，与血浆蛋白结合率高达 95% 以上。地西泮脂溶性高，易透过血 - 脑脊液屏障和胎盘屏障。肝脏内代谢产生的活性代谢物主要为去甲西泮（desmethyldiazepam）、奥沙西泮（oxazepam）和替马西泮（temazepam），最后形成葡糖醛酸结合物由尿排出，亦可通过胎盘及乳汁排出，临床应用时新生儿可出现肌无力、低血压、低体温及轻度呼吸抑制，婴儿可出现倦怠和体重减轻，故产前及哺乳期妇女禁用。

【不良反应】

地西泮最常见的不良反应是嗜睡、头晕、乏力和记忆力减退。静脉注射速度过快可抑制呼吸、循环功能,严重时可致呼吸、心跳停止。与其他中枢性抑制药合用时,其中枢性抑制作用增强,可加重思睡,抑制呼吸,严重者可出现昏迷甚至死亡。长期应用可产生耐受性,需增加剂量。久服可导致药物依赖和成瘾,停用可出现反跳现象和戒断症状,表现为失眠、焦虑、兴奋、心动过速、呕吐、出汗及震颤,甚至惊厥。

地西泮安全范围大,毒性较小,很少因用量过大引起死亡。苯二氮䓬类药物中毒可用氟马西尼(flumazenil)进行鉴别诊断和抢救。氟马西尼是苯二氮䓬类药物结合位点的拮抗药,竞争性结合$GABA_A$受体复合物,但对巴比妥类和其他中枢性抑制药导致的中毒无效。

（二）氟西泮

氟西泮(flurazepam),又称为氟安定,为长效苯二氮䓬类药物,成人常用口服剂量为15~30mg,老年人用药量应减半(图4-1-4)。

【药理作用及临床应用】

相较于地西泮,其对REM期影响较小,停药后无反跳现象。

【作用机制】

同地西泮。

【体内过程】

口服吸收迅速且完全,服药后15~45min起效,血药浓度在服药后0.5~1h达峰值,在连续规律服药后7~10d达到稳定状态。研究发现如连续服用同一剂量达2周以上,血浆浓度可从10~22ng/mL上升至49~142ng/mL。该药经肝脏代谢,主要代谢物为N-去羟基氟西泮(N-desalkyl flurazepam),其半衰期长达30~100h,如重复摄入有蓄积作用。代谢物自尿液中缓慢排出。

【不良反应】

常见不良反应为嗜睡、头晕、乏力、头痛等,偶见皮疹,中毒性肝损害、骨髓抑制等罕见。临床使用过程中应注意定期检查肝功能与白细胞计数,肝、肾衰竭者慎用。长期使用可产生药物耐受与药物依赖,长期用药后突然停药可引起惊厥等停药反应,男性偶见勃起功能障碍。

（三）氯氮䓬

氯氮䓬(chlordiazepoxide),又称为利眠宁,为长效苯二氮䓬类药物(图4-1-5)。

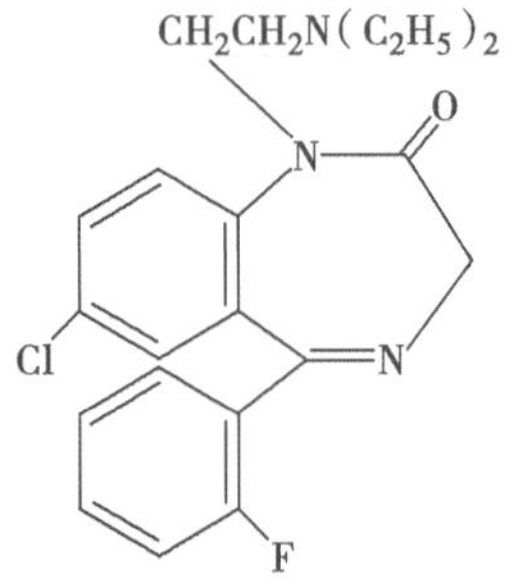

图 4-1-4　氟西泮的化学结构式

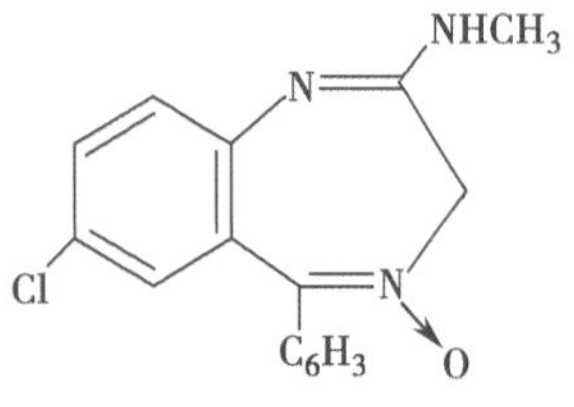

图 4-1-5　氯氮䓬的化学结构式

【药理作用及临床应用】

具有镇静、抗焦虑、催眠、肌肉松弛及抗惊厥作用,但其抗惊厥效果较地西泮弱,主要用于治疗紧张不安、失眠等,也可用于治疗酒精戒断症状。

【作用机制】

同地西泮。

【体内过程】

口服吸收迅速且完全,血药浓度于4h后达峰值,肌内注射吸收缓慢而不规则。成人血浆半衰期为5~30h,血浆蛋白结合率可高达96%。可进入中枢神经系统、乳汁和透过胎盘。在肝脏内代谢,其原形及代谢物均由尿液排出。

【不良反应】

常见不良反应有嗜睡、头晕、乏力、恶心等,大剂量可引起晕厥和运动失调。长期应用可产生药物耐受和依赖性。

（四）硝西泮

硝西泮(nitrazepam),又称硝基安定,为中效苯二氮䓬类药物(图4-1-6)。

【药理作用及临床应用】

主要用于抗焦虑、镇静及治疗失眠,同时还具有中枢性肌肉松弛和抗惊厥作用,高热惊厥患者服用后可减轻或终止抽搐发作,与其他抗惊厥药合用具有协同作用,可用于混合性癫痫,对婴儿期痉挛效果显著。

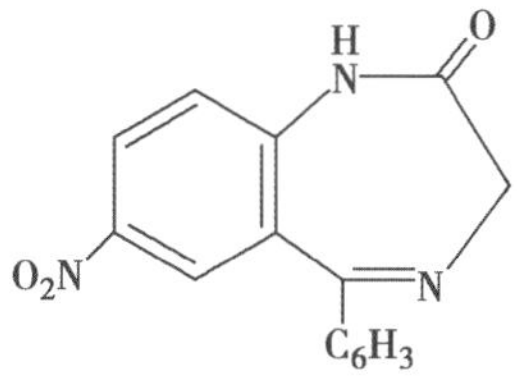

图4-1-6 硝西泮的化学结构式

【作用机制】

同地西泮。

【体内过程】

口服后吸收迅速,服药2h后血药浓度达峰值,连续用药2~3d后血药浓度达稳态。可透过血脑屏障和胎盘屏障。血浆蛋白结合率高达85%,生物利用度为78%。在肝脏内代谢,代谢产物无活性,大部分随尿排出,小部分随粪便排出。

【不良反应】

不良反应较轻,常见嗜睡,可见无力、头痛、眩晕等,偶见皮疹、肝损害、骨髓抑制等。长期应用会产生药物依赖。

（五）氟硝西泮

氟硝西泮(flunitrazepam),又称氟硝安定,为中效苯二氮䓬类药物(图4-1-7)。

【药理作用及临床应用】

镇静催眠作用强于硝西泮、地西泮,亦有较强的肌肉松弛作用,催眠作用起效快且持续时间较长,主要用于术前镇静及各种原因引起的失眠,亦可用作静脉麻醉给药。

【作用机制】

同地西泮。

【体内过程】

舌下给药和肌内注射药物均吸收良好,用药后 20~30min 起效,1~2h 后血药浓度达峰值,口服药效可持续 8h。主要分布于组织和脑脊液中,能透过胎盘,可分泌入乳汁,但浓度低于母体血浆浓度。主要在肝脏内代谢,代谢产物大部分经尿排出,小部分经粪便排出。

【不良反应】

不良反应同其他苯二氮䓬类药物,在正常剂量下不良反应症状较轻微。本品与芬太尼、氯胺酮有明显的协同作用,故合用时应减量。

（六）艾司唑仑

艾司唑仑（estazolam）,又称舒乐安定,为中效苯二氮䓬类药物（图 4-1-8）。

【药理作用及临床应用】

镇静、催眠、抗焦虑作用较强,但解痉、抗胆碱作用较弱,也可用于麻醉前给药。抗惊厥作用机制为抑制中枢癫痫病灶异常放电的扩散,但不能阻止其异常放电。小剂量时通过抑制或减少网状结构对脊髓运动神经元的易化作用,从而发挥骨骼肌松弛作用,较大剂量时则通过促进脊髓突触前抑制,进而抑制多突触反射。临床主要用于治疗失眠、焦虑,也用于紧张、恐惧、癫痫和惊厥的治疗。

【作用机制】

同地西泮。

【体内过程】

口服吸收较快,口服 1~2h 后血药浓度达峰值,2~3d 后血药浓度达稳态。可迅速分布至全身各组

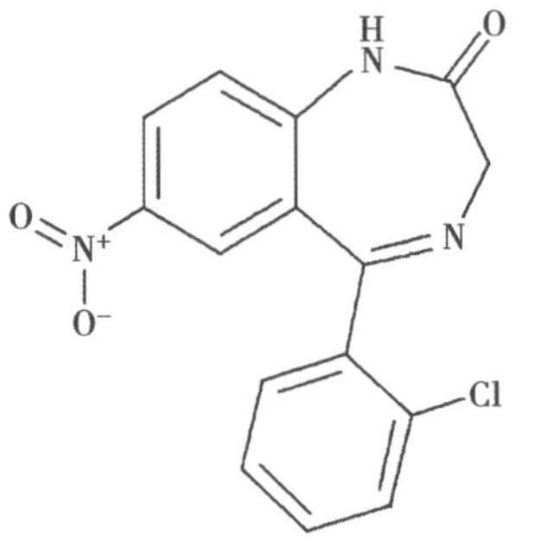

图 4-1-7　氯硝西泮的化学结构式

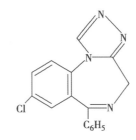

图 4-1-8　艾司唑仑的化学结构式

织,其中肝、脑中的血药浓度最高,可透过胎盘屏障,也可分泌入乳汁。血浆蛋白结合率约为93%,半衰期为10~24h。经肝脏代谢,代谢物经肾排泄,排泄较慢。

【不良反应】

毒副作用小,治疗安全范围大,无后遗效应。个别患者有轻度乏力、嗜睡、口干、头胀等不良反应,临床过程中应注意减量。可引起少数患者过敏,长期用药可形成药物依赖。

（七）劳拉西泮

劳拉西泮（lorazepam）,又称氯羟安定、罗拉西泮,为中效苯二氮䓬类药物（图4-1-9）。

【药理作用及临床应用】

镇静作用、抗焦虑、抗惊厥作用较强,临床常用于治疗失眠、焦虑及骨骼肌痉挛。

【作用机制】

同地西泮。

【体内过程】

口服易吸收,服药3h后血药浓度达峰值,可透过血脑屏障和胎盘屏障,也可进入乳汁。生物利用度约为90%,血浆蛋白结合率约为85%,半衰期为10~20h,重复给药蓄积作用小。在肝内与葡糖醛酸共轭结合,生成水溶性代谢物随尿排出。

【不良反应】

常见不良反应为头晕、嗜睡和运动失调,药效过后上述不良反应可自行消失。大剂量或肠外给药可产生呼吸抑制及低血压。极个别患者可发生各类血细胞减少或血小板减少。突然停药可出现戒断症状,症状发生较早且特别严重。长期用药易产生药物依赖。

（八）奥沙西泮

奥沙西泮（oxazepam）,又称舒宁,为短效苯二氮䓬类药物,是地西泮的活性代谢产物（图4-1-10）。

【药理作用及临床应用】

药理作用与地西泮相似但较弱。主要用于焦虑、紧张、失眠以及部分神经症的治疗,对控制癫痫发作也有一定作用。

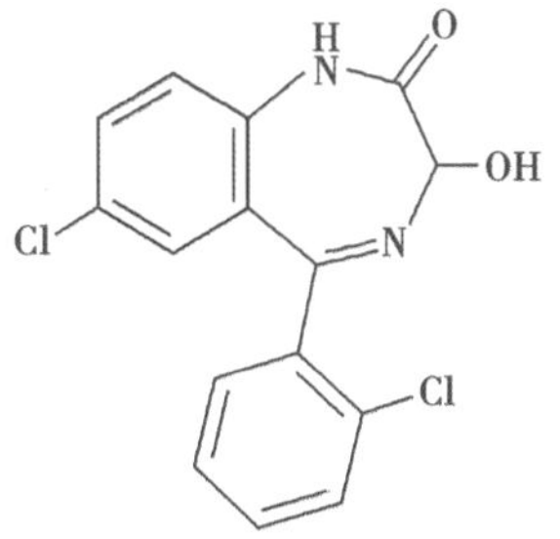

图 4-1-9　劳拉西泮的化学结构式

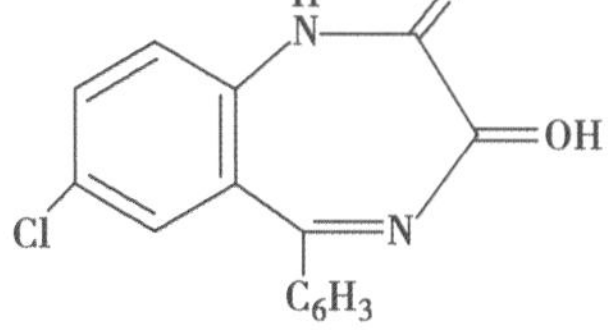

图 4-1-10　奥沙西泮的化学结构式

【作用机制】

同地西泮。

【体内过程】

口服易吸收,口服约3h后血药浓度达高峰,与血浆蛋白结合广泛。半衰期为5~15h,能透过胎盘并在乳汁中检出。在肝内主要通过与葡糖醛酸结合而失活,代谢产物经肾排出。奥沙西泮的代谢不受肝脏疾病及年龄的影响,对肝功能影响较小,因而更适合老年人和患有肝脏疾病的患者。

【不良反应】

常见的不良反应有嗜睡、头晕、乏力等,大剂量用药时可出现共济失调、震颤等症状,皮疹、白细胞减少等不良反应较罕见。个别患者可出现兴奋、多语、睡眠障碍,甚至幻觉。停药后上述症状迅速消失。长期应用后可产生依赖症状,停药可发生停药反应。

（九）三唑仑

三唑仑（triazolam）,为短效苯二氮草类药物（图4-1-11）。

【药理作用及临床应用】

镇静催眠及肌肉松弛作用同地西泮但更为显著。明显缩短入睡时间并增加总睡眠时间,可延迟REM期睡眠时相的开始,但不减少其在总睡眠时间中所占的比例,可用于各种原因引起的失眠。

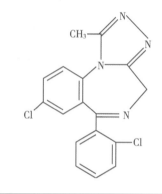

图4-1-11　三唑仑的化学结构式

【作用机制】

同地西泮。

【体内过程】

口服吸收迅速且完全,服药15~30min后即可生效,血浆浓度达峰时间约为1.3h,半衰期为2~3h。血浆蛋白结合率约为90%,药物在肝脏内代谢,无蓄积作用。

【不良反应】

常见不良反应为嗜睡、头晕、头痛,应用较大剂量时可出现顺行性记忆缺失和行为异常,长期用药极易出现药物依赖,戒断症状特别严重,临床已很少使用。

二、GABA_A 受体激动药（非苯二氮草类药物）

研究发现非苯二氮草类药物也主要作用于 GABA_A 受体,且仅对含 α_1~α_3、α_5 亚基的 GABA_A 受体有亲和力,其与苯二氮草类药物作用机制相同,即通过激活 GABA_A 受体对 GABA 产生正性调节作用,进而作用于睡眠中枢,产生镇静催眠作用。但非苯二氮草类药物对 α_1 和 α_3 亚型的选择性增加,催眠作用更好,且较少发生不良反应。

（一）唑吡坦

唑吡坦（zolpidem），又名思诺思（stilnox），是一种咪唑并吡啶类药物（图 4-1-12）。

【药理作用及临床应用】

镇静、催眠作用较强,但抗焦虑、抗惊厥及肌肉松弛作用较弱。唑吡坦是短效催眠药,可缩短入睡时间,延长 NREM2 期睡眠时间,而对 REM 期睡眠无影响,患者服药后次日清醒能保持警觉,无明显镇静作用和精神运动障碍。

【作用机制】

通过选择性激动 $GABA_A$ 受体 omega-1 型的 BZ 位点调节氯离子通道。

【体内过程】

口服吸收好,口服后 0.5~3h 血药浓度达峰值,生物利用度为 70%,血浆蛋白结合率为 92%,药物消除半衰期为 1.5~3.5h。该药在肝脏内代谢,代谢产物主要经肾脏排泄,部分由粪便排出。

【不良反应】

该药不良反应较轻,未发现停药后的反跳性失眠。但与其他中枢抑制药（如乙醇）合用可引起严重的呼吸抑制。唑吡坦中毒时,可用氟马西尼解救。肝功能不良者与老年患者应减量。

（二）扎来普隆

扎来普隆（zaleplon），又名思威坦（sonata）（图 4-1-13）,为短效 $GABA_A$ 受体激动药物。

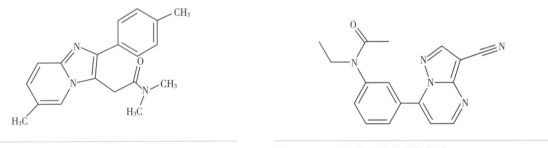

图 4-1-12　唑吡坦的化学结构式　　　　　图 4-1-13　扎来普隆的化学结构式

【药理作用及临床应用】

起效快,作用时间短,为速效镇静催眠药,可缩短睡眠潜伏期,但不能增加睡眠时间和减少觉醒次数,在维持正常睡眠的同时对 REM 期睡眠无影响。无明显宿醉作用、反跳性失眠及戒断症状。其镇静/催眠效应弱于唑吡坦、佐匹克隆和曲唑酮,对睡眠结构的破坏作用小于苯二氮䓬类药物。适用于老人失眠和夜间睡眠维持困难。

【作用机制】

特异性激动 $GABA_A$ 受体 α_1 亚单位。

【体内过程】

口服吸收迅速,约 1h 后血药浓度达峰值,口服后主要在肝脏代谢,药物消除半衰期为 1~1.5h,代谢产物无生物活性,故无体内蓄积作用。

【不良反应】

常见不良反应为背部和胸部疼痛、偏头痛、便秘、口干等。严重肝肾衰竭、睡眠呼吸暂停综合征和重症肌无力患者禁用。

（三）佐匹克隆

佐匹克隆（zopiclone），为环吡咯酮类催眠药（图 4-1-14）。

【药理作用及临床应用】

催眠作用迅速,可缩短入睡潜伏期,减少觉醒和早醒次数,提高睡眠质量,适用于各种类型的失眠。同时具有镇静、抗焦虑、抗惊厥和肌肉松弛作用。

【作用机制】

作用机制与唑吡坦相似。

【体内过程】

口服后迅速吸收,15~30min 起效,1.5~2h 后血药浓度达峰值,生物利用度约 80%,可迅速分布于全身,能透过血 - 脑屏障,血浆蛋白结合率约为 45%,半衰期为 5~6h。经肝脏代谢为有药理活性的 N-氧化物,自肾脏由尿排出,少量自粪便排出。

【不良反应】

与 BZ 类药物相比,该药物具有高效、低毒、成瘾性小的特点,次晨残余作用低,具有较好的安全性和耐受性,药物依赖和滥用风险明显低于苯二氮䓬类药物。

（四）右佐匹克隆

右佐匹克隆（eszopiclone），是佐匹克隆单纯右旋异构体,被美国食品和药品管理局批准用于治疗失眠障碍（图 4-1-15）。

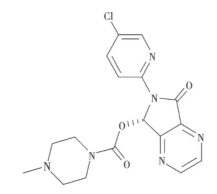

图 4-1-14　佐匹克隆的化学结构式　　　　图 4-1-15　右佐匹克隆的化学结构式

【药理作用及临床应用】

能够缩短入睡潜伏期,延长慢波睡眠时间和总睡眠时间,减少觉醒次数。

【作用机制】

作用机制同佐匹克隆。

【体内过程】

口服吸收迅速,约 1h 后血药浓度达峰值,半衰期平均为 6h,血浆蛋白结合率约为 50%。在肝脏内代谢,代谢产物约 75% 经尿液排出。

【不良反应】

不良反应轻微,如口苦和头晕,不需处理可自行消失。

三、褪黑素受体激动药

褪黑素(melatonin),是以色氨酸为原料,在松果体细胞内合成的一种胺类激素,化学名称为 N- 乙酰基 -5- 甲氧基色胺。光照可影响褪黑素的合成,因此,褪黑素的分泌具有昼夜节律变化,白天受到强光影响分泌减少,夜晚则分泌增加。褪黑素对机体的影响广泛,具有调节个体的生物节律、神经内分泌和应激反应的功能,也具有镇静催眠、镇痛抗炎、肿瘤细胞增殖抑制、胃肠道保护、抗脑损伤等功能。褪黑素受体 1(MT_1 受体)和褪黑素受体 2(MT_2 受体)为 G 蛋白偶联受体,主要位于丘脑下部的视交叉上核,与内源性褪黑素结合被激活后,可调节与维持昼夜节律、诱导正常生理性睡眠、改善时差变化引起的睡眠紊乱、睡眠时相延迟综合征和昼夜节律失调性睡眠障碍。对于短暂性失眠和慢性失眠,褪黑素均能明显缩短睡眠潜伏期,延长总睡眠时间,对睡眠结构没有明显的影响,尤其适用于睡眠起始困难患者,且其不良反应少,无依赖性和耐药性,也不会引起过度镇静、停药反应及反跳性失眠。外源性褪黑激素体内半衰期短,代谢速度快,持续作用时间短。

(一)雷美替胺

雷美替胺(ramelteon)是一种褪黑素受体激动剂(图 4-1-16)。

【药理作用及临床应用】

它能明显缩短睡眠潜伏期、延长总体睡眠时间,且对睡眠结构没有明显的影响,适用于入睡困难的患者,对于时差和生物钟紊乱引起的睡眠障碍作用尤为显著。此外,雷美替胺用于治疗焦虑相关睡眠障碍,可显著改善患者的焦虑、日间思睡、失眠等症状。2005 年 9 月,美国 FDA 批准雷美替胺用于治疗失眠。

【作用机制】

雷美替胺是一种高选择性的 MT_1/MT_2 受体激动剂,与 MT_1 和 MT_2 受体有较高的亲和力(为

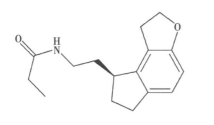

图 4-1-16 雷美替胺的化学结构式

褪黑素的 1 000 倍），对 MT_1 受体的选择性大于 MT_2 受体，而不与 MT_3 受体作用。

【体内过程】

雷美替胺口服快速吸收，峰浓度时间大约为 0.75h。口服后有较强的首过效应，主要经肝脏细胞色素酶 P4501A2（CYP1A2）氧化代谢，呈单相快速消除，服药后 96h 排泄基本完成。本品半衰期较短（平均 1~2.6h），每日给药一次不会导致体内蓄积。其主要代谢物 M-Ⅱ的总量是母体的 20~100 倍，但活性较低，与 MT_1 和 MT_2 受体的亲和力分别约为母体的 1/5 和 1/10。M-Ⅱ的半衰期是 2~5h，与原形药相比，其药理活性降低 17~25 倍。雷美替胺的其他代谢物无活性，服用时应注意避免与高脂餐同服。

【不良反应】

雷美替胺常见不良反应有嗜睡、头痛、头晕、恶心、疲劳和失眠。本品主要通过肝脏代谢进行消除，不适用于严重肝损伤患者。严重阻塞性睡眠呼吸暂停患者也应慎用该药。

（二）阿戈美拉汀

阿戈美拉汀（agomelatine）在临床上主要用于抗抑郁（图 4-1-17）。

【药理作用及临床应用】

改善抑郁症患者的抑郁、焦虑情绪以及睡眠障碍和日间疲劳等症状，常用于治疗成人抑郁症，也可作为抑郁伴失眠患者的首选药物。

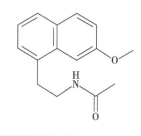

图 4-1-17　阿戈美拉汀的化学结构式

【作用机制】

阿戈美拉汀是一种褪黑素受体激动药和 5-HT_{2C} 受体拮抗药。基础研究显示，阿戈美拉汀能将昼夜节律紊乱的动物调整至正常状态。临床研究显示，阿戈美拉汀具有类褪黑素的作用，可纠正睡眠稳态异常现象，在用于治疗抑郁相关睡眠障碍时，可减少睡眠觉醒次数，提高睡眠质量，增加慢波睡眠，调整睡眠结构并趋于正常水平。受体结合试验结果显示，阿戈美拉汀对 α、β 肾上腺素受体、胆碱能受体、多巴胺受体以及苯二氮䓬类受体均无明显亲和力，对单胺再摄取无明显影响。

【体内过程】

阿戈美拉汀口服快速吸收，其绝对生物利用度≤5%，且与饮食量无关，在 1~2h 后血药浓度达峰值。阿戈美拉汀的血浆蛋白结合率较高，主要通过肝脏 CYP1A2 酶代谢转化为无活性产物并经尿液排泄。

【不良反应】

不良反应少，未见停药反应。由于阿戈美拉汀会有效抑制 CYP1A2，因此严禁肝功能损伤患者服用。

四、组胺类受体拮抗药

组胺（histamine）主要来自全身组织的肥大细胞和嗜碱性粒细胞，由组氨酸经特异性的组氨酸脱羧酶脱羧产生，为具有多种生理活性的自体活性物质。天然组胺以无活性形式（结合型）存在，在炎症、神经刺激、组织损伤、某些药物或一些抗原/抗体反应条件下以活性形式（游离型）释放。组胺作用于 H_1 受体可以引起局部水肿、全身血液浓缩和呼吸困难等，本身无治疗用途，但其阻断剂广泛用于临床。组胺 H_1 受体拮抗药可通过发挥抗组胺作用消除由组胺释放引起的过敏症状。第一代组胺受体阻断药多见镇静、嗜睡等中枢抑制现象，第二代药物多数无中枢抑制作用。

苯海拉明

苯海拉明（diphenhydramine）为第一代抗组胺药（图 4-1-18）。

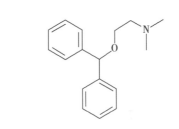

图 4-1-18　苯海拉明的化学结构式

【药理作用及临床应用】

可以缩短入睡潜伏期，减少中途觉醒次数，但作用强度不大，易产生耐受。美国和日本均批准其为失眠辅助治疗药。

【作用机制】

苯海拉明能竞争性结合 H_1 受体而阻断组胺与 H_1 受体的结合，从而抑制组胺发挥生物学效应，属于第一代 H_1 受体拮抗药。此外，苯海拉明能通过血-脑屏障进入中枢，具有较强的中枢抑制作用。

【体内过程】

苯海拉明的半衰期为 4~8h，口服吸收快且完全，2h 左右血药浓度达峰值，98% 的药物与血浆蛋白结合。苯海拉明具有首过效应，口服后达体循环前大约有 50% 被代谢，大部分在肝内转化，以代谢物形式由尿、粪便、汗液排出，也可由乳汁分泌。本品为肝药酶诱导剂，可以加速自身代谢，在 24h 内几乎全部排出。

【不良反应】

苯海拉明可以对中枢神经系统产生抑制和激动作用，表现为幻觉、嗜睡、警觉性下降或者烦躁不安、紧张等。此外，苯海拉明还能阻断胆碱能受体导致口干和尿潴留等不良反应，青光眼或老年失眠患者应慎用。夜间服用苯海拉明，第 2 天会出现宿醉效应。

五、促食欲素受体拮抗药

促食欲素（orexin）又称为下丘脑分泌素（hypocretin），具有调节机体摄食、能量平衡和觉醒等多种生理功能的作用。促食欲素通过与 G 蛋白偶联受体相结合对机体进行调节，包括促食欲素受体 1（orexin 1 receptor, OX1R）和促食欲素受体 2（orexin 2 receptor, OX2R）。促食欲素受体拮抗药可暂时阻断促食欲素的功能,从而增加 REM 和 NREM 的维持时间,与苯二氮䓬类药物相比,更接近生理睡眠,副作用少,安全性高,耐受性良好。其适用于以入睡困难和/或难以维持睡眠为特征的失眠治疗。

苏沃雷生

苏沃雷生(suvorexant)为 OX_1R 和 OX_2R 抑制剂,是第一个被美国 FDA 批准上市用以治疗失眠的促食欲素受体拮抗剂(图 4-1-19)。

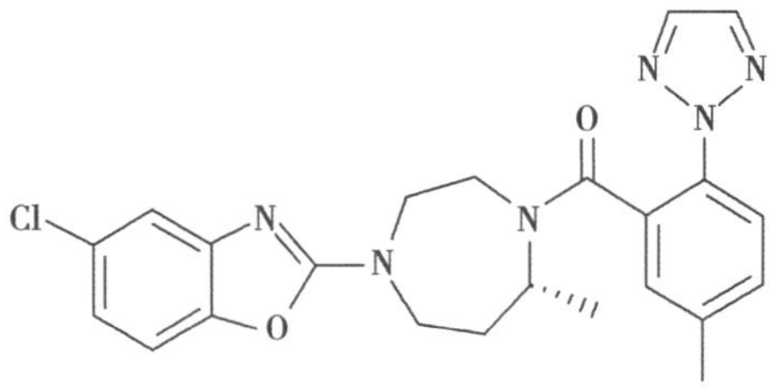

【药理作用及临床应用】

苏沃雷生可抑制 OX_1R 和 OX_2R,缩短入睡潜伏期,减少觉醒时间,增加总睡眠时间,适用于入睡困难或睡眠维持困难的患者,治疗效果佳且耐受性良好。

图 4-1-19 苏沃雷生的化学结构式

【作用机制】

苏沃雷生与 OX_1R 和 OX_2R 均具有高度亲和力。动物实验证明苏沃雷生通过与促食欲素竞争性结合 OX_1R 和 OX_2R,从而阻断促食欲素的促觉醒作用,不仅延长了慢波睡眠(slow wave sleep, SWS)时长,也增加了 REM 期睡眠的持续时间。

【体内过程】

苏沃雷生的半衰期平均为 12h,口服易吸收,口服 10mg 后绝对生物利用度为 82%,空腹给药后血药浓度在 2h 内达到峰值,与白蛋白、α1-酸性糖蛋白等血浆蛋白的结合率较高。该药主要由肝脏 CYP3A4 代谢,少量通过 CYP2C19 代谢,其羟基化代谢产物 M9 在体内无活性。该药主要排泄途径为肠道,大约 66% 通过粪便,23% 通过尿液排出体外。FDA 认为 5~15mg 是该药物有效的安全剂量范围,每次服用剂量不宜超过 20mg,在保证药效的同时减少不良反应的发生。

【不良反应】

苏沃雷生的耐受性和安全性较好,不良反应包括困倦、疲劳、头痛、口干、咳嗽等,严重者可出现自杀意念或行为、药物滥用、临睡前及入睡后产生幻觉、日间思睡、发作性睡病、呼吸麻痹等。

六、具有镇静作用的抗抑郁药

部分抗抑郁药因具有镇静作用,而在失眠治疗中应用广泛,如杂环类和选择性 5-HT 再摄取抑制剂(SSRIs)类抗抑郁药,其在改善睡眠维持障碍和诱导生理性睡眠结构等方面发挥作用。不同于苯二氮䓬与非苯二氮䓬类药物,其耐受性良好、无依赖性,且停药后无反跳性失眠出现。但其具有与苯二氮䓬类药物无关的副作用,如抗胆碱、抗组胺和对心血管系统的不良影响。

(一)多塞平

多塞平(doxepin)现列入三环类抗抑郁药,常用于治疗抑郁症和以各种焦虑抑郁为主的神经病症（图 4-1-20）。

【药理作用及临床应用】

能够改善原发性失眠患者的睡眠维持困难和早醒症状,对焦虑、抑郁伴失眠的患者疗效显著。

【作用机制】

本药拮抗组胺 H_1 受体作用强,可延长总体睡眠时间、减少觉醒次数、促进睡眠,且能通过血脑屏障和胎盘屏障。本品为三环类抗抑郁药,其作用机制为抑制中枢神经系统对五羟色胺及去甲肾上腺素的再摄取,使突触间隙中这两种神经递质浓度增高从而发挥抗抑郁作用,并具有抗焦虑和镇静作用。

【体内过程】

口服吸收好,生物利用度为 13%~45%,半衰期为 8~12h。主要在肝脏代谢为具有活性的去甲基化物,并经由肾脏排泄,老年患者对其代谢和排泄的能力较差。

【不良反应】

不良反应少,无反跳性失眠、隔天残留效应或停药反应。由于该药易引起致死性五羟色胺综合征,因此禁止与单胺氧化酶抑制剂合用。治疗初期可出现嗜睡与抗胆碱反应,如多汗、口干、震颤、眩晕、视物模糊、排尿困难、便秘等。其他不良反应有皮疹、直立性低血压,偶见癫痫发作、骨髓抑制或中毒性肝损害。

（二）曲唑酮

曲唑酮（trazodone）为临床常用的抗抑郁药（图 4-1-21）。

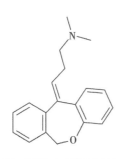

图 4-1-20　多塞平的化学结构式

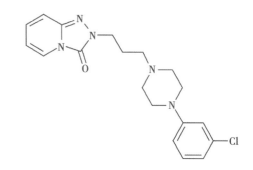

图 4-1-21　曲唑酮的化学结构式

【药理作用及临床应用】

具有较强的镇静作用,适用于伴有焦虑、激越、失眠的抑郁症患者。

【作用机制】

曲唑酮可以拮抗 5-HT 受体并抑制 5-HT 再摄取,从而发挥其抗抑郁和镇静作用。

【体内过程】

吸收迅速,半衰期为 5~9h,达峰时间为 1~2h。

【不良反应】

不良反应少,常见的包括嗜睡、头痛、恶心呕吐、乏力等。禁用于低血压、室性心律失常的患者。

第二节　促觉醒药物

睡眠和觉醒的转换对生理活动的规律运行至关重要。清醒状态是维持生存所必需的行为,可保证大脑的正常功能的运行,如情感、认知和思维等行为活动。思睡会影响学习记忆、认知功能和昼夜节律等。中枢兴奋药物是一类能选择性兴奋中枢神经系统、提高其生理活动的药物。

（一）莫达非尼

莫达非尼（modafinil）是一种强效促觉醒药物,且显示出良好的安全性及有效性。莫达非尼目前主要用于改善成年阻塞性睡眠呼吸暂停引起的思睡,也可用于发作性睡病、特发性过度睡眠、倒班工作睡眠障碍的治疗。与哌甲酯、苯丙胺等传统精神兴奋药不同,莫达非尼起效快、作用维持时间长、不良反应轻（图 4-2-1）。

【药理作用及临床应用】

1. 促觉醒作用　莫达非尼可以增加清醒时间,延长睡眠潜伏期,减少非快速眼球运动期睡眠和快速眼球运动期睡眠时间。

2. 其他　莫达非尼能增加集中注意力的时间和减轻患者的多动行为。还具有抗疲劳、改善认知功能以及神经保护作用。

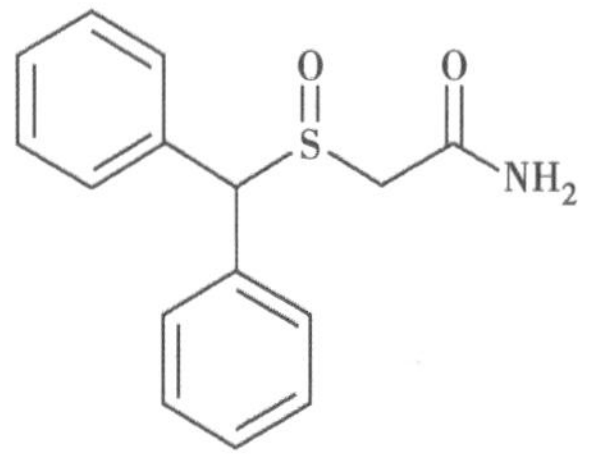

图 4-2-1　莫达非尼的化学结构式

【作用机制】

1. 激活多巴胺能神经元　莫达非尼可与多巴胺转运蛋白结合并抑制多巴胺的再摄取,增加脑内多巴胺浓度。在敲除多巴胺转运体的转基因小鼠中,莫达非尼缺乏促醒活性,提示该活性是多巴胺转运体依赖性的。多巴胺 D_2 受体基因敲除鼠给予 D_1 受体拮抗剂处理后,莫达非尼的促觉醒作用也被完全阻断。

2. 其他　莫达非尼可抑制 γ- 氨基丁酸的释放,促进谷氨酸的释放。莫达非尼还可能通过激活促食欲素神经元促进组胺释放而增加自发活动,促进觉醒。

【体内过程】

莫达非尼口服后吸收迅速,口服吸收率为 40%~65%,2~4h 血药浓度达到峰值,食物可使药物吸收延迟约 1h。血浆蛋白结合率为 60%,主要与血浆白蛋白结合。经肝脏代谢,生成无活性的代谢产物莫达非尼酸和莫达非尼砜,代谢产物经肾脏排出,药物的消除半衰期为 10~15h。莫达非尼的药代动力学不受性别影响,但老年人及严重肝或肾功能不良者的清除率明显降低。

【不良反应】

在临床试验中,莫达非尼耐受性较好,不良反应轻,常见的为头痛、恶心、精神紧张、鼻炎、腹泻、背痛、焦虑、失眠、头晕、消化不良等。

（二）哌甲酯

哌甲酯（methylphenidate），又称利他林,是人工合成的中枢神经兴奋药,化学结构和药理作用与苯丙胺相似,但对交感神经系统的作用较弱,其中枢神经兴奋作用介于苯丙胺与咖啡因之间,可改善精神活动,解除疲乏感,大剂量使用可引起惊厥,长期使用会导致明显的耐药性和精神依赖,并伴随不同程度的行为失常（图 4-2-2 ）。

【药理作用及临床应用】

适用于消除催眠药引起的嗜睡、倦怠及呼吸抑制。也用于治疗注意力缺陷多动障碍（儿童多动症、轻度脑功能失调），以及解除巴比妥类、水合氯醛等中枢抑制药过量引起的昏迷。

【作用机制】

呼吸兴奋剂。小剂量时通过颈动脉体化学感受器反射性兴奋呼吸中枢,大剂量时直接兴奋延髓呼吸中枢,抑制下丘脑摄食中枢,在外周发挥拟交感作用。

【体内过程】

哌甲酯易溶于水和醇类,给药后起效快。注射给药每次可维持 4h 左右,在体内代谢迅速,半衰期约为 30min,经肾脏排泄。口服剂型哌甲酯分为速释剂和缓控释剂,其中速释剂作用时间可持续 4h 左右,而缓控释剂作用时间可长达 8~12h。

【不良反应】

常见不良反应为失眠、眩晕、头晕、头痛、恶心、厌食、心悸、口干、皮疹、运动障碍等,过量时会出现焦虑、紧张、神经错乱、幻觉等精神病样中毒症状,严重者可出现昏迷、惊厥甚至死亡。

（三）咖啡因

咖啡因（caffeine）是一种天然的黄嘌呤生物碱化合物,主要存在于咖啡、可可和茶叶中。咖啡因属于中枢神经系统兴奋剂,可活跃思维、减轻疲乏、消除困倦,还具有松弛平滑肌及利尿的作用。大剂量或长期使用具有成瘾性,可导致失眠、激动不安、心悸、头痛等症状（图 4-2-3 ）。

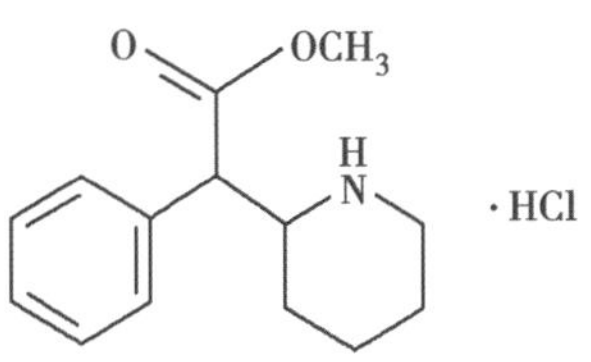

图 4-2-2　哌甲酯的化学结构式

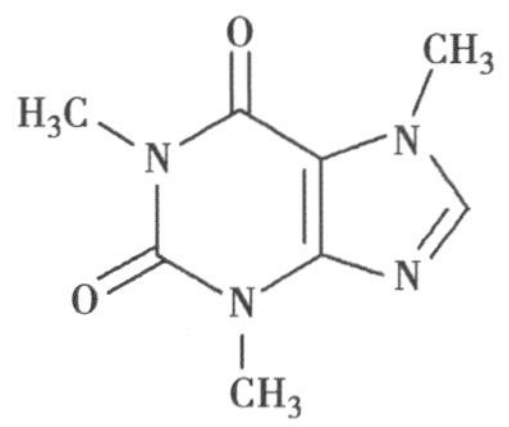

图 4-2-3　咖啡因的化学结构式

【药理作用及临床应用】

1. 中枢神经系统　小剂量（50~200mg）口服时能兴奋大脑皮层，表现为精神兴奋、思维活跃、记忆改善，可减轻疲乏、消除困倦，并提高对外界的感受性。剂量增加时（200~500mg），可引起精神紧张、手足震颤、失眠和头痛等症状。注射300~500mg能直接兴奋呼吸中枢，使呼吸中枢对CO_2的敏感性增加，呼吸加深加快，换气量增加。中毒剂量可引起惊厥。

2. 心血管系统　大剂量咖啡因使心率加快、心肌收缩力增强、心排血量增加。咖啡因直接松弛血管平滑肌，使血管扩张，外周阻力降低。整体效应视用药剂量和机体状态而定。但对脑血管的作用相反，直接作用于大脑小动脉的平滑肌，使其收缩，脑血管阻力增加，脑血流量减少。

3. 其他　可刺激胃酸和胃蛋白酶分泌，具有利尿等作用。

【作用机制】

咖啡因主要通过非特异性地拮抗腺苷A_1受体和A_{2A}受体来介导睡眠调节，并且作用效果与使用剂量有关。治疗剂量的咖啡因，可非选择性地拮抗腺苷A_1和A_2受体，A_1受体与抑制性G蛋白偶联，能抑制腺苷酸环化酶和某些钙通道（N型与Q型）的活性，从而激活某些钾通道和磷脂酶C。相反，腺苷A_{2A}受体与兴奋性G蛋白偶联，能激活腺苷酸环化酶和L型钙通道。此外，咖啡因还可升高多巴胺水平。若咖啡因血浆浓度超过治疗剂量的20倍以上，可出现中毒反应。咖啡因还可抑制磷酸二酯酶，提高细胞内环腺苷酸（cAMP）的浓度，并且具有γ-氨基丁酸受体拮抗作用。

【体内过程】

咖啡因经口服、注射或直肠给药均能迅速吸收，生物利用度高，接近100%，摄入后很快被胃肠道吸收，然后透过细胞膜进入组织，可通过血-脑屏障，最快口服5min后脑内浓度即可上升，60min后即可达到血浆和脑内峰浓度。由于咖啡因脂溶性高，主要以简单扩散方式，部分经低亲和力载体运输通过血-脑屏障，也可通过胎盘。咖啡因主要在肝脏内代谢，经肾排泄，消除半衰期约为3.5h。

【不良反应】

不良反应轻。部分可出现激动、兴奋、心慌、心悸等症状，大剂量或长期使用可导致失眠、精神紧张、头痛、成瘾等问题。

（时　杰）

参考文献

1. 陈发展, 陆峥. 阿戈美拉汀治疗失眠症的研究进展. 医药专论, 2011, 32（4）: 214-218

2. 《国家基本药物》领导小组. 国家基本药物. 北京: 人民卫生出版社, 1999

3. 吕志强, 杨建云, 肖炳坤等. 褪黑素能类药物研究进展. 国际药学研究杂志, 2013, 40（2）: 162-166

4. 李俊. 临床药理学. 北京: 人民卫生出版社, 2013

5. 李大魁. 现代临床药物手册. 北京: 中国医药科技出版社, 1993

6. 库宝善. 神经精神药理学. 北京: 北京大学医学出版社, 2006

7. 王泽民. 当代结构药物全集. 北京: 北京科学技术出版社, 1993

8. 向继洲. 药理学. 北京: 科学出版社, 2002

9. 赵忠新. 睡眠医学. 北京: 人民卫生出版社, 2016

10. 朱依谆, 殷明. 药理学. 北京: 人民卫生出版社, 2011

11. BOUTREL B, KOOB G F. What keeps us awake: the neuropharmacology of stimulants and wakefulness-promoting medications. Sleep, 2004, 27（6）: 1181-1194

12. GROSS P K, NOURSE R, WASSER T E. Ramelteon for insomnia symptoms in a community sample of adults with generalized anxiety disorder: an open label study. J Clin Sleep Med, 2009, 5（1）: 28-33

13. HASAN S, PRADERVAND S, AHNAOU A, et al. How to keep the brain awake? The complex molecular pharmacogenetics of wake promotion. Neuropsychopharmacology, 2009, 34（7）: 1625-1640

14. KILLGORE W D, KAHN-GREENE E T, GRUGLE N L, et al. Sustaining executive functions during sleep deprivation: a comparison of caffeine, dextroamphetamine, and modafinil. Sleep, 2009, 32（2）: 205-216

15. MELMON K L, MORRELLI H F. Clinical Pharmacology. Basic principles in therapeutics. 2nd ed. New York: MacMillan, 1980

16. ZHU S, NOVIELLO C M, TENG J, et al. Structure of a human synaptic $GABA_A$ receptor. Nature, 2018, 559（7712）: 67-72

17. WICHNIAK A, WIERZBICKA A, JERNAJCZYK W. Sleep and antidepressant treatment. Curr Pharm Des, 2012, 18（36）: 5802-5817

第五章　呼 吸 生 理

呼吸（breathing）是机体与外环境之间的气体交换过程。呼吸运动的主要作用是调节血液中 O_2、CO_2 和 pH 的动态平衡，是机体的重要稳态调节过程，亦是人类生存和全身各器官系统正常功能的基础。本章主要介绍呼吸运动的中枢和外周调控，以及胸腔和肺的解剖和生理。

第一节　中枢性呼吸调控的解剖和生理

呼吸驱动完全来源于呼吸中枢的兴奋，呼吸分为随意呼吸（volitional breathing）和非随意呼吸（involuntary breathing，也称自主呼吸）。随意呼吸主要受脑干以上的高位中枢调控，而自主呼吸中枢则位于脑干，脊髓和运动神经元负责神经冲动的传导。本节主要介绍呼吸中枢的解剖学和生理学的基础理论，以及中枢性呼吸调控异常相关机制。

一、呼吸中枢

呼吸中枢（respiratory center）是指中枢神经系统内产生呼吸节律和模式，以及调节呼吸运动的神经细胞群。呼吸中枢分布在中枢神经系统的各个水平，包括皮质、基底神经节、下丘脑、脑干和脊髓。这些神经细胞群通过相互作用和相互协调，负责呼吸节律的产生和呼吸模式的调节，维持机体的正常呼吸。

（一）高位呼吸中枢

高位呼吸中枢主要指脑干以上的呼吸中枢，包括皮质、基底神经节和下丘脑等。动物实验表明，在中脑和脑桥之间横断后，呼吸节律无明显改变，表明脑干以上呼吸中枢对自主呼吸的影响不大。然而，在诸如缺氧、运动、睡眠和唤醒等特殊条件下，脑干以上呼吸中枢对呼吸调节发挥着重要作用。

随意呼吸的神经冲动信号起源于大脑皮质。应用正电子发射型计算机断层显像和功能性磁共振成像技术发现，呼吸时双侧皮质广泛激活，包括运动前皮质和运动辅助区。来自这些皮质区域的神经冲动可通过皮质脊髓束到达脊髓前角，与呼吸运动神经元形成突触联系。负责传导随意呼吸神经冲动的皮质脊髓束和负责传导自主呼吸的网状脊髓束是各自独立的，目前尚无充足的证据表明二者存在交互支配。

基底神经节和下丘脑尾端区也具有调控呼吸的作用。下丘脑尾端区与运动皮层、导水管周围灰质和延髓腹外侧区有相互的投射关系,可以向脑干呼吸中枢提供兴奋性驱动。在动物模型上,电刺激基底神经节引起区域依赖性的呼吸反应,例如,刺激猫的苍白球外侧区域能增加呼吸频率,然而刺激其内侧区域则减慢呼吸频率。

（二）脑干呼吸中枢

脑干呼吸中枢对正常节律呼吸起驱动和调节作用。脑桥呼吸组、背侧呼吸组和腹侧呼吸组的神经元参与呼吸节律和模式的产生；斜方体后核、孤束核、蓝斑核和脑干中缝核神经元主要参与中枢化学感受器反射（图 5-1-1）。

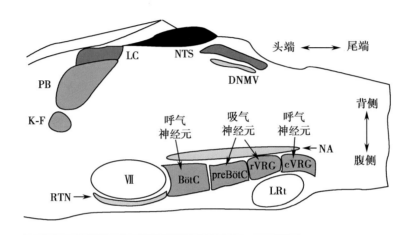

图 5-1-1　脑干呼吸中枢的矢状面示意图

K-F. Kölliker-Fuse 核；PB. 臂旁核；LC. 蓝斑核；NTS. 孤束核；DMNV. 迷走神经背核；RTN. 斜方体后核；BötC. 包钦格复合体；preBötC. 前包钦格复合体；rVRG. 头端腹侧呼吸组；cVRG. 尾端腹侧呼吸组；LRt. 外侧网状核；NA. 疑核；Ⅶ. 面神经核

1. 脑桥呼吸组　脑桥呼吸组（pontine respiratory group）也称呼吸调整中枢（pneumotaxic center），位于脑桥的背外侧,包括臂旁核（parabrachial nuclei）和 Kölliker-Fuse（K-F）核。脑桥呼吸组为呼吸调整中枢所在部位,主要功能是调节吸气 - 呼气的位相转换。K-F 核含有喉部的运动前神经元,可调控上气道阻力,还可直接投射到脊髓,调节膈神经运动神经元的活动。

2. 腹侧呼吸组　腹侧呼吸组（ventral respiratory group）位于延髓腹外侧区,相当于后疑核和疑核及其邻近区域,由头端向尾端依次为包钦格复合体、前包钦格复合体、头端腹侧呼吸组和尾端腹侧呼吸组四个核团。

（1）包钦格复合体（Bötzinger complex, BötC）：主要包含呼气神经元,其轴突投射到脊髓和延髓内部。包钦格复合体的甘氨酸和 γ- 氨基丁酸能（GABA）神经元可抑制吸气神经元,因此促进正常呼吸时吸气向呼气的转换。

（2）前包钦格复合体（preBötzinger complex, preBötC）：包含吸气神经元,是产生吸气节律最重要的核团。前包钦格复合体的神经元呈明显的异质性,包括谷氨酸能神经元、甘氨酸能神经元和 GABA

能神经元。其中谷氨酸能神经元表达神经激肽 1 型受体（NK1R）、生长抑制素（somatostatin）和转录调控因子 Dbx1，这类神经元的自发放电活动是节律性吸气活动的主要驱动力。甘氨酸和 GABA 能神经元通过局部回路抑制谷氨酸能神经元的活动。

（3）头端腹侧呼吸组（rostral ventral respiratory group, rVRG）：包含运动前吸气神经元，将吸气驱动传递给支配膈肌和肋间外肌的运动神经元，引起吸气。前包钦格复合体可兴奋这类细胞群，而包钦格复合体则抑制此类神经元。

（4）尾端腹侧呼吸组（caudal ventral respiratory group, cVRG）：包含呼气神经元，整合来自斜方体后核和包钦格复合体神经元的传入冲动，其轴突投射到脊髓，支配肋间内肌和腹肌运动神经元，引起主动呼气，多见于诸如剧烈运动致耗氧量明显增加时。

3. 背侧呼吸组　背侧呼吸组（dorsal respiratory group）包含吸气神经元，位于孤束核腹外侧。孤束核尾端区和背侧呼吸组神经元通过与脑桥和腹侧呼吸组神经元形成突触联系进而调节呼吸运动。

4. 斜方体后核　1989 年由美国神经生理学家 Smith 首次在实验中描述，斜方体后核（retrotrapezoid nucleus）是脑干网状结构的一部分，位于延髓腹外侧的浅表部位、面神经核的腹侧。啮齿类动物的斜方体后核神经元表达 Ⅱ 型囊泡谷氨酸转运体和配对同源盒基因 2b（*Phox2b*），但不表达儿茶酚胺合成酶。大部分斜方体后核神经元表达 pH 敏感性的 TASK-2 通道和 G 蛋白偶联受体 4 亚型（GPR4）。斜方体后核神经元可直接与脑桥呼吸组和腹侧呼吸组神经元形成单突触联系，是其参与呼吸调控的环路基础。

5. 孤束核　孤束核（nucleus tractus solitarius）位于延髓背侧，接收来自动脉压力感受器、外周化学感受器、肺牵张感受器和其他内脏感觉传入信息。除了含有背侧呼吸组神经元外，一些孤束核神经元还具有中枢化学感受器的功能，通过与腹侧呼吸组神经元形成突触联系参与呼吸调控。

6. 蓝斑核　蓝斑核（locus coeruleus）位于脑桥前背部，接近第四脑室下壁喙部末端，是去甲肾上腺素能神经元聚集的部位。一些蓝斑核神经元具有化学敏感性，参与中枢化学感受器反射。

7. 延髓中缝核　延髓中缝核（brainstem raphe nuclei）含有五羟色胺能神经元，其轴突投射到延髓腹侧呼吸组和呼吸运动神经元。这些兴奋性神经元的轴突末梢可释放五羟色胺、P 物质和促甲状腺激素释放激素。其中一些神经元可能具有中枢化学感受器的性质，参与呼吸调控。

（二）脊髓

脊髓内含有支配呼吸肌的运动神经元，其神经纤维的胞体位于 $C_{3\sim5}$ 颈段（支配膈肌）和胸段（支配肋间肌和腹肌）的脊髓前角。皮质和脑干分别通过皮质脊髓束和网状脊髓束与脊髓前角的运动神经元形成突触联系，进而调控呼吸运动。脊髓内与呼吸相关的神经元本身不能产生节律性活动，但却是联系皮质、脑干和呼吸肌的中继站。

二、呼吸节律的产生机制

呼吸是一种节律性运动，受大脑皮质和脑干神经网络的双重调控。负责产生呼吸节律的特化神经环路称为呼吸中枢模式发生器（respiratory central pattern generator），此环路不依赖于其他功能性环路或感觉运动的反馈信号影响而自身能产生节律性活动。正常呼吸时，驱动和调节呼吸运动的脑干环路由多个神经核团（功能区）组成，这些核团从脑桥到延髓以串联方式排列、左右对称分布、功能上有交互作用。延髓的两侧都有一个腹侧呼吸组，即位于延髓腹外侧依次毗邻的四个功能区：包钦格复合体、前包钦格复合体、头端腹侧呼吸组和尾端腹侧呼吸组。

1923 年 Lumsden 在猫的脑干横切实验中发现，不同解剖部位的横切实验产生不同的呼吸模式。在中脑和脑桥之间横切，呼吸节律无明显改变，表明脑桥以上的中枢对呼吸节律的产生影响不大；在脑桥上中部之间横断，去除脑桥呼吸组的影响，呼吸变慢变深；如果再切断双侧迷走神经，吸气相更为延长并伴有短暂的呼气，这种形式的呼吸成为长吸式呼吸（apneusis），提示脑桥呼吸组为呼吸调整中枢。在脑桥和延髓之间横切，出现喘息样呼吸（gasping），表现为不规则的浅慢呼吸，但可维持最基本的呼吸节律，提示延髓腹侧呼吸组是基础的呼吸节律中枢。目前的观点认为，腹侧呼吸组的兴奋性神经元和抑制性中间神经元通过彼此之间的相互作用、相互制约而产生与呼吸输出相匹配的节律性活动，因此腹侧呼吸组的微环路被认为是呼吸中枢模式发生器。吸气神经元主要位于前包钦格复合体和头端腹侧呼吸组；呼气神经元主要位于包钦格复合体和尾端腹侧呼吸组。

平静呼吸（eupnea）周期包括三个时相的神经元活动：吸气相、吸气后相（或称呼气相 1 期）和呼气相 2 期。在吸气相，前包钦格复合体的吸气神经元的自发放电形成吸气节律，这类神经元也称起搏细胞（pacemaker），其离子基础可能涉及低阈值激活、缓慢失活的 Na^+ 通道和 / 或 Ca^{2+} 激活的非选择性阳离子通道。吸气神经元如何终止放电的机制尚无定论，目前有下述两种解释。一方面，这些神经元兴奋的同时伴有 K^+ 电导激活，引起神经元超极化，使放电终止；另一方面，在呼气相 1 期，包钦格复合体和前包钦格复合体的抑制性甘氨酸和 GABA 能中间神经元通过突触抑制使吸气神经元放电及时终止。在呼气相 2 期，由于突触抑制解除，吸气神经元重新放电，启动吸气，进入下一个呼吸周期。

正常的三相呼吸模式可转换成两相或单相模式。在大鼠的脑干 - 脊髓离体标本上，可以记录到三相呼吸模式；去除头端腹侧呼吸组，保留包钦格复合体和前包钦格复合体，三相呼吸模式变为两相，缺少呼气相 1 期；进一步去除包钦格复合体，只保留前包钦格复合体，只能记录到吸气相；如果去除前包钦格复合体，则节律性吸气活动消失。因此，不同的呼吸模式是由功能特异性的微环路决定的。这些实验表明，前包钦格复合体和包钦格复合体是产生正常呼吸节律的核心功能区。此外，各种生理刺激和 / 或代谢紊乱也能引起呼吸模式的转换。例如，高碳酸血症可诱发长吸式呼吸，是一种两相呼吸模式；严重的低氧血症可诱发喘息样呼吸。

三、中枢性呼吸调控机制

各种内外环境的变化可使机体各个系统出现适应性反应，呼吸系统通过动员中枢调控机制改变呼吸频率和幅度,增加对 O_2 的摄入和 CO_2 的排出以维持机体稳态。因为呼吸中枢模式发生器是产生呼吸节律和模式的基础,任何神经和体液因素作用于呼吸中枢模式发生器均可引起呼吸节律和模式的改变,最终影响呼吸做功。

（一）呼吸的化学调控

呼吸的化学调控（chemical control of breathing）指通过能感受细胞外液中化学因素的感受器来实现对呼吸运动的调节。当动脉血、组织液和脑脊液中 O_2、CO_2 和 H^+ 浓度改变时,可刺激化学感受器,引起代偿性通气反应,表现为呼吸频率和幅度的改变。化学感受器分为外周化学感受器（peripheral chemoreceptor）和中枢化学感受器。外周化学感受器位于颈动脉体和主动脉体,其适宜刺激是动脉血氧分压（PaO_2）、二氧化碳分压（$PaCO_2$）和 H^+ 浓度。中枢化学感受器位于中枢神经系统,其适宜刺激是脑脊液或局部细胞外液的 H^+ 浓度。以下主要讨论中枢化学感受器反射。

1. 中枢化学感受器的概念 中枢化学感受器（central chemoreceptor）是指能够感受脑脊液或局部细胞外液的 H^+ 浓度的变化,在呼吸性或代谢性酸中毒时能触发反射活动增加肺通气量的一类神经细胞。作为中枢化学感受器,至少需要满足以下三个条件：

（1）能感受 CO_2 刺激,激发机体做出适应性通气反应。CO_2 是调节呼吸运动最重要的生理性化学因素。一定水平的 CO_2 刺激中枢化学感受器,能维持对呼吸中枢的驱动。当动脉血 $PaCO_2$ 降低到一定值时,可出现中枢性呼吸暂停。

（2）对生理范围内脑脊液或局部细胞外液 CO_2/H^+ 的浓度变化具有内在敏感性。内在敏感性是指通过位于细胞膜上的感受 H^+ 浓度变化的分子而影响细胞兴奋性的特征。近年来的研究表明,这些分子感受器很可能是 pH 敏感性的离子通道或受体。

（3）与呼吸中枢模式发生器有结构或功能上的联系,选择性激活、抑制或破坏此细胞群可易化或抑制化学感受器反射。

2. 中枢化学感受器的分布 具有中枢化学感受器功能的神经细胞主要分布在脑干,包括斜方体后核、孤束核、蓝斑核和延髓中缝核等。这些核团均与前包钦格复合体形成单突触联系,当中枢化学感受器细胞激活时可影响前包钦格复合体神经元的节律性活动,最终引起肺通气量增加。因此,脑干的中枢化学感受器细胞形成了一个相互连接、相互协调的神经网络。在斜方体后核、孤束核和蓝斑核,选择性激活表达 Phox2b 的神经元可增加基础肺通气,破坏此类神经元可减弱中枢化学感受器反射。最近研究表明,中枢化学感受器可能不仅仅局限于神经元,斜方体后核的胶质细胞同样具有化学敏感性,被激活时可增加肺通气量。

3. 反射特征

（1）高增益：中枢化学感受器反射有较高的增益。在对清醒山羊的实验中,脑脊液 $PaCO_2$ 升高 2mmHg,pH 降低 0.01,则静息通气量增加 50%。人在安静时,动脉血 $PaCO_2$ 升高 2mmHg 可使通气量达到基础值的 2 倍。

（2）反射时较长：中枢化学感受器的适宜刺激是细胞外液中的 H⁺，而非 CO_2。当动脉血中的 $PaCO_2$ 升高时，CO_2 快速通过血 - 脑屏障，并与水发生水合反应引起细胞外液中 H⁺ 浓度升高，从而刺激中枢化学感受器。但是脑脊液中的碳酸酐酶含量低，限制了水合反应的速度，因此中枢化学感受器反射的反射时较长。动物实验表明，动脉血 $PaCO_2$ 快速升高时，单纯兴奋中枢化学感受器引起通气反应所需时间（约 31s）比单纯兴奋外周化学感受器（约 20s）平均延迟 11s 左右。

4. 中枢化学感受器的 pH 敏感性　当细胞外液的 H⁺ 浓度增高或 pH 减小时，可引起中枢化学感受器上一些离子通道的电导发生改变，细胞膜去极化，细胞放电频率增加。在小鼠的离体脑干脑片上，应用膜片钳技术记录斜方体后核 Phox2b 神经元的自发放电，降低灌流液的 pH 值，神经元放电增加；升高 pH 值，神经元放电减少甚至停止，提示神经元的自发放电频率呈 pH 依赖性。敲除小鼠斜方体后核神经元上的一种背景钾通道 TASK-2 通道，放电频率的 pH 依赖性消失。孤束核的 Phox2b 神经元表达一种酸敏感性离子通道（acid-sensitive ion channel, ASIC），当细胞外液 pH 降低时，可激活此类通道，引起非特异性阳离子内流，细胞去极化，此效应可被 ASIC 拮抗剂阻断。这些结果表明，H⁺ 刺激斜方体后核和孤束核中枢化学感受器很可能是通过 TASK-2 通道和 ASIC 实现的。

总之，当细胞外液的 H⁺ 浓度增高或 pH 减小时，激活中枢化学感受器上的酸敏感性离子通道或受体，细胞膜去极化，自发放电增多，增强了对呼吸中枢模式发生器的驱动作用，最终引起肺通气量增加，以排出体内过多的 CO_2，维持酸碱平衡（图 5-1-2）。

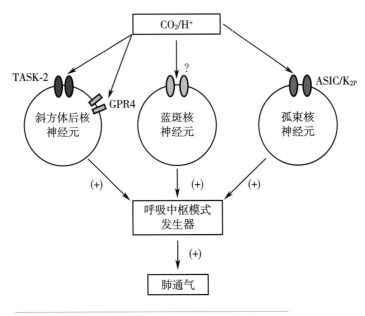

图 5-1-2　中枢化学感受器调控示意图

GPR4. G 蛋白偶联受体 4 亚型　TASK-2. 一种双孔钾通道　ASIC/K₂ₚ. 一种酸敏感性双孔钾离子通道

（二）睡眠对呼吸中枢的影响

在清醒状态时，由于随意性活动和代谢活动均处于较高水平，二者相互协调共同调节与正常机体需求相适应的肺通气量。在睡眠状态时，清醒条件下参与随意性活动的刺激效应消失，代谢活动便成为决定通气量的主要因素。例如，伴有上气道狭窄、限制性肺疾病、阻塞性肺疾病或神经肌肉疾病等呼吸异常的患者，主要依赖于清醒状态时的刺激因素维持通气量；睡眠条件下，由于机体代偿功能明显减弱，可引起睡眠呼吸障碍。

睡眠时化学感受器反射减弱，但是刺激化学感受器可促进从睡眠转入清醒状态，这种相互作用在睡眠医学中具有重要意义。在非快速眼动期睡眠，呼吸中枢模式发生器表现为自主节律性活动，并且这种活动高度依赖于外周和中枢化学感受器的传入信息。在快速眼动睡眠期间，由于呼吸频率不再仅仅依赖于化学感受器的调控，导致该反射显著减弱。在此期间，呼吸肌张力降低引起潮气量减少；呼吸频率变异较大，但平均呼吸频率增加，因此，实际上每分钟通气量并无明显减少。在此期间，前包钦格复合体神经元不再表现为自主节律性活动，吸气活动的频率可能接受来自脑干或皮质的调控。

中缝背核的五羟色胺能神经元、蓝斑核的去甲肾上腺素能神经元和下丘脑的促食欲素（orexin）能神经元均参与清醒维持和调节，同时这些神经元通过与脑桥、延髓和脊髓的神经元形成突触联系参与呼吸调节。例如，促食欲素能神经元在清醒状态下进行自发放电活动，在睡眠期间自发放电活动停止。敲除促食欲素基因的小鼠表现为清醒状态的维持障碍，其表现类似于临床上的发作性睡病。此外，促食欲素能神经元在呼吸调控中也发挥着重要作用。此类神经元的轴突投射到包钦格复合体、孤束核、斜方体后核、舌下神经核等区域。敲除促食欲素基因的小鼠在清醒状态时高碳酸性通气反应降低 50%，而在睡眠期间自发性呼吸暂停增多。因此，促食欲素能神经元对呼吸的调控作用与睡眠 - 觉醒状态密切相关。

第二节　外周性呼吸调控的解剖和生理

外周化学感受器（peripheral chemoreceptor）和中枢化学感受器共同参与机体 O_2 和 CO_2 稳态的维持。外周化学感受器感知 O_2、CO_2 和 H^+ 浓度的异常变化，通过相应的神经传导通路将化学信号传至呼吸中枢进而引起呼吸频率与幅度的变化，相对应途径称为外周化学调控。颈动脉体（carotid body，CB）和主动脉体（aortic body）是主要的外周化学感受器。目前对外周化学感受器的认识主要集中在颈动脉体。

一、外周化学感受器概述

（一）外周化学感受器的发现历程

1743 年，西班牙学者 Hardowicus Wilhelmus Ludovicus Taube 首次对颈动脉体的形态、结构和位

置进行描述,认为其为一种神经节。此观点得到当时学术界的广泛认可。直至 1862 年,著名的德国神经解剖学家 Hubert von Luschka 发现颈动脉体具有典型的与交感神经密切联系的腺管结构,提出其为一种腺体样组织,但对其功能未进行描述。1928 年,Fernando De Castro 首次提出颈动脉体是一种可以感知流经血液成分的特殊感受器;其学生 Corneille Heymans 在狗的颈动脉血液交叉灌注试验中首次证实颈动脉体可感知低氧和高碳酸血症并引起相应的心肺反射,并因此获 1938 年诺贝尔医学奖。

（二）颈动脉体的解剖

颈动脉体(carotid body,CB)呈椭圆形,人类颈动脉体长 4~6mm,重约 13mg,位于颈总动脉分叉处,通过结缔组织弹性韧带连接于分叉处,韧带中有其供血动脉通过。颈动脉体主要由具有感受器作用的 I 型细胞(球细胞)和起支持作用的 II 型细胞组成。颈动脉体血供来自颈外动脉,是人体中血供最丰富的器官(2 000mL/100g),血液通过咽后静脉和舌静脉回流。

I 型细胞呈卵圆形或多边形,直径 8~15μm,占颈动脉体细胞总数的 70%~80%,是神经嵴起源细胞,表达多种神经元标志蛋白,如神经烯醇化酶、酪氨酸羟化酶、胶质纤维酸性蛋白及脑衍生神经营养因子等。I 型细胞胞浆中含有大量包含 ATP、腺苷、5-HT、多巴胺等神经递质的致密核囊泡,并与窦神经末梢形成单向突触或交互性化学突触。

II 型细胞为扁平、肾形,胞浆中缺乏致密核囊泡,约占颈动脉体细胞总数的 20%,类似于神经胶质细胞包绕 I 型细胞。II 型细胞不仅对 I 型细胞起支持作用,同时也可和 I 型细胞形成类突触样结构,通过旁分泌作用影响 I 型细胞功能,部分 II 型细胞完全包绕颈动脉体的交感神经末梢,其功能可能受交感神经的影响。

（三）颈动脉体的神经分布

颈动脉体的传入神经为窦神经,窦神经为舌咽神经的分支,属于一般内脏感觉纤维,沿颈外动脉走行,汇入舌咽神经干,舌咽神经沿颈内静脉和颈内动脉之间向上走行,经岩状神经节投射到孤束核(nucleus tractus solitarius,NTS),经孤束核将颈动脉体对 O_2 与 CO_2 的感知信号传至位于脑干的呼吸与循环中枢。

除感知低氧并将低氧信号传至窦神经外,颈动脉体自身还受交感神经的支配。早期研究已发现颈动脉体与颈上神经节(superior cervical ganglion)之间有一支或数支细小的神经纤维相连,颈上神经节是颈部最大的交感神经节,目前支配颈动脉体的颈交感神经的作用尚不完全清楚,相关动物研究显示,刺激鼠、兔、猫、犬的颈交感神经可使窦神经传入放电增加,说明颈交感神经可影响颈动脉体的活性。

二、外周化学感受器的呼吸调控机制

颈动脉体的适宜刺激是动脉血氧分压(PaO_2),其次是二氧化碳分压($PaCO_2$)和 H^+ 浓度。I 型细胞是感知低氧与高碳酸血症 /H^+ 刺激主要效应细胞,两种刺激均可促发 Ca^{2+} 内流,触发包含神经递质的囊泡转运并与突触前膜融合后释放至突触间隙,进而促使窦神经发生动作电位将化学信号传导至脑干呼吸中枢,引起低氧性通气反应(hypoxic ventilatory response,HVR)与高碳酸通气反应(hypercapnic ventilatory response,HCVR),反射性引起呼吸频率与幅度的变化,以达到纠正低氧和清除 CO_2 的目的,维持血气稳态。目前尚未发现Ⅱ型细胞对低氧和高碳酸的直接感受能力。

（一）颈动脉体对低氧的感知

低氧刺激引起颈动脉体迅速反应导致每分钟通气量增加,颈动脉体对低氧的感知原理目前有四种学说。

（1）细胞膜感受途径:低氧刺激直接导致低氧敏感性细胞膜 K^+ 通道关闭,膜去极化,Ca^{2+} 内流,触发 CB 神经递质的释放与窦神经传入活性增加。低氧诱导的膜 K^+ 通道关闭与细胞去极化通过线粒体间接引起,尚无证据支持膜 K^+ 通道可直接感知低氧。

（2）线粒体低氧感受途径:低氧时由于电子接受者氧分子缺乏,使线粒体呼吸链电子传递受阻,可发生电子逆向传递,通过复合物Ⅰ传递产生活性氧簇(reactive oxygen species,ROS)和烟酰胺腺嘌呤二核苷酸(nicotinamide adenine dinucleotide,NADH),ROS 降低细胞膜 K^+ 通道电导,使细胞去极化,进而使电压依赖 Ca^{2+} 通道开放,促使Ⅰ型细胞神经递质释放,ROS 清除剂预处理可消除 CB 对低氧的感知。

（3）低氧诱导因子(hypoxia-inducible factor,HIF)感受途径:HIF-1 与 HIF-2 均由 α 与 β 两个亚基组成,二者表达失衡影响 ROS 产生。HIF-1 使 NADPH 氧化酶 2(NADPH oxidase 2,Nox2)表达增加,而 HIF-2 则导致超氧化物歧化酶 2(superoxide dismutase 2,SOD2)生成增加。慢性间歇性低氧(chronic intermittent hypoxia,CIH)刺激导致Ⅰ型细胞 Ca^{2+} 内流,通过 Ca^{2+} 依赖的蛋白激酶 C 激活 mTOR 与 PHDs 信号途径使 HIF-1 表达增加,同时通过 Ca^{2+} 激活的蛋白酶(calpains)下调 HIF-2 表达,最终导致氧化 - 还原状态失衡,使 ROS 浓度增加。ROS 可诱导 Ca^{2+} 内流进一步影响 HIF 的表达,形成正反馈调节,Ca^{2+} 内流触发 CB 的Ⅰ型细胞神经递质的释放。

（4）硫化氢(H_2S)参与机制:颈动脉体内Ⅰ型细胞内含有丰富的血红素加氧酶 -2(heme oxygenase-2,HO-2)和胱硫醚 -γ- 裂解酶(cystathionine-γ-lyase,CSE),促进一氧化碳(carbon monoxide,CO)和 H_2S 等气体递质产生,进而参与 CB 活性的调节。CB 感知低氧导致大量 ROS 产生,进而通过 ROS-CO-H_2S 信号途径参与 CB 的活化。常氧时 HO-2 以 NADPH 和 O_2 为辅因子催化亚铁血红素分解为胆绿素和 CO,而 CO 通过蛋白激酶 G 信号依赖途径抑制 CSE 的活性,从而使 H_2S 的产生减少。低氧时,ROS 产生增多,ROS 抑制 HO-2 活性,使 CO 生成减少,此时 CO 对 CSE 的抑制作用被解除,因此 H_2S 增多,进而增加 CB 活性(窦神经传入活性增加)。

（二）高碳酸 /H^+ 刺激引起高碳酸通气反应

相较于低氧刺激的快速强烈的通气反应,颈动脉体对高碳酸 /H^+ 刺激反应较弱且迟缓。CO_2 可弥散至Ⅰ型细胞,并在碳酸酐酶的作用下迅速生成 H_2CO_3,进一步解离为 H^+ 与 HCO_3^-。在细胞膜上

的 Na^+/H^+ 交换体作用下，H^+ 被排出细胞，而 Na^+ 则进入细胞，细胞高 Na^+ 可通过 Na^+/Ca^{2+} 反向交换体使细胞内 Ca^{2+} 增加，促发 I 型细胞囊泡神经递质的释放，激活窦神经，通过呼吸中枢引起高碳酸通气反应，增加每分钟通气量，排出 CO_2。

CO_2 对通气的影响仅 20% 通过外周化学感受器，因此，中枢化学感受器在 CO_2 通气反应中起重要作用。动脉血 PCO_2 升高 0.266kPa（2mmHg）即可刺激中枢化学感受器，出现通气增强反应，而兴奋外周化学感受器则需升高 1.33kPa（10mmHg）。不过，中枢化学感受器反应较慢，所以当动脉血 $PaCO_2$ 突然增加到一定水平时，外周化学感受器起重要作用；此外，当中枢化学感受器感知 CO_2 受抑制或钝化时，外周化学感受器则起重要作用。

需要注意的是，颈动脉体的功能状态可影响中枢化学感受器对 CO_2 的反应性，存在外周和中枢化学感受器在脑干的整合效应。动物研究发现，用低氧或高 CO_2 预处理颈动脉体，后再逐步增加吸入 CO_2 的浓度可明显增加呼吸中枢对 CO_2 的通气反应性。神经解剖学研究显示，孤束核、延髓腹外侧区、斜方体后核等均参与了外周与中枢化学感受器传入信号在呼吸中枢的整合效应。

（三）高碳酸与低氧对外周化学感受器刺激的协同效应

与中枢化学感受器不同，外周化学感受器可同时感知低氧和高碳酸刺激。相同氧分压条件下，化学感受器对中枢的呼吸驱动力与动脉血 CO_2 分压成线性关系；低氧情况可使外周化学感受器对高碳酸刺激的敏感性增加；高 CO_2 也可增加化学感受器对低氧的敏感性，反之亦然。因此，发生窒息时，低氧和高碳酸两者同时存在，可最大程度刺激外周化学感受器的活性。

三、外周性呼吸调控相关的周围神经系统

呼吸外周调控的传出神经通过支配呼吸相关的肌肉调控呼吸运动。脊髓 $C_3 \sim C_5$ 发出的膈神经是最重要的呼吸运动传出神经，支配膈肌；胸髓前角运动神经元包括肋间神经元与腹部肌肉运动神经元，发出神经支配肋间外肌、肋间内肌和腹部呼吸运动相关肌肉；喉部肌肉运动由舌咽神经和迷走神经支配，两者的纤维起源于延髓疑核运动神经元，肌肉收缩时可扩大喉腔与声门；颏舌肌是睡眠期气道开放相关的最主要的肌肉，其神经支配来自舌下神经。

传入神经主要参与气道和肺的各种感受器信号的中枢传入。气道与肺的感受器包括快适应感受器和慢适应感受器。快适应感受器分布广，对刺激反应迅速，如咳嗽反射的感受器，迷走神经为其传入神经。慢适应感受器包括肺毛细血管旁感受器（又称 J 感受器）和支气管与细支气管的平滑肌层中的牵张感受器，二者传入神经亦均为迷走神经，肺充血与水肿刺激前者反射引起浅快呼吸；肺过度膨胀和萎陷都会刺激牵张感受器导致吸气或呼气抑制效应，为肺牵张反射，又称黑 - 伯反射（Hering-Breuer inflation reflex）。

四、外周性呼吸调控与睡眠呼吸紊乱

颈动脉体的呼吸调控途径对多种疾病和环境状态下生理稳态的维持具有重要意义,包括高原适应、潜水反射、运动中的血气维持。睡眠呼吸紊乱(sleep disordered breathing)发生除相关的解剖因素异常外,颈动脉体相关的呼吸调控异常亦是其发生发展的重要机制之一。在睡眠状态下,呼吸的控制系统高度依赖化学感受器调控系统。睡眠中 $PaCO_2$ 水平变化是呼吸中枢驱动的主要刺激因子。呼吸调控不稳定可引起睡眠中过度通气(overshoot)或通气不足(undershoot),导致 $PaCO_2$ 相应地降低和增加。当 $PaCO_2$ 低于呼吸暂停阈值(hypocapnic-induced apneic threshold)时便出现中枢性呼吸暂停或周期性呼吸。呼吸暂停发生后动脉血 CO_2 会随肺泡通气量的减少逐渐升高,当 CO_2 增高积累到一定水平时可再次触发中枢呼吸驱动或者出现微觉醒引起肺过度通气。对于阻塞性睡眠呼吸暂停而言,1/3 患者存在中枢通气不稳定,与高环路增益(loop gain, LG)有关。LG 是衡量通气不稳定性的指标,指呼吸中枢与外周化学感受器感受低氧或者高碳酸刺激,传入呼吸中枢,使呼吸中枢驱动力增加,进而增加每分通气量纠正低氧血症或高碳酸血症,形成一个闭环控制通路系统。当颈动脉体活性增高时,为纠正低氧或高碳酸血症,机体会出现通气过度,进而造成更严重的呼吸紊乱事件。

第三节 胸膜和肺的解剖和生理

肺是气体交换的重要场所,完成肺通气和肺换气过程。肺的独特解剖结构保证了其生理功能的有效完成。

一、胸膜与肺

(一)胸膜与肺的大体解剖

肺位于胸腔内,膈肌上方,纵隔的两侧。左肺分为上叶、下叶,右肺分为上叶、中叶、下叶,各个肺叶又分为多个肺段,每个肺段又由许多肺小叶组成。肺表面覆盖一层薄薄的胸膜,称脏胸膜,纵隔和胸壁由壁胸膜覆盖,脏胸膜和壁胸膜相互移行,形成一个密闭的腔隙,左右各一,称胸膜腔,正常情况下,胸膜腔内含有少量浆液,以减少摩擦。主支气管、肺动脉和肺静脉由肺门进入肺,并逐级分支,贯穿左右肺。

(二)支气管树

肺内气道被称为"支气管树",由主支气管逐级分支,每一个气道都是由前一级气道按照不规则的二分法形成,二分法是指上一级气道会产生两个下一级气道,不规则是指下一级气道虽然都是由上一级气道产生,但大小不一定相同。

终末细支气管向深处延伸为肺泡管、肺泡囊、肺泡。支气管树的这种分支结构使得肺在同一水平

截面上的总面积成对数增长,大大增加了肺内气体交换的面积。当炎症渗出物阻塞气道时,气体交换面积明显减少,造成缺氧。

（三）肺泡

肺泡是呼吸系统完成换气功能的部位。肺泡约95%的表面积被Ⅰ型肺泡上皮细胞所覆盖,Ⅰ型肺泡上皮细胞与肺毛细血管内皮细胞相融合,形成一层超薄的气体扩散层,称为呼吸膜,是实现肺泡腔与肺毛细血管内血液中O_2和CO_2进行气体交换的结构基础。病理状态下,呼吸膜厚度增加,将大大影响O_2扩散速率,造成缺氧。

与Ⅰ型肺泡上皮细胞相比,Ⅱ型肺泡上皮细胞数量较多,但细胞体积小,因此仅覆盖肺泡约5%的表面积,Ⅰ型肺泡上皮细胞无分裂增殖能力,损伤后由Ⅱ型肺泡上皮细胞分化而来。Ⅱ型肺泡上皮细胞分泌表面活性物质,在肺泡内面形成一层薄膜,具有降低肺泡表面张力、稳定肺泡大小及结构的重要作用。肺泡表面活性物质缺乏会引起肺不张。

二、肺通气功能

肺与外界环境之间进行气体交换的过程,称为肺通气。肺通气功能障碍包括限制性肺通气不足和阻塞性肺通气不足。临床上通过测定肺通气功能来辅助诊断。

（一）肺通气功能评价

肺容积的变化可以用肺量计测量。正常人平静呼吸频率大约每分钟12~18次,每次吸入或呼出的气体量,即潮气量(tidal volume,V_T),大约为0.5L,因此,每分钟吸入或呼出的气体总量,即每分钟通气量(也称肺通气量,minute ventilation,MV)为6~9L/min。每分钟通气量随性别、年龄、身高、体重和活动量的不同而有差异。平静呼气末肺容积称为功能残气量(functional residual capacity,FRC),再尽力呼气所能呼出的气体量为补呼气容积(expiratory reserve volume,ERV),此时肺内残余容积称为残气量(residual volume,RV)。平静吸气末再尽力吸气所能吸入的气体量称补吸气容积(inspiratory reserve volume,IRV),此时肺所容纳的气体量为肺总量(total lung capacity,TLC)。尽力吸气后,从肺内所能呼出的最大气体量为肺活量(vital capacity,VC)。

由于肺活量测定不限制呼气时间,在一些肺组织弹性降低或呼吸道狭窄的患者,虽然通气功能已经受损,但是如果延长呼气时间,测得的肺活量仍然正常。因此,临床上用患者在一次测试中尽可能地深吸气并尽力尽快呼出的最大气体量(用力肺活量,forced vital capacity,FVC),来反映通气功能。用力呼气量(forced expiratory volume,FEV)指在一次最大吸气后再尽力尽快呼气,在一定时间内所能呼出的气体量,通常以第1、2、3s末的FEV所占FVC的百分数来表示。正常人FEV_1/FVC、FEV_2/FVC和FEV_3/FVC分别约为83%、96%和99%,临床上FEV_1/FVC用于鉴别阻塞性通气功能障碍和限制性通气功能障碍。阻塞性或限制性通气功能障碍引起的肺通气功能参数变化概括如表5-3-1所示。

表 5-3-1　限制性和阻塞性通气功能障碍相关肺通气功能参数变化对比

肺通气功能参数	限制性	阻塞性
FVC	↓ ~ ↓↓	正常或↓
FEV$_1$	↓	↓↓
FEV$_1$/FVC	正常或者↑	↓ ~ ↓↓
FRC	↓	↑
RV	↓	↑
TLC	↓ ~ ↓↓	正常或者↑
RV/TLC	正常，↓或↑	↑↑

注：↓为轻度下降，↓↓为明显下降，↑为轻度升高，↑↑为明显升高。

（二）肺泡通气量

外界空气和血液之间的气体交换基本上都只发生在肺泡表面，而连接肺泡的这些管道系统并不参与气体交换，因此，这部分起传导作用的管道容积称为解剖无效腔。老年人或病理状态下，会出现肺泡无效腔。肺泡无效腔是指肺泡内的气体由于肺泡血供不足，不能进行气体交换的这部分肺泡容积。解剖无效腔和肺泡无效腔共同构成生理无效腔。健康的正常人，肺泡无效腔几乎为零，解剖无效腔即为生理无效腔。

由于无效腔的存在，肺通气量不能真正反映气体交换的状态，因此，应用肺泡通气量来计算有效的气体交换量，肺泡通气量是指每分钟吸入肺泡的新鲜空气量，等于潮气量与无效腔气量之差与呼吸频率的乘积。

$$肺泡通气量 =（潮气量 - 无效腔气量）× 呼吸频率$$

一些呼吸系统疾病（例如，肺、胸壁、呼吸肌或通气控制中枢异常）会引起肺泡通气量降低，出现换气功能障碍，导致机体缺氧或高碳酸血症。

三、肺容积变化与阻塞性睡眠呼吸暂停

肺容积变化在上气道阻力的变化和上气道可塌陷性中具有重要意义。上气道与肺通过气管实现机械性连接。上气道截面积的大小受肺容积变化的影响，肺容积减少被认为是导致上气道塌陷的原因之一；肺扩张导致肺容积增加，对气管产生向下的牵引力，降低上气道阻力和可塌陷性。上气道塌陷是阻塞性睡眠呼吸暂停的重要发病机制。OSA 患者上气道截面积的大小受肺容积的影响较健康人更强，睡眠时肺容积增大可能降低 OSA 的发生频率。

（王　升　李庆云）

1. DEL NEGRO C A, FUNK G D, FELDMAN J L. Breathing Matters. Nat Rev Neurosci, 2018, 19（6）: 351-367

2. GUYENET P G, BAYLISS D A. Neural Control of Breathing and CO_2 Homeostasis. Neuron, 2015, 87（5）: 946-961

3. SOWHO M, AMATOURY J, KIRKNESS J P, et al. Sleep and Respiratory Physiology in Adults. Clin Chest Med, 2014, 35（3）: 469-481

4. SMITH J C, ABDALA A P, BORGMANN A, et al. Brainstem Respiratory Networks: Building Blocks and Microcircuits. Trends Neurosci, 2013, 36（3）: 152-162

5. FELDMAN J L, DEL NEGRO C A, GRAY P A. Understanding the Rhythm of Breathing: so near, yet so far. Annu Rev Physiol, 2013, 75: 423-452

6. GUYENET P G, STORNETTA R L, BAYLISS, D A. Central Respiratory Chemoreception. J Comp Neurol, 2010, 518: 3883-3906

7. FU C, SHI L, WEI Z Q, et al. Activation of Phox2b-Expressing Neurons in the Nucleus Tractus Solitarii Drives Breathing in Mice. J Neurosci, 2019, 39（15）: 2837-2846

8. KUMAR N N, VELIC A, SOLIZ J, et al. Regulation of Breathing by CO_2 Requires the Proton-activated Receptor GPR4 in Retrotrapezoid Nucleus Neurons. Science, 2015, 348（6240）: 1255-1260

9. WANG S, BENAMER N, ZANELLA S, et al. TASK-2 Channels Contribute to pH Sensitivity of Retrotrapezoid Nucleus Chemoreceptor Neurons. J Neurosci, 2013, 33（41）: 16033-16044

10. GONZALEZ C, CONDE SV, GALLEGO-MARTIN T, et al. Fernando de Castro and the discovery of the arterial chemoreceptors. Front Neuroanat, 2014, 8: 25

11. KUMAR P, PRABHAKAR N R. Peripheral chemoreceptors: function and plasticity of the carotid body. Compr Physiol, 2012: 2（1）: 141-219

12. LEONARD E M, SALMAN S, NURSE C A. Sensory Processing and Integration at the Carotid Body Tripartite Synapse: Neurotransmitter Functions and Effects of Chronic Hypoxia. Front Physiol, 2018, 9: 225

13. FERNANDEZ-AGUERA M C, GAO L, GONZALEZ-RODRIGUEZ P, et al. Oxygen Sensing by Arterial Chemoreceptors Depends on Mitochondrial Complex I Signaling. Cell Metab, 2015, 22（5）: 825-837

14. PENG Y J, YUAN G, KHAN S, et al. Regulation of hypoxia-inducible factor-alpha isoforms and redox state by carotid body neural activity in rats. J Physiol, 2014, 592（17）: 3841-3858

15. SMITH C A, BLAIN G M, HENDERSON K S, et al. Peripheral chemoreceptors determine the respiratory sensitivity of central chemoreceptors to CO_2: role of carotid body CO_2. J Physiol, 2015, 593（18）: 4225-4243

16. TAKAKURA A C, MOREIRA T S, COLOMBARI E, et al. Peripheral chemoreceptor inputs to retrotrapezoid nucleus（RTN）CO_2-sensitive neurons in rats. J Physiol, 2006, 572（Pt 2）: 503-523

17. DEMPSEY J A, SMITH C A, BLAIN G M, et al. Role of central/peripheral chemoreceptors and their interdependence in the pathophysiology of sleep apnea. Adv Exp Med Biol, 2012, 758: 343-349

18. DAVIS A, MOORES C. The Respiratory System. 2nd ed. Beijing: Peking University Medical Press, 2011

19. VANDER A, SHERMAN J, LUCIANO D. Human

Physiology. 8th ed. Singapore: McGraw-Hill, 2001

20. ISONO S. Obesity and obstructive sleep apnoea: mechanisms for increased collapsibility of the passive pharyngeal airway. Respirology, 2012, 17(1): 32-42

21. JOOSTEN S A, SANDS S A, EDWARDS B A, et al. Evaluation of the role of lung volume and airway size and shape in supine-predominant obstructive sleep apnoea patients. Respirology, 2015, 20(5): 819-827

22. HOFFSTEIN V, ZAMEL N, PHILLIPSON E A. Lung volume dependence of pharyngeal cross-sectional area in patients with obstructive sleep apnea. Am Rev Respir Dis, 1984, 130(2): 175-178

23. HEINZER R C, STANCHINA M L, MALHOTRA A, et al. Effect of increased lung volume on sleep disordered breathing in patients with sleep apnoea. Thorax, 2006, 61(5): 435-439

第六章 上气道相关的功能解剖

上气道的解剖学结构与生理功能对维持人的正常呼吸,特别是维持夜间正常的通气功能至关重要。上气道任何部位解剖和功能异常均可一定程度的造成睡眠呼吸异常或睡眠相关性呼吸疾病。从解剖学角度看,上气道有三个部位容易发生狭窄和阻塞,即鼻腔与鼻咽、口咽与软腭水平以及舌根水平。鼻腔和鼻咽解剖异常和/或疾病(如鼻中隔偏曲、鼻息肉、鼻甲肥大、鼻炎、鼻腔肿瘤、腺样体肥大和鼻咽部肿瘤等)常可引起上气道阻力的增加而容易引起阻塞性睡眠呼吸暂停和低通气的发生。颌面结构异常,如上下颌后缩、舌骨下移、软腭低、腭垂和舌体肥大、扁桃体肥大以及会厌后肿瘤、喉部或颈椎畸形同样会导致睡眠中上气道通气功能的异常。另外,肥胖致咽腔狭小,多种原因导致咽部肌肉张力减低亦是引起阻塞性睡眠呼吸暂停和低通气的原因。因此,了解上气道的解剖和功能,特别是上气道软组织的功能对于认识睡眠呼吸障碍的发病机制是非常必要的。

第一节 鼻部的功能解剖

鼻是人体重要的呼吸和嗅觉器官,分为外鼻、鼻腔和鼻窦三部分。外鼻位于面部正中间,后方为鼻腔,鼻腔的上方、上后方和两侧共有 4 对鼻窦,分别为上颌窦、筛窦、额窦和蝶窦。其中,鼻腔作为上气道的起始部位,其正常的解剖结构对上气道的通气功能有着重要的影响,鼻腔被鼻中隔分为左右两侧,每侧鼻腔又分为鼻前庭和固有鼻腔两部分。鼻前庭(nasal vestibule)位于鼻腔最前部,前界为前鼻孔,后界为鼻内孔,亦称鼻阈(nasal limen)。鼻内孔具有瓣膜的功能,因此又称为鼻瓣区(nasal valve area),是鼻腔最狭窄处,由鼻中隔软骨前下端、鼻外侧软骨前端和鼻腔最前部的梨状孔底部构成,对鼻的呼吸功能有重要影响。固有鼻腔(nasal proper cavity)占鼻腔的绝大部分,通常简称鼻腔,前起自鼻阈,后止于后鼻孔,包括内、外、顶和底四个壁。其中,内侧壁即为鼻中隔,外侧壁由筛窦和上颌窦的内侧壁以及自上而下突出于鼻腔中的三个呈阶梯状排列的上、中、下鼻甲构成。上、中、下鼻甲的大小依次增大约 1/3,而其前端的位置又依次后缩约 1/3,每一鼻甲的外下方均与外侧壁形成间隙,分别称为上、中、下鼻道,各鼻甲与鼻中隔之间的共同狭窄腔隙称为总鼻道。鼻甲和鼻道的形成,缩小了鼻腔的空间,增大了鼻腔黏膜的表面积,对鼻腔的生理功能有重要的意义。

鼻阻力主要是由鼻瓣区的多个结构形成的(图 6-1-1),鼻瓣区产生的鼻阻力占整个呼吸道阻力的 40%~50%,同时,鼻阻力与鼻甲尤其是下鼻甲的大小也有很大的关系。根据流体力学原理,鼻阻力等于前后鼻孔之间的压力差除以空气经过鼻腔时的流速,即 $R=\Delta P/V$,它可以作为衡量鼻腔通畅程度

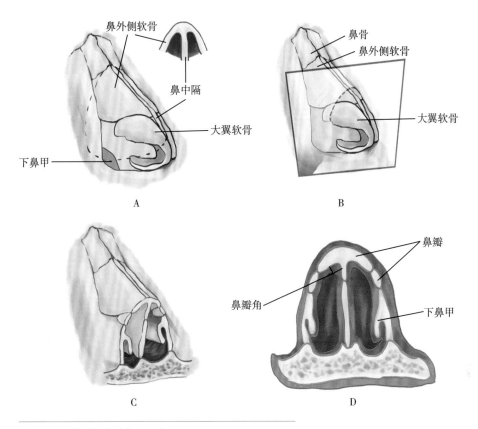

图 6-1-1　鼻瓣区解剖示意图

A 和 B. 鼻部结构完整时所示的鼻瓣区，其中 A 为图示横切平面通过的部位，B 为横切后显示的鼻部结构　C. 通过上侧鼻软骨下缘与下侧鼻软骨上缘连接处和两侧下鼻甲前端所作的横切平面，显示鼻瓣区解剖结构　D. 即为 C 所显示的鼻部结构平面观

的客观指标。多数文献报道的双侧鼻腔总阻力正常情况下一般不超过 0.3Pa/（cm^3·s）。鼻腔阻力在婴幼儿时期最高，在 1.2Pa/（cm^3·s）左右，这一数值随着年龄的增长而缓慢下降，到 16~18 岁达到成年人水平，鼻阻力随年龄下降的趋势无明显的性别差异，但总体来讲，在相同的年龄段女性低于男性。鼻阻力是动态变化的，其影响因素较多，包括体位、环境、精神状态、鼻周期和其他血管运动因素的变化等。研究证实，鼻阻力卧位时明显高于坐位时，较高的环境温度和较亢奋的精神状态可以使鼻腔的容量血管收缩，从而使鼻阻力降低。

　　鼻周期（nasal cycle）是一种正常的血管运动现象，正常人两侧下鼻甲黏膜内的容量血管呈交替性和规律性的扩张和收缩，表现为两侧下鼻甲大小和鼻阻力呈相应的交替性变化。正常情况下鼻周期可导致一侧鼻阻力增加而对侧降低，有研究表明，鼻腔容量血管充血状态的自发改变而引起的单侧鼻腔阻力的变化是很大的，可以达到近 4 倍，但左右两侧的总鼻阻力不改变。但是，当两侧鼻腔不对称时，即一侧鼻腔阻塞时，对侧鼻腔仅在鼻周期的黏膜收缩期可以顺畅地呼吸，到了相对不狭窄的一侧进入充血期的时候，总鼻阻力就会明显增加。

　　正常的鼻腔阻力有助于吸气时形成和维持正常的胸腔负压，使肺泡扩张以增加气体的交换面积，同时也使呼气时气体在肺泡内的停留时间延长，以保证肺泡内的气体进行充分交换。鼻阻力过大或过小都会对呼吸功能产生不利的影响,鼻阻力的降低可造成肺功能的下降,鼻阻力过大会造成鼻腔通气不足,从而引起张口呼吸和睡眠打鼾,严重者引起阻塞性睡眠呼吸暂停。近年来,鼻腔阻力的异常与 OSA 之间的关系越来越受到人们的关注,大量的研究表明,鼻阻力的异常增高是引发或加重 OSA 的独立危险因素之一。

第二节　咽部的功能解剖

一、咽的分部

咽(pharynx)是呼吸道和消化道上端的共同通道,上宽下窄,前后扁平,略呈漏斗形。咽上起颅底,下至第 6 颈椎下缘平面,通常根据不同的需要以不同的标志点对咽部进行区段划分,其中最常用的划分方法为"三分法"和"四分法"。"三分法"是以软腭游离缘平面和会厌上缘平面自上而下将咽分为鼻咽、口咽和喉咽三部分(图 6-2-1)。由于 OSA 的阻塞部位以软腭后区多见,故在 OSA 的临床研究与诊疗中,多采用"四分法"对咽腔进行划分。具体划分方法为鼻咽(从颅底至硬腭平面)、腭咽(从硬腭平面至悬雍垂尖)、舌咽(从悬雍垂尖至会厌尖)、喉咽(从会厌尖至环状软骨下缘平面,其前部为喉)。

1. 鼻咽(nasopharynx)　属上呼吸道的一部分,又称为上咽(epipharynx)。顶部位于蝶骨体和枕骨基底部下方,下至软腭游离缘平面,略呈不规则的立方形。鼻咽部的各壁除软腭活动外,其余均较固定。鼻咽部可分为前、后、顶、左、右和底六个壁,其中顶壁向后壁移行,两壁之间无明显的界限,常合称为顶后壁。顶后壁相移行处黏膜内有丰富的淋巴组织聚集,称为腺样体,又称为咽扁桃体,若腺样体肥大,使鼻咽腔变小,可影响鼻呼吸,造成张口呼吸和打鼾,是儿童 OSA 的常见原因。

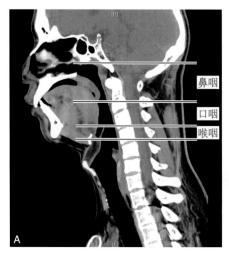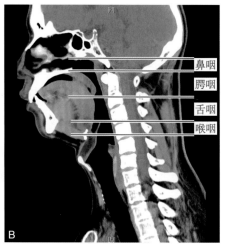

图 6-2-1　头颈部冠状位 CT 所示的咽腔分部

A. 三分法　B. 四分法

2. 口咽（oropharynx） 它是口腔向后方的延续,又称为中咽（mesopharynx）,介于软腭游离缘和会厌上缘平面之间。口咽部包括前、后和两侧壁,侧壁由腭舌弓、腭咽弓、腭扁桃体和侧后壁组成。腭扁桃体临床上简称扁桃体,位于两侧腭舌弓和腭咽弓围成的扁桃体窝内,其肥大会造成咽腔的狭窄,影响夜间睡眠过程中呼吸道的通畅,造成呼吸暂停和/或低通气。临床常将扁桃体的大小分为三度:Ⅰ度.超过腭舌弓,不遮盖腭咽弓;Ⅱ度.已遮盖腭咽弓;Ⅲ度.超过腭咽弓突向中线（图 6-2-2）。

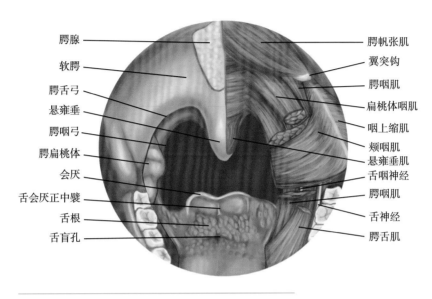

图 6-2-2　口咽腔的局部解剖示意图

3. 喉咽（laryngopharynx） 其又称为下咽（hypopharynx）,上起会厌上缘平面,下至环状软骨下缘平面,向下与食管相延续。前方为喉,两侧杓会厌襞的外下方各有一深窝,称为梨状窝,此窝前壁黏膜下有喉上神经内支经此入喉。

二、咽壁的组织结构及病理性脂肪沉积可能发生的部位

咽壁自内向外分为四层,即黏膜层、纤维层、肌肉层和外膜层,纤维层与黏膜层紧密附着,无明显的黏膜下层组织。咽部的黏膜与鼻腔、口腔、喉和咽鼓管的黏膜相延续,鼻咽部黏膜主要是假复层纤毛柱状上皮,口咽和喉咽部黏膜均为复层鳞状上皮。纤维层主要由颅咽筋膜构成,上端较厚接颅底,下部逐渐变薄,两侧纤维层在咽后壁正中线上形成坚韧的咽缝,为两侧咽缩肌附着处。肌肉层按功能不同分为三组:咽缩肌组、咽提肌组和腭帆肌组。咽缩肌组包括咽上、中、下缩肌三对,自下而上呈叠瓦状排列,其作用是收缩时缩小咽腔,协助食物进入食管。咽提肌组包括茎突咽肌、腭咽肌和咽鼓管咽肌,3 对咽提肌纵行于咽缩肌内面,其作用是上提咽、喉,封闭喉口,协助吞咽。腭帆肌组包括腭帆提肌、腭帆张肌、腭舌肌、腭咽肌和悬雍垂肌,此组肌肉收缩时可上提软腭,关闭鼻咽腔。

很多影像学研究证明，OSA 患者咽腔周围软组织较正常对照组增厚，推测其原因为脂肪组织蓄积。近年来随着研究手段的不断深入，很多研究者在 OSA 患者的咽侧壁组织间隙内发现大量的脂肪组织，因此，推测咽侧壁是 OSA 患者病理性脂肪组织蓄积的主要部位，这也与 OSA 患者咽侧壁组织松弛易于塌陷的临床表现相吻合。韩德民等通过对 OSA 患者和尸体软腭进行研究后，首次提出了腭帆间隙的解剖概念，并指出腭帆间隙是 OSA 患者病理性脂肪组织蓄积的好发部位。腭帆间隙是指软腭游离缘口腔面黏膜向咽面黏膜折返处、悬雍垂肌或软腭中心腱与腭帆提肌及腭帆张肌之间的黏膜下间隙。腭帆间隙在软腭口腔面的投影，位于软硬腭交界处下方 1~1.5cm，悬雍垂根部两侧向外约 0.8cm 宽度，下至软腭游离缘（图 6-2-3）。

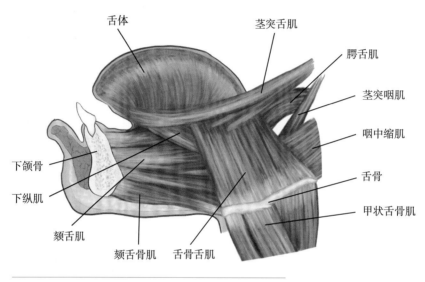

图 6-2-3　舌肌群侧面观示意图

三、咽腔扩大肌的组成及神经支配

收缩时能够使咽腔扩大的肌肉主要包括颏舌肌、腭帆张肌、腭咽肌、腭舌肌和悬雍垂肌，其中颏舌肌和腭帆张肌张力是维持睡眠期上气道开放的主要因素。颏舌肌的运动由舌下神经支配，其紧张性收缩可以扩大舌根水平气道的矢状径。腭帆张肌由三叉神经的上颌神经支配，收缩时可紧张腭帆和开大咽鼓管。腭咽肌、腭舌肌和悬雍垂肌均由迷走神经的咽丛支配，其收缩对于咽腔的开大具有辅助作用。

四、咽壁的感受器及反射调节

目前的研究表明，在维持上气道开放的过程中，咽壁的机械压力感受器起着比较重要的作用。这种机械压力感受器位于咽喉黏膜内或黏膜下，对上气道透壁压、气流压和肌肉的张力起反应。相关研究证实改变上气道压力可导致上气道扩张肌的反应敏感性明显降低，所以认为传入神经对上气道的开大起第一步的调节作用。上气道内的压力作用于传入神经的"感受器"，通过传入神经纤维、大脑调节中枢、传出神经纤维,调控所支配的效应器,即上气道扩张肌。OSA 患者可能是这种上气道开大反射机制受到损伤而导致睡眠时上气道的塌陷和关闭。

五、腭部的局部解剖

腭(palate)是口腔的上壁,分隔鼻腔与口腔。腭分硬腭和软腭两部分。硬腭(hard palate)位于腭的前 2/3,主要由骨腭(上颌骨的腭突和腭骨的水平板构成)表面覆以黏膜构成厚而致密,与骨膜紧密相贴。软腭位于腭的后 1/3,主要由肌、肌腱和黏膜构成。软的前部呈水平状;后部斜向后下成为腭帆。腭帆后缘游离,其中部有垂向下方的突起称为悬雍垂或腭垂。

腭帆间隙(palatal velum space)位于软腭游离缘口腔面黏膜向咽面黏膜折返处、悬雍垂肌或软腭中心键与腭帆提肌及腭帆张肌之间的黏膜下,此处组织疏松,OSA 患者常在该处沉淀大量脂肪组织。其前壁为软腭口腔面黏膜,后壁上部为腭帆张肌和腭帆提肌的肌肉,下部为软腭咽面黏膜,下壁内侧为软腭游离缘,外侧为扁桃体上极,上界与其上方的软腭口腔面黏膜下组织相延续,内侧壁为软腭中心腱和悬雍垂肌,外侧壁为腭帆张肌和咽上缩肌。腭帆间隙在软腭口腔面的投影位于软硬腭交界处下方 1~1.5cm,悬雍垂根部两侧向外约 0.8cm 宽,下至软腭游离缘(图 6-2-4)。其内的脂肪组织与软腭口腔面黏膜下脂肪组织相交通,大量的脂肪蓄积于此不仅可以使软腭肥厚、增长,同时使软腭的顺应性增高,易于塌陷。

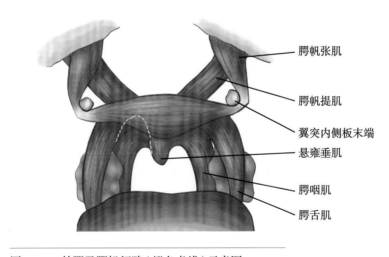

腭帆张肌
腭帆提肌
翼突内侧板末端
悬雍垂肌
腭咽肌
腭舌肌

图 6-2-4　软腭及腭帆间隙(橙色虚线)示意图

第三节　喉部的功能解剖

喉是下呼吸道的门户,上通喉咽,下接气管,上端为会厌上缘,下端为环状软骨下缘,相当于第 6 颈椎下缘平面。喉腔可分为声门上区(supraglottic region)、声门区(glottic region)和声门下区

（subglottic region）3 部分。

1. 声门上区　其位于声带上缘以上，其上口通喉咽部，呈三角形，称喉入口。室带左右各一，与声带平行，由黏膜、室韧带及甲杓肌组成。喉室位于室带及声带间，开口呈椭圆形的腔隙。

2. 声门区　其位于声带之间，声带左右各一，由声韧带、肌肉、黏膜组成，在间接喉镜下声带呈白色带状，边缘整齐，由于其后端附着于杓状软骨的声带突，故可随声带突的运动而张开或闭合。声带张开时呈一个等腰三角形的裂隙，称为声门裂，简称声门。空气由此进出，此处亦为喉最窄处。声门裂前端称前连合。

3. 声门下区　其为声带下缘以下至环状软骨下缘以上的喉腔，此去黏膜组织结构疏松，炎症时容易发生水肿，常引起喉阻塞（图 6-3-1）。

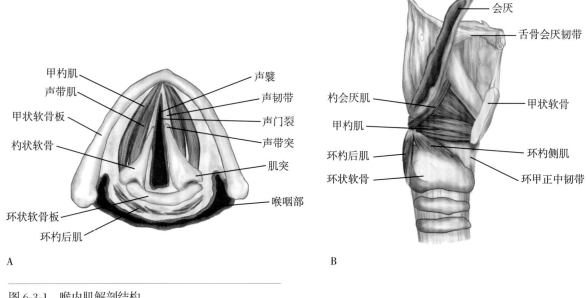

A   B

图 6-3-1　喉内肌解剖结构
A. 水平切面　B. 侧面

（叶京英）

参考文献

1. 何权瀛，陈宝元. 睡眠呼吸病学. 北京：人民卫生出版社，2009
2. 孔维佳，韩德民. 耳鼻咽喉头颈外科学. 2版. 北京：

人民卫生出版社，2014
3. EDWARDS B A，WHITE D P. Control of the pharyngeal musculature during wakefulness and sleep：

implications in normal controls and sleep apnea. Head Neck, 2011, 33（1）: S37-S45

4. MICHAEL J W, NICHOLAS C L, SEMMLER J G, et al. Common drive to the upper airway muscle genioglossus during inspiratory loading. J Neurophysiol, 2015, 114（5）: 2883-2892

5. RICHARDSON P A, BAILEY E F. Tonically discharging genioglossus motor units show no evidence of rate coding with hypercapnia. J Neurophysiol, 2010, 103: 1315-1321

6. CARBERRY J C, HENSEN H, FISHER L P, et al. Mechanisms contributing to the response of upper-airway muscles to changes in airway pressure. J Appl Physiol, 2015, 118: 1221-1228

第七章 颅颌面骨的解剖及发育

颅颌面结构自上而下包括：颅、上颌、下颌。上颌因为多骨块构成因而常称为鼻上颌复合体。源自种族、家族的遗传以及后天变异、创伤、感染、咽淋巴组织肥大等造成的颅颌面硬组织框架发育的问题，成为睡眠呼吸障碍的解剖病因之一。尚有生长潜力的儿童少年可以凭借生长发育诱导手段改善颌面结构，成人则常常只能以正颌外科手术来改变颌面结构，从而改善睡眠呼吸。以下介绍与睡眠呼吸关联较为密切的颅颌面解剖与生长发育。

第一节 颅颌面骨的解剖

颅颌面各组成骨骼之间组合得极为紧密而复杂，其彼此之间的解剖邻接关系是导致生长发育相互影响的基础。

一、颅部解剖

1. 颅穹窿 颅穹窿（cranial vault）为脑上部的骨骼覆盖。颅顶各片骨板之间有矢状缝、冠状缝、人字缝，是出生时的囟门，也是骨缝生长的基础（图 7-1-1）。骨缝融合如果出现异常，根据早闭的不同部位可发育为尖头畸形、短头畸形、长头畸形、斜头畸形等颅部发育异常。Crouzon 综合征即有颅缝早闭的表现（图 7-1-2）。

2. 颅底 颅底（basis cranii）为大脑下方的底板，由筛骨、蝶骨和枕骨构成。承托脑组织，并穿过神经血管入颅（图 7-1-3）。

3. 颅颌面的划分 颅部由于发育完成早，所以常常作为稳定的解剖标志，用以衡量后发育完成的上下颌部。以下基准平面（图 7-1-4）用以标划出颅部：Bolton 平面为鼻根点（N）与枕骨髁突切迹最凹点（Bo）的连线；FH 平面为机械耳点（Po）与眶下点（Or）的连线，也称眶耳平面，这些系头影测量常用的区分；颅底平面，由前颅底平面（SN）加上后颅底平面（SBa）或者全颅底平面（NBa）组成，系解剖学常用的区分。

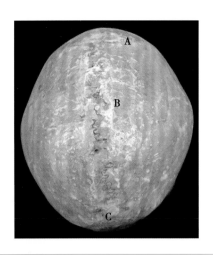

图 7-1-1　颅顶骨缝

A. 冠状缝　B. 矢状缝　C. 人字缝

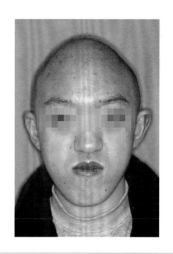

图 7-1-2　Crouzon 综合征患者外观

由于颅缝早闭导致尖颅,伴有突眼、鼻后孔闭锁、中面部发育不全等表现

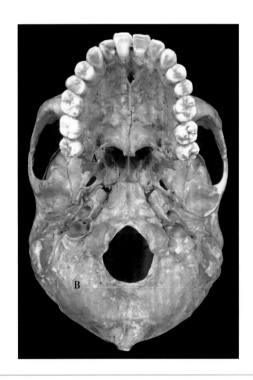

图 7-1-3　颅底所见,可见枕骨和蝶骨上很多血管神经出入口

A 为蝶骨部分;B 为枕骨部分。筛骨隐藏在腭板下方。早期发生的蝶枕软骨联合、蝶骨间软骨联合、蝶筛软骨联合可带来颅底的生长

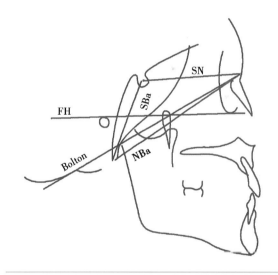

图 7-1-4　颅颌面的划分示意图

SN. 前颅底平面　NBa. 全颅底平面　SBa. 后颅底平面
FH. 眶耳平面　Bolton. 平面

二、上颌解剖

广义的上颌由鼻骨和上颌骨等多个骨块联合组成,故称之为鼻上颌复合体(图7-1-5)。上颌骨块之间及与颅底之间较为固定,没有相对功能运动,很少咀嚼肌附着其上。生长方式是膜内成骨和骨缝生长。生长方向是前下方。上颌生长发育的完成顺序是宽 → 长 → 高。

三、下颌解剖

下颌骨较为单一,仅有一块骨骼。分为下颌体、下颌升支、髁突(图7-1-6)。有咀嚼肌附着。以颞下颌关节形成与颅底的关联,是整个颅面部唯一能动的骨块。下颌骨的生长依靠膜内成骨和髁突软骨成骨,升支和前部牙槽骨的发育是下颌发育量最大的两个方向(图7-1-7)。

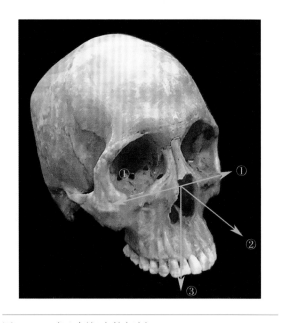

图7-1-5 鼻上颌复合体解剖

骨块和颅底之间结合紧密,生长方向是前下方,先后结束发育的顺序是:①宽度;②长度;③高度

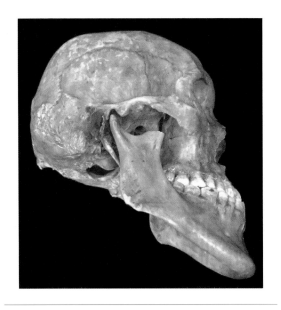

图7-1-6 下颌骨依靠颞下颌关节与上颌连接

下颌骨包括下颌体、下颌升支、髁突,是颅面唯一能动的骨块。颞下颌关节位于颞骨和颧弓下方,关节头为下颌骨的髁突

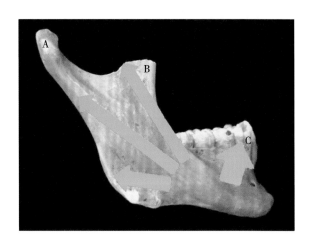

图7-1-7 下颌骨的发育方向

下颌升支上的髁突(A)、喙突(B),下颌体上的牙槽突(C)是下颌从幼儿到成人主要骨增量方向:以牙槽骨生长带动的前部发育,以髁突生长带动的升支发育。但如果以颅部作为标志点,则下颌随年龄增加是向前下方生长的

四、颞下颌关节解剖

颞下颌关节是下颌骨重要的生长区,由颞骨鳞部、岩部、鼓部及髁突根部构成关节窝,颞骨颧突和颧骨颧弓构成关节结节,下颌骨的髁突作为关节,居于关节窝和髁突关节之间有关节盘,外覆关节囊,前后有周围制带牵拉(图 7-1-6)。

髁突表面被覆一层软骨,下面是坚硬的骨皮质,再下面是骨松质。纤维软骨按组织学表现分成四层:髁突表层、增殖层、肥大层和钙化软骨层。纤维软骨的终生存在是髁突终生可以存在改建的原因。纤维软骨在一生中不是均一不变的,在出生 1 年内变薄(肥大层变薄),青春期变厚,老年又变薄(增殖层变薄)。

髁突软骨是继发性软骨,根据局部环境压力发生增殖,生长方向和大小都可发生调整,保持适应性生长和改建。而原发性软骨受遗传控制,呈直线生长,生长激素调控其生长量。颞下颌关节是下颌骨的生发中心,幼年的创伤往往造成严重后果,如颞下颌关节强直、小下颌畸形、面部鸟嘴畸形等等。继发性软骨具有生长适应性,常常被临床利用,通过各种矫形装置达到对下颌骨的调控,对于一些因为家族遗传或咽淋巴肥大导致的下颌发育不足,可以在青春发育迸发期进行功能矫治,起到改善效果。

第二节　颅颌面骨的发育

颅颌面骨的发育可以分为生长和改建,生长是量的增加,改建是形态的变化。成年之前一般保持较为旺盛的生长潜力,周围环境的诱导可以影响生长方向。不良影响,如咽淋巴肥大,不良咀嚼或吮指、吐舌等习惯,会导致面型发育异常;好的影响如肌功能训练,口腔矫形治疗,及时采取的腺样体、扁桃体手术等,可一定程度上改善面型。了解各部分骨骼发育的方式、方向和时期,对于采取应对措施有指导意义。

一、骨生长的方式与方向

1. 骨骼生长方式　颅颌面成骨方式分为膜内成骨、软骨成骨和骨缝成骨。骨组织的生长和改建过程分为以下方式:骨生长、骨塑建(吸收 - 沉积高度协调运作)和骨重建(网状骨改建成板层骨)。刚出生的婴儿颅颌面骨骼都是网状骨,经过功能负载重建为板层骨;此后新生的新骨,也在功能活动刺激下,一边生成,一边重建,以适应咀嚼等功能活动的力学需要。

颅部发育在早期婴儿阶段即快速开始,依赖脑容量的增加而刺激生长。颅顶的生长主要是通过脑组织发育导致的骨缝牵张发育。颅底的生长是软骨联合和骨膜表面生长。软骨联合包括:蝶枕软骨联合、蝶骨间软骨联合、蝶筛软骨联合。颅底是通过类似于长骨的骨生长完成的,只是长骨骨骺诱导纵向生长,而颅底软骨联合形成双向生长。颅底角(NSBa)的大小可能会有决定个体发展成安氏Ⅱ类或Ⅲ类错𬌗的倾向(图 7-2-1)。

颌面骨骼除了骨塑建和骨重建(骨骼长大、改位、改形、旋转),还发生生长移位(推移、移位)。原发性移位见于上颌骨在后上方向受到颅底的阻挡,产生向前向下的移位。继发性移位见于颅底和颞叶的向前生长导致鼻上颌复合体向前的移位(图 7-2-2)。

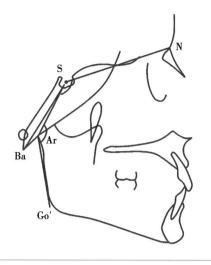

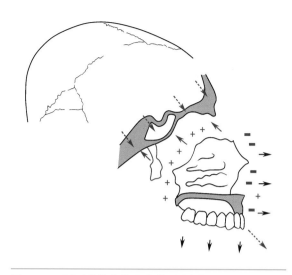

图 7-2-1　颅底角（N-S-Ba）的大小会影响关节角（S-Ar-Go′），对下颌的生长方向造成影响，可能会导致个体发育成安氏Ⅱ类或安氏Ⅲ类错拾

图 7-2-2　颅面骨的生长和移位示意图
+ 为骨沉积生长，实线箭头为原发性移位，虚线箭头为继发性移位

2. 骨生长的方向　骨生长的方向分为面深度、面宽度和面高度。出生时婴儿呈现短宽面型，颅面宽度最大，面深度其次，面高度最小；出生后生长增量正好反过来，面高度增量最多，面深度增量其次，面宽度增量最小（图 7-2-3）。

二、颅面骨在不同方向的发育情况

颅部、上颌、下颌为颅面骨的三部分。这三部分同时生长发育，发育起始由先到后依次是颅部、上颌、下颌，并按颅部、上颌、下颌从上到下顺序依次结束生产发育。面部中，上颌骨较早完成发育，下颌骨发育时间长而发育完成较晚。5 岁时颅部发育完成 85%，上颌发育完成 45%，下颌发育完成 40%；

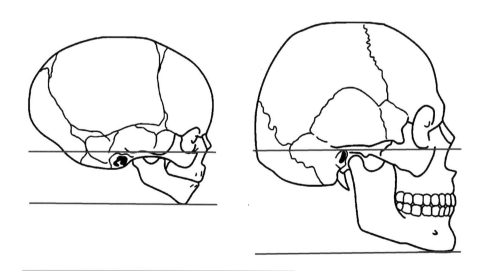

图 7-2-3　婴儿刚出生时，颅面为短宽面型，随着生长面高度增加最多，其次是面深度，面宽度发育最少且结束得早。颅颌面发育方向为颅部 - 上颌 - 下颌

5~10 岁期间颅部完成后续 11% 的发育,上颌完成后续 20% 的发育,下颌完成后续 25% 的发育。可见 10~20 岁期间颅部只剩 4% 的生长潜力,而上、下颌尚有 35% 的生长潜力。生长发育过程中,下颌发育指标(SNB)比上颌发育指标(SNA)有较大的增长,下颌长度生长量是上颌的 2 倍,男性比女性的下颌生长要多。

由于颅部较早就完成发育,而且距离上气道较远,下面主要进行颌骨的生长发育描述。

（一）矢向发育

面部的上、中、下三部分在不同年龄段矢向发育的情况如表 7-2-1。

表 7-2-1　面部在不同年龄段矢向发育的情况表

部位	3 岁时完成比例	5~14 岁尚存的生长潜力
面上部	80%	15%
面中部	77%	18%
面下部	69%	22%

1. 上颌　鼻上颌复合体的生长方式为膜内成骨和骨缝成骨,主要向前下方向发育,所以矢向发育明显。

上颌矢向发育有两个动力来源,一个是中枢神经系统发育刺激颅底发育,从而推动上颌向前发育,所谓被动移位生长;另一个是鼻上颌复合体的主动生长,称之为原发性移位生长。在 6 岁之前,中枢神经系统发育活跃,上颌生长发育中被动移位的比例较高,而 6 岁以后中枢神经系统发育接近完成,则主动移位占主导。有研究表明 7~15 岁时上颌的主动移位生长占 2/3,腭前缘至颅底的距离(Ba-ANS)每年增长约 1mm 多,在男性 12~13 岁、女性 10 岁左右的青春迸发期其生长速度可达每年 2mm。

上颌总体发育方向是前下方。由颅底生长产生上颌向前的移位生长,由上颌结节和各条骨缝发育产生上颌骨前下生长,但是由于上颌骨前表面发生骨吸收的改建,上颌骨总体趋势是前下方的生长量多于前方,体现了灵长类动物的进化趋势。

鼻中隔为鼻中隔和前颌骨之间的骨缝,是一个很重要的生长区,可促进上颌骨前下方方向的发育,有学者称之为上颌生长的"起搏器"。但其是否为生发中心尚无定论,因为鼻中隔软骨终生不钙化,对面中部发育有一定诱导作用（图 7-2-4）。

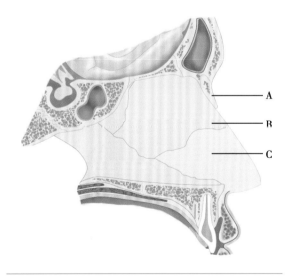

图 7-2-4　鼻中隔解剖示意图
鼻中隔的骨缝、软骨对于面中部的发育十分重要,是存在争议的上颌生发中心。A. 鼻骨　B. 筛骨垂直板　C. 鼻中隔软骨

上颌骨缝是重要生长区,有 4 条重要的骨缝:颧颌缝、颧颞缝、额颌缝、翼腭缝,四条骨缝斜向前的排列方向导致其生长可决定上颌骨长度与高度的发育,可以为前方牵引等临床治疗手段所利用,促进上颌骨发育,调整面型协调度(图 7-2-5)。一些小的骨缝,如泪骨缝(图 7-2-6)也有重要的生长方向调节作用。

上颌结节也是一个重要生长区,后缘不断进行的骨沉积,使得上颌矢向长度增加,容纳新恒牙萌出。13~18 岁每年平均约 0.4mm 的增长量,在青春期明显以倍数增加。

腭板的生长也是三维的,通过鼻腔面骨吸收、口腔面骨沉积的骨膜成骨方式使得腭盖逐渐下降(图 7-2-7)。

上颌骨较为固定,其旋转不如下颌明显。由于牙槽突前后部的先后发育、腭板前后部不同程度的生长改建等的影响,各种导致上颌骨旋转的因素常常相互抵消,而不能完全抵消时上颌骨有时前旋转,有时后旋转。使用种植钉的连续生长发育观察显示,这些旋转角度小而稳定。

2. 下颌　下颌的生长发育为下颌前部外表面吸收,下颌升支后缘骨沉积,下颌体则发生延长。女性在 14 岁、男性在 16 岁前,下颌第一磨牙远中到下颌升支前缘的距离平均每年增加 1.5mm。下

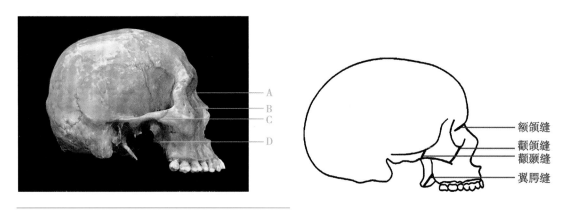

图 7-2-5　影响上颌发育的 4 个重要骨缝

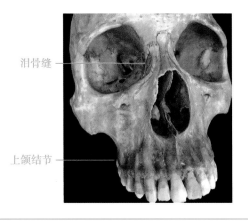

图 7-2-6　泪骨缝和上颌结节的解剖

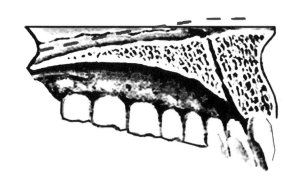

图 7-2-7　腭板生长的示意图

鼻腔面骨吸收(-),口腔面骨沉积(+),腭板随年龄逐渐下降

颌体长度年增长 2~3mm，下颌升支长度年增长 1~2mm，青春期后其生长速度则明显减慢。下颌体和下颌支的长度发育高峰期持续较久，从 7、8 岁持续到 16 岁左右，女性结束得早，比男性大约早 2 年。

下颌生长发育潜力大小判断的一个重要指标为角前切迹。角前切迹是下颌体与下颌升支的交汇处，在下颌下缘形成的凹陷，在咬肌粗隆的前方。角前切迹平浅一般意味着生长潜力大（图 7-2-8）。

下颌升支前缘吸收，后缘沉积（图 7-2-8）。下颌升支的矢向发育是对咽部发育的保障。

髁突是下颌重要的生长区，其改建几乎持续终生（图 7-2-9）。目前学界专家公认髁突生长型和个体生长型一致，在儿童期较慢，在青春期进发最大生长量，高峰期后迅速减速。生长量在各个研究中差异较大，与样本选择有关，高峰期可以达到 5mm 左右，儿童期一般平均为 2~3mm，男性一般到 14 岁，女性一般到 12 岁结束快速发育。髁突的生长方向和生长量是否关乎下颌旋转，在临床上有重要意义，但至今仍存在争议。

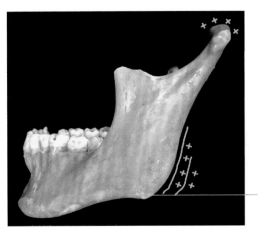

图 7-2-8　下颌骨在生长发育中的生长与改建

+ 为骨沉积处，－ 为骨吸收处。下颌并不是均匀生长的，随年龄而呈现开张角渐小的变化。下颌角前切迹为下颌升支与下颌体的生长交汇处，此处平坦可能与下颌升支和下颌体的充分发育有关，此处切迹明显可能伴随下颌体短且后旋。颏部的生成取决于下颌体前部的生长和改建，在幼儿时期是没有颏部的，从而造成下颌后缩的假象

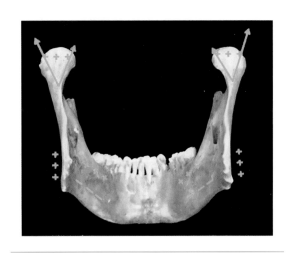

图 7-2-9　髁突及下颌骨内侧生长与改建

+ 为骨沉积处，－ 为骨吸收处

颏部的外形常常影响人们对于下颌后缩与否的判断，特别是儿童 3 岁以前颏部没有形成，往往可出现下颌后缩的假象。颏部一般在男性 20 岁、女性 16 岁完成其发育，颏部的大小与种族、性别均有关系。

下颌旋转常被临床用于面型调整，其生理规律是，下颌向前上方的旋转多于向后下方，而且存在下颌体轴、下颌下缘的不一致旋转，以及下颌下缘在前后部的不同骨改建。需要具体问题具体分析。

（二）垂直发育

面高度的生长持续久（出生到成年），生长量多，越接近下面部生长得越多（图 7-2-10）。后面高的增长大于前下面高，下颌平面多数出现向前倾斜的趋势。

出生 1 岁时颅面高度比例为 3∶1，3 岁时为 2∶1；13 岁时为 3∶2；成人为 1∶1。

1. 上颌　腭穹窿是逐步形成的，虽然有腭盖的下降，但是由于牙槽突的增生，逐渐拉大了腭的深度。所以牙萌出后的腭深度大于刚出生（图 7-2-11）。替牙期到恒牙期，腭深度的变化受个体功能运动影响，变动较大。特别是经口呼吸的患儿，其舌位下降，在颊肌的单纯作用下，上颌牙弓和骨弓的宽度发育均受影响，造成腭盖深窄高拱。

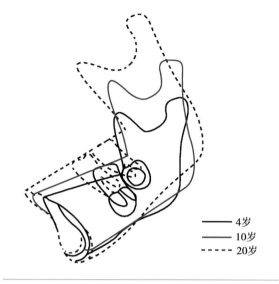

图 7-2-10　随年龄增长下颌的垂直发育及旋转情况示意图

下颌随年龄增长，后面高增长大于前下面高，下颌平面同时发生倾斜，多数为向前旋转

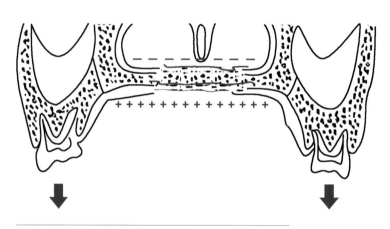

图 7-2-11　腭部的深度发育示意图

一方面腭盖在鼻腔面骨吸收（－），口腔面骨沉积（＋），腭盖向下降；另一方面由于出生后牙槽突受功能刺激生长迅速（↓），加深腭盖深度

2. 下颌　下颌升支高度的增长量一般低于下颌体长度的增长量。发育快速期略为迟滞于长度发育。生长期也较长，可以保持到男性 18 岁、女性 15 岁以后。

下颌在矢向生长的同时，还随着颅底发育、鼻上颌复合体的矢向发育，发生下颌平面的旋转，以适应咬合，以及与颅底和上颌的连接。下颌旋转是个体化的，受不同颅面类型影响。

（三）宽度发育

1. 上颌　上颌窦、鼻腔、眼眶这些窦腔结构的发育，可带来宽度的增加。虽然额窦、筛窦、蝶窦、上颌窦一生中都在扩大，但是上颌宽度发育在 18 岁以前就基本上完成了。

腭中缝是影响上颌宽度的重要因素（图 7-2-12）。对于腭中缝的骨性闭合时间,不同个体之间有一定出入。一般认为,女性 16~17 岁、男性 17~18 岁时骨缝生长就趋于静止了,25 岁基本骨融合。腭中缝在初期呈分割犁状骨和左右腭板的 Y 形,随着发育,逐渐出现锯齿状交错边界,至成年左右腭板之间呈现相互错综复杂的嵌合表现。

上面宽（颧弓间距）于 2 岁发育完成 70%,5 岁完成 82.9%,10 岁完成 90%,男性 15 岁女性 13 岁基本完成。另有我国研究资料表明,13 岁下颌骨宽度已经完成 93% 以上,在 15~16 岁男女均有一个发育高峰。

2. 下颌　下颌角内侧发生骨吸收,升支后缘发生骨沉积,下颌从前到后,呈现 V 形,越生长,后部越宽,以配合口咽的生长（图 7-2-13）。

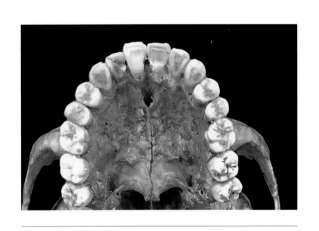

图 7-2-12　腭中缝的发育是影响上颌宽度的重要因素
成人骨缝完全闭合骨化则彻底失去上颌扩弓的能力,必须配合骨皮质切开才能实施扩弓

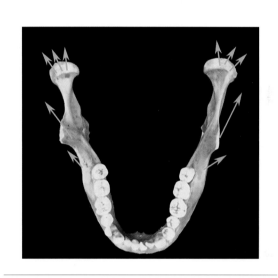

图 7-2-13　下颌宽度发育呈现 V 形表现

下面宽（下颌角间距）下颌第一恒磨牙萌出时完成 85%,男性 13 岁、女性 12 岁时基本完成发育。

三、生长发育调节理论

现代学者多认可颅颌面部发育调节的多因素协同作用。

1. Moss 功能基质理论　Moss 功能基质理论（Moss functional matrix hypothesis）于 20 世纪 60 年代提出,该理论认为局部、区域性因素在里面生长发育中起主要作用,功能需要导致了软骨和骨的适应性生长。如 Moss 气道维持机制（airway maintenance mechanism）即为上下颌骨的形态与相互关系来源于口鼻咽腔的功能需要。机体的生长发育不完全由遗传基因决定,是一个开放系统,受逐渐变化的外界因素作用,而改变骨组织大小和形态的生长。Moss 功能基质理论是被口腔正畸领域学者广泛认可的颅颌面生长发育理论。后续其他假说进一步发展了多因素协同作用的理论。

2. Van Limborgh 的因素分析假说　其将遗传因素分成本征遗传因素（intrinsic genetic factors）、局部表观遗传因素（local epigenetic factors）、全身表观遗传因素（general epigenetic factors），将环境因素分成局部环境（local environmental factors）、一般环境因素（general environmental factors）。颅面的生长发育受到基因、其他组织发育、激素、局部肌肉刺激，以及全身营养供应等共同影响。

3. Petrovic 的伺服系统假说　该假说是 Petrovic 和 Stutzmann 等运用现代控制论提出的，各种生物信息是以命令、输入、反馈等方式对颅面发育系统进行调控，调节生长方向及生长量，最终达到形态与功能的统一。

（高雪梅）

参考文献

1. GRABER L W, VANARSDALL R L, VIG K W L, et al. Orthodontics：Current Principles and Techniques. 6th ed. St. Louis：Elsevier, 2017, 1-30

2. GILL D S, NAINI F B. Orthodontics：Principles and Practice. West Sussex：John Wiley-Blackwell, 2011：1-16

3. JERYL D E, PELTOMAKI T, PHAM-LITSCHEL K. Orthodontic Review. Philadelphia：Mosby Inc, 2009：1-12

4. PROFFIT W R, FIELDS H W, SARVER D M, et al. Contemporary Orthodontics. 5th. St. Louis：Mosby Inc, 2013：20-113

5. PROFFIT W R, WHITE R P, SARVER D M. Contemporary treatment of dentofacial deformity. 1st. St. Louis：Mosby Inc, 2003

6. BISHARA S E. Textbook of Orthodontics. Philadelphia：W. B. Saunders company, 2001：31-52, 66-82, 113-195

7. 林久祥, 许天民. 现代口腔正畸学 - 科学与艺术的统一. 4 版. 北京：北京大学医学出版社, 2011：10-51

8. 傅民魁, 田乃学. 口腔 X 线头影测量 - 理论与实践. 北京：人民卫生出版社, 1992：12-54

9. 陈扬熙. 口腔正畸学 - 基础、技术与临床. 北京：人民卫生出版社, 2012：1-66

10. LUND K. Mandibular growth and remodeling process after mandibular fractures：a longitudinal roentgencephalometric study. Acta Odontol Scand, 1974, 32：3-117

11. BAUMRIND S, KORN E L, WEST E E. Prediction of mandibular rotation：An empirical test of clinical performance. Am J Orthod, 1984, 86：371-385

12. BJORK A. Prediction of mandibular growth rotation. Am J Orthod, 1969, 55：585-599

13. BOOKSTEIN F L. The geometry of craniofacial growth invariants. Am J Orthod, 1983, 83：221-234

14. COPRAY J C, DIBBETS J M, KANTOMAA T.

The role of condylar cartilage in the development of temporomandibular joint. Angle Orthod, 1988, 58: 369-380

15. KORN E L, BAUMRIND S. Transverse development of the human jaws between the ages of 8.5 and 15.5 years, studied longitudinally with use of implants. J Dent Res, 1990, 69: 1298-1306

16. MOSS M L. The functional matrix hypothesis revisited. Am J Odontol Dentofac Orthop, 1997, 112: 8-11, 221-216, 338-342, 410-417

第三篇　诊断技术篇

第八章　睡眠呼吸监测技术

第一节　睡眠监测技术

多导睡眠监测（polysomnography，PSG）是指通过电极、传感器、同步视频和音频记录睡眠期间脑电图、眼动电图、颏肌肌电图、心电图、口鼻气流、鼾声、胸腹运动、血氧饱和度、睡眠体位、肢体肌电图和睡眠行为的多参数记录系统。

多导睡眠监测技术是诊断睡眠呼吸障碍的"金标准"：①通过脑电图、眼动电图和颏肌肌电图，判定睡眠及其分期；②通过鼾声、口鼻气流，定义鼾声和呼吸事件数量；③通过胸、腹运动，定义呼吸事件性质；④通过血氧和二氧化碳浓度监测，定义睡眠相关低氧血症与睡眠相关肺泡低通气；⑤通过体位传感器及同步视频、音频，定义睡眠体位和记录睡眠期间的行为特征；⑥通过同步记录心电图，识别呼吸事件伴随的心电频率和节律变化；⑦通过记录肢体肌电图，定义肢体运动事件及与其他睡眠相关性事件的关系。此外，多导睡眠监测在无创机械辅助通气和气道正压治疗设备模式的选择与压力滴定、外科或其他呼吸治疗技术治疗前后疾病严重程度和疗效的评价中同样具有重要的作用，是成人和儿童专业睡眠呼吸障碍诊疗中心必备的实验室设备。多导睡眠图监测还可用于特殊的临床试验，如多次睡眠潜伏期试验、清醒维持试验和建议制动试验等。

现代多导睡眠监测的仪器、设备、技术和数据规范，包括电极的最大阻抗、采样的最小数字分辨率、采样频率、滤波设定以及数据显示和存储应满足美国睡眠医学学会发布的技术标准。

一、睡眠监测技术操作规范

（一）睡眠脑电电极安放位置

睡眠脑电图监测需要借助脑电电极记录特定脑区的生物电活动，EEG 电极安放位置根据国际10-20 系统确定。先确定头颅表面解剖标记，包括鼻根（前额与鼻梁交界处）、枕骨隆突（头后中间骨性突起处）和耳前点（左右外耳道前部凹陷处）。然后，测量鼻根至枕骨隆突以及两侧耳前点间的距离。"10-20"指的是电极放置位置为两个标记点之间距离的 10% 或 20%。

根据电极放置处对应脑部特定解剖部位的英文单词首字母和在首字母后标记一个数字或下标一个字母，表示电极在头颅表面分布方位，共同命名 EEG 电极。后标偶数指头部中线右侧，后标奇数指头部中线左侧，下标 Z 指头部中线。如 F_3 和 F_4 为左、右额部电极，C_3 和 C_4 为左、右中央部电极，O_1 和 O_2 为左、右枕部电极。M_1 和 M_2 电极分别置于左、右乳突（图 8-1-1）。AASM 推荐脑电导联为 F$_4$-M$_1$、C$_4$-M$_1$、O$_2$-M$_1$，备份导联为 F$_3$-M$_2$、C$_3$-M$_2$、O$_1$-M$_2$，判读睡眠分期时依据推荐脑电导联，如果推荐导联故障，可采用相应备份导联进行判读。

如以上电极安置有困难，可以使用可接受导联，可接受导联 F$_z$-C$_z$、C$_z$-O$_z$、C$_4$-M$_1$，可接受导联的备用电极置于 F$_{pz}$、C$_3$、O$_1$ 和 M$_2$，如果监测中电极出现故障，可以 F$_{pz}$ 替代 F$_z$、C$_3$ 替代 C$_z$ 或 C$_4$、O$_1$ 替代 O$_z$ 和 M$_2$ 替代 M$_1$。

婴儿和儿童睡眠脑电电极的放置规则同成人。

（二）睡眠眼动电图电极安放位置

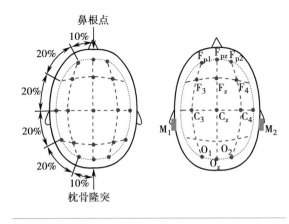

图 8-1-1　按照 10-20 系统睡眠脑电监测电极定位和命名

因为眼球前部（角膜）为正电位（＋），眼球后部（视网膜）为负电位（－），二者之间存在电压差，所以可以记录到眼球运动。美国睡眠医学学会（AASM）推荐 EOG 导联：E$_1$-M$_2$ 和 E$_2$-M$_2$。E$_1$ 置于左眼外眦下、外各 1cm 处，E$_2$ 置于右眼外眦上、外各 1cm 处。可接受 EOG 导联：E$_1$-F$_{pz}$ 和 E$_2$-F$_{pz}$。E$_1$ 置于左眼外眦下、外各 1cm 处，E$_2$ 置于右眼外眦下、外各 1cm 处。眼球运动（角膜＋）朝向一个电极，产生一个向上的偏转。而远离另一个电极时，产生一个向下的偏转。

婴儿和儿童由于头型较小，眼动电极距离眼睛的距离从成人的 1cm 减少到 0.5cm。

（三）颏肌肌电电极安放位置

chin-EMG 应安置 3 个电极：ChinZ 置于下颌骨中线下缘上 1cm 处 Chin1 置于下颌骨下缘下 2cm 向左旁开 2cm 处，Chin2 位于下颌骨中线下缘下 2cm 向右旁开 2cm 处。觉醒期颏肌肌电最高，随睡眠加深逐渐降低，REM 期最低。

婴儿和儿童由于头型较小，颏肌肌电电极间距离从成人的 2cm 减少到 1cm。

二、成人睡眠分期及其判读规则

（一）睡眠分期判读规则演变

1968 年 Rechtschaffen 和 Kales（R&K）制订了《人类睡眠分期标准术语、技术和判读手册》（*A Manual of Standardized Terminology, Technoques and Scoring System for Sleep Stages of Human*），根据 EEG 的频率和波幅，成人睡眠分为 NREM 睡眠和 REM 睡眠，NREM 睡眠由浅入深又分为 1、2、3 和 4 期。2007 年，美国睡眠医学学会更新了睡眠 - 觉醒判读规则标准，将 NREM 睡眠分为 3 期，即 N1、N2 和 N3。N3 期表示慢波睡眠，包括 R＆K 定义的第 3 和第 4 期睡眠。成人睡眠各睡眠期占总睡眠时间的比例为：N1 期占 3%~5%，N2 期占 45%~55%，N3 期占 13%~23%，REM 期占 20%~25%。健康成人，除非严重的睡眠剥夺后，睡眠先进入 NREM 睡眠，再到 REM 睡眠，通常不会直接进入 REM 睡眠。从关灯至第一帧任何睡眠的时间为睡眠潜伏期,从第一帧睡眠到第一帧REM睡眠的时间为REM睡眠潜伏期。

2018年4月最新发布的2.5版《美国睡眠医学学会睡眠及其相关事件判读手册:规则、术语和技术规范》(*The AASM Manual for the Sleep and Associated Events: Rules, Terminology and Technical Specifications. Version 2.5*)中有最新的睡眠分期判读规则。睡眠判读基本规则为:以30s为一帧依次判读睡眠分期;每帧必须判定一个分期;一帧中并存2个或多个睡眠期的特征,判读所占比例最大的那一期为此帧的睡眠分期;一帧中并存3个或3个以上分期的特征时,如果大部分满足N1、N2、N3和R期的标准,此帧判读为睡眠期,以睡眠期中比例最大的那一期为此帧的判读睡眠期。

(二)睡眠脑电图、眼动电图和下颌颏肌肌电图波形定义

1. 脑电图波形(图8-1-2)

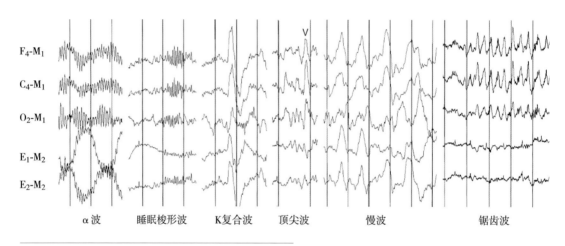

图8-1-2 睡眠特征脑电波波型特征

(1)β波(beta waves):频率>13Hz的脑电活动,发生在觉醒或睡眠期间觉醒的脑电活动。

(2)α波(alpha waves):指频率为8~13Hz的脑电活动,清醒状态闭眼时波幅增强与静眼时衰减的α波,又称α节律,这种现象枕部导联最明显,因此又称枕部优势节律,约10%的正常人不产生α节律。睡眠觉醒或REM睡眠期间可见α波,通常称为脑电α活动。

(3)θ波(theta waves):指频率为4~7.99Hz的脑电活动。清醒状态出现θ波可能是一种病理现象,不要误判为睡眠。

(4)低波幅混合频率波活动(low-amplitude, mixed-frequency activity):主要是频率4~7Hz的脑电活动,是由清醒进入睡眠的特征性脑电波,也是睡眠期间的基础脑电波。

(5)δ波(delta waves):指频率为0~3.99Hz的脑电活动。

(6)顶尖波(vertex sharp waves):最大波幅在中央区、突现于背景波之上、持续时间<0.5s(测量波底部)的尖形波。最常见于向N1期转变时,也可见于N1期和N2期。通常首次出现于4~6月龄的儿童。

（7）K复合波（K complex）：明晰负相尖波之后紧随正相波凸现于背景 EEG 中，持续时间 ≥ 0.5s，通常最大波幅在额部导联，是 NREM 睡眠 2 期的特征波。

（8）睡眠梭形波（sleep spindles）：指频率为 11~16Hz（通常 12~14Hz）、持续时间≥0.5s、明显可辨成串的正弦波，最大波幅在中央导联，是 NREM 睡眠 2 期的特征波。

（9）慢波（slow waves）：频率 0.5~2Hz，峰 - 峰波幅 >75μV 的波，是 NREM 睡眠 3 期的特征波。

（10）锯齿波（sawtooth waves）：连续尖锐或三角形波，酷似锯齿状，频率 2~6 Hz 的 EEG 波形，最大波幅在中央导联，通常但并非总是出现于快速眼球运动之前。

2. 睡眠眼动电图波形

（1）缓慢眼球运动：共轭、相对规则、正弦波形、起始偏转时间通常 >500ms 的眼球运动。缓慢眼球运动见于清醒闭眼和 N1 期（图 8-1-3）。

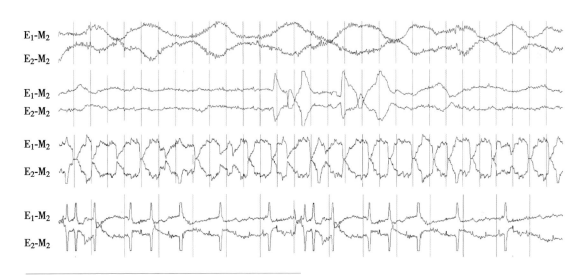

图 8-1-3　眼动电图图形
从上至下分别为缓慢眼球运动、快速眼球运动、阅读眼动和眨眼

（2）快速眼球运动：EOG 导联记录的共轭、不规则、波峰锐利、起始偏转时间通常 <500min 的眼球运动。快速眼球运动是 R 期的特征，也见于清醒睁眼扫视周围环境时（图 8-1-3）。

（3）阅读眼动：阅读时出现由缓慢眼球运动后紧随着反向快速眼球运动所组成的连续共轭眼动（图 8-1-3）。

（4）眨眼：清醒时随眼睛睁闭而出现的频率 0.5~2Hz 共轭垂直眼球运动（图 8-1-3）。

3. 下颌颏肌肌电图波形

（1）低张力颏肌 EMG：颏肌肌电低于其他任何睡眠期，通常为整个记录中的最低水平。

（2）短暂肌电活动：短暂、不规则、突发、持续 <0.25s 的 EMG 活动，突出于低 EMG 之上，可见于下颌和胫骨前肌 EMG 导联以及 EEG 或 EOG 导联，通常快球眼动期睡眠时最明显。

（三）睡眠各期判读规则

1. W期　闭眼产生α节律者：枕部α节律超过一帧的50%，此帧判读为W期。不产生α节律者：眨眼、快速眼球运动伴正常或增高的颏肌肌电、阅读眼动超过一帧的50%，判读为W期（图8-1-4）。

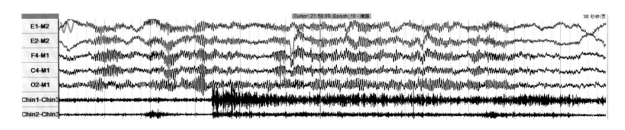

图8-1-4　W期的波形

30s记录帧显示α节律为主

2. N1期　产生α节律者：α节律减弱被低波幅混合频率波所取代并超过一帧的50%，此帧判读为N1期。无α节律者：最初呈现下列现象之一时，判读为N1期：①较W期脑电背景频率减慢≥1Hz的4~7Hz脑电波；②顶尖波；③缓慢眼球运动（图8-1-5）。

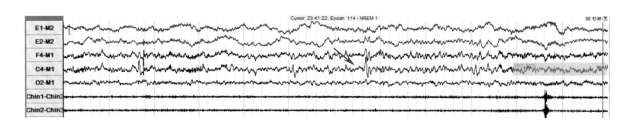

图8-1-5　N1期的波形

30s记录帧显示特征为低波幅混合频率为主，可见顶尖波（箭头所示）

3. N2期　如果一帧的前半帧或其前一帧的后半帧存在非觉醒K复合波和/或睡眠梭形波，且不满足N3期标准，此帧判读为N2期起始。之后数帧，存在低波幅混合频率波而无K复合波和/或睡眠梭形波和/或觉醒，继续判读为N2期（图8-1-6）。

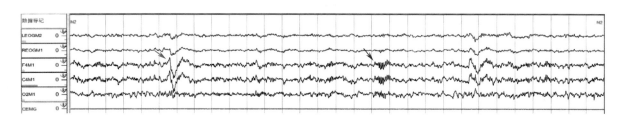

图8-1-6　N2期的波形

在30s记录帧的前半部可见特征性K复合波（红色箭头所指）和睡眠梭形波（黑色箭头所指）

4. N3 期　无论年龄大小,慢波占一帧的 20% 或以上判读为 N3 期(图 8-1-7)。

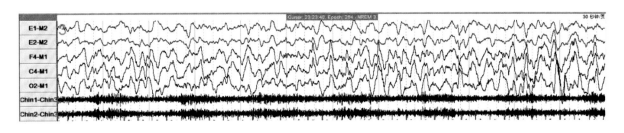

图 8-1-7　N3 期的波形

30s 记录帧,慢波活动持续时间占一帧的 20% 以上

5. R 期　一帧出现低波幅混合频率 EEG,无 K 复合波或睡眠梭形波,其大部分为低张力颏肌 EMG,并同时出现快速眼球运动的数帧判读为 R 期(明确 R 期)(图 8-1-8)。之前或后的一帧或数帧,存在低波幅混合频率 EEG、低张力颏肌 EMG,无快速眼球运动、K 复合波、睡眠梭形波和觉醒,均判读为 R 期。

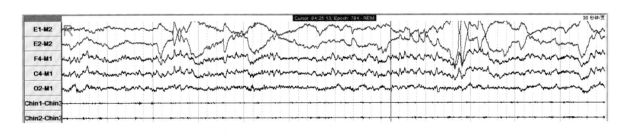

图 8-1-8　R 期的波形

30s 记录帧,睡眠期间可见快速眼球运动,脑电呈现低波幅混合频率波

6. 大体动　睡眠期间由于身体运动和肌电干扰占某一记录帧的一半以上,导致该记录帧难以判读睡眠分期的现象称为大体动。大体动后可以持续睡眠或导致睡眠期转换,也可能导致觉醒。

7. 觉醒　如果 N1 期、N2 期、N3 期或 R 期睡眠中突然发生 EEG 频率变化,出现持续至少 3s 的包括 α、θ 和 / 或 >16Hz 频率(非睡眠梭形波)脑电波,并且此前存在至少 10s 稳定睡眠,判读为觉醒(arousal)。R 期中的觉醒要求同时存在持续至少 1s 下颌肌电波幅增加(图 8-1-9)。

觉醒可以是自发的,也可以是环境因素或睡眠期间生理和 / 或病理事件导致的。睡眠呼吸事件相关性觉醒通常发生在呼吸事件持续期间或事件结束后 5s 之内,导致睡眠分期转换,睡眠结构异常,

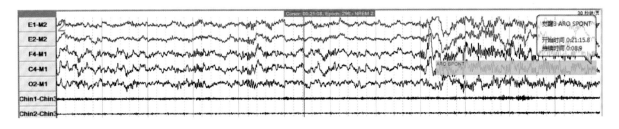

图 8-1-9　觉醒的波形

30s 记录帧,持续 20s 睡眠脑电后出现 8.9s 的 α 脑电活动

睡眠质量下降,日间困倦或思睡。呼吸努力相关性觉醒(respiratory effort-related arousal, RERA),是呼吸事件的判读规则之一。

三、婴儿与儿童睡眠分期与判读规则

2015 年美国睡眠医学学会《睡眠及其相关判读手册》2.2 版正式发布了婴儿睡眠分期脑电判读规则,这是人类睡眠脑电的里程碑事件,标志着人类全生命周期睡眠脑电记录与判读规则的实现。

(一)0~2 月龄婴儿睡眠期判读规则

1. 清醒期(W 期) 视频监测睁眼占一帧的大部、发出声音或主动进食占一帧大部,或出现间断睁眼、快速眼球运动或眼球扫视运动、持续颏肌肌电活动明显、呼吸节律规则、θ 活动为主连续低波幅混合频率脑电活动伴 δ 波或高电压慢波和低电压混合节律脑电波占一帧的大部。

2. 非快速眼动期(NREM,N 期) 至少存在以下 4 条:

(1)视频见闭目且无眼球运动。

(2)颏肌肌电无明显变化。

(3)呼吸规律。

(4)存交替脑电活动波,即两侧同步突发高电压(50~150μV)1~3Hz 的 δ 脑电活动(持续时间 3~8s)与低电压(25~50μV)4~7Hz 的 θ 脑电活动(持续时间 4~12s)交替出现,循环至少 3 次、高电压慢波或睡眠梭形波。

(5)较 W 期活动减少。

3. 快速眼动期(REM,R 期) 至少存在以下 4 条:

(1)低颏肌肌电占一帧大部分。

(2)闭眼,伴至少一次快速眼球运动。

(3)呼吸不规律。

(4)扮鬼脸、吸吮、抽搐或短暂头部活动。

(5)EEG 为持续形式且无睡眠梭形波。

无快速眼球运动,但与明确的 R 期相邻或紧随的睡眠片段同时存在 EEG 低波幅混合频率活动且无梭形波和低颏肌肌电占一帧大部分,可判读为 R 期。

4. 转换期(T 期) 一帧中同时存在 3 个 NREM 和 2 个 REM 睡眠特征,或同时存在 2 个 NREM 和 3 个 REM 睡眠特征,判读此帧为 T 期。

(二)2 月龄及其以上为儿童睡眠期判读规则

1. 清醒期(W 期) 存在眨眼、阅读眼动、快速眼球运动或优势后部节律脑电活动。

2. 非快速眼动 1 期(N1 期) 存在脑电频率较 W 期慢≥1~2Hz、缓慢眼球运动、脑电图可见顶尖波、睡前超同步脑电活动和弥散或枕区优势的高波幅 3~5Hz 脑电活动。

3. 非快速眼动 2 期(N2 期) 判读规则同成人。

4. 非快速眼动 3 期（N3 期）　判读规则同成人。

5. 非快速眼动期（N 期）　全部非快速眼球运动睡眠期无可识别的睡眠梭形波、K 复合波或 0.5~2Hz 高波幅慢波活动小于一帧的 20%。

6. 快速眼动期（R 期）　判读规则同成人。

第二节　多导睡眠呼吸监测技术

多导睡眠监测是睡眠呼吸障碍诊断的"金标准"，其中睡眠监测技术及其判读规则已经在本章第一节做了系统介绍，睡眠呼吸监测是采用现代传感器技术对发生在睡眠期间的呼吸暂停、低通气、呼吸努力相关觉醒、高碳酸血症、低氧血症、鼾声、睡眠相关呻吟等呼吸事件和特殊的呼吸形式（如陈 - 施呼吸、高原周期性呼吸等）进行定量和定性的评估技术。睡眠呼吸监测参数主要包括测定睡眠期间呼吸气流、呼吸努力、血氧饱和度（SaO_2）、鼾声和替代动脉血二氧化碳分压（$PaCO_2$）监测技术包括呼气末二氧化碳分压（$P_{ET}CO_2$）和经皮二氧化碳分压（T_cPCO_2）监测。

一、睡眠呼吸气流监测技术

睡眠呼吸监测需根据患者病情和监测目的选择规范、适用的传感器，完成相应信号的采集和显示参数设置。呼吸气流信号用于判读呼吸暂停、低通气、周期性呼吸等事件，应根据不同呼吸事件特点，选择适当且符合规范的传感器进行监测。

（一）口鼻温度气流传感器

常用的口鼻温度气流传感器有热敏和热电偶两种。由于体外空气温度较低，体内空气温度较高，鼻孔附近空气温度会随着呼吸过程而出现规律性改变。温度气流传感器能够探测呼气和吸气过程中气流的温度变化，从而评估受试者的呼吸状态，特别适用于判读呼吸气流的有无。

1. 传感器的放置位置　口鼻温度气流传感器通常放置于鼻孔和上唇之间，上端探头置于鼻孔内或鼻孔附近，下端探头位于口唇上方（图 8-2-1）。

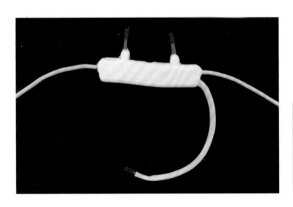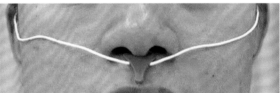

图 8-2-1　睡眠呼吸监测中的口鼻气流温度传感器的放置位置

2. 参数设置

（1）采样率：理想采样率 100Hz，最小采样率 25Hz。

（2）滤波设置：低频滤波频率为 0.1Hz，高频滤波频率为 15Hz。

3. 临床应用　温度传感器可精确的定义呼吸气流的有或无，但由于口鼻温度气流传感器探测的气流变化与呼吸气流量不成线性关系，在定义低通气事件上不如鼻腔压力传感器准确。临床中通常使用温度气流传感器信号来判读睡眠呼吸暂停事件。除热敏和热电偶传感器之外，近年来聚偏氟乙烯薄膜也被作为温度传感器使用，用于监测睡眠期间的气流信号。

（二）鼻腔压力传感器

鼻腔压力传感器由鼻腔压力探测导管和压力传感器组成。压力传感器一端与大气相通，另一端与鼻腔压力探测导管相连，可精确探测跨鼻导管的压力差。正常呼吸时，鼻腔压力曲线呈圆滑的正弦波形，当气流受限时，波形呈扁平状改变；当吸气努力下降引起气流减少时，则表现为鼻腔压力曲线波幅降低，但波形仍呈圆滑状。

1. 传感器的放置位置　鼻腔压力导管置入双侧鼻孔内，另一端与鼻腔压力传感器相连（图 8-2-2）。

2. 参数设置

（1）采样率：理想采样率 100Hz，最小采样率 25Hz。

（2）滤波设置：直流或低频滤波 ≤0.03Hz，高频滤波 100Hz。

3. 临床应用　鼻腔压力传感器信号质量受某些情况影响，如鼻腔压力探测导管位置改变、鼻腔分泌物堵塞导管口等。值得注意的是，由于鼻腔压力导管仅能采集到鼻腔气流波动，张口呼吸时可出现气流缺失的"假象"。因此，临床上同时使用口鼻温度气流传感器和鼻腔压力传感器监测呼吸气流变化。使用口鼻温度气流信号判读呼吸暂停事件，使用鼻腔压力信号判读低通气事件。

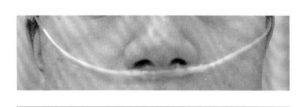

图 8-2-2　睡眠呼吸监测中的鼻腔压力导管佩戴位置

二、睡眠呼吸努力监测技术

睡眠呼吸努力监测对于确定呼吸事件性质具有重要参考意义。阻塞性呼吸事件表现为呼吸努力持续存在，中枢性呼吸事件的过程中无呼吸努力，混合性呼吸事件过程中阻塞性成分与中枢性成分混合存在。常规睡眠呼吸监测中测定呼吸努力的方法为胸腹运动监测（压电绑带或呼吸感应体积描记绑带）。

（一）胸腹运动监测技术

1. 压电式监测技术　随着胸腹扩张和收缩，压电传感器张力发生改变，从而产生电压变化。但是由于其信号不能量化胸腹容积变化，且常因位置和松紧度不当而产生误判。

2. 呼吸感应体积描记技术　呼吸感应体积描记（respiratory induction plethysmography，RIP）绑带内部固定了Z形导线（图8-2-3）。可根据呼吸运动中胸部和腹部的扩张和收缩，线圈横截面积发生改变，从而导致线圈电感发生变化，线圈中的振荡器将电感变化转换为电压输出信号。电感可随绑带所环绕的横截面积大小成比例改变，

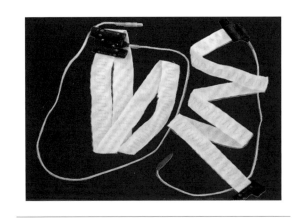

图8-2-3　睡眠呼吸监测中的RIP绑带

因此RIP绑带可更为精确地反映胸腹运动程度。鉴于RIP的准确度和量化性，美国睡眠医学学会已将其作为呼吸努力监测的推荐传感器。此外，胸腹RIP信号可通过计算进一步得出总和（RIP_{sum}）信号和流量（RIP_{flow}）信号。RIP_{sum}信号是胸腹运动的合计，胸腹矛盾运动时，RIP_{sum}信号减弱或平坦。RIP_{flow}是通过校正RIP信号后得出的，可以用来评估潮气量，也可作为替代信号评估呼吸气流。

3. 技术参数设置

（1）采样率：理想采样率100Hz，最小采样率25Hz。

（2）滤波设置：低频滤波0.1Hz，高频滤波15Hz。

4. 临床应用　胸带通常置于腋窝下，胸廓呼吸运动最明显处，男性多取乳头水平；腹带通常放置在脐水平，对于腹型肥胖者选择腹围最大或腹部呼吸运动最明显水平。胸腹带佩戴应松紧适当，过松或过紧都会影响信号质量，通常以佩戴后能伸入一指的松紧度为宜。

（二）其他呼吸努力监测技术

1. 食管压力监测技术　食管压力监测技术是监测呼吸努力的"金标准"，但由于是一种侵入性监测，除非出于研究或特殊要求，一般不作为常规多导睡眠图检测评价呼吸努力的方法。详见第十二章。

2. 膈肌电图监测技术　前者是经食管电极，后者是采用体表电极，记录膈肌肌电图作为评价呼吸努力程度或膈肌呼吸负荷的方法。详见第十四章。

三、睡眠血氧饱和度监测技术

鉴于多数睡眠中心或睡眠实验室不具备动脉血气或连续动脉氧分压测定的条件，以及动脉血气监测具有创伤性和操作相对复杂的特点，睡眠呼吸监测中多使用脉搏氧饱和度这一指标来评估血氧饱和度。氧合血红蛋白对940nm波长光（红外光）的吸光度更高，而去氧血红蛋白对660nm波长光（红光）的吸光度更高。脉搏氧饱和度是通过对毛细血管血液中的血红蛋白对两种波长光的不同吸光度计算而得出的。

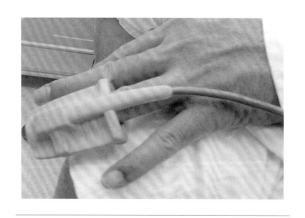

图 8-2-4　指端脉氧饱和度的佩戴位置

（一）监测传感器放置位置

通常选取手指甲床处或耳垂进行脉搏氧饱和度监测（图 8-2-4）。之所以选择这两个部位，主要是由于局部解剖，特别是微血管解剖特点，血运比较丰富。

（二）技术参数设置

（1）采样率：理想采样率 25Hz，最小采样率 10Hz。

（2）在心率为 80 次 /min 时，可接受最大平均信号时间为 3s。

（三）临床应用

脉搏氧饱和度信号的准确性容易受到某些因素影响，例如涂抹指甲油、外周灌注不良以及某些基础疾病等。此外，由于血液循环时间和信号采集和计算过程造成的延迟，氧饱和度最低点通常滞后，出现在呼吸暂停或低通气事件结束后 6~8s 的时间。

四、鼾声监测技术

鼾声是由于睡眠期间上气道狭窄，气流通过狭窄的气道导致软组织振动而发出的声音。与其他呼吸参数不同，鼾声监测目前缺乏统一的量化性标准，对于何种响度、频度及持续时间的鼾声应视为正常或异常，尚无统一共识。

（一）常用监测技术

监测鼾声推荐采用压电传感器、声音传感器（如麦克风）或鼻腔压力传感器（图 8-2-5）。采用鼻腔压力信号获得鼾声信息时，需将鼻腔压力信号的高频滤波设置为 100Hz，此时鼾声将表现为叠加在鼻腔压力信号上的快速振动波（图 8-2-6）。

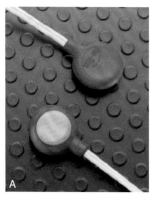
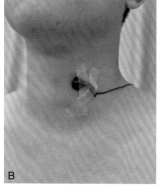

图 8-2-5　睡眠呼吸监测中的鼾声传感器

A. 压电式鼾声传感器　B. 麦克风式鼾声传感器

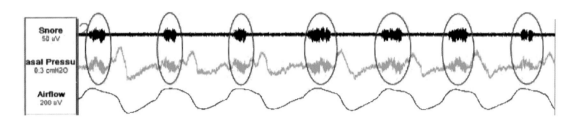

图 8-2-6　鼾声传感器和鼻腔压力信号采集到的鼾声

（二）参数设置

1. 采样率　理想采样率为 500Hz，最小采样率为 200Hz。

2. 滤波设置　低频滤波为 10Hz，高频滤波为 100Hz。

（三）临床应用

采用压电或麦克风记录鼾声，传感器通常放置于颈部气管旁。

五、二氧化碳分压监测技术

二氧化碳分压是诊断睡眠相关肺泡低通气事件的必须监测参数。理想情况应使用连续动脉血气分析的方法评估血液中的二氧化碳分压水平，但实际应用中受设备和技术水平所限，很难在睡眠中心或实验室常规开展。目前在睡眠呼吸监测的过程中，多使用呼气末二氧化碳分压（$P_{ET}CO_2$）和经皮二氧化碳分压（T_cPCO_2）监测技术作为动脉血气的替代监测方法。二氧化碳分压也是儿童睡眠呼吸暂停监测的可接受技术。

（一）呼气末二氧化碳分压监测技术

呼气末二氧化碳分压（partial pressure of end-tidal CO_2，$P_{ET}CO_2$）监测技术是测定呼出气中二氧化碳分数的方法。$P_{ET}CO_2$ 监测的呼吸气体采集方法有主流取样和侧流取样两种方法。主流取样是将传感器直接与呼吸气道对接，但该技术很少用于睡眠中心或实验室。侧流取样是通过抽气泵，借助导管连续采集气道或面罩中的气体，经床旁传感器探测分析估算二氧化碳分压水平（图 8-2-7）。

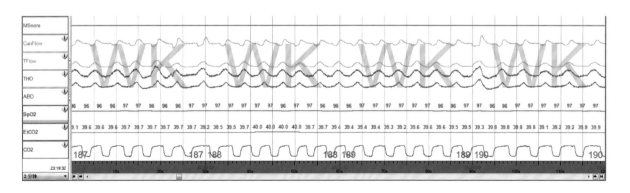

图 8-2-7　呼气末二氧化碳分压监测波形与数据显示

1. 参数设置　理想采样率 25Hz，最小采样率 10Hz。

2. 临床应用　$P_{ET}CO_2$ 信号随呼吸过程呈周期性变化。呼气初期，呼出气体为无效腔气体，亦探测不到 CO_2 水平；之后呼出 CO_2 和无效腔气体的混合气，$P_{ET}CO_2$ 信号开始逐渐上升；最后呼出肺泡气，$P_{ET}CO_2$ 信号呈平台状；之后 $P_{ET}CO_2$ 信号曲线下降，进入吸气相，开始下一个周期性变化。因此，只有出现肺泡气平台的 $P_{ET}CO_2$ 信号曲线，才能有效估算动脉二氧化碳分压。

（二）经皮二氧化碳分压监测技术

经皮二氧化碳分压（transcutaneous CO_2 pressure，T_CPCO_2）监测技术是通过加热皮肤，测定通过皮肤弥散出的 CO_2 的量。T_CPCO_2 监测通常选取前臂内侧的皮肤，经恒温加热后，局部毛细血管扩张，皮肤透过度增加，弥散出的 CO_2 由固定在前臂的探头测量到（图 8-2-8）。

1. 参数设置　理想采样率 100Hz，最小采样率 25Hz。

2. 临床应用　为保护局部皮肤，防止损伤，T_CPCO_2 探头每监测 3~4h 应变换探头监测位置。此外，每次监测前均需要进行气体定标和数值校正，以确定监测信号的准确性。当 T_CPCO_2 监测数值与临床明显不相符时，应以动脉血气分析的评估为准。经皮二氧化碳监测数据显示与动脉血气比较存在滞后现象，滞后时间一般在 2min 左右。

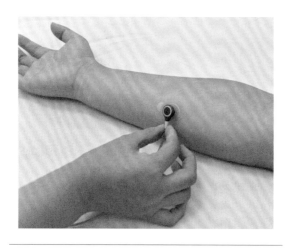

图 8-2-8　T_CPCO_2 监测探测电极安放位置示意图

六、成人睡眠呼吸事件判读规则

判读睡眠呼吸事件前，需要保证传感器佩戴正确，并且通过生物定标明确传感器信号采集功能正常，了解个体的相关生理信号特点。规范的睡眠呼吸监测应在监测开始前和结束后分别进行生物定标，并对监测过程中造成信号伪差的情况进行及时处理。

（一）呼吸暂停判读规则

诊断研究中，使用口鼻温度气流信号判读呼吸暂停事件（apnea events），如果口鼻温度气流信号失准，选择替代信号判读，包括鼻腔压力信号、RIP_{sum}、RIP_{flow}。气道正压（PAP）治疗滴定期间，使用 PAP 设备气流信号判读呼吸暂停事件。

1. 气流信号满足以下两项标准时，判读为呼吸暂停：

（1）信号曲线峰值较事件前基线下降≥90%。

（2）气流下降≥90% 的信号持续时间≥10s。

2. 呼吸暂停事件的分型：

（1）阻塞型呼吸暂停：事件满足呼吸暂停标准，在整个气流缺失期间存在持续或逐渐增加的吸气努力（图8-2-9）。

（2）中枢型呼吸暂停：事件满足呼吸暂停标准，在整个气流缺失期间不存在吸气努力（图8-2-10）。

（3）混合型呼吸暂停：事件满足呼吸暂停标准，在整个气流缺失期间部分不存在吸气努力，部分出现吸气努力（图8-2-11）。

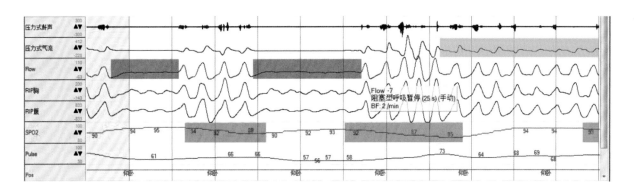

图8-2-9　2min记录帧，文字标记的呼吸事件显示口鼻呼吸气流波型消失持续时间>10s，但存在胸腹矛盾运动，判读该事件为阻塞型呼吸暂停事件

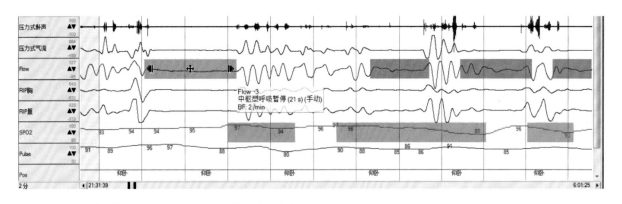

图8-2-10　2min记录帧，文字标记的呼吸事件显示口鼻呼吸气流波型消失持续时间>10s，不伴有胸腹运动，判读该事件为中枢型呼吸暂停事件

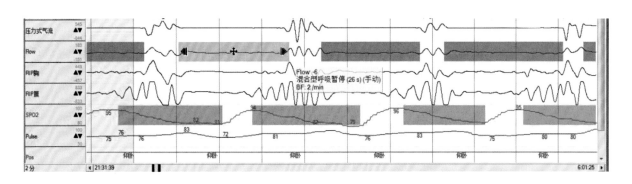

图8-2-11　2min记录帧显示，文字标记的呼吸事件前部无呼吸气流也无胸腹运动为中枢性呼吸暂停特征，后部无呼吸气流但有胸腹矛盾运动为阻塞性呼吸暂停特征，事件总共持续时间>10s，判读为混合型呼吸暂停事件

（二）低通气事件判读规则

诊断研究中,使用鼻腔压力信号判读低通气事件(hypopnea event),如果鼻腔压力信号失准,选择替代信号判读,包括:口鼻温度气流信号、RIP$_{sum}$、RIP$_{flow}$、胸腹 RIP 绑带。PAP 治疗滴定期间,使用 PAP 设备气流信号判读呼吸暂停事件。

1. 气流信号满足以下 3 项标准时,判读为低通气(图 8-2-12):

（1）呼吸气流信号峰值较事件前基线下降≥30%。

（2）气流下降≥30% 的信号持续时间≥10s。

（3）血氧饱和度较事件前基线值下降≥3% 或事件伴随觉醒。

2. 如果选择对低通气事件进行分型,低通气事件满足以下条件之一时,判读为阻塞型低通气（图 8-2-13）:

（1）事件期间伴有鼾声。

（2）与基线呼吸相比,鼻腔压力或 PAP 设备气流信号出现吸气平台波。

（3）事件期间存在相关的胸腹矛盾运动,但在事件之前不存在。

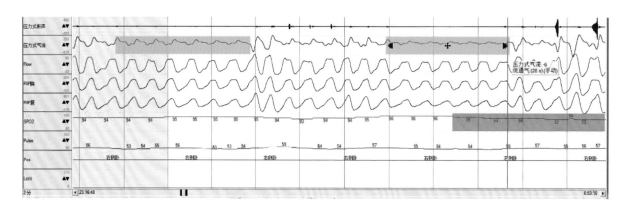

图 8-2-12　2min 记录帧,文字标记的呼吸事件显示鼻腔压力曲线波幅下降≥30%,脉氧饱和度减低≥3%,事件持续时间 >10s,判读为低通气事件

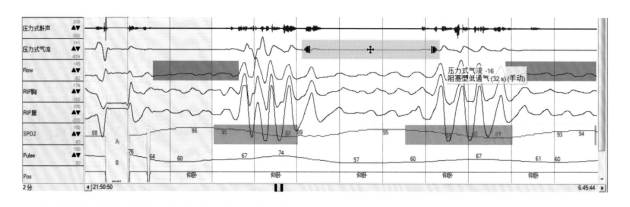

图 8-2-13　2min 记录帧,文字标记的呼吸事件显示鼻腔压力曲线波幅下降≥30%,脉氧饱和度减低≥3%,事件持续时间 >10s,事件期间可见鼾声和胸腹矛盾运动,判读为阻塞型低通气事件

3. 如果选择对低通气事件进行分型,排除以下全部条件时,判读为中枢型低通气(图 8-2-14):

(1)事件期间伴有鼾声。

(2)与基线呼吸相比,鼻腔压力或 PAP 设备气流信号出现吸气平台波。

(3)事件期间存在相关的胸腹矛盾运动,但在事件之前不存在。

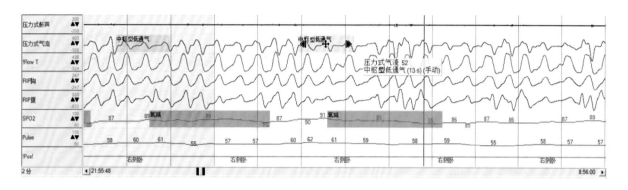

图 8-2-14　2min 记录帧,文字标记的呼吸事件显示鼻腔压力曲线波幅下降≥30%,脉氧饱和度减低≥3%,事件持续时间 >10s,事件期间无鼾声和胸腹矛盾运动,判读为中枢型低通气事件

（三）呼吸努力相关性觉醒

呼吸努力相关性觉醒(respiratory effort-related arousal,RERA)是指呼吸事件持续≥10s,不符合呼吸暂停或低通气标准,同时伴随呼吸努力增强,或鼻腔压力(诊断研究)或 PAP 设备气流(滴定研究)波形的吸气相扁平,导致患者从睡眠中觉醒,是定义呼吸事件的规则之一(图 8-2-15)。RERA 不是常规睡眠呼吸监测的判读项目。

（四）肺泡低通气判读规则

成人睡眠呼吸监测期间,二氧化碳分压并非作为常规监测项目,一旦予以监测,应判读并报告清醒及其睡眠相关的二氧化碳监测结果,确认睡眠相关的肺泡低通气事件。当出现以下情况之一时,判读为肺泡低通气事件(图 8-2-16):

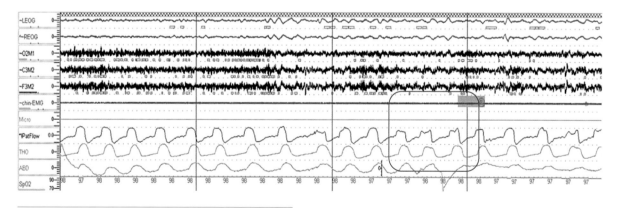

图 8-2-15　2min 记录帧,标记的呼吸事件显示鼻腔压力曲线波幅下降≥30%,脉氧饱和度减低不足 3%,事件持续时间 >10s,呼吸努力增强,呼吸事件结束时可见脑电觉醒,判读为 RERA

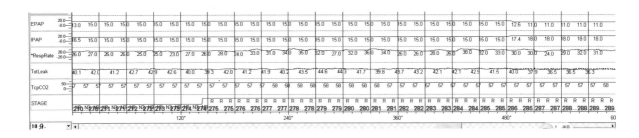

图 8-2-16　患者清醒动脉血 PCO_2 正常，睡眠期间经皮 PCO_2 在 57~58mmHg，并且持续时间≥10min，诊断为肺泡低通气事件

1. 动脉血（或替代监测方法）PCO_2 升高且数值 >55mmHg，持续时间≥10min。

2. 睡眠期间动脉血（或替代监测方法）PCO_2 较清醒静息仰卧位增高≥10mmHg，并且数值 >50mmHg，持续时间≥10min。

（五）周期性呼吸

周期性呼吸（periodic breath, PB）是伴随疾病（如慢性充血性心力衰竭）或身处特殊环境（如高原）出现的特定呼吸形式，临床常见的周期性呼吸形式有陈 - 施呼吸和高原周期性呼吸，这两种周期性呼吸形式常常伴随中枢性睡眠呼吸暂停。

1. 陈 - 施呼吸伴中枢性呼吸暂停判读规则

（1）陈 - 施呼吸形式的 PSG 特点为中枢型呼吸暂停和中枢型低通气事件与渐强渐弱气流（潮气量）形式的通气相反复交替出现，通常出现在从清醒向 NREM 睡眠转换的 N1 和 N2 期，在 N3 和 R 期趋于消失。

（2）连续发生的中枢型呼吸暂停和 / 或中枢型低通气事件≥3 次，事件之间被渐升与渐降的呼吸波分隔，周期时间≥40s（图 8-2-17）。

（3）≥2h 的监测期间，每小时睡眠相关中枢型呼吸暂停或中枢型低通气事件≥5 次，同时伴逐渐升高和逐渐下降的呼吸形式。

（4）不能以现患睡眠疾病、内科或神经系统疾病、药物（如麻醉镇静药物）及化学物质的使用来更好地解释。

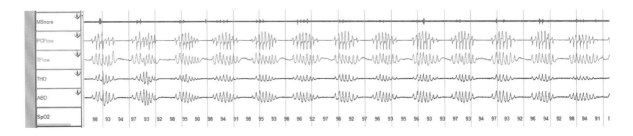

图 8-2-17　10min 记录帧，显示陈 - 施呼吸形式伴中枢型呼吸暂停事件

2. 高海拔周期性呼吸导致中枢性呼吸暂停　高海拔周期性呼吸目前还没有公开发表的判读规则，《美国睡眠医学学会睡眠及其相关事件判读手册：规则、术语和技术规范》也没有明确的判读规则。高海拔周期性呼吸及其导致的中枢性睡眠呼吸暂停事件 PSG 特点是反复出现中枢性呼吸暂停，周期时间 <40s，通常在 12~20s。呼吸暂停持续时间短，儿童呼吸暂停持续时间约为 8s，成人大约 12s，主要发生在 NREM 睡眠。按照美国睡眠医学学会现行呼吸事件判读规则，有大量的 <10s 的呼吸事件可能同时伴有的氧降低和觉醒反应而不能纳入判读结果，对这些短事件的病理生理后果目前还缺乏系统性研究报告。基于现行的判读规则，建议采用如下判读标准：

（1）初入高海拔地区，或久居高原者重返高海拔地区初期，一般发生在海拔 2 500m 以上地区，部分对低氧敏感者在海拔 1 500m 处也可发生。

（2）呼吸气流波幅呈呼吸相（一般 4~5 个呼吸周期）与呼吸暂停相周期性出现，周期时间 <40s（图 8-2-18）。

（3）呼吸相与呼吸暂停相交替出现（≥3 次）。

（4）呼吸波幅降低期间，气流满足中枢性呼吸事件特点。

（5）≥2h 的监测期间，呼吸暂停事件以中枢性呼吸事件为主，每小时中枢性呼吸事件≥5 次，同时伴有高海拔周期性呼吸形式。

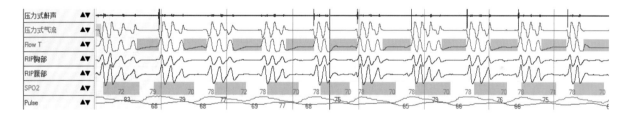

图 8-2-18　初进海拔 3 700m 高原生活 1 周，持续低氧血症，可见周期性呼吸导致的中枢型呼吸暂停事件

七、儿童睡眠呼吸事件判读规则

（一）儿童睡眠呼吸暂停事件判读规则

1. 满足下列全部条件时判读为呼吸暂停：

（1）口鼻温度气流传感器（诊断研究），或 PAP 设备气流（滴定研究），或替代呼吸暂停传感器（诊断研究）信号曲线波峰较事件前基线值下降≥90%。

（2）传感器信号波幅下降≥90% 的持续时间符合阻塞型、混合型或中枢型呼吸暂停呼吸事件最低标准。

（3）事件满足阻塞型、混合型或中枢型呼吸暂停期间呼吸努力标准。

2. 如果满足呼吸暂停标准，并持续时间至少 2 个基线呼吸周期时间，同时整个呼吸气流缺失期间存在相关的呼吸努力，判读为阻塞型呼吸暂停事件。

3. 如果满足呼吸暂停标准,同时整个事件期间没有相关的吸气努力,并且存在下列之一项,判读为中枢型呼吸暂停事件:

(1)事件持续≥20s。

(2)事件持续时间至少为基线呼吸的 2 个呼吸周期,同时伴相关性觉醒或≥3% 氧饱和度降低。

(3)事件持续时间至少为基线呼吸的 2 个呼吸周期,并且呼吸事件相关心率减低至 <50 次 /min 持续至少 5s,或心率减低至 <60 次 /min 持续时间 15s(仅指 1 岁以内儿童)。

(4)如果满足呼吸暂停标准并持续时间至少 2 个基线呼吸周期时间,同时整个呼吸气流缺失期间一部分不存在相关的呼吸努力而另一部分存在相关的呼吸努力,不论哪一部分在先,判读为混合型呼吸暂停事件。

(二)儿童低通气判读规则

1. 如果满足下列全部条件判读为低通气:

(1)采用鼻腔压力传感器(诊断研究),PAP 设备气流(滴定研究),或替代低通气传感器(诊断研究)呼吸气流信号峰值较基线下降≥30%。

(2)≥30% 的事件持续时间≥2 个呼吸周期。

(3)血氧饱和度较事件前基线值下降≥3%,或伴事件相关觉醒。

2. 如果选择判读阻塞型低通气,存在下列之一时判读为阻塞型低通气事件:

(1)事件期间伴有鼾声。

(2)鼻腔压力或 PAP 设备气流信号与基线呼吸相比出现吸气平台。

(3)事件期间存在相关的胸腹矛盾运动,但在事件前不存在。

3. 如果选择判读中枢型低通气,排除下列情况判读为中枢型低通气事件:

(1)事件期间伴有鼾声。

(2)鼻腔压力或 PAP 设备气流信号与基线呼吸相比出现吸气平台。

(3)事件期间存在相关的胸腹矛盾运动,但在事件前不存在。

(三)儿童呼吸努力相关觉醒判读规则

如果选择判读呼吸努力相关觉醒,当序列呼吸事件持续≥2 个呼吸周期(或 2 个基线呼吸周期时间),不符合呼吸暂停或低通气判读标准,同时伴随呼吸努力增强,或鼻腔压力(诊断研究)或 PAP 设备气流(滴定研究)波形吸气相部分扁平,鼾声,或呼气末 PCO_2 升高,导致患者从睡眠中醒来,判读为呼吸努力相关觉醒。

(四)儿童肺泡低通气判读规则

在诊断研究中推荐监测儿童肺泡低通气,PAP 滴定治疗期间监测肺泡低通气可接受。

如果选择判读睡眠肺泡低通气,当动脉血(或替代监测方法)PCO_2>50mmHg,且持续时间 >25% 总睡眠时间时,可判读为肺泡低通气。

（五）儿童周期性呼吸判读规则

如果中枢型呼吸暂停事件（无呼吸气流及吸气努力）持续 >3s，事件数≥3 次，其间正常呼吸≤20s，判读为周期性呼吸。

第三节　睡眠心电监测技术

多导睡眠监测期间必须同步监测心电图（ECG），主要目的是识别睡眠及其相关事件对心率和心律的影响，识别危机心电事件以便及时处理，还可结合其他算法分析心律变异性、脉搏传导时间以及通过呼吸与心电之间的相互影响了解睡眠期间呼吸情况和对自主神经活动的影响，推测睡眠稳定性和皮层下觉醒等。

一、睡眠心电监测技术规范

1. 导联配置　推荐采用心电图单一改良 II 导联，如果临床需要，可在专业人员指导下另加导联。

2. 电极选择　使用标准 ECG 电极，减少干扰优于使用 EEG 电极。

3. 电极安放位置　经典 II 导联电极放置为右上肢和左下肢，推荐放置躯干电极描记即采用右肩和左髋部并联的放置方法。

二、心电事件判读规则

美国睡眠医学学会睡眠及其相关事件判读规则中关于睡眠期间心率和心律异常的判读标准与常规心电图是有区别的。由于仅凭 II 导联心电描记难以精准区分室性还是室上性心动过速，因此采用宽复合波和窄复合波定义，需要进一步借助增加导联监测予以区别心电事件的性质。

推荐采用如下判读规则：

1. 成人睡眠期间窦性心律，心率持续 >90 次 /min，判读为窦性心动过速。

2. 6 岁至成人睡眠期间窦性心律，心率持续 <40 次 /min，判读为心动过缓。

3. 6 岁至成人心脏停搏 >3s，判读为心脏停搏。

4. 至少连续 3 次心脏搏动，QRS 波宽≥120ms，心率 >100 次 /min，判读为宽复合波心动过速。

5. 至少连续 3 次心脏搏动，QRS 波宽 <120ms，心率 >100 次 /min，判读为窄复合波心动过速。

6. 心室节律绝对不整，正常 P 波被快速、形态大小和时间间隔不等的颤动波所取代，判读为心房纤颤。

第四节　睡眠运动事件与视频监测技术

睡眠期间呼吸障碍事件常常引起体动和行为事件,可以借助肌电图和同步视频监测记录,借此与其他睡眠相关性体动和行为事件进行区别。同步视频记录是定义睡眠体位的"金标准",用于睡眠体位相关性呼吸障碍的辅助诊断。同时,视频也是监测异态睡眠或睡眠癫痫发作期间的复杂运动行为和节律性运动障碍特征的可靠方法。请参阅 2.5 版《美国睡眠医学学会睡眠及其相关事件判读手册:规则、术语和技术规范》。

第五节　多导睡眠监测报告

多导睡眠监测报告是对睡眠及相关事件做出的总结,多以统计数值、表格、趋势图和文字等形式表示,是临床医师进行诊断和治疗的主要客观依据,报告参数及内容:

1. 患者的基本信息　其包括姓名、性别、年龄、出生日期、身高、体重、体重指数、监测前血压、监测后血压等。

2. 监测相关信息　其包括监测环境、监测原因、服药情况、监测日期、监测技师、分析技师、申请医师和报告医师等。

3. 监测电极导联和传感器类型及其配置　其包括:脑电图(EEG)导联,眼动电图(EOG)导联,肌电图(EMG)导联(包括下颌颏肌肌电和肢体肌肌电),呼吸气流监测传感器配置,呼吸努力传感器类型与放置位置,血氧饱和度监测传感器及其放置位置,二氧化碳监测传感器类型,体位监测传感器,心电图(ECG)监测导联及其安放位置,是否同步监测视频,是否追加其他电极和传感器,均应予以描述。

4. 睡眠判读参数　包括:关灯时间(h:min),开灯时间(h:min);总睡眠时间(total sleep time,TST,min);总记录时间(total recording time,TRT,min);睡眠潜伏期(sleep latency,SL,min);REM睡眠潜伏期(min),入睡后觉醒时间(wake after sleep onset,WASO,TRT-SL-TST,min);睡眠效率;各睡眠期包括 N1、N2、N3 和 R 期睡眠时间(min);各期睡眠时间占总睡眠时间的百分比[(各睡眠期时间/TST)×100%];关灯到开灯时间内觉醒期时间(min)。

5. 觉醒事件　包括:觉醒次数,觉醒指数(觉醒指数 = 觉醒次数 ×60/TST)和觉醒性质(自发性觉醒、腿动相关觉醒、周期性肢体运动障碍相关觉醒)。

6. 心电事件　包括:睡眠期间平均心率,睡眠期间最高心率,记录期间最高心率,心动过缓(如果观察到,报告最低心率),心脏停搏(如果观察到应报告最长停搏时间),睡眠期间窦性心动过速(如果观察到应报告最高心率),窄复合波心动过速(如果观察到应报告最高心率),宽复合波心动过速(如果观察到应报告最高心率),心房纤颤(如果观察到应报告平均心率),其他心律失常(如果观察到应列出心律失常的类型。

7. 运动事件与行为　包括睡眠期周期性肢体运动次数,睡眠期伴随觉醒的周期性肢体运动次数,睡眠期周期性肢体运动指数,睡眠期伴随觉醒的周期性肢体运动指数。对于视频行为事件应尽可能详尽记录。

8. 呼吸事件　包括:阻塞型呼吸暂停、中枢型呼吸暂停及混合型呼吸暂停事件次数及指数;呼吸暂停(阻塞型呼吸暂停 + 中枢型呼吸暂停 + 混合型呼吸暂停)事件次数及指数;低通气事件次数及指数。如有必要也可统计阻塞型低通气及中枢型低通气事件次数及指数,呼吸暂停 + 低通气事件次数;呼吸暂停低通气指数[AHI,(呼吸暂停事件次数 + 低通气事件次数)×60/TST];阻塞型呼吸暂停低通气指数[OAHI;阻塞型呼吸暂停事件次数 + 混合型呼吸暂停事件次数 + 阻塞型低通气事件次数)×60/TST],如判读低通气分型,可以报告;中枢型呼吸暂停低通气指数[CAHI;(中枢型呼吸暂停事件次数 + 中枢型低通气事件次数)×60/TST],如判读低通气分型,可以报告;呼吸努力相关觉醒次数及指数;呼吸紊乱指数[RDI=(呼吸暂停事件次数 + 低通气事件次数 +RERA 次数)×60/TST];诊断研究及 PAP 滴定研究期间的肺泡低通气的出现;成年人陈 - 施呼吸的出现,持续时间(绝对值或占 TST 百分比)或陈 - 施呼吸事件次数;儿童周期性呼吸;也可报告不同睡眠体位及睡眠期呼吸事件的次数及指数。

9. 血氧事件　包括:血氧饱和度下降≥3% 或≥4% 的次数及指数;睡眠期间最低血氧饱和度及平均血氧饱和度,也可报告血氧饱和度 <90% 或 <85% 等的持续时间。

10. 趋势图　采用结构图形式显示不同时段内睡眠分期、觉醒、呼吸事件、心电事件、运动事件、血氧事件、体位等的情况。

11. 总结　内容包括监测所选择的多导睡眠监测设备、采集参数、有无音频及视频记录、有无技术员整夜值守、监测信号是否良好及所采用判读数据标准的版本;睡眠期间监测信息的描述与解释,包括睡眠分期、觉醒事件、呼吸事件、心电事件及运动事件等异常情况评价等,危机事件发生的性质与处理结果描述;结论与进一步检查和治疗建议。

第六节　成人家庭睡眠呼吸暂停监测技术

目前睡眠实验室内人工值守的多导睡眠监测(polysomnography, PSG)仍然是公认诊断成人和儿童睡眠呼吸障碍的"金标准"。但是人工值守 PSG 的监测环境、设备和人力资源配置都有特定的要求,经济成本高,操作相对复杂,预约等待时间较长,不利于患者及时诊断和治疗。随着现代传感器技术、计算机技术和信息传输与存储技术的发展,可穿戴的便携监测设备日臻完善,远程监测信息处理的能力也明显提高。经过近 30 年的临床实践和研究,一些相对简单的睡眠监测设备,在成人阻塞性睡眠呼吸暂停的临床诊断和治疗随访中发挥了越来越大作用,有着 PSG 不可替代的优势,大大减少睡眠实验室监测的成本,提高部分睡眠疾病的诊断效率。但是,由于监测传感器的多样化,仪器组件结构的差异,加上监测信息分析与计算方法上的差异,也给临床使用者带来了诸多困惑。因此,如何评价、筛选和使用这些产品,确保临床诊断和治疗质量也成为业界极为关注的问题。

一、成人家庭睡眠呼吸暂停监测的定义

成人家庭睡眠呼吸暂停监测(home sleep apnea testing, HSAT),是指采用便携式睡眠监测设备(portable monitoring, PM)为成人高度疑似睡眠呼吸障碍患者,在家中完成的睡眠呼吸监测。广义讲还包括睡眠中心外,如医院病房或临时居所完成的睡眠呼吸监测,所以也称睡眠中心外睡眠监测(out-of-center sleep testing, OCST)。

二、成人家庭睡眠呼吸暂停监测仪器设备分类

Ferber 等 1994 年第一次提出阻塞性睡眠呼吸暂停监测设备的分类方法,也是第一个由美国睡眠医学学会(当时称 "美国睡眠障碍协会")发布并广泛使用描述睡眠呼吸暂停监测设备的分类系统,基于使用 "导联" 的数量与何种情况下使用该设备,将设备分为 4 种类型,详见表 8-6-1。

表 8-6-1 睡眠呼吸暂停监测设备分类

项目	I 型 标准导联配置多导 睡眠监测	II 型 便携全导联多导 睡眠监测	III 型 改良便携睡眠呼吸 暂停监测	IV 型 持续单导或双导 生理参数记录
监测生理参数	最少监测脑电图、眼动电图、颏肌电图、心电图、呼吸气流、呼吸努力、氧饱和度 7 个参数	最少监测脑电图、眼动电图、颏肌电图、心电图或心率、呼吸气流、呼吸努力、氧饱和度 7 个参数	最少监测呼吸(2 导联呼吸运动或气流 + 呼吸运动)、心率或心电图和氧饱和度 4 个参数	最少 1 项生理参数
体位	明确记录或客观测量	可客观测量	可客观测量	无
腿动	肌电或运动传感器	肌电或运动传感器	可记录	无
专业人员值守	持续值守	无	无	无
干预	可能	无	无	无

可以看出,这种分类本质上是在标准多导睡眠监测设备上做减法或改良。 I 型监测是诊断睡眠呼吸障碍的 "金标准", II 型监测由于非人工值守,监测的信息会因为监测导联配置减少或监测期间导联脱落没有及时矫正而造成信息丢失; III 型监测不能精准定义睡眠、觉醒、体位和体动,只监测睡眠呼吸气流、胸腹运动、脉氧和心电,尽管当时并没有将 III 型监测设备明确推荐为家庭睡眠呼吸监测方

法,但有限的研究资料证实在睡眠呼吸障碍的诊断方面,与Ⅰ型和Ⅱ型监测设备比较具有良好的灵敏度和特异度;Ⅳ型设备不能满足临床诊断的要求,只用于筛查。

长期以来由于设备技术规范的不统一,诊疗操作流程、判读规则和对监测结果解释的质量控制问题缺乏明确的规定,在美国至少4~7导联的PM监测结果是否能与PSG监测一样作为处方CPAP治疗成人OSA的诊断依据和医疗保险支付覆盖的内容一直没有获得广泛的共识。为此,2007年美国睡眠医学学会(AASM)发表了第一部便携睡眠监测诊断成人阻塞性睡眠呼吸暂停临床指南。指南的制订是基于1994年成人阻塞性睡眠呼吸暂停便携监测设备中的3型设备,指南强调使用PM监测前必须由睡眠医师对患者进行系统的临床评估,监测结果的解读需结合评估综合分析。此外,诊断成人阻塞性睡眠呼吸暂停的PM设备结构至少要包括记录呼吸气流、呼吸努力和血氧饱和度;监测传感器的技术标准应符合AASM手册发布的多导睡眠监测仪器标准。PM设备必须允许查看和连续回放原始数据,由熟练的专业技术人员手工评分或手工编辑校对自动评分,并由睡眠医师审阅原始数据并签发报告。在上述情况下,PM可在患者家中无人值守情况下应用。对于临床高度疑似OSA患者,PM检测呈阴性或技术上不充分,推荐应在实验室进行多导睡眠监测确认。

近20年来,世界各国开发了许多创新测试设备,采用1994年的分类方法已经不适合对新设备的分类。2010年,美国睡眠医学学会理事会委托一个特别的专家组确定一个更具体的和更具包容性的睡眠中心外(out-of-center,OOC)诊断阻塞性睡眠呼吸暂停设备分类方法,发表于2011年Collop等的研究报告中。新的分类方法根据睡眠(sleep)、心血管(cardiovascular)、血氧(oximetry)、体位(position)、呼吸努力(effort)和呼吸(respiratory)监测器件测量生理信号的技术特性进行分类,将各英文的首字母缩合称SCOPER分类,详见表8-6-2。SCOPER分类不仅仅依据监测的导联参数,同时也考虑到与标准多导睡眠图比较,一些参数的替代监测技术改变对监测质量的影响。推荐具备达到诊断级水平的睡眠中心外睡眠呼吸监测设备,与标准睡眠中心多导睡眠监测比较,以呼吸暂停指数(AHI)≥5为截断值时,监测设备的阳性似然比(LR+)应≥5,并且灵敏度至少0.825。

三、成人家庭睡眠呼吸暂停监测技术规范

尽管便携式睡眠呼吸监测设备在临床探索应用已经有30余年,但是直到2015年2.2版《美国睡眠医学学会睡眠及其相关事件判读手册:规则、术语和技术规范》中才对HSAT技术规范和判读规则提出明确的说明,2018年更新的2.5版又做了进一步补充。

总结这些规则,诊断成人睡眠呼吸暂停HSAT可使用呼吸气流和呼吸努力监测,也可以使用周围动脉张力技术实现。但无论使用何种设备必须满足:

1. 所有的家庭睡眠呼吸暂停监测设备都必须配置血氧饱和度监测。

2. 精准诊断阻塞性睡眠呼吸暂停,最好同时用鼻腔压力和口、鼻温度传感器,同时佩戴2条压电或2条电感胸腹运动体积(RIP)描记呼吸努力监测带。

视频2
便携式睡眠监测安装操作

表 8-6-2　睡眠监测仪器设备 SCOPER 分类系统

睡眠监测	心血管监测	血氧监测	体位监测	呼吸努力监测	呼吸运动监测
S1 – 3 号联 EEG（包括 F, C, O 号联）+ EOG + 颏 EMG	C1 – 2 号联以上 ECG- 能记录心电频率和节律事件	O1 – 脉氧（指端或耳垂）采样平均时间 3s，采样频率 10~25Hz	P1 – 视频或视觉体位监测	E1 – 2 RIP 绑带	R1 – 鼻腔压力和热敏监测装置
S2 – 少于 3 号联 EEG，有或没有 EOG, Chin EMG	C2 – 周围动脉张力技术（peripheral arterialtonometry）	O1x – 脉氧（指端或耳垂）但不符合 AASM 推荐的采样频率和时间，或没有标明上述参数	P2 – 非视频体位监测技术	E2 – 1 RIP 带	R2 – 鼻腔压力计测装置
S3 – 睡眠监测替代技术，如体动记录仪（actigraphy）	C3 – 1 个导联的标准 ECG	O2 – 脉氧，但采集的部位有改变（如前额）		E3 – 替代呼吸努力监测技术，如前额相对压力技术	R3 – 热敏检测装置
S4 – 其他评估睡眠测量技术	C4 – 导出脉搏经典的是采用脉氧法	O3 – 其他脉氧技术		E4 – 其他呼吸努力监测技术（包括压电式胸腹带）	R4 – 潮气呼气末气 CO_2（$ETCO_2$）
	C5 – 其他心电监测				R5 – 其他呼吸监测方法

3. 仅仅使用口鼻温度传感器监测呼吸,必须同时佩戴 2 个呼吸努力监测带,包括压电或 RIP 监测带。

4. 单独用鼻腔压力传感器优于单独用口鼻温度传感器监测呼吸气流,此时监测呼吸努力推荐用 2 个压电监测带或 2 个 RIP 监测带(1 个 RIP 带可接受)。

5. 记录心率(可通过心电图或脉氧导出)。

6. 周围动脉张力测量(PAT)设备,基于周围动脉张力变化和脉氧监测识别睡眠呼吸暂停事件,通过体动、心率和周围动脉张力变化综合信息估算睡眠时间及其结构,可以满足睡眠中心外阻塞性睡眠呼吸暂停诊断的技术要求标准。

7. 基于呼气末 CO_2(ETCO$_2$)监测设备,可以在住院人群中使用。

8. 监测睡眠可用减导联的脑电图,也可用体动记录仪记录估算。

9. 监测数据应能贮存和连续回放显示,可以自动判读数据,但自动判读数据应能通过人工判读复核编辑,而不是仅仅依据自动判读结果出具诊断报告。

10. 可基于监测时间计算记录期间呼吸事件指数(REI),或通过 PSG 替代技术估算睡眠时间(如简化睡眠脑电监测或体动记录),推算呼吸暂停低通气指数(AHI)。

关于其他睡眠呼吸监测技术,目前还缺少足够的证据证明可用于成人居家睡眠呼吸暂停的诊断。

四、使用呼吸气流和 / 或呼吸努力进行家庭睡眠呼吸暂停监测的判读规则

(一)呼吸气流和 / 或胸腹努力信号满足以下两项标准时,判读为呼吸暂停事件

1. 推荐或替代气流传感器信号峰值较基线下降≥90%。

2. ≥30% 的信号下降时间≥10s。

呼吸暂停事件的气流缺失期间如果存在持续或逐渐增加的吸气努力,判读为阻塞性呼吸暂停事件;如果气流缺失起始部分不存在吸气努力,后面存在吸气努力,则判读为混合性呼吸暂停事件;如果不存在吸气努力,判读为中枢性呼吸暂停事件。

(二)使用呼吸气流和 / 或胸腹努力信号判读低通气事件的推荐标准

1. 如果未记录睡眠,判读低通气事件必须满足以下所有条件:

(1)推荐或替代气流传感器信号峰值较基线下降≥30%。

(2)≥30% 的信号下降时间≥10s。

(3)血氧饱和度较基线值下降≥3%。

2. 如果采用脑电记录睡眠,判读低通气事件必须满足以下所有条件:

(1)推荐或替代气流传感器信号峰值较基线下降≥30%。

(2)≥30% 的信号下降时间≥10s。

（3）血氧饱和度较基线值下降≥3%或伴随觉醒。

（三）使用呼吸气流和/或胸腹努力信号判读低通气事件的可接受标准

1. 如果未记录睡眠,判读低通气事件必须满足以下所有条件:

（1）推荐或替代气流传感器信号峰值较基线下降≥30%。

（2）≥30%的信号下降时间≥10s。

（3）血氧饱和度较基线值下降≥4%。

2. 如果采用脑电记录睡眠,判读低通气事件必须满足以下所有条件:

（1）推荐或替代气流传感器信号峰值较基线下降≥30%。

（2）≥30%的信号下降时间≥10s。

（3）血氧饱和度较基线值下降≥4%或伴随觉醒。

五、使用呼吸气流和/或呼吸努力进行家庭睡眠呼吸暂停监测的报告内容

报告中,推荐报告参数为必须报告,可选报告参数为经过临床医师或研究者慎重考虑可以监测的,但如果选择监测就应该如实在报告中陈述。

（一）一般参数

推荐报告参数包括使用的设备类型,气流传感器类型包括电感呼吸体积描计总和（RIP_{sum}）,呼吸努力传感器类型（单个或双个）,血氧饱和度监测部位及设备参数和心率（心电图或脉氧信号）;可选报告参数包括体位、睡眠/觉醒或监测时间和鼾声（麦克或压电传感器或鼻腔压力信号导出）。

（二）监测数据

1. 未记录睡眠时报告的数据　推荐报告参数包括开始记录时间（h:min）;记录终止时间（h:min）;总记录时间（min）:包括觉醒和伪迹持续时间;监测时间（min）:用于计算呼吸事件指数时间;心率包括平均心率、最高心率和最低心率;呼吸事件（RE）数量:包括呼吸暂停事件次数,低通气事件次数,基于监测时间的呼吸事件指数（REI）,呼吸暂停低通气指数（AHI,如果监测睡眠）以及血氧饱和度[≥3%或4%氧降指数（ODI）],平均血氧饱和度,最高血氧饱和度和最低血氧饱和度,血氧饱和度低于88%的总时间;可选报告参数包括阻塞型、混合型和中枢型呼吸事件次数,仰卧位与非仰卧位REI,中枢型呼吸暂停事件指数（CAI）和鼾声。

2. 记录睡眠时报告的数据　推荐报告参数包括开始记录时间（h:min）,记录终止时间（h:min）,总记录时间（min）:包括觉醒和伪迹持续时间,总睡眠时间（TST,min）,心率（平均心率、最高心率、最低心率）,呼吸暂停低通气指数（AHI）,仰卧位与非仰卧位AHI和血氧饱和度[≥3%或4%氧降指数（ODI）],平均血氧饱和度、最高血氧饱和度和最低血氧饱和度,血氧饱和度低于88%的总时间）。可选报告参数包括呼吸事件（RE）数量（包括呼吸暂停事件次数、低通气事件次数）;可选报告参数包

括阻塞性、混合性和中枢性呼吸事件次数,仰卧位与非仰卧位 REI,中枢性呼吸暂停事件指数(CAI)和鼾声。

3. 报告总结　推荐内容包括:监测日期,监测技术是否满足患者疾病诊断要求(包括由于技术问题监测失败重复监测或监测条件限制),REI(基于监测时间)和 AHI(基于睡眠时间)的说明;是否存在鼾声为可选报告内容。此外推荐说明:①研究结构是否支持 OSA 诊断;②诊断严重程度描述;③监测结果否定诊断以及基于临床提出是否需要进一步行睡眠实验室内 PSG 的建议。监测报告必须由医师复核后签名和基于现行指南和实践参数提出处置意见。

六、使用周围动脉张力技术进行家庭睡眠呼吸暂停监测的报告内容

1. 一般参数　推荐报告参数包括:设备类型,估计睡眠/觉醒时间和 REM 时间(源自体动记录仪),气流/呼吸努力替代信号(外周动脉张力),血氧饱和度,心率;鼾声(如有记录)和体位(如有记录)可选。

2. 监测数据　推荐报告参数包括:记录开始时间(h:min),记录结束时间(h:min),记录持续时间(h:min):即总记录时间(TRT),估计睡眠时间(min)(估计 REM 期、深睡眠以及浅睡眠百分比),心率(平均值、最高值、最低值),睡眠相关呼吸事件(RE)次数和 ≥4% 血氧饱和度下降指数(ODI)=(≥4% 血氧饱和度下降次数 ×60)/记录持续时间(min)。

3. 概述　推荐说明:监测日期/报告日期,监测技术的适宜性(因为技术问题需重复研究的说明,研究的局限性)和估计睡眠时间的解释;报告鼾声可选。

4. 报告解释　推荐解释内容包括:研究结果是否支持 OSA 的诊断,诊断严重程度的陈述(如果适用),如果研究不支持诊断推荐进行睡眠中心 PSG 监测(如果有临床指征),报告需要医师打印签名并亲笔签名(原始数据验证复习)以及符合 AASM 临床指南和实践参数治疗和提出进一步检查意见;是否报告监测设备信息可选。

七、成人家庭阻塞性睡眠呼吸暂停监测的质量控制

成人家庭阻塞性睡眠呼吸暂停监测的质量控制要点如下(图 8-6-1):

1. 监测者的资质,必须由经过专业培训的睡眠监测技术人员实施。

2. 监测前患者的评估,HSAT 前必须由具备睡眠及其相关疾病诊疗知识的专业医师对患者进行系统的临床评估。

3. 监测前患者的培训,对于需要患者操作的监测必须进行适当的培训,减少佩戴、连接和误操作导致的监测失败率,指导患者监测期间出现问题的处理方法,交代随时与技术人员的联系方式,确保全程医疗照护支持。

4. 失败率及其原因,有专业技术人员佩戴便携式睡眠呼吸暂停监测的失败率为 3%~20%,而患

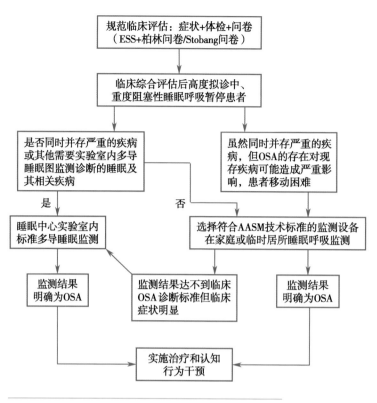

图 8-6-1　成人阻塞性睡眠呼吸暂停居家监测流程图

者自行佩戴的失败率可高达 33%，失败的原因包括数据丢失、技术参数不能满足要求或设备故障等导致监测结果无法解读。

5. 监测报告及其解读，必须由专业医师结合患者的临床评估向患者解释监测结果。

6. 严格掌握适应证

（1）高度疑似中重度阻塞性睡眠呼吸暂停。

（2）没有严重的并存疾病和 / 或怀疑患有其他睡眠障碍共病的患者。

（3）可作为由于不能移动、转运不安全等原因不可能在实验室进行 PSG 诊断 OSA 的替代监测。

（4）除非出于研究目的，不适用于无症状人群的一般筛查。

睡眠中心实验室内 PSG 仪器设备和操作技术虽然相对规范，但成人家庭睡眠呼吸障碍睡眠监测设备相对比较复杂，主要是各国和同一国家内部生产设备所采用的传感器性能、监测部位以及传感器的组合不统一，各国的睡眠监测设备准入标准不同，特别是我国现阶段家庭睡眠监测设备鱼龙混杂，临床验证评价质量堪忧，所以明确设备技术规范、严格临床前和上市后评价标准、尊重遵守国际现行规则就显得十分重要。当然，没有被美国睡眠医学学会推荐的设备，或已经推荐的设备应用场景与人群有要求，并不一定是设备本身的问题，可能还有待符合循证医学规则的研究对其有效性、安全性进行验证，相信随着时间的推移，实践广度和深度进展，会有更多方便、经济和适用监测设备被证实可用于临床，与此同时已经上市的监测设备适应证也会有所拓展，临床医师的选择范围更大，从而造福患者。

第七节 日间思睡和清醒维持能力的评价

睡眠呼吸障碍,特别是阻塞性睡眠呼吸障碍,常常导致正常睡眠结构的破坏,包括睡眠期间频繁觉醒和深度睡眠剥夺,结果导致日间思睡或维持清醒(maintenance of wakefulness)困难,专注力和记忆力减退、学习能力下降、情绪失常、工作效率减低和因操作性失误造成灾害性事件。因此,如何评价患者的日间困倦程度和维持清醒能力,对于制订患者的临床治疗和健康管理方案一直是睡眠呼吸障碍临床诊疗活动种备受关注的问题。

一、日间思睡的定义

日间思睡(daytime sleepiness)是指在预期应该觉醒和警觉的情况下出现难以克制的困倦、思睡或遁入睡眠状态。日间思睡是睡眠呼吸障碍的常见症状,与睡眠呼吸暂停和低通气指数相关性较弱,提示睡眠呼吸障碍导致的日间思睡还有其他因素。可以通过主观和客观方法来评价思睡程度。

二、日间思睡和清醒维持能力的评价方法

(一)主观评价

通常借助医学量表进行评价,临床最常用的思睡量表为 Epworth 思睡量表(Epworth sleepiness scale, ESS,表 8-7-1)。

表 8-7-1　Epworth 思睡量表

情况:"近期生活中通常出现的状态"	瞌睡的可能分值
坐着阅读	0、1、2、3
观看电视	0、1、2、3
在公共场所(如剧院或会议室)坐着不活动	0、1、2、3
作为乘客在汽车内连续坐 1h	0、1、2、3
条件允许时午后静卧休息	0、1、2、3
坐着与人交谈	0、1、2、3
未饮酒情况下,午餐后静坐	0、1、2、3
堵车时在车内等候数分钟	0、1、2、3
总分	0~24

ESS 主要用于 18 岁以上的成人,采用书面作答或医师问答方式完成,每一个量表测试时间在 3min 左右。ESS 关注的是患者在 8 种不同状态下一整天的总体思睡感受。思睡倾向分为 0、1、2、3 级:0 表示从不瞌睡,1 表示轻度可能瞌睡,2 表示中度可能瞌睡,3 表示高度可能瞌睡。总分最高为 24 分,正常值定为 10 分或 10 分以下,≥16 分为重度思睡。ESS 的灵敏度和特异度分别为 0.94 和 1.0。

尽管不同程度 OSA 的 ESS 分值波动范围很大,ESS 得分与 OSA 的严重程度(以 AHI 评定)有一定的相关性,持续气道正压通气(continuous positive airway pressure,CPAP)治疗后可改善 ESS 评分(分值降低)。ESS 与多次睡眠潜伏期试验(multiple sleep latency test,MSLT)测得的平均睡眠潜伏时间(mean sleep latency,MSL)呈明显负相关。

(二)客观评价

1. 多次睡眠潜伏期试验　睡眠潜伏期(sleep latency,SL)是指卧床后关灯到脑电图记录到任一睡眠期起始的时间,临床上令受试者按照规定的流程尽量完成日间多段睡眠,测量每一段睡眠的睡眠潜伏期,即多次睡眠潜伏期(multiple sleep latency,MSL)的试验又称为多次睡眠潜伏期试验(multiple sleep latency test,MSLT)。试验期间按照美国睡眠医学学会睡眠及其相关事件判读规则实时进行睡眠分期判读。如果关灯后 20min 未出现睡眠则此段试验终止(最长睡眠潜伏时间是20min)。如果出现睡眠,持续记录 15min 后结束该段测试。计算 SL 的平均时间,可作为评估白天思睡程度的客观指标。如果入睡后 15min 内出现快速眼动期(rapid eye movement,REM)睡眠,称为入睡期始发的 REM 睡眠(sleep-onset rapid eye movement period,SOREMP),是鉴别发作性睡病和其他思睡性睡眠障碍的重要参考指标。

(1)MSLT 临床应用指征:多次睡眠潜伏时间试验主要用于疑似发作性睡病患者或思睡类疾病与发作性睡病的鉴别诊断,并不是睡眠呼吸障碍日间思睡评价或经气道正压治疗后疗效评价的常规评价试验。但是由于 OSA 可能出现与发作性睡病或中枢性睡眠增多类疾病同样的 MSLT 结果,或与中枢性睡眠增多类疾病共病的情况,因此可用于 OSA 与这些疾病的鉴别诊断。当然,出于研究目的也可采用 MSLT 作为评价睡眠呼吸障碍患者日间思睡或治疗效果的客观指标。

(2)MSLT 试验流程

1)试验前 2 周:停用 REM 睡眠抑制药、兴奋药和刺激性药物。

2)试验前 1~2 周:记录睡眠日记,了解睡眠时间和平时睡眠规律。

3)试验前夜:MSLT 之前习惯主睡眠时段整夜 PSG 监测,并且至少记录到 360min 的睡眠时间。

4)试验开始时间:首次 MSLT 在前夜 PSG 结束后 1.5~3.0h 开始。

5)试验开始前 30min:禁止吸烟。

6)试验前 15min:停止刺激性活动。

7)试验前 10min:更换舒适的睡衣,必要时去卫生间。

8)试验前 5min:生物定标。

9)试验前 30s:采取舒适的体位准备入睡。

10)试验前 5s:指导语为"请安静躺下,选择舒适的体位,闭上眼睛,尽量开始入睡"。

11)试验前 0s:关灯。

(3)MSLT 的质量控制

1）必须由熟练的睡眠技术人员，在符合标准睡眠中心试验室内完成，室内温度应调至患者感到舒适的水平，测试期间睡眠监测室应保持黑暗和安静。

2）按照标准方案来进行 MSLT，技术人员能够实时正确地判读睡眠分期。

3）未经充分治疗的 OSA 可能出现与发作性睡病同样的 MSLT 结果，因此应对睡眠呼吸暂停进行有效治疗（给予足够的时间来改善症状）后，再考虑以 MSLT 评价 OSA 合并发作性睡病或其他中枢性睡眠增多。

4）如果是正在进行睡眠呼吸暂停治疗（如使用 CPAP 或口腔矫治器）的患者疑诊合并发作性睡病或其他中枢性睡眠增多，通常在应用 CPAP 或口腔矫治器治疗时进行 PSG 监测。这种情况下，除 EEG、EOG、chin-EMG 和 ECG 以外，通常还需记录 CPAP 气流。此时，PSG 监测即可显示睡眠呼吸暂停的治疗效果又可以提示 MSLT 前一夜的睡眠情况。

5）一次小睡持续 20min 未入睡，此次小睡即可结束。

6）除非 4 次小睡就已经出现了 2 次 SOREMP，否则，4 次小睡的 MSLT 不能可靠地诊断发作性睡病，所以仍然建议实施 5 次小睡的 MSLT。

7）为保证 MSLT 结果真实、准确，要求 PSG 监测期间应有足够的总睡眠时间，必须至少记录到 360min 的睡眠时间，MSLT 结果才可信赖。

8）PSG 记录中 REM 睡眠百分比（占总睡眠时间的百分数）明显增高，提示可能出现 REM 反跳，这或许是近期停用 REM 睡眠抑制剂或之前睡眠剥夺的线索。MSLT 前 1~2 周的睡眠日记有助于了解前期睡眠情况。此前睡眠剥夺可导致睡眠潜伏时间缩短。一些患者不仅在 PSG 监测当夜，甚至在 MSLT 前几周就需要保证夜间睡眠时间超过 360min，以反映出常态 MSL。

9）尿药检（urine drug screen）可以帮助验明影响 MSLT 结果的药物。每次小睡前 30min 禁止吸烟。每次小睡前 15min 避免剧烈运动，停止所有刺激性活动。

10）小睡开始前，应询问患者是否需要去卫生间。两次小睡之间应离床，并予以监督，以防止小睡之间入睡。建议第 1 次小睡前至少 1h 进食清淡早餐，第 2 次小睡后立即进食少量午餐。典型 MSLT 时间安排为：早晨 6：00~7：00 起床，早餐，第 1 次小睡在上午 9：00 进行，第 2 次小睡在上午 11：00 进行，午餐少食，第 3 次小睡在下午 1：00 进行，第 4 次小睡在下午 3：00 进行，第 5 次小睡在下午 5：00 进行。

（4）MSLT 结果判读：5 次小睡的平均睡眠潜伏期正常值 >15min，<5min 提示严重思睡，<10min 提示病理性思睡。发作性睡病患者平均睡眠潜伏期最短，特发性睡眠过度和 OSA 患者的睡眠潜伏期一般在 5~10min。值得注意的是，30% 的正常人平均睡眠潜伏期≤8min，大约 16% 的发作性睡病患者超过 5min，16% 的正常对照者 <5min。ICSD-3 中将 5 次小睡平均睡眠潜伏期≤8min，作为发作性睡病、特发性过度睡眠和疾病导致过度睡眠的诊断标准之一。

与多次小睡平均睡眠潜伏期≤8min 相比，睡眠起始后 15min 内出现 REM 睡眠（SOREMP）对于发作性睡病的诊断更具特异性。对正常人群的研究已经发现，5 次小睡中通常出现 0~1 次 SOREMP。SOREMP 也会出现在之前发生了睡眠剥夺或 REM 睡眠剥夺的正常人、未治疗的 OSA 患者以及昼夜节律时相延迟者。包括前夜多导睡眠监测中出现的 SOREMP，如果 SOREMP≥2 次，是鉴别发作性睡病和其他过度思睡的标准之一。

2. 清醒维持试验　睡眠 - 觉醒障碍在睡眠呼吸障碍患者常见，由此导致的认知功能异常和操作性失误不仅仅影响自身的健康，也会给社会生活带来不同程度的影响，甚至酿成灾害性事件。

清醒维持试验（maintenance of wakefulness test，MWT）是特别设计用于评价患者维持清醒能力的试验。MWT 有 20min 和 40min 两个方案，睡眠科医师要获得客观数据来评价受试者维持清醒能力时，推荐使用 40min 的 MWT 方案。MWT 所评价的信息与从 MSLT 中获得的信息不同。一些患者在 MSLT 中睡眠潜伏时间较短，而在 MWT 中睡眠潜伏时间正常。因此，解读 MWT 结果时要结合临床综合考虑。

（1）MWT 的特定应用指征

1）维持清醒能力构成公共或个人安全问题时。

2）MWT 可用于评价过度思睡患者对治疗的反应。

（2）40min 的 MWT 方案

1）标准程序为每次试验包含 4 次试验。

2）4 次试验之间每次间隔 2h，每次试验最长 40min。

3）在患者通常的醒来时间之后 1.5~3h（9：00 或 10：00）开始进行 MWT。

4）之前是否进行体动图记录和 / 或睡眠日志由医师根据临床情况决定。

5）之前是否需要进行 PSG 监测由临床医师决定。

6）生物定标指令：①静眼安静平卧 30s；②闭眼 30s；③头部不动，向右看，向左看，再向右看，再向左看，右看，左看；④缓慢眨眼 5 次；⑤咬紧或磨擦牙齿。

7）关灯之前指导语为："请安静坐着，尽可能保持觉醒。直视前方，不要注视灯光"。注意，必须监督受试者，不允许他们使用非常规措施（如拍打或活动）来维持清醒。

8）每次试验前，应询问患者是否需要去卫生间。

9）用餐时间：建议第 1 次试验前至少 1h 进食少量早餐，第 2 次 / 中午试验结束后立即进食少量午餐。

10）每次试验结束条件：如果试验中未入睡，可于 40min 后结束试验；出现明确睡眠后结束试验（明确睡眠定义为连续 3 帧 N1 期睡眠或任何 1 帧其他期睡眠）。

（3）睡眠监测室条件

1）光源应置于受试者头后，使光线在其视野之外，角膜水平的光照度为 0.10~0.13lux（可将 0.75W 夜灯安置在距地面 30cm、距受试者头部 90cm 处）。

2）室内温度以患者感到舒适为宜。

3）受试者坐在床上，背部和头部可倚靠着床头（软枕），以免颈部屈伸不适。

4）可能需要进行药物筛查。如需要，通常在 MWT 当天早晨进行（时间可由医师决定）。

5）MWT 常规记录的导联组合包括：额区、中央区和枕区 EEG 导联、EOG、chin-EMG 和 ECG。

（4）睡眠潜伏期定义和报告

1）定义

● 睡眠潜伏期 MWT 定义为，以 30s 帧判读，从关灯至累计睡眠超过 15s 的一帧。

● 如果没有睡着，MSL 为 40min。

2）报告参数

● 每次试验开始和结束时间。

● 每次试验的睡眠潜伏时间。

● 每次总睡眠时间。

● 每次试验的睡眠分期。

● 4 次试验中睡眠潜伏期的平均值。

3）MWT 正常值：应用 40min 方案，59% 的患者在每次 40min 的试验中能够维持清醒。97.5% 的正常人 MSL>8min。MSL<8min 为异常，但 MSL 在 8~40min 之间意义不确定。"正常"MWT 的结果并不一定能够保证工作中不出现困倦。保持警觉能力（不同于维持清醒能力）可能与患者的治疗依从性、之前的总睡眠时间、药物副作用和昼夜节律影响因素有关。

（高　和）

参考文献

1. BERRY R B. Fundamentals of sleep medicine. Philadelphia, PA：Elsevier Saunders, 2011

2. KRYGER M H, ROTH T, DEMENT W C. Principles and practice of Sleep medicine. 6th ed. Philadelphia, PA：Elsevier, 2016

3. BERRY R B, BROOKS R, GAMALDO C E, et al. For the American Academy of Sleep Medicine. The AASM Manual for the Scoring of Sleep and Associated Events：Rules, Terminology and Technical Specifications. Version 2.5. Darien, IL：American Academy of Sleep Medicine, 2018

4. American Academy of Sleep Medicine. A technologist's handbook：understanding and implementing the AASM manual for the scoring of sleep and associated events：rules, terminology and technical specifications. Darien, Illinois：American Academy of Sleep

Medicine, 2017

5. BERRY R B, WAGNER M H. Advanced PAP modes and NPPV titration. Sleep medicine pearls. 3rd ed. Philadelphia, PA: Elsevier Saunders, 2014

6. COLLOP N A, ANDERSON W M, BOEHLECKE B, et al. Clinical guidelines for the use of unattended portable monitors in the diagnosis of obstructive sleep apnea in adult patients. J Clin Sleep Med, 2007, 3 (7): 737-747

7. EPSTEIN L J, KRISTO D, STROLLO P J, et al. Clinical guideline for the evaluation, management and long-term care of obstructive sleep apnea in adults. J Clin Sleep Med, 2009, 5 (3): 263-276

8. FERBER R, MILLMAN R, COPPOLA M, et al. ASDA standards of practice: portable recording in the assessment of obstructive sleep apnea. Sleep, 1994, 17: 378-392

9. COLLOP N A, ANDERSON W M, BOEHLECKE B, et al. Clinical guidelines for the use of unattended portable monitors in the diagnosis of obstructive sleep apnea in adult patients. J Clin Sleep Med, 2007, 3 (7): 737-747

10. COLLOP N A, TRACY S L, KAPUR V, et al. Obstructive sleep apnea devices for out-of-center (OOC) testing: technology evaluation. J Clin Sleep Med, 2011, 7 (5):

531-548

11. IBER C, ANCOLI-ISRAEL S, CHESSON AL J R, et al. For the American Academy of Sleep Medicine. The AASM manual for the scoring of sleep and associated events: rules, terminology and technical specifications. Westchester, IL: American Academy of Sleep Medicine, 2007

12. BERRY R B, ALBERTARIO C L, HARDING S M, et al. For the American Academy of Sleep Medicine. The AASM Manual for the Sleep and Associated Events: Rules, Terminology and Technical Specifications. Version 2.5, IL: American Academy of Sleep Medicine, 2018

13. LITTNER M R, KUSHIDA C, WISE M, et al. Practice parameters for clinical use of the multiple sleep latency test and the maintenance of wakefulness test. Sleep, 2005, 28: 113-121

14. ARAND D, BONNET M, HURWITZ T, et al. A review by the MSLT and MWT Task Force of the Standards of Practice Committee of the AASM. The clinical use of the MSLT and MWT. Sleep, 2005, 28: 123-144

15. ALDRICH M S, CHERVIN R D, MALOW B A. Value of the multiple sleep latency test (MSLT) for the diagnosis of narcolepsy. Sleep, 1997, 20: 620-629

第九章 睡眠负荷及睡眠障碍评估

第一节 睡眠负荷及睡眠评估

睡眠负荷（sleep load）是指应用相关方法对一段时间睡眠进行评估得到的整体睡眠情况，用于评估受试者是否存在睡眠不足或睡眠过度等睡眠问题。常用的评估方法包括客观评估和主观评估两大类型：客观评估方法包括多导睡眠图、体动记录仪和日间多次睡眠潜伏期测试及一些新型的接触式或非接触式睡眠监测仪器等；主观的评估方法包括睡眠日记、常用的睡眠测评量表以及思睡相关量表等。

一、多导睡眠图

多导睡眠图（polysomnography，PSG）是评估客观睡眠的金标准，至少包含 7 个信号通道：6 导联脑电图、眼电图、颏肌肌电图和下肢肌电图、心电图、呼吸气流、胸腹呼吸努力和氧饱和度。用于评估客观睡眠质量，PSG 可提供：总睡眠时间、入睡潜伏期、入睡后觉醒时间、客观的睡眠结构（各睡眠期的比例及觉醒情况）和睡眠效率等。PSG 用于睡眠评估并不常规开展，主要用于各种睡眠障碍的评估和鉴别诊断，能客观反映睡眠的完整性、区分失眠与睡眠感知错误。然而，PSG 的局限性是该检查通常需要到医院监测、数据分析及报告解读需要专业人员，同时相对耗时、费用较高。

二、体动记录仪

体动记录仪（actigraphy）是一种无创的通过记录肢体活动而评估睡眠的仪器，是常用的临床及科研工具，其设计原理是睡眠时肢体活动较少而觉醒时肢体活动增多。体动记录仪可以评估数天到数周的肢体活动，从而反映相对准确的习惯性睡眠 - 觉醒模式。

（一）工作原理

早期的体动记录仪仅为单一的机械传感器，随着技术的发展，压电传感器、锂电池以及数字化存储的应用，其准确度、可信度及存储能力大大提高。目前常用的体动记录仪包括传感器、存储器和数据分析系统 3 部分。传感器及存储器整合成类似手表样大小，通常佩戴手腕上、踝部或者躯干部，感知相应部位的三维加速运动，通常每秒数次采样，实时记录肢体活动，并将其转化为可以自动设定时间间隔（通常为 1min）的数字信号，并储存在存储器中，以便于连续记录（数天到数周）。然后数据被上传到计算机,由相应的程序分析整理,最终得到一些睡眠参数,包括入睡潜伏期、总睡眠时间、觉醒时间和睡眠有效率等。研究证明,体动记录仪的数据与 PSG 结果有良好的一致性,尤其是在正常人中,信度系数达到 0.89~0.98。

（二）优缺点

体动记录仪优点是仪器轻便、费用低廉,并且可以长时记录自然状态下睡眠,而不影响日常活动。同时,体动记录仪操作较为简便,无须到医院进行监测。因此,该仪器尤其适用于对睡眠实验室环境不适应受试者,比如失眠患者。然而需要明确的是体动记录仪并不能测量睡眠本身,而是通过肢体活动间接反映睡眠时间以及睡眠质量。因此,对于一些夜间活动较多者（如快速眼动睡眠行为异常）或日间活动较少者（如思睡者）的数据解读可能产生歧义。另外,记录数据存储于仪器中,可以储存长达 1 个月的数据,考虑到数据丢失的问题,需定期（通常为 1 周）下载数据。

（三）睡眠医学中的应用

近 10 年来,体动记录仪技术的快速发展,使得其在睡眠的临床工作及科研应用显著增加。它可用于正常人的睡眠模式,也可用于常见睡眠障碍,如昼夜节律障碍、失眠、思睡、阻塞性睡眠呼吸暂停、周期性肢体运动障碍患者的评估,在应用中通常需记录睡眠日记。其应用总结如下:

1. 了解健康人的睡眠 - 觉醒模式　前文已提到,体动记录仪的特点是可以连续长期地记录被检查者的肢体活动情况,因此可以反映一段时间内被检测者的稳定睡眠习惯,同时也可以连续评估睡眠情况。

2. 昼夜节律障碍中的应用　体动记录仪可用于辅助诊断昼夜节律障碍。此仪器可以连续记录,反映长期的睡眠习惯,因此非常适合昼夜节律的研究,例如睡眠时相前移综合征、睡眠时相延迟综合征、倒班所致睡眠障碍和昼夜节律紊乱等。同时还被用于判定昼夜节律障碍的疗效。

3. 失眠中的应用　体动记录仪是评估失眠患者的有用工具。失眠患者常存在低估睡眠时间或者睡眠感缺乏的问题。即使失眠患者进行 PSG 检查,还可能存在"首夜效应"。另外,失眠者每晚的睡眠可能存在变化。因此,连续的体动记录可为失眠患者提供客观睡眠的依据,描述失眠患者的睡眠 - 觉醒节律模式,还可排除潜在的昼夜节律障碍,同时也可用于失眠认知行为治疗或者药物治疗疗效的评估。

4. 睡眠呼吸障碍中的应用　体动记录仪本身并不能反映判断是否存在睡眠呼吸障碍,但它可以反映总睡眠时间,结合特定呼吸监测仪器,两者综合反映睡眠呼吸暂停的严重程度。

5. 思睡中的应用　为思睡者提供夜间睡眠的客观证据,排除由于夜间睡眠不足、睡眠不佳或昼夜节律障碍引起的思睡。

6. 周期性肢体运动障碍中的应用　周期性肢体运动障碍是在睡眠过程中出现的周期性反复发作性高度刻板的肢体运动,以胫骨前肌的发作性收缩为主。而体动记录仪可记录肢体活动,因此体动记录仪安置于跖趾关节处可反映腿动的严重程度。

三、睡眠日记

睡眠日记是国际公认的辅助诊断睡眠障碍的方法之一，是指连续的记录睡眠相关事宜，从而反映睡眠行为模式。记录的内容包括上床时间、熄灯时间、入睡时间、醒来时间、夜间觉醒次数及觉醒时间、早上醒来时间及最终离床时间，以及醒来后对睡眠满意程度、情绪精神状态等。通常连续记录1~2周睡眠日记，再进行相关运算，从而追踪整体睡眠情况，包括总卧床时间、总睡眠时间以及睡眠效率等，全面的了解睡眠。通过填写睡眠日记，还可引导记录者注意一些容易被忽视的行为，识别不良的睡眠卫生习惯。同时通过比较治疗前后的睡眠日记，也可以判断对治疗的反应。除此之外，体动记录仪监测睡眠时应同时常规填写睡眠日记。

四、常用的睡眠评估量表

睡眠评估量表主要基于被测试者对睡眠的主观体验，从而评估睡眠数量及睡眠质量。常用的睡眠评估量表包括匹兹堡睡眠质量指数量表、失眠严重指数量表、清晨型-夜晚型量表以及思睡相关量表等。

（一）匹兹堡睡眠质量指数量表

匹兹堡睡眠质量指数量表（Pittsburgh sleep quality index, PSQI）常被用于评估受试者过去1个月出现睡眠问题的频率及总体的睡眠质量状况。该量表包含19个条目，包含：主观睡眠质量、睡眠潜伏期、睡眠时间、睡眠效率、睡眠紊乱所致问题、睡眠药物使用以及日间功能损害，此外还包括5个问题询问受试者的同寝者或床伴，有助于临床上睡眠障碍诊治，不参与计分。每个问题的得分从0~3分，总分为0~21分，得分越高表示睡眠紊乱越差。常用的"睡眠障碍"的界值是PSQI总分>5分，代表睡眠质量差，界值5分可以正确区分出88.5%的患者。

（二）失眠严重程度指数量表

失眠严重程度指数量表（insomnia severity index, ISI）是用于筛查失眠的简便工具，包括7个条目，包括失眠症状的严重程度、睡眠模式的满意度、睡眠问题对日间功能和生活质量的影响、受试者对睡眠问题的担忧等，每个条目0~4分，总分0~28分，得分越高睡眠越差。0~7分为无临床意义的失眠，8~14分为亚临床失眠，22~28分为临床失眠（中度），22~28分为临床失眠（重度）。

（三）清晨型-夜晚型量表

清晨型与夜晚型量表（morning evening questionnaire, MEQ）是由Home和Ostberg编制的应用最为广泛的测评睡眠模式、日周期特征问卷，是筛查和评定昼夜节律的简单易行方法。该量表包含19个条目，主要内容包括：就寝时间、起床时间、起床容易程度、起床后疲倦和表现情况、日间最佳表现时间以及夜间疲倦及表现情况等，总分范围从16~86分，通过量表判定为早睡早起（清晨型）和晚睡晚起（夜晚型）。根据总分可将受试者分为5类：绝对清晨型为70~86分，中度清晨型为59~69分，中间型为42~58分，中度夜晚型为31~41分，绝对夜晚型为16~30分。

（四）Epworth 思睡量表

Epworth 思睡量表（Epworth sleepiness scale，ESS）要求受试者评估近1个月来8种常见环境下对"打瞌睡"欲望进行自我评价，打瞌睡分度分为4个等级：无（0）、轻度（1）、中度（2）和重度（3），总分24分。通常总分0~10分，为正常；而总分>10分，为思睡。ESS 简单易懂，通常为自评，也可由亲属他评，自评和他评的分数存在较高的相关性，同时也存在不一致情况。当受试者未意识到瞌睡情况时，可能自评的分数低于10分，而此时并不能排除思睡，亲属他评的 ESS 可作为患者资料的补充。

（五）斯坦福思睡量表

斯坦福思睡量表（Stanford sleepiness scale，SSS）通过询问受试者实时的自身觉醒程度进行评定。有7个选项：感觉清醒，有活力记为1分；身体状况、思维能力良好，但不是最佳状态，能集中注意力记为2分；清醒、松弛、懒散，反应能力不是最佳记为3分；多少有些不清醒，情绪不高记为4分；头脑不清醒，有点想睡，思维减慢记为5分；困倦，努力坚持着不睡，希望躺下记为6分；无法继续保持觉醒，很快可以入睡，出现类似做梦的思维记为7分。最后得出思睡评分，评分越高，思睡程度越严重。SSS 不能用于不同受试者之间思睡程度的比较，可用于同一受试者不同时间内的思睡程度比较。优点是可短时间内重复使用。

五、日间思睡评估及警觉性试验

日间思睡（excessive daytime sleepiness，EDS）是常见睡眠障碍，如阻塞性睡眠呼吸暂停和发作性睡病患者白天的主要症状。相反，失眠患者可能存在白天过度警觉。评价日间思睡和警觉性的方法分为主观和客观两大类。目前，客观方法主要包括多次睡眠潜伏期试验和清醒维持试验等。主观性方法主要是通过量表测定，常用的评价思睡程度的量表包括斯坦福思睡量表和 Epworth 思睡量表。

（一）多次睡眠潜伏期试验

多次睡眠潜伏期试验（multiple sleep latency test，MSLT）是临床和科研中最常用的客观评价思睡和警觉性的方法，可以有效反映生理性警觉水平。通常在 PSG 次日进行，PSG 结束后，拆除不需要导联，保留 MSLT 检查所需电极，包括脑电、下颌肌电、眼电及心电。MSLT 包括5次持续20min 的小睡检查，通常9：00开始第1次检查，每隔2h 检查1次，检查使用统一指令，"请安静躺下，取舒适体位，尽量入睡"。第1帧睡眠（可为任何睡眠期）判断为睡眠起始。若受试者未入睡，则在20min 结束小睡检查，其睡眠潜伏期为20min。平均睡眠潜伏期（mean sleep latency，MSL）和入睡期始发的 REM 睡眠（sleep-onset rapid eye movement period，SOREMP）是 MSLT 检查的重要指标。MSL 为5次小睡睡眠潜伏期的平均值，MSL 越短，思睡越明显。MSL<8min，定义为客观思睡。SOREMP 定义为入睡后15min 之内出现的快速眼动睡眠。SOREMP 是诊断发作性睡病特异度和灵敏度较好的

指标。

（二）清醒维持试验

清醒维持试验（maintenance of wakefulness test，MWT）是检测受试者抗拒睡眠的能力（即维持清醒的能力）的测试。实施步骤类似于 MSLT，最大的区别在于给予受试者的指令不同，MSLT 的指令是"请自然入睡"，而后者的指令是"请保持清醒"，即尽可能抗拒睡眠。MSLT 与 MWT 本质不同，MSLT 检测的是受试者的睡眠的能力，而 MWT 检测的是受试者维持清醒的能力。

（三）警觉性试验

警觉性试验（alertness test）是指在一段时间内给予受试者单一任务，并要求受试者尽快给出回应，以反映对警觉性或注意力，因此统称为警觉性试验。试验的目的是营造一种沉闷乏味的氛围，通过非刺激性任务评价警觉性以协助睡眠和觉醒障碍的临床判断。

1. 模拟驾驶　模拟驾驶（driving simulation）是对操作执行能力进行测试，通常在隔声的房间进行。通过模拟不同的场景，受试者驾驶汽车，通过刹车反应时间、偏离正常轨道距离、脱离轨道的次数、撞车的次数、按键反应时间、超速行驶次数等参数，测试保持清醒的能力、注意力、反应能力等。

2. 精神运动警觉测试　精神运动警觉测试（psychomotor vigilance task，PVT）用于测量行为警觉或持续注意能力，可以反映认知功能的其中一个维度。受试者坐在一个安静的房间，要求受试者全程注视电脑屏幕，当电脑屏幕上出现红色圆点（刺激）时，尽快按下空格键。屏幕上红点出现的间隔时间是随机的，为 2~10s，整个测试持续 10min，电脑会自动记录反应时间。根据每次的反应时间，得到相应参数，如脱漏次数、反应时间、最慢 10% 反应时间和最快 10% 反应时间。

（四）思睡的主观评估

思睡的主观评估主要是通过自评量表测定，常用的评价思睡程度的量表包括斯坦福思睡量表和 Epworth 思睡量表。详细量表内容请见本节"四、常用的睡眠评估量表"。

六、新兴的睡眠评估方法

近年来，随着睡眠的重要性、睡眠障碍的普遍性以及危害逐步被认识，新兴的睡眠评估方法越来越多，包括非接触式和接触式方法睡眠评估方法，如床垫式睡眠监测。床垫式睡眠监测是将传感器与薄层床垫整合，当人躺在床垫时能感应微弱运动，记录受试者的躯体活动、呼吸活动、心电活动等信息，从而间接反映睡眠情况。受试者只需躺在床垫上即可进行监测，无需在躯体上放置电极或传感器等。另外，发展较快是手机应用程序（application，App）在睡眠监测的应用。智能手机结合相应的传感器、睡眠日志 / 日记和量表等，可以进行长时睡眠追踪、睡眠环境监测、了解是否存在打鼾和睡眠分析等。App 的评估方式尤其适用于青中年。

第二节　睡眠障碍的评估

《睡眠障碍国际分类》第 3 版（ICSD-3）中将睡眠障碍分为七大类,包括:失眠障碍、睡眠呼吸障碍、中枢性睡眠增多、昼夜节律失调性睡眠 - 觉醒障碍、异态睡眠、睡眠相关运动障碍和其他睡眠障碍。下面将对常见各类睡眠障碍的评估进行总结归纳。

一、失眠的评估

失眠的评估包括针对失眠患者睡眠质量的评估、日间清醒程度以及其日间功能的评估。睡眠质量的评估可通过 PSG、体动记录仪等反应失眠患者的客观睡眠质量,也可用于区分睡眠感知错误的问题。PSQI 和 ISI 用于测评主观的睡眠质量。清晨型 - 夜晚型问卷、睡眠日记和体动记录仪可反应失眠患者的睡眠昼夜节律,排除昼夜节律障碍。病史及评估需注意观察实际的睡眠时间与习惯性睡眠 - 觉醒昼夜节律是否一致。除关注患者睡眠时间外,失眠患者的思睡 / 觉醒的评估仍然是必要的（相关内容详见本章第一节）。

二、睡眠呼吸障碍的评估

睡眠呼吸障碍（sleep disordered breathing,SDB）的评估首先是基于病史的采集、仔细的体格检查和并发症的快速识别。患者典型的 SDB 症状包括习惯性打鼾、疲倦和观察到呼吸暂停等。如病史和体格检查高度怀疑为 SDB 者,可进行相关的主客观评估,主观量表用于初筛,客观的 PSG 或其他监测可反映 SDB 严重程度。

（一）客观检查

1. PSG　PSG 是诊断 SDB 的金标准,用于评估其严重程度。其中,呼吸暂停低通气指数（apnea hyponea index,AHI）是 SDB 严重程度分级指标,轻度为 5 次 /h≤AHI<15 次 /h;中度为 15 次 /h≤AHI<30 次 /h;重度为 AHI≥30 次 /h。标准的 PSG 可为 SDB 的诊断、分类和鉴别诊断提供客观依据。

2. 睡眠中心外睡眠监测（out-of-center sleep testing,OCST）　其又称为家庭睡眠呼吸暂停监测（home sleep apnea testing,HSAT）,通常包含 4~7 个信号通道,适用于中到高度疑似睡眠呼吸暂停患者。需要注意的是,HAST 监测为 SDB 阴性的患者,不能排除存在呼吸暂停的可能性。

3. 其他监测　近年也有关于一些新型的可穿戴式睡眠监测设备、非接触式的睡眠监测设备、鼾声声谱图等在睡眠呼吸障碍中的应用。其中,较为成熟的包括心肺耦合分析技术。心肺耦合分析技术的基本原理是不同的睡眠状态,自主神经系统功能不同,通过采集的心电信号为基础,并从中提取呼吸信号,两者相结合从而生成睡眠谱图。其中,高频耦合、低频耦合与极低频耦合分别反映不同的睡眠状态及是否存在呼吸紊乱。并且心肺耦合技术得到的呼吸紊乱指数（RDI）与 PSG 得到的 AHI

具有较好的一致性。

（二）主观量表筛查

1. 柏林问卷　柏林问卷（Berlin questionnaire，BQ）主要针对 SDB 的鼾声、日间思睡以及肥胖 / 高血压 3 部分症状和体征进行评估，可用于临床快速筛查是否存在高危因素。根据设计，问卷分为 3 部分，针对问卷中"是"或"否"的问题，回答"是"则计 1 分，在多项选择部分选严重程度高的两个选项都计 1 分。第 1、2 部分中得分≥2 分则认为该部分阳性，存在问题，第 3 部分中如果存在高血压或体重指数（BMI）>30kg/m² 则认为第 3 部分阳性。在 3 部分中，若 2 个以上部分阳性提示患者存在 SDB 高风险。

2. STOP-BANG 量表　STOP-BANG 量表（STOP-BANG questionnaire）包含 8 个条目，包括 4 个以"是 / 否"回答的问题，以及 4 个填写条目，根据条目内涵简写为"STOP-BANG"便于记忆，每个字母的含义分别是：S（snoring）即"你打鼾声音大吗"；T（tired）即"您白天感到疲倦、劳累或嗜睡吗？"；O（observed）即"有人观察到您睡眠中有呼吸暂停的现象吗？"；P（pressure）即"您有高血压吗？"；B（BMI）即体重指数；A（age）即年龄；N（neck circumference）即颈围；G（gender）即性别。4 个以"是 / 否"回答的问题，回答为"是"评 1 分，4 个填空条目若满足以下标准，则每个条目得1 分：BMI≥35kg/m²，年龄≥50 岁，颈围≥40cm，男性。总分≥3 分认为存在 SDB 高风险。

三、中枢性睡眠增多的评估

思睡的主客观评估已在前文介绍，客观评估包括 MSLT、MWT，主观评估包括 ESS 和 SSS。需要注意的是，思睡最主要的病因是睡眠不足，常规病史询问或监测需注意思睡的鉴别诊断。另外，昼夜节律障碍也需要排除，了解最佳睡眠时间与评估时可建议患者佩戴体动记录仪记录睡眠模式并同步记录睡眠日记情况，排除由于机体内部节律与工作学习活动要求的节律失调所致的思睡。

四、昼夜节律失调性睡眠 - 觉醒障碍的评估

多种方法可用来评估睡眠 - 觉醒模式，其中睡眠日记和体动记录仪是评估昼夜节律障碍必不可少的工具，至少记录 2 周的睡眠情况，并且涵盖工作和非工作时间，观察这两部分时间的作息是否改变。清晨型 - 夜晚型问卷是有效的工具，可提供重要的诊断信息。另外，昼夜节律的生理测量也可发挥作用，包括 24h 暗光褪黑素初始释放时间和最低核心体温节律，但存在测量较为繁杂、不便捷的缺点。

五、异态睡眠的评估

成人异态睡眠中以快速眼动睡眠行为异常（rapid eye movement sleep behavior disorder，RBD）较

为特殊。RBD的特征性表现是在REM睡眠时出现异常行为。REM睡眠的标志性特征是肌张力弛缓，而RBD患者存在肌张力失弛缓（REM-sleep without atonia，RWA），从而导致梦境中的思维活动以动作形式表现出来。RBD的诊断首先基于详细的病史询问、体格检查，可通过RBD筛查问卷、RBD问卷-香港版和Mayo睡眠问卷等相关问卷筛查RBD。辅助检查依赖于实时同步的音视频PSG监测。分析PSG睡眠数据时：首先需特别注意，反复回看、回播PSG同步的音/视频，发现REM期是否存在异常行为及发声事件；其次，分析REM期肌电活动（颏肌肌电及手部/下肢肌电），是否存在紧张性或时相性肌电活动。紧张性活动（持续性肌电活动）的规则为：REM期的一帧（30s）中至少50%的颏肌肌电超过非REM期颏肌肌电的最低水平。时相性活动（短暂肌电活动）为：将一帧REM睡眠的分为连续的10小帧，每小帧为3s，至少5小帧（50%）含有暴发性短暂肌电活动；RBD中，暴发性肌电活动持续时间0.1~5s，幅度至少是背景肌电的4倍。

另外，还需要注意的是RBD患者可能会合并SDB，而SDB患者也可能存在REM期肌电活动情况。因此，当RBD伴SDB时，需要SDB得到有效治疗时再分析肌电活动情况。

六、睡眠相关运动障碍的评估

睡眠相关运动障碍中，最常见的是不宁腿综合征和周期性肢体运动障碍。不宁腿综合征（restless legs syndrome，RLS）是一种以强烈渴求活动腿部或腿部不舒服、不愉快为特征的睡眠障碍。通常这种不舒服在安静或休息（如坐位或卧位）时出现或加重，并可通过活动腿部减轻。通过2014年国际RLS研究小组设计的问卷可进行诊断，PSG不是RLS的常规检查方法，PSG的阳性发现是周期性腿动，70%~80%成年RLS患者可能合并周期性腿动（periodic leg movements，PLMS）。

周期性肢体运动障碍（periodic limb movement disorder，PLMD）是一种以重复的、刻板的腿动（即PLMS）为特征的睡眠障碍，在PSG中十分常见。PLMS的典型动作为踇趾伸展和踝关节背屈，可通过PSG同步视频观察到，有时可见膝关节和髋关节屈曲。通过分析PSG中腿肌电，标记腿动，一次有意义的腿动持续0.5~10s，波幅较基线状态至少增加8μV。而PLMS为至少连续4次腿动，腿动间隔5~90s。评判PLMD严重程度的指标为周期性腿动指数（periodic leg movement index，PLMI），其是指每小时出现周期性腿动的次数。通常认为，PLMI≥15次/h有病理意义。SDB患者也常合并PLMS，需要注意的是，判读腿动时呼吸事件前后0.5s内出现的腿动不标记。另外，还需要注意随访SDB治疗后PLMS是否有改善，甚至有的会加重。前面曾提及体动记录仪也可反映PLMD的严重程度（详见本章第一节）。

七、其他睡眠障碍的评估

对于不能明确分类的睡眠障碍，根据疾病特征进行前述相关的评估进行诊断及鉴别。

（唐向东）

参考文献

1. SHELGIKAR A V, ANDERSON P F, STEPHENS M R. Sleep Tracking, Wearable Technology, and Opportunities for Research and Clinical Care. Chest, 2016, 150(3): 732-743

2. 张秀华. 睡眠医学理论与实践. 4版. 北京: 人民卫生出版社, 2016

3. CHOKROVERTY S. Oxford textbook of sleep disorders. New York: Oxford University Press, 2017

4. ARAND D, BONNET M, HURWITZ T, et al. The clinical use of the MSLT and MWT. Sleep, 2005, 28(1): 123-144

5. BERRY R B, BROOKS R, GAMALDO CE, et al. The AASM Manual for the Scoring of Sleep and Associated Events: Rules Terminology and Technical Specifications, Version 2.3. Darien, Illinois: American Academy of Sleep Medicine, 2016

6. SADEH A. The role and validity of actigraphy in sleep medicine: an update. Sleep Med Rev, 2011, 15(4): 259-267

7. SULLIVAN S S, KUSHIDA C A. Multiple sleep latency test and maintenance of wakefulness test. Chest, 2008, 134(4): 854-861

8. BUYSSE D J, REYNOLDS C F, MONK T H, et al. The Pittsburgh Sleep Quality Index: a new instrument for psychiatric practice and research. Psychiatry Research, 1989, 28(2): 193-213

9. BASTIEN C H, VALLIERES A, MORIN C M. Validation of the Insomnia Severity Index as an outcome measure for insomnia research. Sleep Medicine, 2001, 2(4): 297-307

10. SOLDATOS C R, DIKEOS D G, PAPARRIGOPOULOS T J. Athens Insomnia Scale: validation of an instrument based on ICD-10 criteria. Journal of Psychosomatic Research, 2000, 48(6): 555-560

11. CHUNG F, YEGNESWARAN B, LIAO P, et al. Validation of the Berlin questionnaire and American Society of Anesthesiologists checklist as screening tools for obstructive sleep apnea in surgical patients. Anesthesiology, 2008, 108(5): 822-830

12. CHUNG F, YEGNESWARAN B, LIAO P, et al. STOP questionnaire: a tool to screen patients for obstructive sleep apnea. Anesthesiology, 2008, 108(5): 812-821

第十章　上气道影像学测量分析

阻塞性睡眠呼吸暂停（obstructive sleep apnea，OSA）是上气道阻塞导致的一种常见疾病，临床表现为睡眠时上气道塌陷阻塞引起的呼吸暂停和通气不足，伴有频繁发生低氧、打鼾、睡眠结构紊乱、日间思睡等，严重者甚至危及生命。因此，根据上气道阻塞的部位制定精准的治疗计划显得尤为重要。临床中，常用 X 线、CT（含锥形束 CT）、MRI 等影像学方法从二维及三维层面对上气道大小进行测量分析，确定上气道的阻塞部位，为 OSA 的诊治提供相对客观的形态学依据，有助于提高疗效。目前，国内外学者针对上气道测量的影像学方法进行了大量研究，研究表明 CT、MRI 等三维测量手段在评估上气道大小方面具有较高的应用价值。本章对上气道测量的多种影像学方法进行综述，详细阐述了各影像学方法的优缺点、测量方法及临床应用，以更好地辅助医师针对 OSA 患者进行个性化治疗。

第一节　不同上气道成像技术的特点及其应用

随着放射学的快速发展，目前已有多种成像技术广泛应用于临床工作中，包括 X 线摄片、计算机断层扫描（computed tomography，CT）、锥形束 CT 及磁共振成像（magnetic resonance imaging，MRI）等。不同的成像技术各有其特点及在上气道测量中的用途，本节将逐一进行详细介绍。

一、上气道 X 线检查的图像特点及其应用

用于上气道测量的 X 线片一般包括鼻咽侧位片、头颅定位侧位片及头颅定位正位片，前者是耳鼻咽喉头颈外科医师常用的检查方法，而后两者则是口腔科医师，尤其是正畸科医师青睐的辅助检查手段。

（一）鼻咽侧位片

鼻咽侧位片是一种相对简单、经济且可广泛使用的 X 线平片，可显示鼻咽顶后壁、咽后壁、颈前组织、软腭、舌根、会厌及咽腔气道等结构，辅助医师在二维层面上进行上气道的线性测量。

1. 成像原理　X 线图像是 X 线束穿透人体某一部位内不同密度和厚度的组织结构后的投影总和，是该穿透路径上各个结构影像的相互叠加后直接形成的图像，其由自黑到白不同灰度的影像组成，通过影像的密度及其变化来反映人体组织结构的解剖和病理状态。人体组织结构的密度高，比重

大,吸收的 X 线量多,在图像上呈白影;反之,结构密度低,比重小,吸收的 X 线量少,在图像上则呈黑影。而由于 X 线管的阳极靶具有一定面积且产生的 X 线呈锥形投射,故 X 线片存在一定程度的放大和失真的缺陷。

2. 放射剂量　鼻咽侧位片放射剂量小,据文献报道,其放射剂量在 0.07~0.3mSv 不等,平均仅有 0.2mSv。

3. 拍摄要求　在患者清醒状态下直立或坐位时拍摄,右侧位,头后仰 15~20°,中心线对准听鼻线后 1/3 处,保持自然呼吸。

4. 临床应用　鼻咽侧位片可作为诊断 OSA 的有效手段。正常情况下,侧位平片显示鼻咽腔为含气空腔,顶壁软组织厚度平均 4.5mm,后壁 3.5mm,儿童因腺样体肥大,厚度不应超过 8mm。腺样体宽度 / 鼻咽腔宽度（A/N）比值越大,提示上气道阻塞程度越重,患 OSA 的可能性越大,可根据 A/N 值判断 OSA 的患病情况。

5. 局限性　鼻咽侧位片还存在着一些不足。其一是鼻咽侧位片通常在患者清醒状态下直立或坐位时拍摄,属静态测量,难以实时、动态评估睡眠状态下上气道的阻塞情况,且直立位时上气道大小相比正常睡眠时的仰卧位较大。其二是作为一种二维的影像学方法,鼻咽侧位片仅能反映出气道矢状向上的大小。另外还有软组织分辨率较低、影像重叠等问题。

（二）头颅定位侧位片

头颅定位侧位片的成像原理与鼻咽侧位片基本相同,不仅可观察到包括下颌骨、舌骨等颅面骨结构,而且拍摄投照时使用的软组织滤线板可很好地显示腺样体、软腭、舌等软组织,其拍摄简单、成本低、可广泛应用于临床。

1. 放射剂量　头颅定位片的放射剂量最小,约为 10.4μSv。

2. 拍摄要求　患者清醒状态下直立或坐于椅上,调至外耳道口与耳塞相齐,然后将两侧耳塞放进外耳道口。此时头矢状面与暗盒平行。眶针尖端应指在眶下缘最低点,固定头颅在眶耳平面与地面平行的位置上,嘱患者咬在正中位。X 线中心线对准外耳道口,垂直放有胶片的暗盒投照（图 10-1-1）。要求患者自然呼吸。

3. 临床应用　头颅定位侧位片可通过描绘牙、颌面、颅面及软组织的标志点,对形成的线、角进行测量分析,了解牙、颌面及颅面软硬组织的结构特点,因而被广泛应用于口腔、颌面外科等领域,

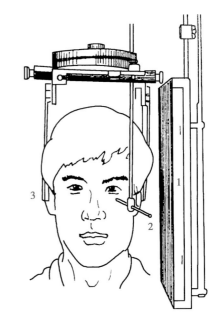

图 10-1-1　头颅定位侧位片投照方法
1. 胶片　2. 眶针　3. 耳塞

尤其是颅面骨骼形态评估,可作为评估 OSA 患者颌面解剖结构异常(小颌、下颌后缩、前颅底短、颅底角减小、舌骨低位等)的有效手段。而随着计算机技术的发展和普及,侧位片现已进入了一个全新阶段,即将传统的 X 线头颅定位侧位片数字化或直接通过数字化的 X 光机拍摄后输入计算机进行数据测量及运算处理,增加了测量精度,便于查询、研究及统计学分析。

4. 局限性

(1)体位:侧位片同样是在患者清醒且直立体位时拍摄,不能准确反映出患者仰卧睡眠时的上气道情况。

(2)图像质量:软组织分辨率低、重叠伪影等问题也一定程度上影响了其对上气道的测量。有研究证实,在侧位片上由于喉咽腔的标志点模糊、多个解剖结构的重叠,其二维测量值与从三维影像中获取的测量值存在弱相关。

(3)成像方向:头颅定位侧位片仅能显示气道的矢状向结构,而腭扁桃体位于气道舌后位置的两侧,肿大扁桃体引起的该处水平面上的狭窄无法反映在侧位片上。

(4)头位:通常,拍摄头颅定位侧位片时,患者的眶耳平面须与地面平行,当该平面与地面呈一定角度时,测量出的气道大小会随之改变。有学者发现舌根至咽后壁的最短距离会随着头部的后仰角度增加而增大,而随着头部的前倾角度增加,上气道则会增宽。

(三)头颅定位正位片

头颅定位正位片的成像原理与前两者基本相同,放射剂量低,可显示鼻中隔、鼻甲、上颌窦、筛窦等鼻腔及鼻窦结构,反映上颌骨对称性等。

1. 拍摄要求　嘱患者直立或坐于椅上,面向暗盒,然后调至外耳道口与耳塞相齐,再将两侧耳塞放进外耳道口内,此时,头矢状面与暗盒垂直。使眶耳平面与暗盒垂直,其他条件同侧位(图 10-1-2)。要求患者自然呼吸。

2. 临床应用　通过头颅定位正位片,医师可观察评价患者是否存在鼻中隔偏曲、鼻甲肥大等解剖结构异常而造成的鼻腔阻塞,从而制定针对性的手术方案,提高上气道阻塞的治疗效果。

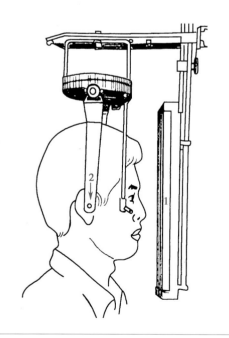

图 10-1-2　头颅定位正位片投照方法
1. 胶片　2. 耳塞

二、上气道 CT 检查的图像特点及其应用

CT 检查于 1942 年在英国首先应用于临床,目前已成为医学影像检查的重要手段。CT 检查是一

种快速、无侵入性且能广泛应用于大多数医院的三维影像学检查,与X线检查相比具有无影像重叠干扰、组织密度分辨率高等优势,定位准确,检查方法简单、迅速,患者无痛苦,是X线检查技术的一个重要的、划时代的进步。

1. 成像原理 用X线束对人体检查部位一定厚度的层面进行扫描,由探测器接收透过该层面的X线后转变为X线光,再由光电转换器转变为数字,输入计算机处理,最后重建为CT图像。因而,CT图像是经数字转换的重建模拟图像,由一定数目从黑到白不同灰度的像素按固有矩阵排列而成,这些像素的灰度反映的是相应体素的X线吸收系数,其中黑影表示低吸收区,即低密度区;灰影表示中等吸收区,即中等密度区,如软组织的肌肉或脏器;白影表示高吸收区,即高密度区,如含钙量高的骨组织。另外,CT图像还可进行密度量化分析,一般采用代表X线吸收系数的CT值来描述某一组织器官或病变的密度高低,并且可以依据它们的CT值范围,选用不同的窗技术,使CT图像上欲观察的组织结构达到最佳显示。

视频3
上气道CT
测量

2. 放射剂量 CT检查的放射剂量较大,成人颈部CT检查的放射量约3mSv,远远高于X线片的剂量。而随着低剂量多排螺旋CT检查的应用普及,儿童颈部照射的放射量减少至1~2mSv,且与儿童的体格大小有关。

3. 拍摄要求 患者一般取仰卧位,面部中线固定在正中央,要求患者清醒状态,扫描时闭口,经鼻平静呼吸,勿吞咽、咀嚼。

4. 临床应用

(1)普通CT检查:CT检查具有多平面重建、容积重建等图像后处理技术等优势,可从矢状面、冠状面及三维层面对上气道进行测量,且拍摄时的仰卧位更接近于患者自然睡眠时的气道状态。在OSA患者上呼吸道CT研究中,有报告称清醒状态下气道狭窄部位与睡眠中发生阻塞的部位密切相关,且已有上呼吸道不同平面截面积的正常参考值供临床应用,采用清醒状态下的CT扫描测量评估上呼吸道狭窄并预测睡眠中气道阻塞部位被广泛应用。然而,CT检查仍存在一些不足,其相比X线片的放射剂量大,对软组织的分辨率不如MRI。

(2)电影CT(cinema CT):又称超高速CT(ultrafast CT),是近年来出现的一种动态CT检查。相比普通CT检查,其平均曝光时间短、放射剂量较小。电影CT检查可以动态观察呼吸不同时期上气道的解剖学阻塞平面及范围,尤其是睡眠状态下更能实时反映气道阻塞的情况。同时,能在短时间内完成深吸气末、深呼气末、平静呼吸、呼吸暂停发作时等多时相扫描,以反映上气道由正压到负压过程中形态与体积的关联性变化。动态CT检查还可与初筛型睡眠监测同步进行,将呼吸事件的发生与患者上气道形态学变化相结合,更直观地反映睡眠时上气道的特征。然而,睡眠期上气道CT拍摄的局限性在于只能记录当时短时间内上气道的情况,不能记录整夜的睡眠情况,大多需要镇静药物诱导睡眠,且操作复杂、费时、费用高昂,尚不能广泛应用于临床。

(3)CT检查结合Müller试验:Müller动作是模仿OSA患者出现呼吸暂停后的吸气状态,这个时相是上气道易发生形态变化的时段。研究发现，OSA 患者的腭后区和舌后区在平静呼吸时的容积显著大于 Müller 动作时的容积，提示 OSA 患者吸气时腭后区等部位易塌陷阻塞。CT 技术与 Müller 试验的结合，能更真实地反映 OSA 患者睡眠呼吸障碍及血氧降低的原因，为 OSA 患者的诊治提供有力的证据支持。

三、上气道锥形束 CT 检查的图像特点及其应用

锥形束 CT（cone beam CT，CBCT）是一种口腔颌面外科常用的 CT 检查。与全身 CT 检查相比，CBCT 检查体素小、空间分辨率高、图像质量好、放射剂量小，已被广泛应用于临床中。

1. 成像原理　传统的扇形束 CT 采用扇形 X 线束连续旋转获取图像，而 CBCT 采用锥形 X 线束和面积探测器，只需要围绕受检者旋转 360°，获取容积重建所需数据，即可重建出各向同性的三个维度上的断层影像。不同于传统 CT，CBCT 的投影数据是二维的，重建后直接得到三维图像，而前者的投影数据是一维的，最终的三维图像是连续多个重建后的二维图像切片堆积而成的，其图像金属伪影较重。

2. 放射剂量　CBCT 的辐射剂量相对较小。有研究表明，4 层探测器 CT 单次检查的平均皮肤剂量时 456mSv，而 CBCT 的平均剂量是 1.19mSv，只是多层探测器 CT 的 1/400。

3. 拍摄要求　一般取直立位，患者眶耳平面与地面平行，嘱患者牙齿咬于牙尖交错位，不吞咽、不咀嚼，自然呼吸。

4. 临床应用　CBCT 可根据临床需要显示曝光范围内任意部位、任意方向的断层影像，通过计算机的图像处理及三维重建技术，可简单快速地计算上气道的体积大小。相比于头颅定位侧位片，CBCT 生成的矢状面图像中测量标志点的识别更加精确，避免了两侧影像重叠的干扰。

5. 局限性　利用 CBCT 测量上气道大小时，图像的手动定位、阈值的选择、测量者的经验等都可能会影响测量结果的准确性。因而，规范测量标准、严格培训测量者显得尤为重要。

四、上气道 MRI 检查的图像特点及其应用

MRI 检查是自 20 世纪 80 年代开始应用于临床的一种检查技术。由于其可以相当清晰地显示软组织影像，可以在患者不更换体位的情况下，直接显示与身体长轴成任意角度的断面影像以及对人体无放射损害等优点，已得到了广泛应用。

1. 成像原理　通过对静磁场中的人体施加某种特定频率的射频脉冲，使人体中的氢质子受到激励而发生磁共振现象。停止脉冲后，质子在弛豫过程中产生 MR 信号。通过对 MR 信号的接收、空间编码和图像重建等处理过程，即产生 MR 信号，最后将 MR 信号根据强度大小转变为不同灰度，重建成由不同灰度组成的数字化图像。该图像具有多个成像参数，即反映 T_1 弛豫时间的 T_1 值

和反映 T_2 弛豫时间的 T_2 值等。人体不同组织及病变具有不同的 T_1、T_2 值,因此在 T_1 加权像、T_2 加权像上会产生不同的信号强度,具体表现为不同的灰度,MRI 检查就是根据这些灰度变化进行诊断的。

2. 放射剂量　MRI 检查的放射剂量为零。

3. 拍摄要求　一般取仰卧位,嘱患者牙齿咬于牙尖交错位,不吞咽、不咀嚼,自然呼吸。

4. 临床应用

（1）MRI 检查:拍摄的 MR 图像软组织分辨率高于 CT,成像效果好,可通过矢状面、冠状面、横截面等任意层面成像及三维重建以进行上气道的测量。有学者比较了 OSA 患者与健康个体的 MR 影像,发现二者的上气道参数如下颌平面 - 舌骨距离、鼻咽部前后向距离、气道横截面积、舌体积有显著性差异。还有研究指出,腭平面处的气道横截面积和腭后区气道的前后径大小在非 OSA 组、轻度 OSA 组、中度 OSA 组、重度 OSA 组之间有显著的统计学差异。这些研究都表明,MRI 在辅助诊断 OSA 中具有较高的应用价值。

（2）电影磁共振:类似于电影 CT,电影磁共振(cine magnetic resonance,CMR)同样能记录睡眠时上气道的动态影像,评估 OSA 患者睡眠期间上呼吸道的动态塌陷变化,对阻塞部位进行精准定位。但由于其噪声较大,严重干扰多数患者入睡,常需使用镇静药。

5. 局限性　首先,MRI 检查的费用较高。其次,检查时间较长,若患者处于清醒状态下拍摄,拍摄图像出现运动伪影的可能性则会增加,而为了减少或避免伪影的干扰,患者需服用镇静药。镇静药的使用使该检查手段变为侵入性,无法完全模拟正常睡眠状态,且镇静药对于上气道大小的影响尚不确定。OSA 患儿上气道的肌张力相比正常儿童有所下降,故表现出睡觉打鼾、缺氧等,而服用了镇静药的患者肌张力与正常相比可能不完全相同,从而干扰了上气道测量的准确性。另外,MRI 检查有禁忌证,佩戴心脏起搏器、体内留有金属物品者不能进行 MRI 拍摄,因而有多个电极的 PSG 检查也无法与 MRI 同时进行。

第二节　上气道的影像学表现

上、下气道的解剖学分界是环状软骨下缘。上气道包括鼻、鼻窦、咽、喉,其中咽又以软腭和会厌游离缘为界分为鼻咽、口咽和喉咽三部分。咽是上宽下窄、前后扁平略呈漏斗状的纤维肌性管道结构,上起自颅底,下达第 6 颈椎平面,在环状软骨下缘续接食管。咽的前壁不完整,自上而下分别通入鼻腔、口腔和喉腔,后方借疏松结缔组织连于椎前筋膜,两侧有颈部的血管和神经,是呼吸道和消化道的共同通道（图 10-2-1 ）。

本节将主要介绍鼻及鼻窦、咽腔的解剖学分界和影像学表现。

一、鼻和鼻窦

（一）解剖学分界

鼻腔是顶窄底宽的不规则腔，通常分为鼻前庭和固有鼻腔。鼻前庭位于鼻腔前下，鼻尖和鼻翼的内面。固有鼻腔具有内、外、顶、底壁及不完整的后壁。内壁即鼻中隔，由筛骨垂直板、犁骨、腭骨和四边形软骨构成；鼻腔外侧壁由多骨构成，表面极不平整。外侧壁上有3或4个呈阶梯状排列的鼻甲，从下往上递次缩小1/3。底壁即口腔的顶，前2/3由上颌骨腭突，后1/3由腭骨水平板构成。鼻腔顶壁最狭窄，由筛骨筛板构成，与颅前窝相邻。鼻腔后壁不完整，为后鼻孔上方的蝶骨体前壁。窦口鼻道复合体（ostiomeatal complex，OMC），包括上颌窦自然开口、筛漏斗、半月裂孔和中鼻道，是额窦、上颌窦和前筛窦的共同引流通道。

鼻窦是鼻腔周围颅骨内一些开口于鼻腔的含气空腔，共4对，左右排列。额窦是位于额骨两骨板之间的不对称的一对窦腔，额窦的形状和大小极不恒定，其通过额隐窝引流到中鼻道。筛窦位于筛骨体内，分为前后组筛房，前筛窦引流入中鼻道，后筛窦引流入上鼻道。上颌窦是最大的鼻窦，多数两侧对称，上颌窦顶形成眶底，后壁较窄，构成翼腭窝的前界，内侧壁构成鼻腔的外侧壁，下部为骨性，上部的骨缺损区为囟门部，上颌窦开口于囟门部的前上方。蝶窦位于蝶骨体内，还可延伸至蝶骨大翼、小翼和翼突，蝶窦开口于前壁，引流入蝶筛隐窝。

（二）影像学表现

1. X线检查　头颅定位正位片可显示骨性鼻中隔、下鼻甲、鼻窦等解剖结构（图10-2-2）。

2. CT检查　鼻和鼻窦的CT影像解剖如图10-2-3。

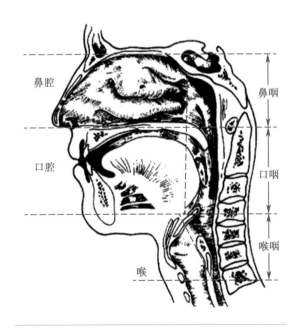

图10-2-1　咽的解剖学分界示意图

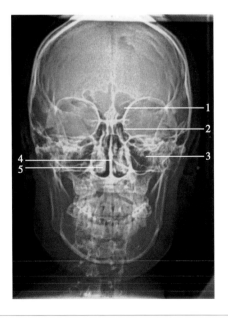

图10-2-2　鼻和鼻窦的头颅定位正位片解剖

1. 额窦；2. 筛窦；3. 上颌窦；4. 鼻中隔；5. 下鼻甲

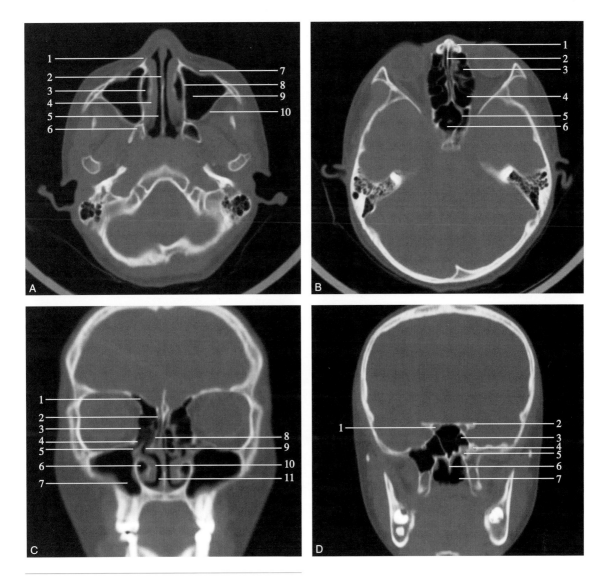

图 10-2-3　鼻腔鼻窦 CT 解剖

A. 上颌窦层面（水平位）：1. 上颌骨额突；2. 鼻中隔软骨部；3. 下鼻道；4. 下鼻甲；5. 总鼻道；6. 翼突；7. 上颌窦前侧壁；8. 上颌窦内侧壁；9. 上颌窦；10. 上颌窦外侧壁　B. 蝶筛层面（水平位）：1. 鼻骨；2. 骨性鼻中隔；3. 前组筛窦；4. 后组筛窦；5. 蝶窦骨性间隔；6. 蝶窦　C. 窦口鼻道复合体层面（冠状位）：1. 额窦；2. 筛板；3. 筛泡；4. 筛漏斗；5. 上颌窦开口；6. 下鼻道；7. 上颌窦；8. 中鼻甲；9. 中鼻道；10. 下鼻甲；11. 总鼻道　D. 后鼻孔层面（冠状位）：1. 视神经管；2. 前床突；3. 蝶窦；4. 圆孔；5. 翼孔；6. 鼻中隔；7. 后鼻孔

二、鼻咽腔

（一）解剖学分界

　　鼻咽又称上咽，位于颅底与软腭之间，多以骨性结构为支架，结构紧密，除软腭外，其余各壁不能做大幅度活动，故鼻咽腔的大小较恒定，前后径约2cm，高约4cm。鼻咽前壁经后鼻孔与鼻腔相通，向下与口咽部连续；顶壁以纤维膜紧贴于蝶骨体及枕骨基底部；后壁呈垂直状，由斜坡及第1、2颈椎组成；侧壁左右对称，由肌肉及筋膜组成，两侧壁在下鼻甲后端之后约1cm处有咽鼓管咽口，它是咽鼓管进入鼻腔的通道。鼻咽顶部和后壁移行相连，呈倾斜的圆拱形，常合称顶后壁，此壁黏膜下有丰富的淋巴组织,称咽扁桃体,即腺样体,在婴幼儿较为发达,6~7岁开始萎缩。

（二）影像学表现

1. X线片　鼻咽部侧位片和头颅定位侧位片上可显示腺样体的大小（图10-2-4）。

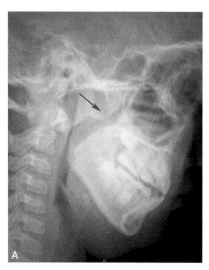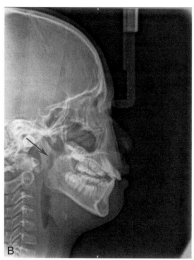

图 10-2-4　鼻咽部的 X 线片表现

箭头所示为腺样体

A. 鼻咽部侧位片　B. 头颅定位侧位片

2. CT检查　鼻咽腔在不同层面中形态各异,咽鼓管圆枕层面是较典型的水平面,两侧壁半圆形隆起为咽鼓管圆枕,其前方含气凹陷为咽鼓管咽口,后方较宽的斜行裂隙为咽隐窝。鼻咽腔后壁由双侧头长肌构成,其正中为咽缝,为三对咽缩肌附着处,头长肌前方黏膜下为咽后间隙所在（图10-2-5）。矢状面上可显示腺样体及其与鼻咽腔的大小之比（图10-2-6）。

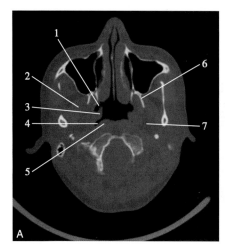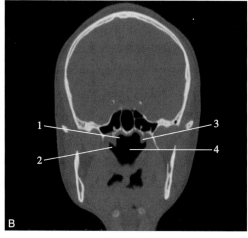

图 10-2-5　正常鼻咽部 CT 解剖

A. 水平位:1. 咽鼓管咽口;2. 翼内肌;3. 咽鼓管圆枕;4. 咽隐窝;5. 头长肌;6. 翼外板;7. 咽旁间隙

B. 冠状位:1. 咽隐窝;2. 咽鼓管咽口;3. 咽鼓管圆枕;4. 鼻咽腔

3. MRI 检查　MRI 检查能直接显示咽部黏膜、肌肉、间隙、血管等结构。T_1WI 上黏膜、肌肉为等信号,筋膜为低信号,脂肪为高信号;T_2WI 上黏膜、脂肪为高信号,肌肉为较低信号(图 10-2-7)。

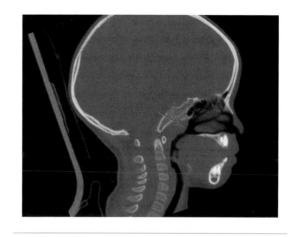

三、口咽腔

（一）解剖学分界

口咽又称中咽,位于软腭与会厌上缘之间,通常所谓的咽部即指此区。后壁平对第 2、3 颈椎,前方经咽峡与口腔相通,侧壁由软腭向下分出两腭弓,居前者为腭舌弓,居后者为腭咽弓,两弓之间为扁桃体窝,内有扁桃体。

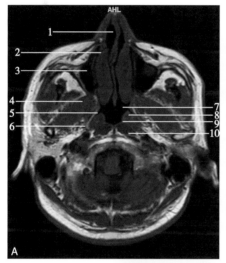
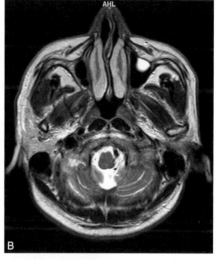
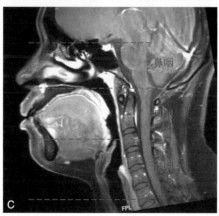

图 10-2-7　正常鼻咽部的 MRI 图像

A. 水平位 T_1 加权像:1. 鼻中隔;2. 鼻甲;3. 上颌窦;4. 翼内肌;5. 咽鼓管咽口;6. 翼后间隙;7. 鼻咽腔;8. 圆枕;9. 咽隐窝;10. 头长肌　B. 水平位 T_2 加权像　C. 矢状位 T_1 加权像:咽部以颅底平面、软腭游离缘平面、会厌上缘和环状软骨下缘为界分为鼻咽腔、口咽腔和喉咽腔,其中颅底平面以下、软腭游离缘平面以上为鼻咽腔

（二）影像学表现

1. CT 检查　口咽水平面前界为软腭与舌根部,两侧壁由扁桃体及咽缩肌构成,CT 上二者密度相仿,无法区分,侧壁外侧为咽旁间隙。咽后壁为头长肌和颈椎体,其后方为咽后间隙。由于咽旁与咽后间隙内均含脂肪组织,CT 表现为低密度(图 10-2-8)。

2. MRI 检查　水平位 MRI 可清晰显示舌体、咽旁脂肪组织、扁桃体等软组织(图 10-2-9)。矢状位表现见图 10-2-7C。

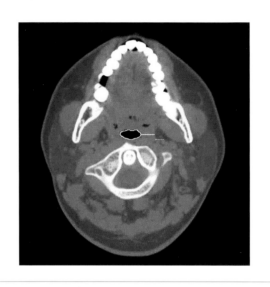

图 10-2-8　口咽部水平位 CT 表现

白色圆圈代表口咽部在该水平位上的大小,白色直线代表扁桃体及咽缩肌的厚度,白色点状线代表咽旁脂肪组织的厚度

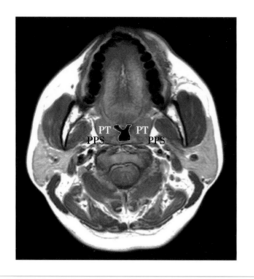

图 10-2-9　口咽部的水平位 MRI 的 T_1 加权像

白色圆圈代表口咽腔,PPS 代表咽侧壁脂肪组织,在 T_1 加权像上显示为高信号,PT 代表扁桃体,在 T_1 加权像上显示为等信号,该患者的口咽腔宽度因两侧壁扁桃体肥大而相对较小

四、喉咽腔

（一）解剖学分界

喉咽又称下咽,位于会厌上缘与环状软骨下缘之间。后壁平对第 3~6 颈椎,为口咽后壁的延续;前面自上而下有会厌、杓会厌襞和杓状软骨所围成的入口,称喉口,与喉腔相通。喉口两侧各有两个较深的隐窝名为梨状窝,此处为异物易停留处。两侧梨状窝之间与环状软骨板后方的间隙称环后隙,吞咽时,喉口关闭,梨状窝呈漏斗形张开,引导食物经环后隙进入食管。

（二）影像学表现

CT 是咽部尤其是喉咽部有价值和常用的影像学检查方法,CT 图像上显示喉咽环绕在喉腔外,包括梨状窝、环后隙和咽后壁。在会厌谷底平面,双侧杓会厌襞将喉腔与梨状窝分隔开,正常梨状窝为类圆形,大小和形态基本对称(图 10-2-10)。在相当于声带水平层面,环后隙的厚度不超过 1cm,其后方有一含气腔隙,腔隙的后方为咽后壁,咽后壁的后方为咽后间隙。

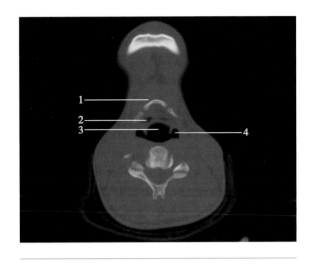

图 10-2-10　喉咽腔水平位 CT 表现

1. 舌骨；2. 会厌前间隙；3. 喉咽腔；4. 梨状窝

第三节　鼻咽腔的影像学测量分析

一、X 线片

（一）鼻咽部侧位片

鼻咽部侧位片中，通常测量腺样体厚度 / 鼻咽腔宽度比值（A/N）来反映腺样体的大小及鼻咽腔宽窄，作为临床上客观评估上气道鼻咽部大小的指标。通常以 A/N≤0.60 为正常范围，0.6~0.7 为腺样体中度肥大，>0.70 为腺样体重度肥大。

图 10-3-1 示 A/T 的测量和计算，A′ 点为腺样体最凸点，B 线为枕骨基底部切线，A′ 点至 B 线的

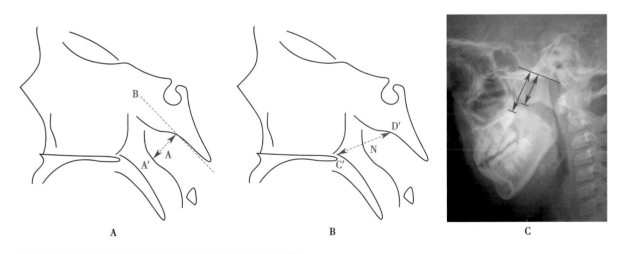

图 10-3-1　腺样体厚度和鼻咽腔宽度测量

A. 腺样体厚度测量，A′ 点为腺样体最凸点，B 线为枕骨基底部切线，A′ 点至 B 线的垂直距离即线段 A 为腺样体厚度　B. 鼻咽腔宽度测量，C′ 点为硬腭后上缘，D′ 点为蝶枕软骨结合的前下边缘点，两点之间的距离即线段 N 为鼻咽腔宽度　C. 鼻咽部侧位片上测量腺样体厚度和鼻咽腔宽度

（引自：YAMAGUCHI H，TADA S，NAKANISHI Y，et al. Association between Mouth Breathing and Atopic Dermatitis in Japanese Children 2-6 years Old：A Population-Based Cross-Sectional Study. PloS one，2015，10（4）：0125916.）

垂直距离即线段 A 为腺样体厚度，C′点为硬腭后上缘，D′点为蝶枕软骨结合的前下边缘点，两点之间的距离即线段 N 为鼻咽腔宽度，用 A 除以 N 即得 A/N。

鼻咽部侧位片也可用于测量腺样体的绝对大小以评估鼻咽部的宽度，如图 10-3-2 所示，其中 AB 代表腺样体的绝对大小，为腺样体最凸处的垂直距离，即从腺样体最凸点向翼上颌裂最高点和寰椎最前顶点的连线作一垂线的长度。

（二）头颅定位侧位片

同鼻咽侧位片一样，头颅定位侧位片也通过计算 A/N 来评价鼻咽腔中腺样体的相对大小，二者的测量方法基本相同，同时还可测量线性指标来评估鼻咽腔在不同水平层面上的大小。如图 10-3-3 所示，线段 B、C 分别代表了上气道在不同水平层面上的前后径，其中线段 B 反映了鼻咽腔在腭平面上的大小。

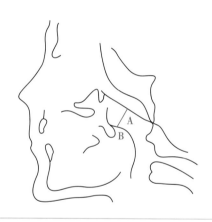

图 10-3-2　腺样体绝对大小的测量

AB 代表腺样体的绝对大小，为腺样体最凸处的垂直距离，即从腺样体最凸点向翼上颌裂最高点和寰椎最前顶点的连线作一垂线的长度

（引自：Slaats MA, Van Hoorenbeeck K, Van Eyck A. Upper airway imaging in pediatric obstructive sleep apnea syndrome. Sleep Med Rev, 2015, 21: 59-71.）

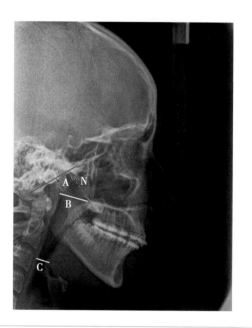

图 10-3-3　头颅定位侧位片的上气道测量方法

线段 A 为腺样体厚度；线段 N 为鼻咽腔宽度；线段 B 代表经腭平面的直线向后延伸至与咽后壁交于一点，后鼻棘与该点在这条直线上的距离；线段 C 代表经会厌尖作一平行于腭平面（ANS-PNS）的直线至与咽后壁交于一点，会厌尖与该点在这条直线上的距离

二、CT 和 CBCT 图像

（一）二维测量

CT 和 CBCT 可通过对图像进行矢状面重建后，对鼻咽腔进行二维的线性测量。

如图 10-3-4 所示的全头颅 CBCT 图像重建的上气道矢状面。其中图 10-3-4A 显示了常用的上气道鼻咽腔和口咽腔的二维线性测量指标，其中 PNS-AD1、AD1-Ba、PNS-Ba、PNS-AD2、AD2-H、

PNS-H 均为鼻咽腔的测量指标；图 10-3-4B 显示了利用 CBCT 图像处理软件 CS 3D Imaging v3（Carestream Health Inc.）进行上气道测量的具体数值，根据数值的大小可以评估上气道是否存在狭窄或阻塞。

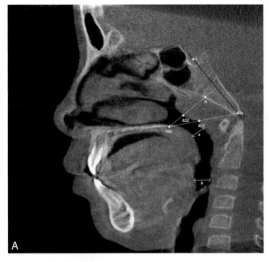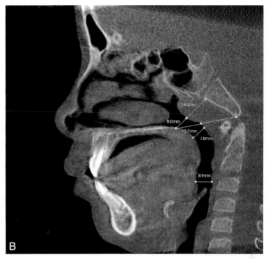

图 10-3-4　鼻咽腔 CBCT 的矢状面二维测量

A. 二维测量指标　B. 二维测量数据

PNS. 后鼻棘点；Ba. 颅底点；S. 蝶鞍点；H. 颅底近腺样体处的一点，位于垂直于 S-Ba 连线经过蝶骨的直线上，该点远离生长发育区域；AD1 和 AD2. 分别为 PNS-Ba 连线、PNS-H 连线经过腺样体上的两点；PNS-AD1. PNS-Ba 连线上 PNS 到腺样体的距离；AD1-Ba. PNS-Ba 连线上腺样体的宽度；PNS-Ba. PNS 到 Ba 点的距离；PNS-AD2. 过 PNS 点做 S-Ba 的垂线上 PNS 到腺样体的距离；AD2-H. PNS-H 连线上腺样体的宽度；PNS-H. PNS 到 H 点的距离。线段 a. McNamara 上咽腔直径，为软腭上部到咽后壁的最小距离；线段 b. McNamara 下咽腔直径，为舌后于下颌骨连接处到咽后壁的最小距离

（二）三维测量

除二维测量外，目前应用最多的是通过专业软件对 CT/CBCT 图像进行三维重建后，手动选取所要测量的气道范围，利用软件强大的算法功能自动计算出气道体积、最小横截面积等测量指标。关于 CT/CBCT 进行上气道测量的文献很多，但使用的重建软件、气道的选取范围等却各不相同，尚未有统一的标准。下面介绍几种利用 CT 进行上气道测量的方法。

1. 方法一　图 10-3-5 展示了应用 Dolphin 11.95 软件进行上气道三维重建的过程：①导入 CT 图像的 dicom 文件；②调整头位：通过手动定位 3D 图像使眶耳平面（FH 平面，即连接双侧眶下缘最低点和外耳道上缘的一个假想平面）水平，调整二维图像切面使矢状面通过鼻根点且与 FH 平面垂直，冠状面经过蝶鞍点且与 FH 平面、矢状面垂直；③选取所需测量的上气道范围：以气道最顶端为上界、经第 3 颈椎前下点的水平面为下界，共分为鼻咽腔、腭咽腔、咽下腔三部分，其中鼻咽腔为气道最顶端至经后鼻棘点的水平面之间的气道部分，腭咽腔为分别经后鼻棘点、软腭尖的两个水平面之间的部分，而咽下腔则为分别经软腭尖、第 3 颈椎前下点的两个水平面之间的部分；④选择合适的气道阈值：一般推荐阈值设定在 72~76 范围内，实际操作中可根据情况调整阈值的大小，使所选取范围内的气道部分全部被选中（图 10-3-5A 中所示绿色折线范围内的气道部分全部显示粉红色）即可；
⑤三维气道重建，点击"update airway"按钮，软件即自动重建出三维气道模型并显示该气道的体积
（V），同时还可测量和计算该气道的长度（H）、最小横截面积（Min）及平均横截面积（Mean）等指标，
其中平均横截面积为 V/H 值。另外，鼻咽腔、腭咽腔和咽下腔各部分的最小横截面积也可分别计算
得到。

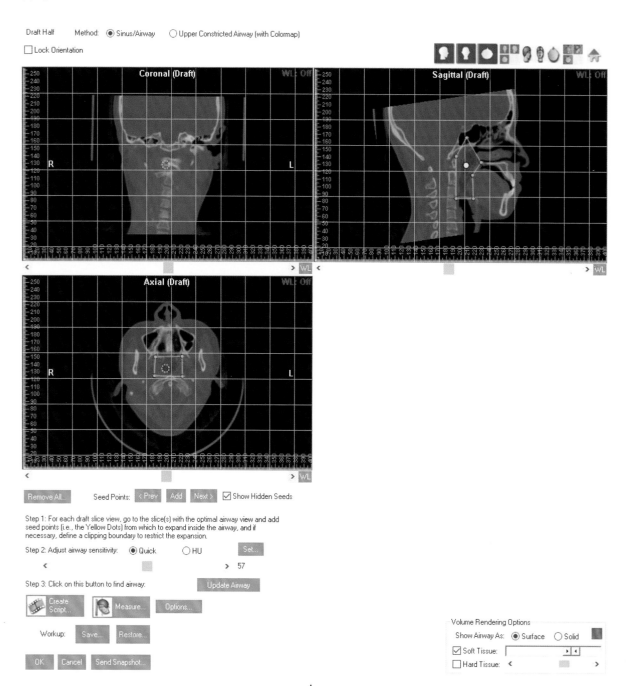

A

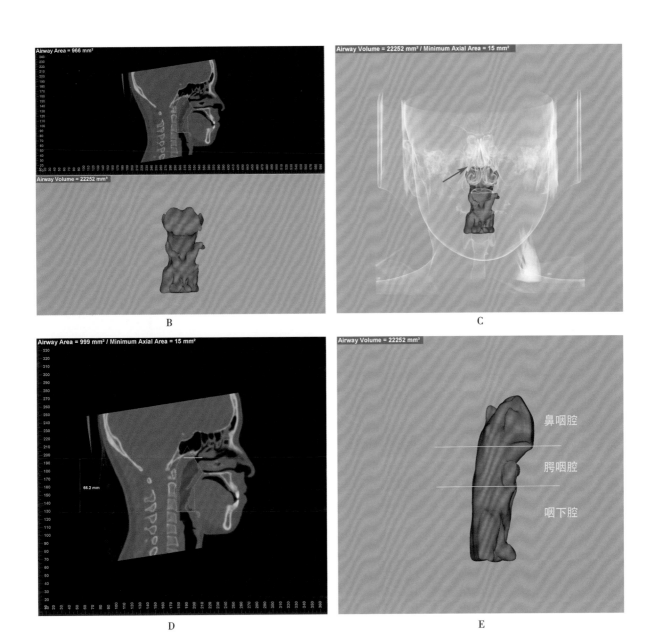

图 10-3-5　CT 重建的上气道测量方法一

A. 需测量的上气道范围选取　B. 上气道的二维及三维重建图像:粉红色区域表示待测量的气道区域范围,左上角显示自动计算出的气道的体积　C. 上气道的最小横截面积:绿色平面(箭头所示)即为气道最小横截面积的位置　D. 上气道的长度计算:选取所测量上气道的上下界后,可自动计算得到上气道的长度　E. 所测量的上气道侧面观,气道被两个分别经过后鼻棘点和软腭尖且平行于FH 平面的平面分为鼻咽腔、腭咽腔、咽下腔

2. 方法二 具体步骤同前文中所述的方法一基本相同,但采用了与前述不同的边界来定义气道范围。如图 10-3-6 所示,以依次经蝶鞍点(S)、后鼻棘点(PNS)、会厌基底(Eb)的连续折线为气道前边界,以依次经 S 点、PNS 水平位置对应的上咽后壁点(A)、Eb 水平位置对应的下咽后壁点(B)的连续折线为气道后边界,S 点为上边界,经 Eb 至咽后壁的水平面为气道下边界。以经 PNS 至咽后壁的水平层面、经会厌尖(Ep)至咽后壁的水平面分别将上气道划分为鼻咽腔(NP)、口咽腔(OP)和喉咽腔(HP)。所有水平面均与 FH 平面平行。

3. 方法三 相比硬组织,CT 对软组织的分辨率相对较差,因而选取上气道范围时以硬组织标志点确定边界可能更佳。前两种测量方法的边界标志点中均包括了软组织点,而方法三则全部选择了硬组织点:以颅底点(Ba)与 PNS 点的连线为上界,Ba 与第 3 颈椎最前下点(CV3)的连线为后界,CV3 与舌骨上缘点(H)的连线为下界,H 点与 PNS 点的连线为前界(图 10-3-7)。

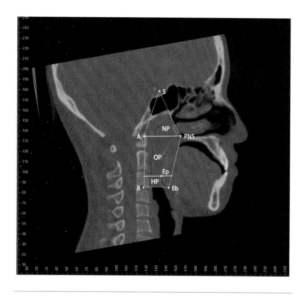

图 10-3-6 CT 重建的上气道测量方法二

S. 蝶鞍点;PNS. 后鼻棘点;Ep. 会厌尖点;Eb. 会厌基底点;PNS 水平位置对应的上咽后壁点(A)、Eb 水平位置对应的下咽后壁点(B)。粉红色区域表示待测量的上气道区域范围,上气道被两个分别经过后鼻棘点和软腭尖且平行于 FH 平面的平面分为鼻咽腔、口咽腔、喉咽腔,其中 NP 代表鼻咽腔,OP 代表口咽腔,HP 代表喉咽腔。

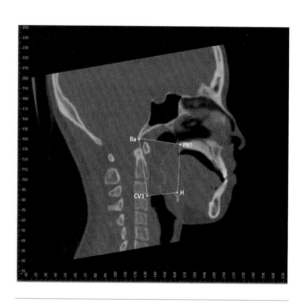

图 10-3-7 CT 重建的上气道测量方法三

Ba. 颅底点;PNS. 后鼻棘点;H. 舌骨上缘点;CV3. 第 3 颈椎最前下点。粉红色区域表示待测量的上气道区域范围

以上介绍的三种气道容积测量方法主要是针对上气道咽腔整体的测量,在实际应用中,可根据前文中所讲的鼻咽腔解剖学界限,选取相应范围来进行鼻咽腔的三维测量。

三、MRI 图像

与 CT 图像类似,MRI 图像也可通过 Dolphin、Osirix、Dextroscope 等专业软件的多平面重建和三维重建对鼻咽腔进行了线性、面积和体积的测量。

如图 10-3-8 所示,利用 Dolphin 11.95 软件在上气道矢状位上进行线性测量。首先将腭平面调整为水平面,然后经后鼻棘点(A 点)作一平行于腭平面的直线与咽后壁相交,交点为 B 点,AB 连线的距离即为鼻咽腔的前后径大小,软件计算显示为 24.1mm。

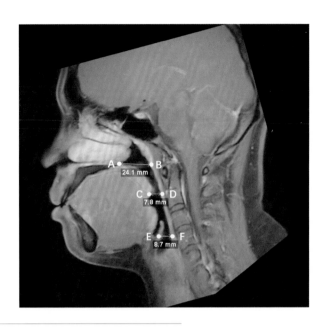

图 10-3-8　上气道 MRI 矢状位的 T_1 加权像

A 点为后鼻棘点,B 点为过 A 点作一平行于腭平面的直线与咽后壁的交点,C 点为软腭尖点,D 点为过 C 点作一平行于腭平面的直线与咽后壁的交点,E 为会厌谷底点,F 点为过 E 点作一平行于腭平面的直线与咽后壁的交点;AB连线、CD 连线和 EF 连线的长度分别为上气道在不同水平层面上的前后径大小,软件可自动计算出其值大小,分别为24.1mm、7.8mm 和 8.7mm,其中 AB 连线的长度代表了鼻咽腔的前后径大小

第四节　口咽腔的影像学测量分析

一、X 线片

(一)鼻咽侧位片

在鼻咽侧位片中,常以扁桃体 - 咽腔(TP)反映扁桃体的大小,TP 常作为评估上气道口咽腔大小的指标。

图 10-4-1 示鼻咽侧位片上扁桃体绝对大小的测量方法,其大小为其在最凸处的垂直距离,T/P 为扁桃体宽度与口咽部气道宽度之比,表示扁桃体的相对大小。

(二)头颅定位侧位片

图 10-4-2 示头颅定位侧位片的口咽腔测量方

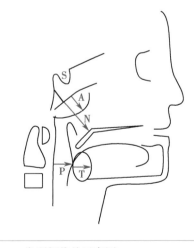

图 10-4-1　鼻咽侧位片示意图

A 为腺样体厚度,N 为鼻咽腔宽度,P 为口咽部气道宽度,S 为蝶鞍点,T 为扁桃体宽度,A 和 T 的大小为其在各自最凸处的垂直距离,T/P 为扁桃体宽度与口咽部气道宽度之比

法。会厌基底点（Eb）至舌尖点（Tt）的连线距离 Eb-Tt（线段 a）即为舌体长度，与 Eb-Tt 连线垂直的线段 b 代表舌体厚度，后鼻棘点（PNS）至软腭顶点（SPT）的连线距离 PNS-SPT（线段 c）即为软腭的长度，SPC-SPD（线段 d）即为软腭的厚度；Phw1-Psp、Phw2-Tb、PPW2-SPT 分别代表了口咽腔在不同水平截面上的气道前后径大小，而 PPW1-PNS、PhW3-Eb 则分别代表了气道在鼻咽腔、喉咽腔的前后径大小；H-H′ 代表舌骨距下颌平面的最短距离。多项研究表明，低位舌骨会引起口咽腔长度的增加，二者均与 OSA 的严重程度相关。而软腭长度的增加也会导致口咽腔的狭窄。

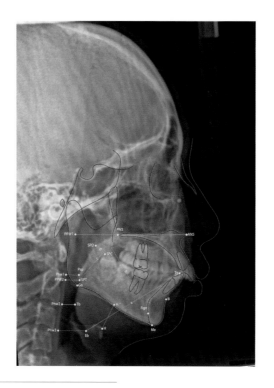

图 10-4-2 头颅定位侧位片的口咽腔测量指标

B. 下牙槽座点；ANS. 前鼻棘点；PNS. 后鼻棘点；Me. 颏下点；Go. 下颌角点；Eb. 会厌基底点；H. 舌骨体点；H′. 过 H 点向下颌平面作垂线，该线与下颌平面的交点；Tt. 舌尖点；Tb. 舌背点；Psp. 软腭后缘点；SPT. 软腭顶点；SPD. 软腭最厚径与软腭后缘之交点；SPC. 软腭最厚径与软腭前缘之交点；Rgn. 下颌骨体最后下点；Phw1. 腭咽部最狭窄处相对应的咽后壁点；Phw2. 口咽部最狭窄处相对应的咽后壁点；Phw3. 与下咽部相对应的咽后壁点；PPW1. 与后鼻棘相对应的咽后壁点；PPW2. 与软腭尖相对应的咽后壁点；a. Eb 与 Tt 的连线，代表舌体长度；b. 从舌体最凸点向 a 线作垂线，垂足至该最凸点的距离即为 b，代表舌体厚度；c. SPT 至 PNS 的连线，代表软腭的长度；d. SPC 至 SPD 的连线，代表软腭的厚度。所有上气道前后径测量均平行于 ANS-PNS 平面

二、CT 和 CBCT 图像

与鼻咽腔相同，口咽腔的 CT/CBCT 测量分析也包括了二维和三维测量。

常用的二维测量有矢状面和横截面上的测量。如图 10-3-4 所示，其中显示的线段 a、线段 b 两项线性指标即为上气道中口咽腔矢状面上的二维测量指标。在 CT 重建的横截面上还可进行咽旁肌肉、脂肪等软组织厚度的测量（图 10-2-8）。

三维的口咽腔容积测量详见本章第三节中所述。

三、MRI 图像

口咽部 MRI 可通过测量不同水平层面上的气道宽度、软腭长宽度、横截面面积、气道容积及舌体体积等来评估上气道在该处的大小。

如图 10-3-8 所示，CD 连线的长度即为口咽腔在软腭尖水平面上的前后径大小。也可测量得到软腭的长、宽度，其中软腭的长度为后鼻棘点到软腭尖的距离，宽度为经软腭的最凸点作一后鼻棘点到软腭尖连线的垂线的距离（图 10-4-3A）。另外，利用 Dolphin 软件还可计算得到所选上气道范围内的最小横截面积的位置及面积大小（图 10-4-3B），测量不同水平面上的气道长度、宽度及长宽比（图 10-4-3C），有助于对 OSA 患者进行更准确的气道阻塞部位的定位和病因分析。除二维测量外，还可利用 Osirix 等软件的三维重建功能来测量口咽部的舌体体积等。

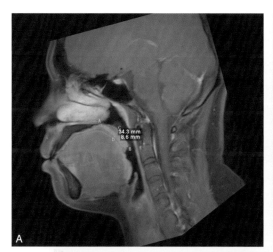
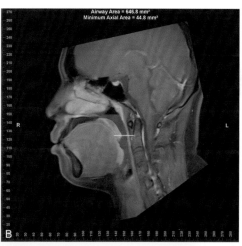
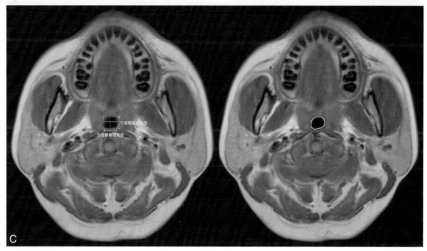

图 10-4-3　上气道 MRI 的 T_1 加权像

A. 上气道矢状位 MRI 的 T_1 加权像：A 点为后鼻棘点，B 点为软腭尖，C 点为软腭的最凸点，D 点为过 C 点作 AB 连线的垂线与软腭的另一交点，其中 AB 连线代表软腭的长度，为 34.3mm，CD 连线代表软腭的厚度，为 8.6mm

B. 上气道矢状位 MRI 的 T_1 加权像的横截面积计算：白色直线代表在后鼻棘点以下、会厌谷底点以上的上气道范围内最小横截面积的位置，该位置的气道横截面积为 44.8mm² 　C. 上气道水平位 MRI 的 T_1 加权像：黄色圆圈内的区域代表该水平位上的口咽部气道，该区域的宽度、长度及长/宽可利用软件测量得出

第五节　上气道的特殊影像学测量分析

一、Müller 试验

不少研究表明,OSA 患者在睡眠状态下其咽腔较正常人更易于塌陷。然而,影像学等检查通常在患者清醒状态下进行,无法辅助医师确定塌陷的位置,若缺乏上气道塌陷处的客观定位,任何手术治疗都是主观盲目的。为提高手术疗效,Borowiecki 于 1983 年引入了 Müller 试验(Müller's maneuver)的概念,他发现 OSA 患者在实施 Müller 试验时,咽腔会有明显的塌陷,可以模拟其睡眠时的上气道情况。由于该试验在操作时需应用纤维鼻咽喉镜进行观察,又称为纤维鼻咽喉镜下 Müller 试验(nasofibroscopy-assisted with Müller's maneuver, NMM)。

1. **方法**　患者最大呼气末时(仅余功能性残气量),嘱其口鼻封闭,然后用力吸气。当患者处于清醒状态,且处于坐位或仰卧位时,医师对患者鼻腔及咽腔行局部麻醉后,将纤维鼻咽喉镜置入上气道,观察患者鼻咽、口咽及喉咽区在实施 Müller 试验时的狭窄情况。为了确定上气道阻塞平面及阻塞程度、同时便于医师观察,患者往往需要多次重复 Müller 动作。

2. **优点**　与其他影像学方法相比,Müller 试验存在以下的特点:通过该动作模拟了患者睡眠时上气道负压下气道塌陷的情况,对于患者上气道阻塞位点的描述以及确定更为直观;患者和医师容易实施;价格低廉,省时省力。

3. **局限性**　Müller 试验主要采用半定量的方法对患者上气道的阻塞平面及狭窄程度进行分析。由于上气道解剖结构的复杂性、检查者之间的偏倚、患者的依从性之间的差异、手术范围的不同以及运用纤维鼻咽喉镜本身会对患者 Müller 试验的准确实施产生不利的影响,以上种种因素使得 Müller 试验在临床中的应用价值一直以来都饱受争议。此外,纤维鼻咽喉镜下的 Müller 试验还是一种侵入性的检查手段。

4. **临床应用**　随着影像学技术的发展,研究人员尝试将 X 线、CT 等技术与 Müller 试验结合,不仅能减少影像学检查中呼吸事件、睡眠状态等对上气道阻塞部位及程度的影响,更真实地反映 OSA 患者睡眠呼吸障碍及血氧降低程度的原因,还能定量测量上气道的大小,为 OSA 患者的诊治提供有力的证据支持。

赵彦惠等应用 X 线头影测量结合 Müller 试验分析不同肥胖程度 OSA 患者的上气道软组织解剖结构差异,发现肥胖 + 超重组患者在 Müller 试验引起的上气道负压状态下,其上气道各层面(腭上平面、腭后区、舌后区)塌陷显著(图 10-5-1),但正常体重组无明显改变。因而,在实际临床工作中对 OSA 患者制定诊疗计划时,应考虑到肥胖和非肥胖的 OSA 患者上气道解剖结构存在差异,发病机制不同,区别对待。

一些学者应用 CT 检查结合 Müller 试验发现,OSA 患者的腭后区和舌后区在平静呼吸时的容积显著大于 Müller 动作时的容积,且其行 Müller 动作时的气道顺应性与对照组相比有显著差异,提

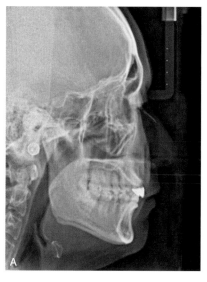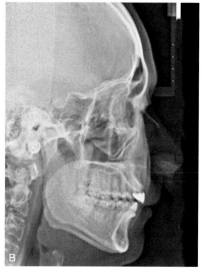

图 10-5-1　Müller 试验前后气道管腔及周围结构变化

A. 平静呼吸末侧位片　B. Müller 侧位片

示 OSA 患者上气道形态发生改变的同时气道顺应性增高,吸气时气道容易塌陷阻塞,其中腭后区等部位塌陷阻塞的可能性相对较大。而有研究表明口腔矫治器的佩戴可以通过前移下颌以增大腭后区和舌后区的气道容积,从而逆转 Müller 动作引起的上气道塌陷,有力支持了口腔矫治器是有效治疗 OSA 的方法之一。

　　另外有研究发现,应用 CT 图像测量咽腔容积与纤维内镜检查两种方法对于评估上气道的阻塞平面,其结果基本相符。因而,上气道 CT 检查结合 Müller 试验还可用于 OSA 患者上气道阻塞平面的评估。

二、动态 CT 和动态 MR

Müller 试验虽能模拟睡眠时的上气道情况,但有学者认为 Müller 试验是在清醒状态下实施的,并不能真实地反映患者睡眠时气道阻塞的情况,且纤维鼻咽喉镜的观察本身对人体具有一定的侵入性,会干扰正常呼吸运动的进行。而动态 CT 和动态 MR 的出现,使得非侵入性观察上气道在清醒和睡眠两种不同状态下的真实变化成为可能。

　　拍摄的动态 CT 和动态 MR 图像可通过计算机软件进行播放,其成像速度快,能动态观察上气道实时的三维情况,并可通过暂停播放锁定特定图像行上气道测量。除观察上气道的阻塞部位外,根据每幅图像的成像时间及上气道出现阻塞的图像数,可近似计算阻塞时间,还能计算阻塞区长度、不同阻塞部位前后径等的最大值、最小值及二者的差值。测量方法与静态 CT、MRI 测量相同,在本章第三、四节中已详细讲述。

　　与临床常用的几种上气道阻塞部位的评估方式相比,动态 MR 作为一种能模拟自然睡眠状态下评估上气道阻塞部位的检查方式,具有较高的软组织分辨率,可定位常规检查中隐匿的阻塞部位,同时确定多层面的阻塞,并对阻塞层面进行精确测量及评估,以鉴别主要和次要的阻塞位点,对于 OSA 病理机制的探讨、治疗方案的选择和手术疗效的提高具有重要的价值。由于动态 MR 检查无辐射损伤,故可用于处于生长发育阶段的儿童,尤其是既往有腺样体和 / 或扁桃体切除术,或是在常规检查中未发现上气道有明显阻塞的 OSA 患儿。有研究认为,睡眠 MRI 可被作为"金标准",提供最准确的生理状态下的解剖学评估。但由于费用高及设备特殊,且拍摄时噪声较大,患者常难以自然入睡,需配合麻醉、镇静药物等,因而睡眠状态的动态 MRI 检查尚不能作为一种常规检查在临床上广泛应用。

三、计算流体力学在上气道流场的应用

流体力学是研究流体(液体和气体)的力学运动规律及其应用的学科。计算流体力学(computational fluid dynamics,CFD)是流体力学的一个分支,它通过计算机模拟获得某种流体在特定条件下的有关信息,实现了用计算机代替试验装置完成"计算试验"。Keyhani 等在 1995 年将 CFD 研究范围拓展至气体流场,首次建立 CFD 模型计算健康成人右侧鼻腔静气相的气流流动。利用 CFD 对上气道气流流场特性进行研究有利于了解上气道结构与功能间的关系。随着计算机科学的高速发展、螺旋 CT 及 MRI 的广泛应用,CFD 现已成为辅助上气道影像学研究的有力工具。

1. 原理 相对于实验流体力学,计算流体力学通过计算机数值计算和图像显示,对含有流体动力学等物理现象进行分析。其分析过程如下:首先需要建立模型,即将原本在空间域和时间域上连续的物理量场,例如压强场、速度场等,应用一系列有限个离散点上的变量值集合替代,并利用一定的原则和方法建立代数方程式,然后利用专业软件进行求解、分析,最终获得场变量的近似值。整个处理大致包括三个部分:①前处理,包括三维模型的选取和网格划分;②求解期,包括确定方程式和计算;③后处理,包括速度场、压力场等参数的计算机处理。

CFD 可以更加细致地研究流体的流动等过程,获取大量在传统实验中难以得到的信息资料,适用于上气道等无法实现具体测量的场合。然而,CFD 也存在一定的局限性。由于上气道是一个具有动力学变化的结构,实际涉及的多维非线性方程组求解十分复杂,其数值解的现有数学理论尚不够充分。为方便计算,多数研究设定上气道内气流流动为定常不可压缩牛顿流体湍流形式的流动,且忽略鼻毛、鼻腔温度和湿度影响,其计算值是一个近似的结果,可能与实际情况有所偏差。

2. 方法 CFD 的测量须在专业的计算机软件中完成。下面以 Ansys 软件包为例,具体介绍 CFD 测量上气道的方法。首先,将 CBCT、CT 或 MRI 拍摄的图像数据保存为 DICOM 数据集,应用 Dolphin 等软件进行上气道的三维重建,重建方法在第三节中鼻咽腔的 CT 测量中已详细讲述,再将重建后的三维模型以 STL 格式导入 Ansys ICEM CFD 软件,进行网格划分处理。上气道数值模拟研究发现,若比较同一截面选择不同网格数进行模型计算得到的压力分布情况,当网格数达 82 万以上时,计算结果与网格数不再相关,网格精度不再提高。然后将上气道整体设为流体域,根据所需测量

的气道范围设置入、出口、网格最大直径和最小直径。

将上气道网格模型文件导入 Ansys-Fluent 软件进行数值仿真模拟。将上气道模型放置于虚拟三维坐标系下,X 轴代表咽腔中轴指向咽腔外壁,Y 轴代表自咽腔前壁指向咽腔后壁,Z 轴代表会厌指向鼻顶。假定上气道内气流为湍流形式的定常不可压缩牛顿流体,忽略鼻毛、鼻腔温度和湿度的影响,设定空气介质密度 ρ 和动力黏性系数 μ 的数值。上气道吸气过程的连续性方程和动量守恒方程为 Navier-Stokes 方程,具体方程式如下:

$$\frac{\partial u_i}{\partial x_i} = 0$$

$$\rho \frac{\partial u_i u_j}{\partial x_i} = -\frac{\partial p}{\partial x_j} + \frac{\partial}{\partial x_i}\left(\mu \frac{\partial u_j}{\partial x_i} + \mu \frac{\partial u_i}{\partial x_j}\right)$$

式中,u 表示材料流动速度,i=1、2、3 分别为 x、y、z 三个方向,ρ 为空气密度,p 为空气压强,μ 为空气的动力黏性系数。

鼻腔壁的边界条件设为静止、隔热、无滑移(速度为 0),前鼻孔处、喉咽部水平截面分别施加压力边界条件,计算患者清醒状态下平稳呼吸时某一具体数值流量下的气流流动,计算域为设置的气道入、出口之间的区域范围,当连续性方程和三个方向上的动量守恒方程收敛时计算结束。

计算结束后用 Ansys CFD-POST 等 CFD 后处理软件测量上气道鼻腔和咽部各部分的容积,测量鼻腔和咽部气流的最高压、最大负压和最高流速,再计算出鼻腔和咽部的气流压降。上气道阻力是指气道内单位流量所产生的压力差,通常用压降与单位流量之比来计算。由于上气道假想为定常流动状态,故压降变化最明显处即为上气道阻力改变最大处,通过对上气道阻力的测量可较好地评价上气道气流通气情况。

3. 临床应用　CT/CBCT 及 MRI 拍摄获得的图像可转化为计算机上的 3D 模型,利用 CFD 将上气道可视化并可评估上气道的物理特性,包括气流的速度、湍流、气道内外压力、气道壁的壁面剪切应力和阻力等气道内外区域的气流和压力分布。这些指标可用于临床上对上气道的评估。

有学者对 15 名肥胖的 OSA 患儿和对照组拍摄的磁共振影像结合 CFD 进行了分析,结果显示,OSA 组的上气道阻力相比对照组显著增大,尤其是在会厌等部位。另外,有研究显示 CFD 测得的上气道阻力与 OSA 严重程度呈强相关。因而 CFD 可作为一种有效评估 OSA 患者的辅助工具。

CFD 还可用来评估治疗前后上气道的变化情况。有学者利用 CFD 对 21 名接受 Herbst 矫形治疗的安氏Ⅱ类儿童进行了治疗前后的上气道测量,结果发现,同对照组相比,治疗组的口咽腔、喉咽腔的气流流速变化明显大于对照组,均有统计学意义,且与 CBCT 测量的气道相应部位的前后径变化情况一致,表明 Herbst 矫形治疗能明显改善口咽腔和喉咽腔的通气状况。

上气道的影像学测量在 OSA 的发病机制研究中发挥着重要作用。有证据表明,影像学图像上显示的气道狭窄、细长与睡眠期间的气道塌陷和呼吸暂停时间密切相关,尤其是在患有严重 OSA 的中老年患者中更为显著，最常见于男性患者，此外，气道狭窄、增长的程度也与 OSA 的严重程度密切相关。由于 PSG 设备尚未广泛应用于各医院，通过影像学方法来对疑似 OSA 进行诊断，不失为一个较为便利的手段。

然而，目前大多数的研究仅针对影像学方法测得的上气道指标和 OSA 之间的相关性进行了分析，缺乏对各影像学方法作为一种 OSA 潜在诊断工具的灵敏度及特异度等进行探究，仍需更多的诊断性试验进一步证明其诊断的可靠程度，且目前国内外对于上气道的影像学测量方法虽有很多，但未形成一个完整、科学的测量体系，并且缺乏统一的测量与阻塞定位的诊断标准，故影像学方法尚不能取代 PSG 这一诊断"金标准"。

（朱　敏）

参考文献

1. 马旭臣. 口腔颌面医学影像诊断学. 6 版. 北京：人民卫生出版社，2015

2. ESLAMI E, KATZ E S, Baghdady M, et al. Are three-dimensional airway evaluations obtained through computed and cone-beam computed tomography scans predictable from lateral cephalograms? A systematic review of evidence. Angle Orthod, 2017, 87（1）: 159-167

3. MUTO T, TAKEDA S, KANAZAWA M, et al. The effect of head posture on the pharyngeal airway space（PAS）. Inter J Oral Maxillofac Surg, 2002, 31（6）: 579-583

4. ANEGAWA E, TSUYAMA H, KUSUKAWA J. Lateral cephalometric analysis of the pharyngeal airway space affected by head posture. Inter J Oral Maxillofac Surg, 2008, 37（9）: 805-809

5. 李树华，董莘，石洪金，等. CT 测量在阻塞性睡眠呼吸暂停综合征上呼吸道狭窄定位诊断中的意义. 中华耳鼻咽喉科杂志，2002, 37（2）: 133-136

6. BARRERA J E, PAU C Y, FOREST V I, et al. Anatomic measures of upper airway structures in obstructive sleep apnea. World J Otorhinolaryngol Head Neck Surg, 2017, 3（2）: 85-91

7. AVCI S, LAKADAMYALI H, LAKADAMYALI H, et al. Relationships among retropalatal airway, pharyngeal length, and craniofacial structures determined by magnetic resonance imaging in patients with obstructive sleep apnea. Sleep Breath, 2019, 23（1）: 103-115

8. 白人驹，张雪林. 医学影像诊断学. 3 版. 北京：人民卫生出版社，2010

9. 田勇泉. 耳鼻咽喉头颈外科学. 7 版. 北京：人民卫生出版社，2008, 125

10. 邹明舜. 儿童增殖腺 - 鼻咽腔比率测定的临床价值. 中华放射学杂志，1997, 3: 43-45

11. YAMAGUCHI H, TADA S, NAKANISHI Y, et al. Association between Mouth Breathing and Atopic Dermatitis in Japanese Children 2-6 years Old: A Population-Based Cross-Sectional Study. PloS One, 10（4）: 0125916

12. ALWADEI A H, GALANG-BOQUIREN M T S, KUSNOTO B, et al. Computerized measurement of

the location and value of the minimum sagittal linear dimension of the upper airway on reconstructed lateral cephalograms compared with 3-dimensional values. Am J Orthod Dentofacial Orthop, 2018, 154（6）: 780-787

13. CHEN H, AARAB G, DE RUITER M H, et al. Three-dimensional imaging of the upper airway anatomy in obstructive sleep apnoea: a systematic review. Sleep Med, 2016, 21: 19-27

14. LIU S Y, HUON L K, LO M T, et al. Static craniofacial measurements and dynamic airway collapse patterns associated with severe obstructive sleep apnoea: a sleep MRI study. Clin Otolaryngol, 2016, 41（6）: 700-706

15. 赵彦惠, 聂萍, 陶丽等. 应用头影测量结合 Müller 试验评价肥胖对阻塞性睡眠呼吸暂停低通气综合征患者上气道可塌陷性的影响. 国际口腔医学杂志, 2014, 41（4）: 390-395

16. 钮燕, 白忠, 杨晓红等. 阻塞性睡眠呼吸暂停低通气综合征患者上气道极速 CT 测量. 临床耳鼻咽喉头颈外科杂志, 2014, 28（3）: 143-148

17. ZHAO Y, SHI H, LU X, et al. Oral appliance effectively reverses Muller's maneuver-induced upper airway collapsibility in obstructive sleep apnea and hypopnea syndrome. Sleep Breath, 2015, 19（1）: 213-220

18. LI L, WU W, YAN G, et al. Analogue simulation of pharyngeal airflow response to Twin Block treatment in growing patients with Class Ⅱ（1）and mandibular retrognathia. Sci Rep, 2016, 6: 26012

19. 黄金. 成人上颌骨宽度不足患者 MSE 治疗后上颌复合体、上气道形态学及流体力学研究. 山东大学, 2018

20. WOOTTON D M, LUO H, PERSAK S C, et al. Computational fluid dynamics endpoints to characterize obstructive sleep apnea syndrome in children. J Appl Physiol（1985）, 2014, 116（1）: 104-112

21. VAN HOLSBEKE C, VOS W, VAN HOORENBEECK K, et al. Functional respiratory imaging as a tool to assess upper airway patency in children with obstructive sleep apnea. Sleep Med, 2013, 14（5）: 433-439

22. IWASAKI T, SATO H, SUGA H, et al. Herbst appliance effects on pharyngeal airway ventilation evaluated using computational fluid dynamics. Angle Orthod, 2017, 87（3）: 397-403

第十一章　上气道内镜评估

正确判断 OSA 患者的气道阻塞部位及成因是采取有针对性的治疗,尤其是制订合理手术方案和提高手术疗效的基础。上气道作为一个立体呼吸通道和功能体,其阻塞特征受到多种复杂动态因素的影响,目前尚不能以单一检测手段反映。其中上气道内镜检查为形态学诊断的常用方法之一,包括清醒状态下内镜检查和药物诱导睡眠内镜检查。

第一节　清醒状态下内镜检查与 Müller 检查法

纤维 / 电子内镜技术与 Müller 检查法相结合是较为普遍应用的清醒状态下定位诊断方法。通过判定引起气道狭窄的结构性原因并推断睡眠时气道可能发生塌陷及阻塞的部位。该方法用于定位诊断、手术前后咽腔截面积的对比观察及预测手术疗效,可获得比较满意的结果。

【原理】

Müller 检查法的原理为患者在采取捏鼻闭口深吸气(Müller 呼吸)时,咽壁的运动可以模拟睡眠状态下呼吸道阻塞的形式,因此可以于清醒状态下观察气道顺应性。

【检查方法】

方法是内镜远端置于悬雍垂下方,患者闭口并阻塞双侧鼻腔,用力吸气,观察舌咽平面和腭咽平面塌陷状态、测量最大塌陷程度下截面积,并与张口平静呼吸时截面积比较,计算塌陷程度,随即将纤维喉镜退到软腭上水平,重复上述操作,观察塌陷度。内镜下定标测量检查需要内镜专用测长器或已知固定长度的标尺,在待观察平面进行观察,被观察图像及标尺经纤维内镜、图像转换器及图像采集卡同步输入计算机;应用特制软件,选择、描记所要测定的面积及直径、定标测量。常用指标包括腭咽、舌咽最小截面积,Müller 呼吸截面积、正中矢状直径、横向直径及两者比值等(图 11-1-1、图 11-1-2)。

检查时注意重点动态观察的部位包括鼻腔、鼻咽硬腭水平、软腭后气道和舌后气道的形态,腔隙狭窄程度和造成阻塞的结构。腭咽截面选取悬雍垂末端最向咽腔内突出处所在截面;舌咽截面选取会厌游离缘最高处所在截面。测量时纤维喉镜远端置于后鼻孔下缘稍下方及悬雍垂下方,距待测水平约 20mm 并与之垂直。

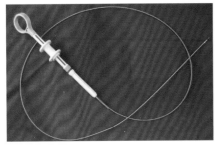 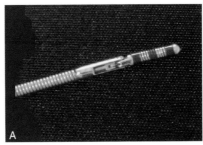 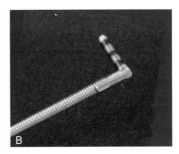

图 11-1-1　内镜专用测长器

A. 为定标器伸展状态　　B. 为弯折 90°角状态

（引自：孔维佳，韩德民．耳鼻咽喉头颈外科学．2 版．北京：人民卫生出版社，2014.）

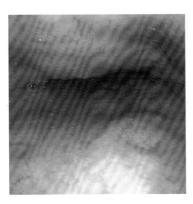 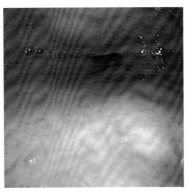

图 11-1-2　腭咽平面气道 Müller 检查内镜所见

【优缺点】

　　内镜检查的优点是可直观观察上气道形态、结构及表面特征，同时模拟上气道阻塞状态下咽腔塌陷情况，观察咽壁顺应性的改变。若应用计算机及专用定标器，可辅助完成纤维和 / 或电子内镜图像各部位截面积的定量测量。

　　其局限性在于作为清醒时人为模拟负压检查与真实睡眠时咽部阻塞特点存在差别，且其无法避免内镜本身对气道动力学的干扰。在清醒时下咽部、舌根平面阻塞检出率可能较睡眠时低。但在经过精确测量和评估的内镜检查，很大程度上可以获得与睡眠时的定位诊断一致的结果。有研究通过与 MRI 的对比，仰卧位清醒时计算机辅助纤维内镜的定量测量的准确度，在腭咽平面可以达到 89.50%~100%，舌根后平面可以达到 88.15%~95.6% 以上。通过选择软腭后气道塌陷度 75% 以上及舌根后平面塌陷度 50% 以下的患者进行 UPPP 手术，有效率达到 87%。Launois、Aboussouan、李五一等报道预测 UPPP 手术有效的准确度分别为 86%、78% 及 68.4%，预测 UPPP 手术无效组的有效率分别为 18%、36% 及 22.2%。

第二节　药物诱导睡眠内镜检查

药物诱导睡眠内镜检查（drug-induced sleep endoscopy，DISE）最早由英国学者 Croft 和 Pringle 于 1991 年报道。通过镇静药物诱导受试者进入模拟睡眠状态（通常为 N2 期睡眠），在此状态内镜直接观察上呼吸道阻塞的部位、构成结构和程度。既往的研究发现清醒状态与睡眠状态肌张力及呼吸模式存在差异，通过 DISE 做出的手术决策和通过常规清醒时上气道检查后做出的手术决策有很大的差别，DISE 发现的上气道阻塞部分和通过 Müller 检查判断的上气道阻塞部分也有很大的差别。还有学者通过 DISE 研究了手术失败的患者的术前塌陷部位主要为口咽侧壁塌陷和声门上塌陷，而腭后环形塌陷和舌根前后位塌陷是手术失败的独立预测因子。在实践中 DISE 逐渐被广泛接受，认为其接近生理睡眠状态。2002 年，阻塞性睡眠呼吸暂停低通气综合征诊断依据和疗效评定标准暨悬雍垂腭咽成形术适应证会议上将阻塞平面分为 4 型（表 11-2-1）。可见 DISE 对 OSA 患者上气道软组织狭窄部位及程度的判断对于 OSA 患者腭咽平面尤其舌咽平面的软组织阻塞定位有一定帮助。

表 11-2-1　阻塞平面分型

分　　型	描　　述
1 型	鼻咽以上平面狭窄
2 型	口咽部狭窄（腭和扁桃体水平）
3 型	下咽部狭窄（舌根和会厌水平）
4 型	2 个或 2 个以上上述部位狭窄

【检查方法】

视频 4
药物诱导睡眠内镜检查操作

1. 患者行诱导睡眠检查前需要先完善睡眠监测检查，以评估是否存在明确的打鼾和呼吸暂停问题。

2. 患者在检查前给予脑电、眼动、下颌肌电导联的安装，监测鼻压力气流、胸腹呼吸运动、手指血氧饱和度。药物诱导睡眠在手术室进行，脑电双频指数（bispectral index，BIS）用来监测麻醉深度。

3. 患者取仰卧位，调暗灯光，保持房间安静。由麻醉师给予盐酸右美托咪定，盐酸右美托咪定用法为 0.8mg/kg，给药 10 分钟，观察患者入睡后调整为 0.6mg/kg 维持给药。

既往的报道证实盐酸右美托咪定能引起近似 2 期睡眠的脑电波活动，且对呼吸中枢影响很小。观察时机是主观上见到患者入睡，口头刺激没有反应，而疼痛等刺激可以唤醒，客观上观察到脑电波出现纺锤波等典型的 2 期睡眠波形。所有观察通过 VOTE 分类系统进行记录（表 11-2-2，图 11-2-1~图 11-2-7）。

表 11-2-2　VOTE 分类系统

塌陷部位	方向		
	前后	左右	环形
腭后区			
口咽侧壁	—		—
舌根		—	—
会厌			—

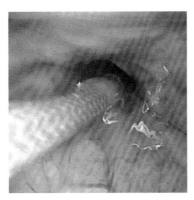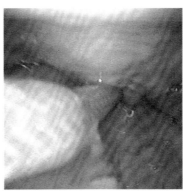

图 11-2-1　腭后环形塌陷睡眠内镜下表现

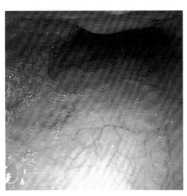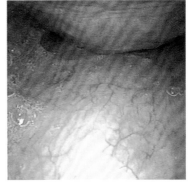

图 11-2-2　腭后前后向塌陷睡眠内镜下表现

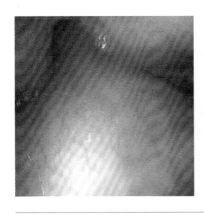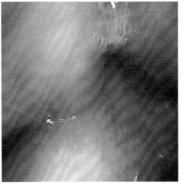

图 11-2-3　腭后左右向塌陷睡眠内镜下表现

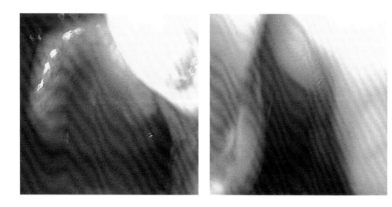

图 11-2-4　口咽侧壁左右向塌陷睡眠内镜下表现

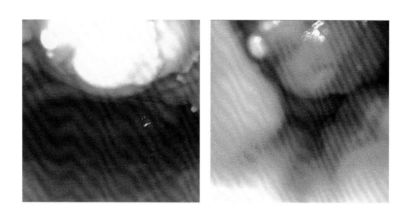

图 11-2-5　舌根前后向塌陷睡眠内镜下表现

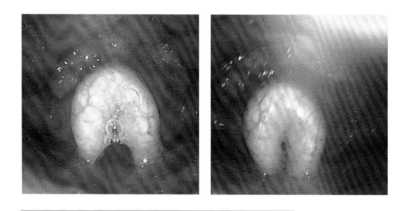

图 11-2-6　会厌左右向塌陷睡眠内镜下表现

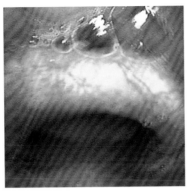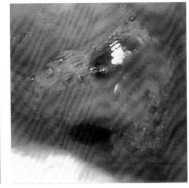

图 11-2-7　会厌前后向塌陷睡眠内镜下表现

【优缺点】

借助 DISE 评估 OSA 患者气道的形态现已逐渐在临床推广,其优点是可在近似睡眠的状态下三维、动态的观察咽腔,直接识别构成阻塞的结构,并且可以用于直接观察无创正压通气治疗、口腔矫治器治疗的效果,部分实验室也应用此技术测量咽腔临界压。利用诱导睡眠纤维喉镜检查和上气道测压法能精确测量出患者的阻塞长度和阻塞高度。阻塞长度和阻塞高度是 OSA 患者腭咽部手术疗效的独立预测因子,可用于术前患者的筛选。其缺点是非整夜观察,且镇静药物可能对睡眠分期造成影响,很难对快速眼动睡眠期的阻塞情况进行观察。

(叶京英)

参考文献

1. 孔维佳,韩德民 . 耳鼻咽喉头颈外科学 . 2 版 . 北京:人民卫生出版社,2014

2. KEZIRIAN E J, HOHENHORST W, DE VRIES N. Drug-induced sleep endoscopy: the VOTE classification. Eur Arch Otorhinolaryngol, 2011, 268 (8): 1233-1236

3. STUCK B A, MAURER J T. Airway evaluation in obstructive sleep apnea. Sleep Med Rev, 2008, 12 (6): 411-436

4. CROFT C B, PRINGLE M. Sleep nasendoscopy: a technique of assessment in snoring and obstructive sleep apnoea. Clin Otolaryngol Allied Sci, 1991, 16 (5): 504-509

5. FERNÁNDEZ-JULIÁN E, GARCÍA-PÉREZ M Á, GARCÍA-CALLEJO J, et al. Surgical planning after sleep versus awake techniques in patients with obstructive sleep apnea. Laryngoscope, 2014, 124 (8): 1970-1974

6. SOARES D, SINAWE H, FOLBE A J, et al. Lateral oropharyngeal wall and supraglottic airway collapse associated with failure in sleep apnea surgery. Laryngoscope, 2012, 122(2): 473-479

7. KOUTSOURELAKIS I, SAFIRUDDIN F, RAVESLOOT M, et al. Surgery for obstructive sleep apnea: sleep endoscopy determinants of outcome. Laryngoscope, 2012, 122(11): 2587-2591

第十二章　睡眠上气道 - 食管压力监测

睡眠上气道 - 食管压力监测（sleep upper airway-esophageal pressure monitoring）是指通过置入上气道和食管内的多个压力传感器持续测量局部的压力波动,并将压力波动信号转换为电信号进行记录及分析,以此动态反映患者的呼吸驱动力变化及监测潜在的气道阻塞平面。此检查可与睡眠监测多个其他生理信号监测同步进行,其最重要临床价值在于指导上气道术式的选择,此外亦有助于上气道病理生理机制的研究。当前一根极细的测压管即可在其不同位置放置多个超微传感器,同步完成食管或上气道不同部位的压力测量,且不会对患者的睡眠造成明显干扰,本章将就其原理、检查方法、结果判读、优缺点及临床应用现状等方面进行介绍。

【原理】

食管薄而柔软且位于胸腔内,食管内中段附近的压力传感器能够反映胸腔内压力的变化,上气道内的压力传感器则可反映气道内不同部位的压力变化。平静呼吸时,食管及上气道内的压力传感器均随呼吸轻微波动且波幅平坦,阻塞性呼吸事件发生时,呼吸驱动力增加致胸腔内压力波动幅度增加,上气道内阻塞部位上下的不同压力传感器则可产生不同信号变化,据此可判定此阻塞性呼吸事件发生的部位。

由于上气道最常见的阻塞部位为软腭后及舌根后气道,因此我们以最简单的模型,即只有位于两者之间单一上气道压力传感器的监测为例进行说明（图 12-0-1）,P_0 为食管内压力传感器,P_2 压力传感器的位置则位于软腭游离缘下方,平静呼吸时,P_0 及 P_2 压力随呼吸轻微波动且波幅平坦,而腭咽区

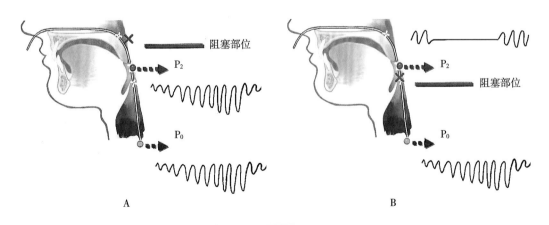

图 12-0-1　双压力传感器分别位于软腭平面以下及舌咽平面以下时的监测原理

A. 阻塞部位位于腭咽及以上平面时,P_0 及 P_2 压力波幅信号显著增加　B. 阻塞部位位于舌咽及以下平面时,P_0 压力波幅信号显著增加,但无法传导至 P_2 压力传感器

或以上部位软组织气道阻塞时，呼吸驱动力渐进性增加导致阻塞以下部位的 P_0 及 P_2 压力波幅信号显著增加；舌咽及以下部位软组织气道阻塞时，呼吸驱动力渐进性增加可导致 P_0 压力波幅信号显著增加，但因阻塞无法传导至 P_2 压力传感器，因此呈现出不同的信号变化组合。整夜的监测则可得到睡眠中不同阻塞部位呼吸事件的总数及发生比例等数据，对于上气道塌陷病理生理的研究及外科术式的选择有重要的指导意义。

在临床中，如需更为精确地判断阻塞部位，可增加不同部位上气道内压力传感器的数目，但基本原理仍同上。

【检查方法】

实施上气道 - 食管压力监测需给患者佩戴附有压力传感器的测压管，放置测压管的要点包括以下几点：

（1）放置前患者尽量空腹，医师检查并清理鼻腔，选择通畅度较好的一侧鼻腔进行操作，如患者鼻塞严重可给予鼻喷药物改善鼻通气后再行放置。

（2）放置过程中患者端坐位，测压管由一侧鼻腔放入经总鼻道下方至鼻咽、口咽、下咽，最终进入食管，原理同胃管放置，预估测压管进入食管入口前，可嘱患者饮水或做吞咽动作进行配合。

（3）为保证压力传感器的正确位置，测压管上往往具有标记点（图 12-0-2），此测压管标记点标定位置为软腭下缘，放置至此位置时可确保压力传感器位于上气道预定位置，操作医师确定标记点位于指定位置后对测压管在鼻外进行固定。

（4）放置测压管过程中及放置后短期会有恶心及异物感等不适症状，应嘱患者尽量适应，咽反射敏感或配合欠佳的患者，可予鼻腔及咽喉等部位外用表面麻醉药物，完全无法配合或不适感强烈致严重影响睡眠的患者应中止检查，选择其他替代评估手段。

（5）当前部分上气道 - 食管压力监测设备往往同时配有血氧饱和度监测及热敏气流监测（热敏监测点可同时位于测压管上）配件，可同时予以佩戴。

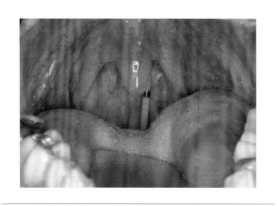

图 12-0-2　测压管金属标记点位于软腭游离缘下方，固定测压管于此位置可保证压力传感器位于预定位置

患者整晚佩戴上气道 - 食管压力监测睡眠后第 2 日可返院撤除设备，由医师下载数据，并由特定软件生成相应报告。

【结果判读】

上气道 - 食管测压最重要的结果即阻塞平面评估，由于可整晚持续监测，其提供的结果亦即不同阻塞平面呼吸事件的发生总例数及比例（图 12-0-3），所有存在阻塞性成分的呼吸事件（包括阻塞性低通气、呼吸暂停及混合性呼吸事件）其

阻塞平面分析报告

Level Analysis Report

	Total number	Per Hour	Total Dur	Max Dur	Average Dur
Obstructive	384	64.05	153:16	53	24
Hypopnea	66	11.01	23:08	55	21
Sum	450	75.05	176:24		

Hypopnea criterion, drop top: 50 %

	Total number	Per Hour	Total Dur	Max Dur	Average Dur
Mixed	7	1.17	03:17	37	28
Central	1	0.17	00:12	13	13
Sum	8	1.33	03:30		

	Total number			Number per hour		
	Mixed	Obstructive	Hypo	Mixed	Obstructive	Hypo
Upper	7	352	58	1.17	58.71	9.67
Lower	0	31	7	0.00	5.17	1.17
Undefined	0	1	1	0.00	0.17	0.17

Pressure Gradient Margin: 10 %

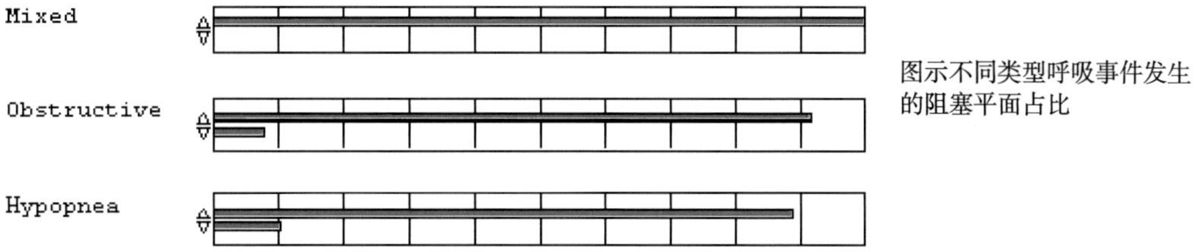

← 不同阻塞平面呼吸事件例数　　　← 不同阻塞平面呼吸事件比例

Mixed

Obstructive

Hypopnea

图示不同类型呼吸事件发生的阻塞平面占比

图 12-0-3　1 例上气道 - 食管压监测的主要结果

本监测中上气道测压管位置位于软腭下缘,因此可得到其以上(腭咽部)及以下(舌咽部)的整晚阻塞性呼吸事件阻塞平面统计情况,包括总例数及总占比

发生时的阻塞平面均被记录并统计,最终可得出例数及其相应占比,临床医师可据此判断潜在的发病部位。

【优缺点】

上气道 - 食管压监测的最重要价值在于对存在阻塞性睡眠呼吸事件的患者进行上气道阻塞平面的判断,与其他阻塞平面判断方法相比,其优势如下:

(1)在精确性方面要优于非睡眠时间内完成的定位评估,比如 Friedman 分型、上气道影像学检查、内镜结合 Müller 检查等。

(2)与睡眠 MRI 检查或睡眠内镜等其他睡眠时评估手段相比,其优势在于可整夜睡眠时持续进行,能够对睡眠期间所有阻塞性呼吸事件进行定位评估,更全面地反映阻塞平面的构成比。

尽管如此,其亦存在局限,具体如下:

（1）与睡眠 MRI 检查或睡眠内镜检查相比，其无法反映阻塞性事件发生时造成气道塌陷的具体解剖结构，亦无法反映同时多平面阻塞时最低阻塞平面以上阻塞平面的情况。

（2）作为有创性检查，可能会对部分患者的睡眠产生一定干扰，因此其结果可能较自然睡眠时存在误差。

【临床应用现状】

睡眠上气道 - 食管压监测的基本原理最早于 1986 年由 Hudgel 提出，设计目的即在于通过睡眠阻塞平面的判断指导外科术式的选择，当前临床对其的应用也多集中于此。

韩德民及叶京英等曾通过对 30 例患者同时行上气道测压及多导睡眠监测，证实了其在评估 OSA 患者睡眠时上气道阻塞平面方面的价值；其同样通过临床研究证实此方面的评估对 UPPP 手术疗效的预测价值，即以腭咽平面阻塞为主的患者其 UPPP 手术有效的可能性显著较高，预测准确度可达 88.9%，证实了此检查在指导术式选择及筛选患者方面的价值。李五一等亦曾通过上气道 - 食管压监测分析阻塞部位指导外科术式的选择，认为腭后区阻塞为主的患者接受单纯腭咽部手术，而舌后区阻塞为主的患者接受腭咽联合舌咽平面手术，认为据此可制定个体化手术方案，有助于提高中重度 OSA 的手术疗效。尽管如此，现有观点认为由于其难以得到咽腔塌陷的动态图像，有时仍需结合影像学或内镜检查判定造成阻塞的具体结构，以更好指导治疗方案的制定。

上气道 - 食管压监测另一项临床价值在于其结合血氧饱和度及热敏气流信号可作为简易的便携监测设备，其原因在于食管压可用于呼吸事件性质的判断，虽较常规 PSG 无脑电信号用于判断睡眠分期，但可得到其无法提供的阻塞平面评估数据，在此方面，目前已有多项临床研究认为其作为替代性睡眠监测手段具有一定准确性，Morales Divo 等的研究认为其可得出与传统 PSG 相当的 AHI 及血氧饱和度等参数。

（肖水芳）

参考文献

1. HUDGEL D W. Variable site of airway narrowing among obstructive sleep apnea patients. J Appl Physiol（1985），1986，61（4）：1403-1409

2. HAN D M，YE J Y，WANG J，et al. Determining the site of airway obstruction in obstructive sleep apnea with airway pressure measurements during sleep. Laryngoscope，2002，112（11）：2081-2085

3. 韩德民，叶京英，李彦如，等 . 上气道持续压力测定

预测悬雍垂腭咽成形术的疗效.中华耳鼻咽喉头颈外科杂志,2006,41(10):753-758

4. VANDENBUSSCHE N L, OVEREEM S, VAN DIJK J P, et al. Assessment of respiratory effort during sleep: Esophageal pressure versus noninvasive monitoring techniques. Sleep Med Rev, 2015, 24: 28-36

5. SINGH A, AL-REEFY H, HEWITT R, et al. Evaluation of ApneaGraph in the diagnosis of sleep-related breathing disorders. Eur Arch Otorhinolaryngol, 2008, 265(12): 1489-1494

6. 李五一. OSAHS 多平面手术与上气道压力测定.中国医学文摘耳鼻咽喉科学, 2008, 23(2): 66-68

7. MORALES DIVO C, SELIVANOVA O, MEWES T, et al. Polysomnography and ApneaGraph in patients with sleep-related breathing disorders. ORL J Otorhinolaryngol Relat Spec, 2009, 71(1): 27-31

8. 神平,李五一,田旭,等.上气道测压阻塞定位在阻塞性睡眠呼吸暂停低通气综合征外科治疗中的应用.中华耳鼻咽喉头颈外科杂志, 2010, 45(12): 1008-1013

第十三章　睡眠模拟治疗评估——鼻咽通气管在阻塞性睡眠呼吸暂停诊疗中的应用

鼻咽通气管（nasopharyngeal tube，NPT），也称为鼻咽通气道（nasopharyngeal airway），是一种简易方便的上气道通气装置，可用于解除或缓解上气道梗阻，保持上呼吸道通畅，被多个临床科室作为气道管理辅助工具。近年来，鼻咽通气管在 OSA 的临床治疗和阻塞部位诊断方面有较多应用。

鼻咽通气管是一种由医用硅胶制成的气道导管，长短与粗细按型号不同，具有一定的弧度，其尖端呈斜口、钝圆，其尾端则有一个凸出的翼缘，一般不带套囊（图 13-0-1）。

【工作原理】

具有一定的硬度和弹性的中空鼻咽通气管置入后，对上呼吸道形成机械支架效应，能够保证鼻咽通气管置入部分的上呼吸道保持通畅状态，相当于建立了上呼吸道的人工通道（图 13-0-2）。因此，鼻咽通气管在临床上多作为上呼吸道管理的辅助工具使用，用于全身麻醉后恢复期的呼吸道管理。因腭咽平面是 OSA 最常见的阻塞部位，一般鼻咽通气管放置时尖端均略超出软腭游离缘，可以有效改善腭咽平面呼吸道阻塞，故近年来有人将鼻咽通气管用于 OSA 的治疗。理论上，插入鼻咽通气管后能保证前鼻孔到鼻咽通气管尖端的一段呼吸道通畅，治疗无效的病例推测是鼻咽通气管尖端以下的呼吸道存在堵塞。

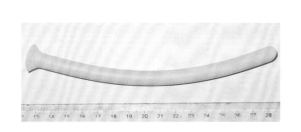

图 13-0-1　鼻咽通气管实物照

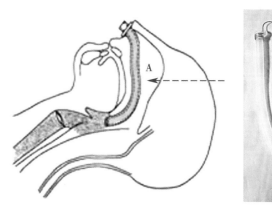

图 13-0-2　鼻咽通气管置入示意图
A 为鼻咽通气道置入位置

第一节　鼻咽通气管置入后多导睡眠监测在阻塞性睡眠呼吸暂停舌咽气道阻塞定位诊断中的应用

OSA 发生的关键环节为睡眠时上呼吸道的塌陷或阻塞。研究表明，上气道任一部位的塌陷或阻塞均可导致 OSA 的发生。其主要包括三个阻塞平面，即鼻腔鼻咽层面、腭咽层面及舌咽层面。其中，舌咽气道阻塞一直是 OSA 多平面阻塞诊断的难点。目前，上气道连续压力测定被认为是较为准确的舌咽气道阻塞定位诊断方法。但整晚上气道连续压力测定或 ApneaGraph AG200 定位诊断系统需要使用特殊设备，价格昂贵，应用范围有限，多数医院尚无法配备。

而在前文提到，鼻咽通气管治疗失败，提示患者可能存在舌咽气道阻塞问题。在没有上呼吸道连续压力测定系统的情况下，可采用鼻咽通气管置入后行多导睡眠监测，如根据监测结果区分是否存在舌咽气道阻塞并指导手术治疗。

【原理与操作方法】

患者进行多导睡眠监测（PSG）明确 OSA 诊断后，择期放置鼻咽通气管后重复多导睡眠监测（NPT-PSG）。其放置鼻咽通气管的具体操作方法与第五篇第二十章第三节所述 NPT 置入方法相同。由于 NPT 是中空管道，可保证患者在整晚睡眠过程中鼻咽通气管所经过的区域是通畅无阻塞的，即鼻腔、鼻咽、腭咽区域气道是通畅的，此时再次行 PSG 检查，检查程序和收集检查指标与首次 PSG 检查相同。如果仍然存在睡眠呼吸暂停或低通气，即可考虑存在舌咽气道阻塞。

最终，所有患者均根据 NPT-PSG 检查结果对舌咽气道是否存在阻塞做出初步判定，鼻咽通气管置入后多导睡眠监测呼吸紊乱指数（nasopharyngeal tube-apnea hypopnea index，NPT-AHI）<5 次 /h 被认为不存在舌咽气道阻塞，≥5 次 /h 但 <15 次 /h 被认为存在舌咽气道阻塞但可能无需舌咽气道外科治疗，仅建议行改良 UPPP 手术；对 NPT-AHI≥15 次 /h 者则被认为存在舌咽气道阻塞且需要舌咽气道外科治疗，并结合临床常规检查、Friedman 舌位分级、内镜检查和 CT 扫描结果，提出 UPPP+ 舌咽气道外科手术的具体方案。

根据这一原则，笔者曾系统观察了三批患者的外科治疗结果：①所有遵循这一原则诊断治疗的 79 例 OSA 患者手术治疗成功率为 82.3%。②对一组共 73 例仅行 UPPP 手术的 OSA 患者进行研究，这组患者由两部分组成，一部分是鼻咽通气管置入后 NPT-AHI<15 次 /h，理论上仅需要 UPPP 治疗的患者，另一部是 NPT-AHI≥15 次 /h，但患者拒绝舌咽区外科治疗，仅接受 UPPP 手术。结果显示：这两部分患者的 UPPP 手术成功率分别为 86% 和 39.1%，差异显著。其中 NPT-AHI 与术后 AHI 具有显著的相关性，提示临床也可以根据 NPT-AHI 结果预估 UPPP 手术疗效或者选择适合接受 UPPP 手术的患者。③对一组共 59 被诊断存在舌咽气道阻塞的 OSA 患者进行研究，依据患者个人意愿分为两部分，一部分单纯行 UPPP 手术治疗（25 例），另一部分为 UPPP 联合舌咽外科治疗（34 例）。结果显示：UPPP 联合舌咽外科治疗组的成功率为 82.3%，远高于单纯 UPPP 组（40%）。

鉴于 NPT 置入有一定的不适感,笔者曾系统观察 NPT 置入前后两次 PSG 检查的患者睡眠效率、觉醒次数、睡眠结构的差别,结果表明 NPT 的置入对睡眠效率、觉醒次数、睡眠结构等无明显影响。

综合以上研究,NPT-PSG 检查法不需要特殊设备,简单易行,多数患者依从性良好,不影响睡眠结构,可以作为筛选单纯 UPPP 手术适应证及判断有无舌咽气道阻塞的一种简单有效的工具。缺点是少部分患者不能完全排除两次睡眠质量及深浅不同的影响,也曾偶遇痰液阻塞鼻咽通气管的情况,放置鼻咽通气管也可能影响患者睡眠的舒适性并影响到监测结果。因此,对于少部分患者,其 NPT-PSG 检查结果存疑,仍需其他检查手段进一步确认有无舌咽气道阻塞。

第二节　诱导睡眠下鼻咽通气管置入在阻塞性睡眠呼吸暂停舌咽气道阻塞定位诊断中的应用

上一节提到,NPT-PSG 检查是筛选单纯 UPPP 手术适应证及有效的舌咽气道阻塞定位诊断工具。但在临床中,有少部分患者因为不能耐受 NPT 的插入状态导致检查失败,也有少数患者 NPT-PSG 检查结果重于首次 PSG 检查,结果存疑。对于这些患者,可以进行诱导睡眠下鼻咽通气管置入检查,进一步帮助明确舌咽气道阻塞的有无。

【准备工作】

该检查需在患者接受麻醉手术前进行,患者进入手术室后,平卧,建立静脉通道,连接生理指标监护系统,监测指标包括心电、动脉血压、血氧饱和度、呼吸道二氧化碳分压,首先 1% 麻黄碱收缩鼻腔,并以 1% 丁卡因表面麻醉鼻腔、鼻咽腔和咽腔,1% 利多卡因经环甲膜穿刺表面麻醉声门下黏膜。由麻醉科医师在严密监护下对患者进行镇静催眠(右美托咪定或丙泊酚),然后进行睡眠状态下的检查。

如果手术室有固定使用的 PSG 设备或者有便携式 PSG 设备可以带入手术室使用,则确定诱导睡眠深度以及呼吸事件的判定均不存在困难。但很多情况下手术室环境下可能难以获得 PSG 设备,笔者曾采用脑电双频指数(bispectral index, BIS)系统代替 PSG 来监控睡眠深度,为了明确 BIS 与睡眠深度之间的关系,笔者选取 12 例连续就诊的 OSA 患者纳入研究,同时进行 PSG 和 BIS 检查,结果显示:觉醒期的 BIS 均值为 86.3,标准差为 4.62,由此得出 95% 可信区间的正常下限值为 77.24,即 95% 的 OSA 患者在 BIS 低于 77.24 时已经进入睡眠状态。而诱导睡眠检查的最基本要求是患者必须进入睡眠状态,检查才可以进行。由此笔者建议,在诱导睡眠检查时,如果采用 BIS 系统监测镇静深度,应该在 BIS 值低于 77 时才能进行相关检查,以确保检查是在患者进入睡眠状态后进行,并保证每次检查相同的 BIS 值水平,以保证不同病例间或相同病例不同时间段检查结果的可比性。

【操作方法】

诱导睡眠下鼻咽通气管置入检查具体流程如下：经较宽侧鼻腔插入麻醉插管，插管前端越过鼻咽腔略超出软腭游离缘时固定插管位置，二氧化碳分压探头置于气管插管尾端管内，并给药开始诱导睡眠，使患者逐渐进入睡眠状态，BIS 数值低于 77 时开始观察，有 PSG 设备可用时以 PSG 检查设备的监测判定为准，无 PSG 设备可用时，则同步对监护仪、BIS 屏幕和患者本人连续录像观察 5min，没有阻塞性呼吸暂停 / 低通气出现判定为不存在舌咽气道阻塞，出现 1 次或 1 次以上的阻塞性呼吸暂停 / 低通气出现均被判定为存在舌咽气道阻塞。对观察到呼吸暂停 / 低通气的患者将气管插管继续向下推进 1cm 重新观察 5min，仍然存在呼吸暂停 / 低通气继续向下推进 1cm 观察 5min 后，无论是否仍然存在呼吸暂停 / 低通气，均结束观察，并将气管插管推进插入气管，完成全身麻醉，并进行相应的手术治疗。

无 PSG 设备的手术室环境下呼吸暂停 / 低通气的确认标准：以 BIS 数据小于 77 为患者进入睡眠状态指标，以呼气末二氧化碳波形的变化观察气道呼吸气流情况，数字化血氧饱和度监测仪观察血氧饱和度情况，胸腹呼吸运动以肉眼观察，在胸腹呼吸运动存在情况下，观察到气流停止或减少 50% 以上且持续 10 秒以上，同时伴有血氧饱和度下降 4% 以上现象，被认为是一次阻塞性呼吸暂停或低通气，并同时记录此间最低血氧饱和度数据。

由于麻醉插管有足够的长度，可以观察插管尖端位于不同气道部位时的呼吸暂停情况，且观察结束后可以方便地进行后续的气管插管，以麻醉气管插管代替普通鼻咽通气道置入观察更为方便，更便于之后的气管插管的完成。

鉴于 NPT-PSG 检查是在患者整夜自然睡眠状态下进行，理论上其准确性应该优于短诱导睡眠下的检查，作为临床常规的舌咽气道阻塞定位诊断手段具有不可替代的作用。但对于 NPT-PSG 检查失败或者结果可疑的 OSA 患者，诱导睡眠下鼻咽通气管置入后的观察应可作为有益的补充工具。

（李树华）

参考文献

1. TANYERI H, SERIN G M, AYANOGLU AKSOY E, et al. Effect of uvulopalatopharyngoplasty on retropalatal region. Eur Arch Otorhinolaryngol, 2013, 270（3）: 1161-1165

2. BRAGA A, CARBONI L H, DO LAGO T, et al. Is uvulopalatopharyngoplasty still an option for the treatment of obstructive sleep apnea. Eur Arch Otorhinolaryngol, 2013, 270（2）: 549-554

3. FRIEDMAN M, IBRAHIM H, JOSEPH N J. Staging of obstructive sleep apnea/hypopnea syndrome: a guide to appropriate treatment. Laryngoscope, 2004, 114(3): 454-459

4. BACHAR G, NAGERIS B, FEINMESSER R, et al. Novel grading system for quantifying upper-airway obstruction on sleep endoscopy. Lung, 2012, 190(3): 313-318

5. TANG XL, YI HL, LUO H P, et al. The application of ct to localize the upper airway obstruction plane in patients with OSAHS. Otolaryngol Head Neck Surg, 2012, 147(6): 1148-1153

6. FOLBE AJ, YOO G, BADR M S, et al. Drug-induced sleep endoscopy vs awake muller's maneuver in the diagnosis of severe upper airway obstruction. Otolaryngol Head Neck Surg, 2013, 148(1): 151-156

7. SINGH A, AL-REEFY H, HEWITT R, et al. Evaluation of apnea graph in the diagnosis of sleep-related breathing disorders. Eur Arch Otorhinolaryngol, 2008, 265(12): 1489-1494

8. DEMIN H, JINGYING Y, JUN W, et al. Determining the site of airway obstruction in obstructive sleep apnea with airway pressure measurements during sleep. Laryngoscope, 2002, 112(11): 2081-2085

9. LI S, WU D, BAO J, et al. The nasopharyngeal tube: a simple and effective tool to indicate the need for uvulopalatopharyngoplasty. Laryngoscope, 2014, 124(4): 1023-1028

10. LI S, SHI H. Lingual artery CTA-guided midline partial glossectomy for treatment of obstructive sleep apnea hypopnea syndrome. Acta Otolaryngol, 2013, 133(7): 749-754

11. LI S, WU D, SHI H. Treatment of obstructive sleep apnea hypopnea syndrome caused by glossoptosis with tongue-base suspension. Eur Arch Otorhinolaryngol,

2013, 270(11): 2915-2920

12. 李树华, 石洪金, 吴大海, 等. 舌腭关系分型对阻塞性睡眠呼吸暂停低通气综合征患者舌后区呼吸道狭窄的预测意义. 中华耳鼻咽喉头颈外科杂志, 2007, 42(12): 910-914

13. LI S, WU D, BAO J, et al. Nasopharyngeal tube: a simple and effective tool to screen patients indicated for glossopharyngeal surgery. Journal of Clinical Sleep Medicine, 2014, 10(4): 385-389

14. LI S, HEI R, WU D, et al. Localization of glosso-pharyngeal obstruction using nasopharyngeal tube versus Friedman tongue position classification in obstructive sleep apnea hypopnea syndrome. Eur Arch Otorhinolaryngol, 2014, 271(8): 2241-2245

15. LI S, DONG X, SHI H, et al. Localization of upper airway stricture in patients with obstructive sleep apnea syndrome by CT scan. Chin J Otorhinolaryngol, 2002, 37(2): 133-136

16. LI SH, WU DH, BAO JM, et al. Outcomes of upper airway reconstructive surgery for obstructive sleep apnea syndrome based on polysomnography after nasopharyngeal tube insertion. Chinese Medical Journal, 2013, 126(24): 4674-4678

17. 霍红, 李五一, 神平等. 鼻咽通气管单夜治疗阻塞性睡眠呼吸暂停低通气综合征初步观察. 中华耳鼻咽喉头颈外科杂志, 2010, 45(5): 382-386

18. CHANG A B, M ASTERS I B, WILLIAMS G R, et al. A modified nasopharyngeal tube to relieve high upper airway obstruction. Pediatr Pulmonol, 2000, 29: 299-306

19. NAHMIAS J S, KAREZKY M S. Treatment of the obstructive sleep apnea syndrome using a nasopharyngeal tube. Chest, 1988, 94: 1142-1147

20. 叶非常, 魏骏, 胡燕明, 等. 咽通道管治疗阻塞性睡眠呼吸暂停综合征. 中华耳鼻咽喉科杂志, 2001, 36(1): 58-60

第十四章　睡眠肌电生理评估与呼吸调控功能评估

第一节　呼吸肌功能评估

呼吸的动力主要来源于呼吸肌,包括膈肌、肋间外肌、胸锁乳突肌和斜角肌。呼气肌主要包括肋间内肌和腹肌。正常平静状态下,吸气是主动的,主要靠膈肌和肋间外肌的收缩,而呼气则主要靠膈肌和肋间外肌的松弛复原,以及肺泡的弹性回缩力。通常情况下呼气是被动的,但在用力呼气,吸气肌力量下降或气道阻塞情况下可出现呼气肌的收缩,例如哮喘发作、严重慢性阻塞性肺疾病患者或者睡眠呼吸暂停事件发生时可见明显的呼气肌活动。由于膈肌是主要的呼吸肌,所以在大多数情况下膈肌功能检测与其他呼吸肌功能检测并没有完全分开。除了刺激膈神经诱发膈肌动作电位和跨膈肌压等指标外,其他指标主要反映包括膈肌功能在内的整体呼吸肌功能。

一、膈肌的生理

膈肌是主要的呼吸肌,位于胸腔与腹腔之间,左、右两侧均有一个穹隆;呼吸时膈肌的运动有如活塞,吸气时膈肌收缩,穹隆下降,呼气时穹隆升高。膈肌活动受呼吸中枢调控,正常人平静吸气时膈肌的动力占总动力的 2/3。膈肌疲劳或肌力下降会导致呼吸力量与呼吸负荷之间的不平衡,造成气促、呼吸困难甚至呼吸衰竭。膈肌的运动受膈神经支配;而膈神经起源于颈神经(C_3~C_5),行走于胸锁乳突肌的后面,经前斜角肌的前面,然后进入胸腔。当膈肌收缩时,导致胸腔扩大,引起胸腔负压增大,从而产生吸气;呼气时膈肌舒张,膈穹隆升高。

膈肌功能检查有助于不明原因气促、不能平卧难于入睡的患者的诊断,对神经肌肉疾病的诊断也有重要价值。一般情况下,膈肌肌电图可作为呼吸中枢驱动指标,可用于评价 OSA 患者及其他呼吸疾病患者的呼吸中枢驱动。

二、膈肌功能的评估

膈肌功能检测可通过无创方法,如最大吸气压、表面膈肌肌电检测,但准确评价膈肌功能有赖于用力自主吸气时或吸鼻时的最大跨膈肌压,以及电或磁刺激膈神经诱发的跨膈压、食管膈肌肌电的检测技术。近来,开始应用超声评价膈肌功能,但从超声所得的膈肌厚度与力量之间的关系变异性大,其临床价值需要进一步的确定。

（一）跨膈压测定

跨膈压(trans-diaphragmatic pressure,Pdi)是指同时记录并在同一时间点的胃压与食管压之差。

测量 Pdi 时将两个带有测压导管的薄壁囊分别置放在患者的胃和食管的中下 1/3 处。近来越来越多的研究者用一条同时带有二个囊的导管测量食管压和胃压,可减少受试者的痛苦。

1. 刺激膈神经　电刺激膈神经是评价膈肌功能的一个重要方法。电刺激膈神经的同时可记录颤搐性跨膈压(twitch Pdi, TwPdi)、膈肌复合动作电位(compound muscle action potential, CMAP)以及相关的膈神经传导时间。膈神经在颈部行程段较表浅,可经皮刺激。通常选择胸锁乳突肌的后缘甲状软骨水平作为刺激点(图 14-1-1)。膈神经受刺激的强度与刺激部位、刺激电极的方向、皮下脂肪的厚度以及刺激输出电压或电流强度有关。例如,电压输出为刺激源,如果刺激波持续时间为 0.1ms,取得最大刺激的电压常在 80~240V。为了减少受试者的痛苦,寻找刺激点时强度宜低,当记录到膈肌 CMAP 时,再逐渐增大刺激强度,直到跨膈压或 CMAP 达到最大。为了在实验过程中保证最大刺激强度,常在获得最大 CMAP 的刺激强度基础上进一步加大 20%。由于电刺激头小,难以保证其接近膈神经,不容易在整个实验过程中维持最大刺激或超强刺激。另外,电刺激强度过大又会引起疼痛和不适感,这一方法在临床上难以广泛推广。

2. 磁刺激膈神经　磁刺激膈神经是一项无痛技术,通过选择不同形状的刺激线圈,行单侧或双侧膈神经刺激。例如将一个 90mm 直径的环形刺激圈,放置于 C_6 或 C_7 颈椎水平可同时刺激双侧膈神经(图 14-1-2),诱发出常常比电刺激更大的 TwPdi,但这一方法容易波及臂丛,污染膈肌 CAMP 信号。一个 8 字形刺激圈置放于颈前甲状软骨的平面可减少臂丛波及(图 14-1-2)。通过 2 个 8 字形刺激圈刺激双侧膈神经诱发的膈肌 CMAP 或 TwPdi 与电刺激的结果相似。磁刺激膈神经的缺点是体积笨重,容易刺激到相邻神经。TwPdi 的正常值为 18~42cmH₂O,由于测量前的用力吸气可额外增加 TwPdi,即所谓的"增强效应",影响准确性,故检查前要求最少有 10min 以上的平静呼吸。TwPdi 可作为评价膈肌功能及跟踪疾病发展的指标。单侧 TwPdi>10cmH₂O 或双侧 TwPdi>20cmH₂O 可除外严重膈肌功能不全。

(二)最大跨膈压测定

用最大用力吸气方法测量最大跨膈压(maximal trans-diaphragmatic pressure, Pdi_{max}),其值变异大,并不推荐。最大吸气时同时用力鼓腹则可获得高达 165~265cmH₂O 之间的跨膈压。因为生理状态下,吸气时腹肌放松,所以有意增加腹肌收缩所取得的 Pdi_{max} 并不能真实反映膈肌力量。近年来发现在残气或功能残气位时行最大吸鼻动作能产生变异性较小且重复性更好的 Pdi_{max}。最大吸鼻的 Pdi_{max} 常大于不鼓腹的 Pdi_{max}。正常吸鼻时 Pdi_{max} 常常大于 70cmH₂O。当患者膈肌功能严重下降时,例如 Pdi 小于 30cmH₂O 时,可出现端坐呼吸。上述呼吸功能测定方法有赖于受试者的合作,做最大的吸气努力。相当一部分患者以及正常人,并不

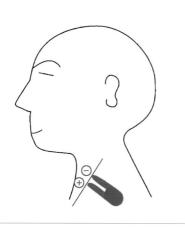

图 14-1-1　膈神经刺激点定位示意图

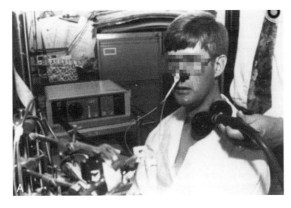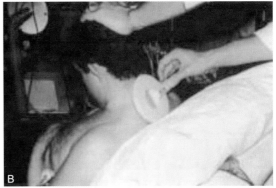

图 14-1-2　磁刺激膈神经

A. 单侧颈部膈神经刺激　B. C_7 颈椎部膈神经刺激

能掌握最大吸气动作要领,这时即使 Pdi_{max} 异常也不能肯定存在膈肌功能异常。

（三）膈肌肌电检查

膈肌肌电可通过表面电极、食管电极及针电极记录。由于针电极的创伤性及危险性,临床上较少用。

1. 表面电极　可选用银 - 氯化银电极。通常选腋前线第 6~ 第 8 肋间为电极置放点,电极之间的距离常常为 3cm。刺激膈神经时可记录到膈肌 CMAP 及其相关的动作电位幅度,特别是膈神经传导时间。CMAP 的幅度是波峰与波谷的差值。传导时间是刺激开始至动作电位起点的时间（图 14-1-3）。由于 CMAP 幅值与电极位置、体位相关,其正常值范围较难确定,临床上表面电极记录的 CMAP 主要目的用于观察膈神经刺激后有无动作电位的反应。如果膈神经刺激后不能记录到 CMAP,提示膈肌瘫痪。膈神经传导时间是 6~10ms,传导时间过长提示膈神经功能异常。由于表面电极置放于腋前线第 6 至第 8 肋间部位有许多肌肉与之相邻,自主呼吸时的膈肌电信号夹杂有来自其他肌肉的电信号,表面电极主要用于记录膈肌 CMAP。

2. 食管电极　食管电极的初始设计是一条附有 2 个电极的导管,既容易受到呼吸运动的干扰也

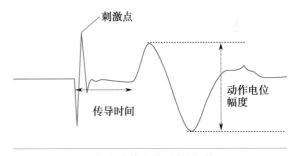

图 14-1-3　膈肌复合动作电位及传导时间

难于确定电极与膈肌的关系。笔者发明了一条能同时测量跨膈压和多导膈肌肌电的导管（图 14-1-4)。它由 10 个电极组成,除了一个接地电极外,其中 9 个电极为记录电极并组成 5 个通道。食管电极经润滑后从前鼻孔插入,并根据各通道的膈肌肌电信号幅度调整位置。理想的位置就是第 1 和第 5 通道获得最大的膈肌肌电信号,而第三通道的信号最小。由于食管电极远离胸壁骨骼肌,常能记录到高质量的信号。食管电极记录的信号幅度常常大于胸壁表面电极。由于电极位置可以准确控制,从而可对膈肌肌电进行量化。食管电极测量的正常膈神经传导时间是 6.0~10.0ms。食管电极靠近心脏,记录膈肌肌电的同时也记录到了心电信号。最近笔者开发了一种膈肌肌电自动分析方法,可自动将原始膈肌电信号转变为均方根并可自动去除心电信号的干扰,量化膈肌电信号评价呼吸中枢驱动。

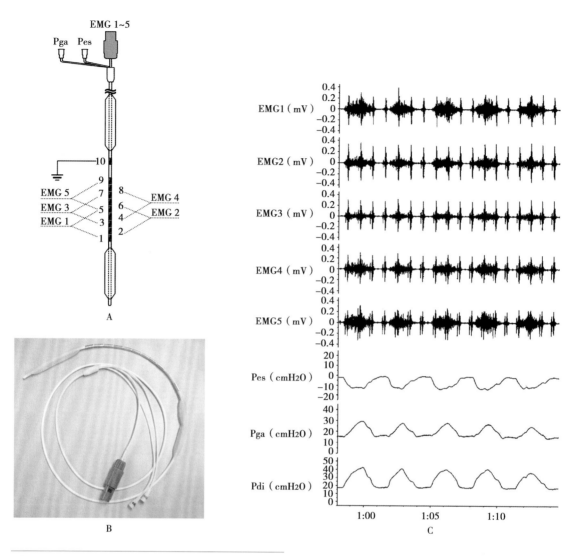

图 14-1-4　可同时测量跨膈压和多导膈肌肌电的导管及其记录结果

A. 结构示意图　B. 实物图　C. 该装置记录的膈肌肌电、食管压、胃压和跨膈压

3. 针电极　针电极记录是通过电极插入所需测量的肌肉记录肌电信号。针电极记录的肌电可避免其他相邻肌肉信号的干扰。但是,由于电极的稍微移动即可引起动作电位信号的变形,这种记录方法不容易对电信号强度进行量化。另外用针电极采集膈肌肌电信号时,除了可引起难于忍受的疼痛外,尚可引起气胸和血胸,临床上极少使用。

（四）膈肌疲劳评估

TwPdi 是近年来判断膈肌疲劳的常用指标。膈肌在高负荷后 TwPdi 下降提示膈肌疲劳。这一方法要求膈神经达到最大刺激。检测 TwPdi 时,磁刺激与电刺激相比具有明显的优越性。虽然一直以来认为膈肌疲劳与临床密切相关,但文献上有关膈肌疲劳现象常常是在正常人身上通过施加负荷诱发。一些推测容易产生呼吸肌疲劳的情况,如慢性阻塞性肺疾病患者激烈活动后或重症病房患者脱机失败时却缺乏明显的膈肌疲劳证据。虽然正常人持续 2min 的最大自主通气可造成 TwPdi 的下降,但是,多次重复 2min 的最大通气并不能使 TwPdi 进一步下降。难于诱发严重膈肌疲劳可能与呼吸中枢受到反馈抑制有关。

（五）膈肌功能评估在阻塞性睡眠呼吸暂停诊断中的应用

膈肌功能评估有助于睡眠呼吸疾病的诊断,鉴别阻塞性与中枢性睡眠呼吸暂停。鉴别阻塞性与中枢性睡眠呼吸暂停有赖于呼吸努力的监测。虽然临床上常通过胸腹带信号判断胸腹运动的存在,但由于睡眠过程中胸腹带的位移、松弛可把一些本应为阻塞性睡眠呼吸暂停事件误判为中枢性睡眠呼吸暂停。通过记录食管压、Pdi 或膈肌肌电可更准确地鉴别阻塞性与中枢性睡眠呼吸暂停。阻塞性睡眠呼吸暂停患者的主要病理基础是睡眠时上气道狭窄、塌陷。因此,许多学者认为 OSA 发作时呼吸中枢驱动将增强以克服上气道阻力。然而通过记录 Pdi,特别是膈肌肌电,发现 OSA 时患者的呼吸中枢驱动通常并不增高（图 14-1-5）。

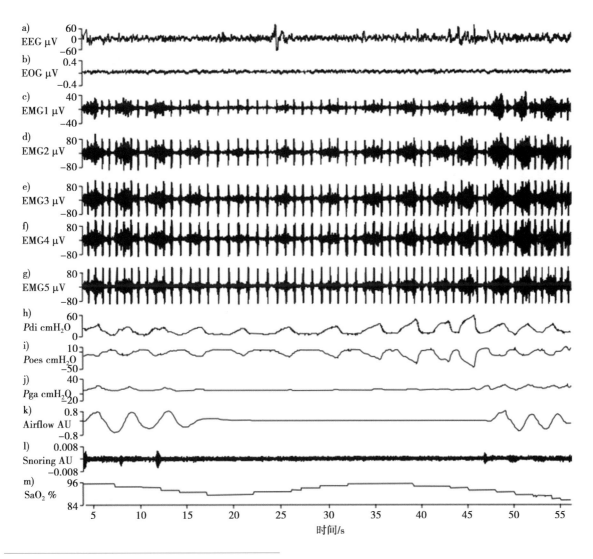

图 14-1-5　OSA 的膈肌肌电记录结果

由图可见,食管压及 Pdi 在呼吸暂停过程中逐渐增大,说明在阻塞性呼吸暂停事件过程中呼吸努力逐渐增加。然而膈肌肌电在整个呼吸暂停过程中均小于暂停前和气流恢复后,提示呼吸暂停时呼吸中枢驱动并没有明显增高

三、整体呼吸肌功能评估

由于膈肌是主要的呼吸肌,整体呼吸肌功能很大程度上也反映膈肌功能。反映呼吸功能的指标包括肺活量评估、最大吸气口腔压、最大吸鼻鼻腔压、最大吸鼻食管压、跨膈压、颤搐性跨膈压和膈肌肌电,其中膈肌肌电包括自主呼吸时的膈肌肌电、电或者磁刺激膈神经时的膈肌 CMAP 以及膈神经传导时间。

（一）肺活量评估

呼吸肌力量减弱可造成吸气力量下降导致肺活量下降。当膈肌肌力显著下降或瘫痪时,仰卧位的肺容量比坐位时进一步降低。通常情况下,正常人在仰卧位时的肺活量比坐位时低,但不超过10%;当仰卧位时的肺活量与坐位时相比减少量大于30%,则提示膈肌瘫痪或存在重度膈肌功能不全。一般情况下,当气道通畅且肺和胸廓的顺应性没有明显损害时,轻度膈肌功能下降并不一定会导致肺活量的显著变化。当合并胸壁及肺的顺应性下降、肺纤维化、肥胖等病态时,即使是轻度呼吸肌功能不全也可造成肺活量下降。肺活量受许多因素包括吸气用力程度的影响,不是反映呼吸肌力量的特异指标。

（二）最大吸气口腔压评估

最大吸气口腔压是反映呼吸肌力量的一个综合指标。当呼吸肌包括膈肌力量下降时,最大吸气口腔压降低。测量时要求在功能残气位阻断气道,并要求患者做最大用力吸气并持续 1s 以上,所取得的最大压力即为最大吸气口腔压。这一检查无创、所需设备简单,可作为呼吸肌功能检测的初筛方法。其缺点是变异性大,测量数值受肺容量的影响。

（三）最大吸鼻鼻腔压评估

吸鼻鼻腔压是一项反映吸气肌力量的指标,其临床意义与最大口腔压相似。测量时在一个鼻孔插入带有测压导管的塞子,并要求患者在功能残气位时快速用力吸鼻,所取得的值为最大吸鼻鼻腔压。大部分患者熟悉吸鼻动作,可作为最大吸气口腔压的替代方法。研究显示,正常人吸鼻鼻腔压约为食管压的91%,且二者呈高度相关,提示吸鼻鼻腔压可代替食管压反映吸气肌力量。掌握最大吸鼻要领有时需要重复高达 10~20 次的吸鼻动作。正常吸鼻压 <-60cmH_2O。然而,吸鼻鼻腔压大小除了与吸气努力程度有关外,也与气道阻力及肺的弹性回缩力有关,OSA 患者由于气道阻力增高特别是合并鼻塞时吸鼻鼻腔压可显著下降。

（四）最大吸鼻食管压评估

最大吸鼻食管压是反映呼吸肌整体力量的最好指标之一。测量吸鼻食管压时需要在食管置放带囊的导管或微压力传感器。通常在功能残气位下闭口,并经鼻做深快吸气,要求测量多次,每次间隔1min 左右。这一方法比最大吸气口腔压更准确。一些用最大吸气口腔压标准判断为呼吸肌力减退的患者,通过吸鼻食管压的测量发现吸气肌力并无下降。吸鼻食管压正常值男性小于 $-80cmH_2O$,女性小于 $-70cmH_2O$。

四、呼吸中枢驱动的评价

如前所述,膈肌是主要的呼吸肌,其相关活动情况可作为呼吸中枢驱动的指标。正常情况下,跨膈肌压的变化反映呼吸中枢驱动的变化。但是,跨膈压受肺容量、气流的影响。单纯依靠跨膈压变化可能低估呼吸中枢驱动。通过同时记录 COPD 患者递增式运动时的跨膈压和膈肌肌电,发现跨膈压开始升高,然后达到一个顶点,整个运动过程中跨膈压变化不大。然而,膈肌肌电不断增高,提示在评价呼吸中枢驱动方面膈肌肌电比跨膈压更加敏感。二氧化碳是强大的呼吸中枢驱动刺激物,二氧化碳重复呼吸实验显示,膈肌肌电与呼气末 CO_2 浓度呈良好的正相关(图 14-1-6)。COPD 安静时的呼吸中枢驱动显著大于正常人。

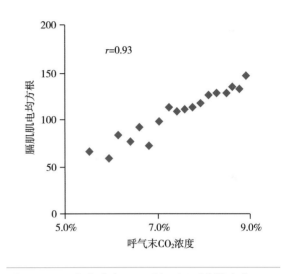

图 14-1-6　膈肌肌电在 CO_2 重复呼吸过程的变化

五、阻塞性睡眠呼吸暂停对呼吸肌的影响

关于 OSA 病理生理变化的呼吸动力肌肉研究相对较少。在 OSA 的发病机制中一个重要的学说是上气道的通畅性是吸气肌收缩产生的上气道负压与上气道扩张肌力量之间的平衡。上气道负压与上气道扩张肌力量之间的动态平衡主要通过增加上气道扩张肌力量取得。呼吸暂停出现时反映呼吸动力的常用指标——食管压在暂停过程中不断增高,加之呼吸暂停时伴有缺 O_2 和 CO_2 升高,有学者推测 OSA 患者经过夜间反复发生的呼吸暂停,会出现膈肌疲劳。然而多项研究显示,即使重度 OSA 患者也未发现明显的呼吸肌疲劳。因为食管压受气道阻力以及气流的影响,并不能准确地反映呼吸用力程度。在上气道完全阻塞时由于气流停止,相同的呼吸中枢驱动可产生更大的胸膜腔负压。进一步的研究显示,呼吸暂停发生时膈肌肌电活动比暂停事件前后弱,提示在呼吸事件发作时呼吸中枢驱动实际是减少而不是增强(图 14-1-7),进一步解析了为什么 OSA 患者并不容易发生膈肌疲劳。有些研究也显示在阻塞性睡眠呼吸暂停发作时膈肌肌电和颏舌肌肌电同时减少。关于 OSA 上气道阻塞后重新打开的机制尚不清楚。许多学者认为上气道的开放与呼吸努力相关的微觉醒有关,理由是绝大多数的睡眠呼吸事件伴有微觉醒。近年来微觉醒的产生机

制为热门研究课题。以食管压为呼吸努力指标的研究显示微觉醒的出现可能与胸膜腔内负压过大有关。但如前所述,食管压不能准确反映呼吸努力,有关呼吸努力与微觉醒的关系有待进一步确定。

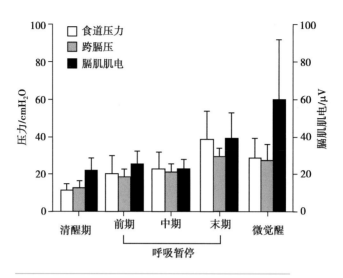

图 14-1-7　食管压力和膈肌肌电在清醒期、呼吸暂停和微觉醒状态下的变化

（罗远明）

参考文献

1. HORNER R L. Motor control of the pharyngeal musculature and implications for the pathogenesis of obstructive sleep apnea. Sleep, 1996, 19（10）: 827-853

2. MORRELL M J, BADR M S. Effects of NREM sleep on dynamic within-breath changes in upper airway patency in humans. J Appl Physiol（1985）, 1998, 84（1）: 190-199

3. KAY A, TRINDER J, KIM Y. Progressive changes in airway resistance during sleep. J Appl Physiol（1985）, 1996, 81（1）: 282-292

4. DOUGLAS N J, WHITE D P, WEIL J V, et al. Hyper-capnic ventilatory response in sleeping adults. Am Rev Respir Dis, 1982, 126（5）: 758-762

5. HÉRITIER F, RAHM F, PASCHE P, et al. Sniff nasal inspiratory pressure. A noninvasive assessment of inspiratory muscle strength. Am J Respir Crit Care Med, 1994, 150（6 Pt 1）: 1678-1683

6. STEIER J, KAUL S, SEYMOUR J, et al. The value of multiple tests of respiratory muscle strength. Thorax, 2007, 62（11）: 975-980

7. LUO Y M, HART N, MUSTFA N, et al. Reproducibility of twitch and sniff transdiaphragmatic pressures. Respir Physiol Neurobiol, 2002, 132（3）: 301-306

8. LUO Y M, LYALL R A, HARRIS M L, et al. Effect of lung volume on oesophageal diaphragm EMG assessed by magnetic phrenic nerve stimulation. Eur. Respire J, 2000, 15: 1033-1038

9. LUO Y M, MOXHAM J, POLKEY M I. Diaphragm electromyography using an oesophageal catheter: current concepts. Clin Sci(Lond), 2008, 115: 233-244

10. LUO Y M, MOXHAM J. Measurement of neural respiratory drive in patients with COPD. Respir Physiolo Neurobiol, 2005, 146: 165-174

11. LUO Y M, LYALL R A, LOU HARRIS M, et al. Quantification of the esophageal diaphragm electromyogram with magnetic phrenic nerve stimulation. Am J Respir Crit Care Med, 1999, 160(5 Pt 1): 1629-1634

12. LUO Y M, TANG J, JOLLEY C, et al. Distinguishing obstructive from central sleep apnea events: diaphragm electromyogram and esophageal pressure compared. Chest, 2009, 135(5): 1133-1141

13. LUO Y M, HART N, MUSTFA N, et al. Effect of diaphragm fatigue on neural respiratory drive. J Appl Physiol(1985), 2001, 90(5): 1691-1699

14. LUO Y M, POLKEY M I, JOHNSON L C, et al. Diaphragm EMG measured by cervical magnetic and electrical phrenic nerve stimulation. J Appl Physiol, 1998, 85: 2089-2099

15. LUO Y M, WU H D, TANG J, et al. Neural respiratory drive during apnea events in obstructive sleep apnea. Eur Respir J, 2008, 31: 650-657

16. XIAO S C, HE B T, STEIER J, et al. Neural Respiratory Drive and Arousal in Patients with Obstructive Sleep Apnea Hypopnea. Sleep, 2015, 38(6): 941-949

17. HE B T, LU G, XIAO S C, et al. Coexistence of OSA may compensate for sleep related reduction in neural respiratory drive in patients with COPD. Thorax, 2017, 72(3): 256-262

18. LAVENEZIANA P, ALBUQUERQUE A, LUO Y M, et al. ERS statement on respiratory muscle testing at rest and during exercise. Eur Respir J, 2019, 53(6): 1801214

19. American Thoracic Society/European Respiratory Society. ATS/ERS Statement on Respiratory Muscle Testing. Am J Respir Crit Care Med, 2002, 166(4): 518-624

20. MILLS G H, KYROUSSIS D, HAMNEGARD C H, et al. Unilateral magnetic stimulation of the phrenic nerve. Thorax, 1995, 50(11): 1162-1172

21. WRAGG S, AQUILINA R, MORAN J, et al. Comparison of cervical magnetic stimulation and bilateral percutaneous electrical stimulation of the phrenic nerves in normal subjects. Eur Respir J, 1994, 7(10): 1788-1792

第二节 上气道扩张肌功能评估

上气道扩张肌神经-呼吸调控功能障碍是造成睡眠时气道塌陷的一个重要因素。与呼吸相关的上气道扩张肌有22~24块,这些肌肉可以分为4组,包括:①调节软腭位置的鼻翼肌、腭帆张肌、腭帆提肌;②调节舌体位置的颏舌肌、颏舌骨肌、舌骨舌肌、茎突舌肌;③调节舌骨位置的舌骨舌肌、二腹肌、颏舌骨肌、胸骨舌骨肌;④调节咽后外侧壁位置的腭舌肌,上、中、下咽缩肌等。其中颏舌肌作为上气道扩张肌的代表,是组成舌体外部的主要肌肉,受舌下神经内侧支的支配。吸气时颏舌肌收缩活动增强,引起舌肌向前运动,使口咽腔在前后方向上增宽,促使上气道开放,从而防止了吸气时产生的负压引起的气道塌陷;同时减小吸气时的气道阻力,保证肺的有效通气,被称为上气道的安全肌。

一、颏舌肌的神经调控

颏舌肌主要接受来自三方面的神经传入调控：①呼吸中枢调控，受机体 PaO_2 和 $PaCO_2$ 水平影响；②上气道内的负压感受器；③调节觉醒状态的神经元。清醒状态下，正常人吸气时相颏舌肌活性增强，呼气时相颏舌肌仍有活性但处于基础低水平。而进入睡眠状态后，肌肉的调控机制发生改变。肌肉对 PCO_2、PO_2 和负压的反应下降，以及伴随觉醒刺激的快速缺失，导致颏舌肌活动的减弱。但健康个体在稳定的睡眠状态下，颏舌肌活动性只有短暂的下降，之后很快（几次呼吸到几分钟）颏舌肌的活动再次增强，恢复到或者略超过清醒状态的水平。OSA 患者入睡后颏舌肌活动性下降幅度远远大于正常人，甚至大于 50%。并且在非快速眼动睡眠期 OSA 患者颏舌肌对呼吸道负压的反射较正常人明显减弱，进入快速眼动睡眠期颏舌肌对呼吸道负压的反应受抑制更为明显。因此，在上气道偏狭窄的个体，扩张肌收缩能力的大小是决定 OSA 患者上气道开放与否的重要因素。

二、颏舌肌神经运动单元活性

早期学者根据上气道扩张肌随呼吸活动的时相特点将其分为两种：时相性肌和张力性肌。颏舌肌作为时相性肌肉的代表，即在吸气运动时处于高活性状态，使呼吸道开放并保持一定强度，以抵抗呼吸道负压引起的塌陷；而在呼气时，由于呼吸道内出现正压，呼吸道不易塌陷，其活性发生降低（但不完全消失）。直至 2008 年，Julian P. Saboisky 等观测记录人类颏舌肌肌纤维中的运动单元放电活动，首次报道在呼吸过程中颏舌肌受舌下神经支配的运动单元拥有 6 种不同的放电模式：①吸气时相性运动单元（约占 39%）；②吸气张力性运动单元（12%）；③呼气时相性运动单元（5%）；④呼气张力性运动单元（11%）；⑤张力性运动单位（29%）；⑥其他张力性运动单位（4%）（在呼吸循环中放电频率多变，但不出现在时相性呼吸运动中）。在清醒状态下，无呼吸时相调整的张力性运动单元激活约占 29%，16% 的运动单元在呼气相增加放电频率，只有一半的运动单元在吸气相增加放电。在睡眠初期吸气相放电的运动单元出现了调整，吸气张力性及吸气时相性运动单元放电的持续时间缩短，甚至部分运动单元停止活动。OSA 患者吸气时相性运动单元的放电频率明显高于正常人，而正常人吸气相张力性运动单元的放电频率峰值高于 OSA 患者。而目前对于不同类型的运动单元在各个睡眠期放电模式的特点研究及其引起肌电活性变化、影响气道稳定性的研究仍然在进行中。

三、颏舌肌肌电活性评估颏舌肌的反应能力

1. 肌电信号采集装置　肌电值（electromyography，EMG）是众多肌纤维中运动单元动作电位在时间和空间上的叠加。能在一定程度上直接反映神经肌肉的活动。因此颏舌肌肌电图（genioglossus

electromyography，GGEMG），长久以来被认为是研究气道扩张肌肉功能活性最可靠、直接的方法。肌电信号采集的终端设备主要包括非侵入性的表面盘状电极及侵入性针电极（包括单极、双极、同心针电极，线状电极和钩状电极等）。针电极被认为是探测肌电信号的"金标准"，它通过直接插入肌肉纤维的方式进行测量，肌电信号不受相邻肌肉活动的影响，测量值相对比较精确，也用于颏舌肌肌肉纤维运动单元的测试。表面电极是近年来颏舌肌肌电检查的常规选择，其优点是无创简易，但由于受到周围邻近肌肉活动的影响，其结果不够精确。为此，在 20 世纪 80 年代（约 1985 年），Doble 等将表面电极固定在口底的颏舌肌表面，避免了周围邻近肌肉肌电活动的影响，并做了与针状电极的对比实验，得到了两种测量方式测量结果一致的结论。国内关于口咽部肌肉肌电方面的研究较晚，2005 年陈艳丽等采用有线氯化银球形口底电极检测颏舌肌肌电，改进了固定电极的基托，使其与口底颏舌肌隆起部相贴，可以准确测定颏舌肌肌电活性，减少了周围肌肉对信号的干扰，并可进行重复实验。综上可知，口底电极可取代针状电极对 OSA 患者颏舌肌活性进行整夜监测（图 14-2-1）。

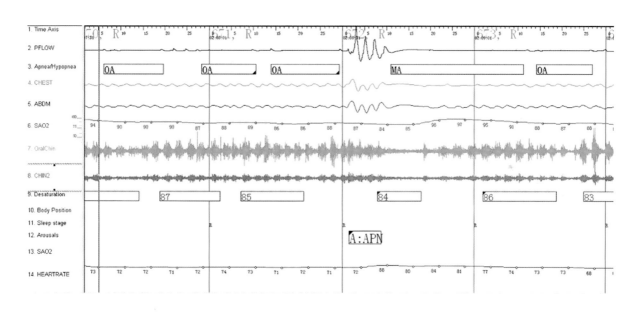

图 14-2-1　口内电极采集信号与下颌表面电极采集信号对比

Chin2. 颌表面电极采集肌电信号；Oral-Chin. 口内表面电极采集的颏舌肌肌电信号

2. 电极放置的定位

（1）针电极的定位：根据颏舌肌附着位置（起自下颌体后面的颏棘至舌骨两侧，肌纤维呈扇形分散）经皮肤或口内置入电极。但由于口内置针电极不易固定，目前的研究基本只选择经皮进针，进针点一般至少选择两个，定位在受试者下颌颏棘沿矢状面向后 1~1.5cm 再分别向左右旁开 0.5cm，左右两个进针点相距约 10mm。插入颏舌肌内部的深度约 3~4mm（经皮进入约 1.5cm 左右），也可根据实验室条件在高频 B 超引导下确定针电极的位置及深度（图 14-2-2）。

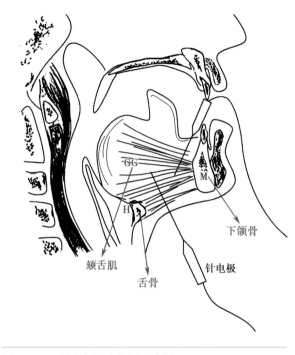

（2）口内电极的定位：各种改良过的口内电极装置仍需根据受试者口底及下颌牙颌模型定制基托。选用氯化银球电极固定在基托下方（图14-2-3），制作口底电极阵列或左右两侧对称的电极列（两侧球电极之间距10~15mm）。固定方式需确保球电极与口底颏舌肌隆起处相接触，且受试者努力伸舌不受限制。

（3）下颌表面电极安置定位：下颌肌电的表面电极的定位一般有3个。①下颌骨下缘中点偏上1cm（参考电极）；②下颌骨下缘中点向下、向右旁开2cm（记录电极或备份电极）；③下颌骨下缘中点向下、向左旁开2cm（记录电极或备份电极）。

图 14-2-2　针电极固定位置示意图

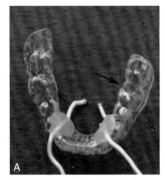
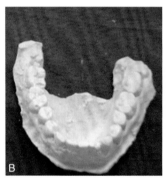
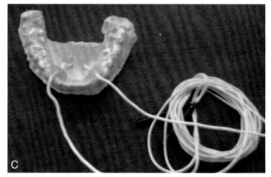

图 14-2-3　口内表面氯化银球状电极固定位置示意图

无创口底电极装置的工作原理是采用氯化银球状电极记录 GG 肌电信号

A. 根据患者口底及下颌牙颌模型定制下齿透明保持器　B. 为每个研究对象制作下颌牙齿和口腔底部的石膏模型　C. 用自凝塑料将两个直径3mm的球形电极包埋在透明保持器舌侧面，定位于舌侧尖牙与前磨牙之间，两球电极之间距10~15 mm，之后电极线传输端连接于睡眠监测设备

3. 颏舌肌肌电值的测量

（1）颏舌肌肌电值的计算参数：虽然目前对颏舌肌肌电检测、计算的方法多样，对颏舌肌功能障碍的定义也不统一。但多数研究选择观察的肌电参数指标均是根据每次呼吸运动的时相来定义：将呼气相的最低颏舌肌肌电值定义为张力性肌电值（tonic GGEMG），将吸气相的最大颏舌肌肌电值定义为时相性肌电峰值（peak phasic GGEMG），将张力性肌电值与时相性肌电峰值之间的平均肌电值定义为时相性肌电值（phasic GGEMG）。受试者用力伸舌或用力伸舌抵住上颌中切牙舌侧面的肌电

值为最大颏舌肌肌电值（maximal GGEMG）。由于不同个体间的肌电值存在差异，通常上述选取的肌电值均以最大颏舌肌肌电值做校正（%）指标，最终所得的是百分肌电值。观察者再根据不同的时间点，觉醒期、睡眠期（REM 期、NREM 期）、平静呼吸时段或呼吸暂停时段来选择要研究的肌电值片段。

而在选定肌电参数之前，肌电信号的原始数据需要被导入生物信息记录软件（如 Alice 8，CED；Cambridge，UK 等）或者肌电信号计算软件，将信号进行校正和整合，得到可量化的具体肌电值。

（2）调控气道压力测量颏舌肌反应能力：近年来研究者通过可调控型呼吸机（压力范围 –20~20cmH₂O）等装置控制实验对象气道内的压力及气流，通过逐步降低维持稳定气道的压力，诱导气道塌陷及呼吸气流受限，量化出研究对象的气道塌陷性，即气道关闭压 Pcrit。正常人的气道 Pcrit>–10cmH₂O，打鼾时气道 Pcrit 介于 –10cmH₂O~–5cmH₂O，发生低通气时，气道 Pcrit 介于 –5cmH₂O~0cmH₂O，气道发生阻塞塌陷时 Pcrit>0cmH₂O。随后应用此类方法分析计算成人的觉醒阈值、环路增益程度及颏舌肌的反应能力（图 14-2-4）。Wellman 等在对 75 例患者的病因分析中发现，36% 的患者有睡眠上气道扩张肌反应功能障碍。他们将颏舌肌的肌电值与会厌负压的比值定义为颏舌肌对负压的反应能力。将气道负压每下降 1cmH₂O，而颏舌肌的最大反应肌电值增加不足 0.1%，定义为颏舌肌反应能力下降。此研究发现主要是中度和重度的 OSA 患者颏舌肌的反应能力下降。但此测量方法对睡眠中心的配置要求较高，在临床检查层面推广存在难度。

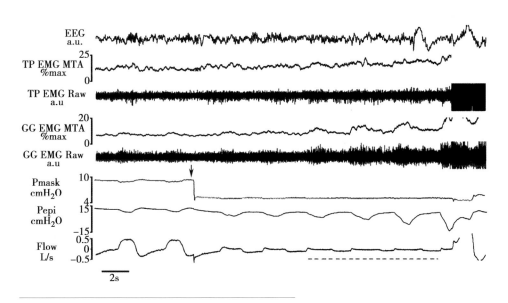

图 14-2-4　OSA 患者入睡后气道塌陷时颏舌肌反应的数据图解

上图为一名患者进入 N2 期睡眠阶段的原始数据。可见在持续正压通气（CPAP）短暂压力降低期间的颏舌肌（GG）、腭帆张肌（TP）的肌电活动及气流的变化。肌电值（EMG）均以清醒状态的最大肌电值做校正指标，即百分肌电值。并用移动时间平均（MTA）表示。箭头表示 CPAP 开始降低的时段。虚线水平线表示气道处于临界关闭时的呼吸气流。分析在 CPAP 下降前 1min 内及 CPAP 下降后连续 5 个呼吸循环期间的肌电值。当气流受限时，颏舌肌及腭帆张肌肌电值增强

（3）下颌肌电补偿值评估颏舌肌的反应能力：在清醒状态下，OSA 患者狭窄的上气道可能会刺激颏舌肌的肌电活动增强，有利于气道的稳定。然而当患者入睡后这种肌电活动增强的补偿机制却消退，最终造成狭窄气道的完全或不全塌陷。长期以来，这种神经肌肉补偿机制学说已获广泛认可。国内的部分学者用下颌肌电补偿值、暂停后肌电值与平静呼吸肌电值的百分比等指标反映 OSA 患者的上呼吸道扩张肌代偿功能。下颌肌电补偿值 =（清醒平静呼吸肌电值 − 睡眠时期呼吸暂停最低肌电值）/ 清醒平静呼吸时肌电值 × 100%，表示清醒时至睡眠呼吸暂停发生时肌电活性下降的百分比。已证实其与 AHI 呈正相关性。此项研究发现不同长短呼吸暂停的下颌肌电补偿值差异有统计学意义，下颌肌电补偿值较高时，提示肌肉反应性较差，可能导致更长的呼吸暂停。上述测量方法采用下颌表面电极采集信号，与多导睡眠监测同步进行，可重复检测，能够在医院临床检查层面推广，但存在的缺陷是目前没有设定正常值范围。

（4）睡眠初期颏舌肌活性评估颏舌肌的反应能力：有学者在对 40 例 OSA 患者腭咽部手术疗效评估的研究中发现：患者入睡初期的颏舌肌平均肌电值、张力性肌电值及平均肌电变化值均与 OSA 患者手术后 AHI 下降程度正相关。患者入睡初期的颏舌肌肌电值可以作为手术疗效的独立预测因子。初步推测入睡初期颏舌肌肌电偏高的患者，颏舌肌的反应能力较强。此项目应用口内表面电极与多导睡眠监测仪同步进行睡眠监测及颏舌肌肌电检测。睡眠初期时段被定义为：脑电波由稳定的 α 波转为 θ 波后并连续完成最初的三个完整呼吸循环的时段。睡眠初期的入睡期平均张力性肌电值（sleep-onset average tonic GGEMG）定义为：受试者入睡后最初的连续 3 个呼吸运动时段的张力性肌电片段的平均值。入睡期平均时相性肌电值（sleep-onset average phasic GGEMG）定义为：受试者入睡后最初的连续 3 个呼吸运动时段的时相性肌电片段的平均值。入睡期平均肌电值（sleep-onset average GGEMG）：包括入睡期平均张力性肌电值及平均时相性肌电值。此试验的优点在于可重复检验，对手术患者的筛选也存在一定的意义，能够在医院临床检查层面推广，但存在的缺陷是小样本的研究，目前也没有明确颏舌肌反应能力下降的范围。

上气道扩张肌作为接受呼吸 - 神经调控输出信号的效应器，受到其他致病因素及神经递质的影响，因此对稳定气道有着重要的作用。有学者提出 OSA 患者睡眠呼吸暂停严重程度 2/3 的变化由个体神经 - 上气道扩张肌调节功能的强弱解释，1/3 由气道解剖结构负荷增加造成。因此建立精确、实用的上气道扩张肌功能检测方法，明确肌肉反应能力的正常范围将对 OSA 发病机制的认识有一定的突破，有利于引导临床治疗方案的精准选择。

（赵　迪）

参考文献

1. OWENS R L, ECKERT D J, YEH S Y, et al. Upper airway function in the pathogenesis of obstructive Sleep apnea: a review of the current literature. Curr Opin Pulm Med, 2008, 14: 519-524

2. CHOI D Y, BAE J H, YOUN K H, et al. Anatomical considerations of the longitudinal pharyngeal muscles in relation to their function on the internal surface of pharynx. Dysphagia, 2014, 29 (6): 722-730

3. FREGOSI R F, LUDLOW C L. Activation of upper airway muscles during breathing and swallowing. J Appl Physiol, 2014, 116 (3): 291-301

4. ECKERT D J, GANDEVIA S C. The human upper airway: more than a floppy tube. Journal of Applied Physiology, 2014, 116 (3): 288-290

5. LOEWEN A H S, OSTROWSKI M, LAPRAIRIE J, et al. Response of genioglossus muscle to increasing chemical drive in sleeping obstructive apnea patients. Sleep, 2011, 34 (8): 1061-1073

6. WOODS M J, NICHOLAS C L SEMMLER J G, et al. Common drive to the upper airway muscle genioglossus during inspiratory loading. J Neurophysiol, 2015, 114 (5): 2883-2892

7. OLIVEN A, KAUFMAN E, KAYNAN R, et al. Mechanical parameters determining pharyngeal collapsibility in patients with sleep apnea. Journal of Applied Physiology, 2010, 109 (4): 1037-1044

8. CARBERRY J C, JORDAN A S, WHITE D P, et al. Upper Airway Collapsibility (Pcrit) and Pharyngeal Dilator Muscle Activity are Sleep Stage Dependent. Sleep, 2016, 39 (3): 511-521

9. OLIVEN, A, ODEH M, GEITINI L, et al. Effect of genioglossus contraction on pharyngeal lumen and airflow in sleep apnoea patients. Eur Respir J, 2007, 30 (4): 748-758

10. WOODS M J, NICHOLAS C L, SEMMLER J G, et al. Common drive to the upper airway muscle genioglossus during inspiratory loading. J Neurophysiol, 2015, 114: 2883-2892

11. WILKINSON V, MALHOTRA A, NICHOLAS C L, et al. Discharge patterns of human genioglossus motor units during sleep onset. Sleep, 2008, 31: 525-533

12. SABOISKY J P, STASHUK D W, HAMILTON-WRIGHT A, et al. Neurogenic changes in the upper airway of obstructive sleep apnea patients. Am J Respir Crit Care Med, 2012, 185: 322-341

13. DOBLE E A, LEITER J C, KNUTH S L, et al. A noninvasive intraoral electromyographic electrode for genioglossus muscle. J Appl Physiol (1985), 1985, 58 (4): 1378-1382

14. 陈丽艳, 叶京英, 崔吉亨. 阻塞性睡眠呼吸暂停低通气综合征患者颏舌肌肌电活性分析. 中国耳鼻咽喉头颈外科杂志, 2008, 12 (7): 453-457

15. BAILEY E F. Activities of human genioglossus motor units. Respiratory Physiology & Neurobiology, 2011, 179 (1): 14-22

16. MCSHARRY D, O'CONNOR C, MCNICHOLAS T, et al. Genioglossus fatigue in obstructive sleep apnea. Respir Physiol Neurobiol, 2012, 183 (2): 59-66

17. CARBERRY J C, JORDAN A S, WHITE D P, et al. Upper Airway Collapsibility (Pcrit) and Pharyngeal Dilator Muscle Activity are Sleep Stage Dependent. Sleep, 2016, 9 (3): 511-521

18. PATIL S P, SCHNEIDER H, MARX J J, et al. Neuromechanical control of upper airway patency during sleep. Journal of Applied Physiology, 2007, 102 (2): 547

19. JORDAN A S, WELLMAN A, WHITE D P, et al. Mechanisms used to restore ventilation after partial

upper airway collapse during sleep in humans. Thorax, 2007, 62: 861-867

20. ECKERT D J, WHITE D P, JORDAN A S, et al. Defining Phenotypic Causes of Obstructive Sleep Apnea. Identification of Novel Therapeutic Targets. American Journal of Respiratory & Critical Care Medicine, 2013, 188（8）: 996-1004

21. JORDAN A S, MCSHARRY D G, MALHOTRA A, et al.. Adult obstructive sleep apnoea. Lancet, 2014, 383（9918）: 736-747

22. 曹鑫，叶京英. 阻塞性睡眠呼吸暂停患者神经肌肉功能因素对呼吸暂停时程影响的相关研究. 首都医科大学学报，2011, 32: 1-2

23. ZHAO D, LI Y R, XIAN J F, et al. The Combination of Anatomy and Genioglossus Activity in Predicting the Outcomes of Velopharyngeal Surgery. Otolaryngology Head Neck Surgery, 2017, 156（3）: 567-574

24. WELLMAN A, BRADLEY A, EDWARDS B A, et al. A simplified method for determining phenotypic traits in patients with obstructive sleep apnea. Journal of Applied Physiology, 2013, 114（7）: 911-922

25. DEMPSEY J A, XIE A, PATZ D S, et al. Physiology in Medicine: Obstructive Sleep apnea pathogenesis and treatment-considerations beyond airway anatomy. J Appl Physiol, 2014, 116（1）: 3-12

第三节　上气道塌陷性评估

阻塞性睡眠呼吸暂停（OSA）以睡眠中上气道反复塌陷为特征。咽段上气道的解剖特性决定了其是可塌陷的软性管道，咽部扩张肌的活动可调节其开放或闭合状态。OSA 患者上气道结构异常、塌陷性增加，睡眠时扩张肌张力不能代偿时，上气道就发生塌陷、狭窄和阻塞，造成呼吸事件。OSA 发病因素具有较强的个体性，评估上气道塌陷性有助于了解解剖因素在 OSA 发病中的参与作用，指导各类改变上气道结构的治疗方法的适应证选择。

一、上气道塌陷性的概念及评估原理

上气道某一解剖节段的塌陷性取决于两大方面因素：①上气道固有的被动特性是排除扩张肌主动调节因素后的特性，与气道结构、咽壁组织特性等有关，手术改变咽腔解剖、口腔矫治器改变颌骨位置关系，头位改变等均可以改变这一特性；②与肌肉主动活动有关的因素如咽壁扩张肌扩张力和气道内负压等。前者的特性决定了为维持咽腔软性管道开放，气道扩张肌等主动因素需要平衡的基本负荷量，也称为结构负荷。

评价咽腔塌陷性主要是基于咽腔内压力和面积的关系：由于咽部外周被不可塌陷的骨性结构包围，在颈部曲度和张口状态固定时，该部分包围的体积不变。咽腔为骨性气道内部的软组织围成的管状结构，该模型的原理是将上气道简化为一段可塌陷的非刚性管道。根据管壁稳定时受腔内压和组织压合力为零的力学平衡原理，人为控制气道内压力，当气道刚刚达到开放 - 塌陷的状态转换（面积为零），此时压力即为临界压（critical pressure, Pcrit）。可以推知，塌陷性越强的咽腔，其临界压力就越高；或者说在达到相同通气时，所需的腔内压力越高。在实际测量中，由于逐步递增压力使塌陷的咽腔开放，需要克服咽壁组织间的表面附着力，所需要开放咽腔的临界开放压（P_{open}）会略高于咽腔临

界关闭压（Pclose）。

二、上气道塌陷性的主要评估方法

被动气道模型可以在完全肌肉松弛状态、气道内高压力抑制神经 - 肌张力反射或死亡状态下建立。

（一）完全肌肉松弛状态下上气道被动塌陷性的评估

1. 原理　观察被动气道的特征，需排除上气道肌张力对气道壁顺应性和面积的干扰，静态气道不考虑腔内气流和阻力，即气流为零。此时咽腔发生塌陷的难易程度和形态特点反映的是上气道本身的结构特性。在完全肌肉松弛状态下观察气道符合上述要求。礒野史朗等率先行完全肌肉松弛状态下 OSA 患者气道各段形态的观察，并发现患者在软腭后气道及舌后隙具有较正常人更大的气道结构负荷。

2. 方法　测量在患者全身麻醉、静脉给予肌肉松弛药达到完全肌肉松弛状态后进行，由鼻腔导入鼻咽喉镜观察咽腔形态。气道内压力由呼吸机控制，通常允许在 0.5~1cm 进行逐步调节。压力经特制接口由伸至鼻咽部的通气管导入或由面罩导入，鼻塞封闭防止漏气。常规临床治疗用的正压通气机的治疗压力范围是 4~20cmH$_2$O，为能测量 Pcrit 为 4cmH$_2$O 以下患者的咽腔塌陷程度，此类呼吸机往往为特制的，即其允许压力输出压到较低的水平甚至为负压（如低于大气压压力水平）。

通过逐步调节咽腔内压力，可以直观地观察到某个解剖区段（如软腭后区、舌后区）的形态，截面积与腔内压力的关系。当咽腔压力逐步下降，截面积缩小为零时（完全塌陷），腔内压即为临界关闭压；反之，咽腔压力逐步递增，输入压力达到某一值时，如果塌陷段咽腔开放，则此时的腔内压力为临界开放压。

3. 应用及注意事项　内镜对咽腔面积的观察是比较直观的判定临界压的方法，应用同步采集图像输入工作站，则有利于后期分析计算上气道面积、形态随腔内压力的变化，评估咽壁的顺应性。对于临界压低于大气压的患者（腔内压为零时，气道仍然处于开放状态），而又没有条件给予气道内负压的情况下，可以根据咽腔截面积与腔内压变化的关系规律，绘制压力 - 气道面积曲线（图 14-3-1）。由于咽腔气道的被动力学特点，压力 - 气道面积在多数 OSA 患者并不是线性关系，用曲线拟合推测咽腔截面积降低为零时腔内压力的

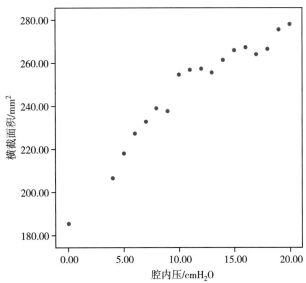

图 14-3-1　示例一位阻塞性睡眠呼吸暂停患者进行上气道被动塌陷性的评估，随腔内压力增高，硬腭平面横截面积的变化

大小,可以用于估测临界压力。

另外,如果在咽腔内同时放置多点传感器(塌陷平面上、下):一方面有助于同步记录腔内压力变化,另一方面则有助于判断靶平面是否已经完全塌陷。

上呼吸道具有多个可塌陷段,该评估方法的特殊优势在于能直观地记录咽腔多个平面的形态学变化,可以分别观察某一气道段的径线、咽壁顺应性与塌陷性。观察塌陷时各个解剖结构的参与作用。缺点是:测量方法复杂,需要全身麻醉;较高的咽腔压力可能造成气体的吞咽;由于 OSA 患者的麻醉风险,肌肉松弛后通气或插管困难的 OSA 患者进行这项检查的风险较大。

(二)睡眠状态下上气道被动塌陷性的评估

1. 原理　Gold 和 Schwartz 最早提出了可使用鼻腔持续正压通气的方法估计 Pcrit 的大小。根据上气道的 Starling 模型,当咽腔完全塌陷时,气流不能通过,即腔内压力在低于临界压的范围内变化时时,通气为零;当气道上游压力继续增大,略高于临界压时,最大吸气流速随着压力的增加而近似于线性增加(气流受限状态),形成一个有一定斜率的流速 - 压力曲线;而当上游压力达到一个较高的值时,咽腔稳定在无气流受限状态,维持足够的通气面积(近似于刚性)。在气流受限状态,测量上游气道压力和最大吸气流速的数据构建压力流速关系,从而推算出流速为 0 时的压力,即 Pcrit。

该方法可测量上气道被动塌陷性的另一原理是,在咽腔内正压较高的情况下,咽腔负压反射受到抑制,因此上气道扩张肌处于低张力状态。测量中压力突然下降后的 3~5 个呼吸内,这种反射性的肌张力增强仍然没有恢复,此时的测量中,可以认为上气道扩张肌近似于低张力状态(类似于被动气道)。

2. 方法　在仰卧位稳定的 NREM 期(2~3 期)睡眠时进行测量。除标准多导睡眠监测的常规测量参数外,还需同步采集面罩内压力和呼吸流速。测量分为若干个系列不同程度的面罩压力下降。每个系列开始前,将面罩内升至完全消除吸气流速受限的水平。然后突然将面罩压力下降到较低的一个压力水平,观察是否有气流受限,维持 5 个呼吸周期后,再回到原压力水平。待稳定睡眠恢复后(一般至少 1min 后),再次将面罩压力下降到更低的压力水平,收集呼吸流速、压力数据。反复多次,直到收集到多个不同水平的面罩压力下,气流受限时的吸气流速。这样,将得到一系列压力 - 流速的数据点,将这一系列数据点进行线性回归,得到流速为 0 时的压力数据,即为 Pcrit。在测量中,一般采用至少 2 个数据系列的回归值进行平均,且要注意压力数据点的采集要尽可能接近最后测得的 Pcrit,以保证测量的准确性(图 14-3-2)。

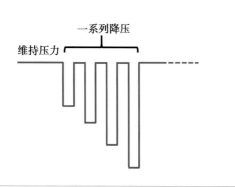

图 14-3-2　一个系列的降压测量中,呼吸机控制气道压力变化的示意图

压力从无气流受限的治疗维持压力开始反复快速下降,尝试不同程度的压力下降,直到收集到足够的数据点,测量此期间的气流变化,并做回归得出 Pcrit

3. 应用及注意事项　流速峰值的变化和肺容量有关,为了避免压力突然降低后的第一次呼吸受到之前治疗压力水平时肺容积的影响,建议采用降压后第2~5个呼吸周期的数据来测量流速并产生数据点。微觉醒的产生对测量会产生影响,因此如果在测量过程中,监测到皮层微觉醒,则应等待患者恢复稳定的 NREM 期睡眠后至少 3min 后再重新降压。发生微觉醒的呼吸数据不应当纳入,以免影响回归参数。

这种测量方法的优势是:安全性比较强。缺陷是:①只能测量出整体气道的 Pcrit;②对仪器设备的要求较高;③如果患者极易发生微觉醒,则有可能难以测定。

（三）睡眠状态下上气道主动塌陷性的评估

1. 原理及方法　原理与睡眠状态下上气道被动塌陷性的评估类似,但反映的是上气道有神经肌肉代偿的条件下的临界压。在这种测量中,以递减的方式使面罩压力每次下降 1~2cmH$_2$O 并保持在 NREM 睡眠至少 10min,给予上气道扩张肌活性逐渐恢复的机会,直到发生呼吸事件或微觉醒。则测得的数据为主动塌陷性（active Pcrit）。

分析原理与被动塌陷性的测量相同。取每个压力水平下 10min 的 NREM 睡眠的最后 9 个呼吸的吸气流速;当某些压力水平受试者出现呼吸事件时,可用最后 3 个呼吸事件的最后 3 个呼吸的数据来计算吸气流速。最后用构建压力流速关系计算主动塌陷性。

2. 应用及注意事项　用该方法测得的主动和被动塌陷性之间的差值可以一定程度上反映患者对气道阻力增加时神经肌肉代偿的强度。

（李彦如）

参考文献

1. ISONO S, REMMERS J E, TANAKA A, et al. Anatomy of pharynx in patients with obstructive sleep apnea and in normal subjects. J Appl Physiol, 1997, 82: 1319-1326

2. LI Y, YE J, LI T, et al. Anatomic predictors of retropalatal mechanical loads in patients with obstructive sleep apnea. Respiration, 2011, 82（3）: 246-253

3. WELLMAN A, EDWARDS B A, SANDS S A, et al. A simplified method for determining phenotypic traits in patients with obstructive sleep apnea. J Appl Physiol, 2013, 14（7）: 911-922

4. MADDISON K J, WALSH J H, SHEPHERD K L, et al. Comparison of collapsibility of the human upper airway during anesthesia and during sleep. Anesth Analg, 2020, 130（4）: 1008-1017

第四节　睡眠通气调控稳定性的评估

化学感受器主导的血气调控、主动行为控制是人体通气调控的主要控制系统,同时通气也受醒觉状态的影响(具体机制详见第二篇第三、四章)。睡眠时,尤其是在 NREM 睡眠,血气代谢是通气调控的唯一机制。睡眠时通气调控系统的稳定性对睡眠呼吸障碍的发病和治疗都具有重要意义,包括中枢性睡眠呼吸暂停及阻塞性睡眠呼吸暂停。

一、呼吸调控稳定性的概念及评估原理

由于通气控制机制的各个环节存在个体差异,表现为血气偏离正常值时(比如缺氧、高二氧化碳或低二氧化碳),对应的呼吸通气控制反应不同。即同样的血气变化引起差异的肺通气反应。理想状态下,对通气干扰(血气偏离正常值)的机体反应应当是呼吸系统调整通气量,快速有效的补偿干扰造成的偏差,恢复稳定的状态。

这种反应能力可以用环路增益的大小来进行定量评估。环路增益的概念详见第二篇第四章。这种调控能力不足或过于灵敏都不理想。比如当环路增益过低时,患者可以表现为肺泡低通气(如:血CO_2 偏高而通气反应不足);而环路增益过高时,一次较小的通气量下降和血气变化引起剧烈的通气代偿反应,中枢呼吸驱动呈“低通气 - 过度通气 - 低通气”的循环变化,导致患者反而过度呼出 CO_2,又抑制了通气,使得患者的通气量反复在过高和过低之间波动,需要较长的周期才能恢复到原来的平衡状态。其极端的例子就是陈 - 施呼吸。

呼吸调控功能不稳定也是参与 OSA 睡眠时咽腔反复塌陷的主要机制。在 OSA 患者中,由于上气道结构负荷较大,睡眠时气道塌陷,呼吸暂停发生时必然影响通气量和血气变化。在通气调控不稳定的患者(环路增益过高)中对较小的血气变化有较剧烈的通气反应。这类患者较小的血气变化即可引起较大的呼吸驱动波动,因此容易造成呼吸事件继发循环出现,从而加重疾病严重程度。有报道呼吸调控不稳定这一因素参与了 36% OSA 的致病。

评估通气控制机制的各个环节均对整体稳定性的评估起到一定作用,多用于科学研究。包括检测呼吸中枢对血气变化时呼吸驱动的反应性变化(如对低氧、高二氧化碳的反应性);检测呼吸系统通气对纠正血气的效能(通气量变化对呼吸效应器肺泡二氧化碳分压的影响);评估循环延迟(肺循环血气变化传输到中枢的时间)。整体通气稳定性的评估可直接用环路增益来表述,可以定义为机体对应通气反应和通气干扰的比值(即反应系统的输出量对输入量的比值)。这一方法更多地用于临床评估中。

二、环路增益的主要评估方法

（一）环路增益的动态特性及影响测量值的因素

施加一个固定的通气干扰后，机体对应的通气反应不是瞬间发生的。动态记录通气反应随时间的推移可以观察到，通气反应随时间推移最终达到一相对稳定的状态。比如某一稳定的每分钟通气量作为基线值 V（此时通气驱动 D），降低通气量到 V' 后，测定机体对应通气驱动的增量是随着时间推移而增加的，往往在数分钟后达到一个稳定的最终的状态 D'。此时的环路增益为 $(D'-D)/(V'-V)$。但如果未达到稳定 D' 时测量，测得的环路增益将小于前述的值。因此，环路增益的实际测量值取决于通气干扰的持续时间、性质、测量时机、通气反应的速度等参数。

（二）应用持续正压通气压力降低的方法测量睡眠时环路增益

通过 CPAP 的降低控制 OSA 患者的通气，人为造成通气干扰，可以用来测量环路增益。首先，将 CPAP 压力调定到完全消除气流受限的稳定状态（气道完全开放，此时通气量和通气驱动处于一致的基线态（$V_0=D_0$）；然后，迅速降低 CPAP 的压力，由于上气道的狭窄和塌陷会导致通气量的下降（此时实际通气值和通气驱动分离）。维持这一状态时（测量时通常观测 3min 或以上），随着时间推移，随血气变化，通气驱动和气道扩张肌张力逐渐增加，并达到一个新的较低的稳定通气量 V_1 和新的通气驱动 D_1。如果此时迅速恢复 CPAP 压力至原有水平，完全消除了上气道塌陷对通气量的限制，此时实际通气量 V_2 和已经增加的新通气驱动 D_1 吻合，测量实际通气量即可获得 D_1 值。根据环路增益的定义，通气干扰 $\Delta V=V_0-V_1$；同期驱动的变化 $\Delta D=D_1-D_0$（即 V_2-V_0）。环路增益即为通气反应与干扰量的比值 $\Delta D/\Delta V$。

（三）在 OSA 患者应用多导睡眠监测的评估方法

测定患者对低氧、高二氧化碳的反应性等，不适用于一般临床评价。在 OSA 患者，由于存在自发性的呼吸事件（通气降低、血气变化），其气流、胸腹运动的特点就可以一定程度上反映患者的呼吸驱动对血气变化的反应性。通过临床的多导睡眠监测，可以通过气流特征、胸腹运动及呼吸暂停事件的分析，用数学模型拟合推测环路增益，为临床评估上述病因和个体化治疗提供了基础（图 14-4-1）。

研究报道，鼻导管气流经均方根转换得到通气量的波动，根据每 7min 时间窗的通气模式、呼吸事件及微觉醒情况拟合，可以得出环路增益组分的参数。环路增益的描述形式为对每分钟 1 次的通气干扰的通气反应。非快速眼动睡眠每 7min 时间窗计算所得的环路增益取中位数代表该患者的呼吸调控稳定性。

在既往报道中，用该方法量化评估患者的呼吸调控稳定性，有助于优化口腔矫治器和腭咽成形术的适应证选择，提高疗效。类似方法已经被报道应用于便携式睡眠呼吸监测提取患者的环路增益。

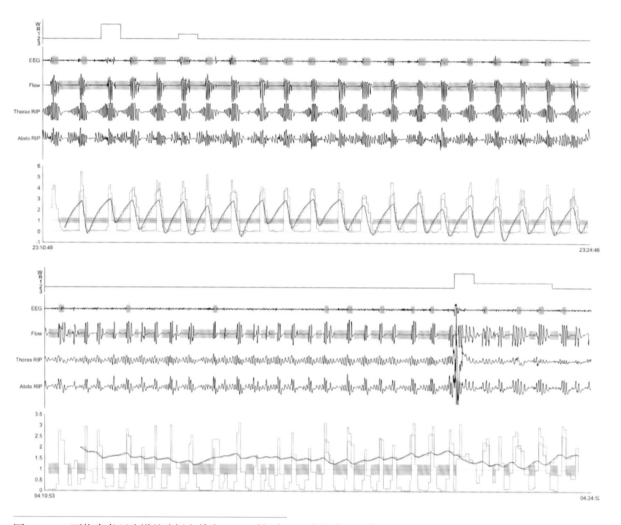

图 14-4-1　两位患者环路增益分析中单个 7min 时间窗及拟合曲线的示意图

两图拟合曲线中较平滑的黑色曲线为拟合计算预计的化学驱动；绿色折线为拟合计算预计的呼吸驱动值，灰色折线为实际通气量；蓝色长方形标明的是呼吸事件。虽然两位患者的呼吸事件都较密集。上图中的患者环路增益较高（呼吸调节较不稳定）可见呼吸驱动波动较剧烈；下图中的环路增益较低。患者的环路增益为整夜非快动眼睡眠期内分析多个时间窗所得环路增益值取中位数

（李彦如）

参考文献

1. ORR J E, SANDS S A, EDWARDS B A, et al. Measuring loop gain via home sleep testing in patients with obstructive sleep apnea. Am J Respir Crit Care Med, 2018, 197（10）: 1353-1355

2. TERRILL P I, EDWARDS B A, NEMATI S, et al. Quantifying the ventilatory control contribution to

sleep apnoea using polysomnography. Eur Respir J, 2015, 45: 408-418

3. LI Y R, YE J Y, HAN D M, et al. Physiology-based modeling may predict surgical treatment outcome for obstructive sleep apnea. J Clin Sleep Med, 2017, 13

(9): 1029-1037

4. NAOMI L. DEACON, PETER G. Catcheside the role of high loop gain induced by intermittent hypoxia in the pathophysiology of obstructive sleep apnoea. Sleep Medicine Reviews, 2015, 22: 3e14

第五节　呼吸相关觉醒阈值的评估

一、觉醒阈值的概念及评估原理

觉醒（arousal）泛指睡眠时对刺激的一系列不同程度的生理反应。光、声等外部因素和低氧、高呼吸负压等不同的内部刺激都可以引起觉醒反应。觉醒反应也可以分为皮层、皮层下醒觉等不同程度和层次。皮层微觉醒（cortex arousal）指睡眠脑电图上出现脑电频率突然增加持续 3s 以上。在睡眠医学领域，"微觉醒"一词通常指皮层微觉醒。觉醒阈值多指可引起微觉醒的刺激强度的阈值。较低的阈值即比较容易发生微觉醒。在睡眠呼吸障碍领域，呼吸刺激诱发的相关觉醒阈值更受关注。

呼吸相关的刺激导致微觉醒反应的通路并未完全明确，目前认为以下几个途径在其中发挥重要作用：①高 CO_2、低氧等血气变化引起化学感受器刺激；②阻力增大、通气需求量增加或其他原因导致呼吸努力增加。在这一途径中，上呼吸道的机械感受器是较重要的感受器，胸壁的机械感受器则相对作用较小。早期研究发现，在某个个体、睡眠分期等因素不变时，不同途径的呼吸刺激（如高 CO_2、低氧或呼吸阻力增大时）诱发微觉醒发生前，其呼吸驱动达到的值往往非常类似。因此认为，呼吸相关微觉醒发生前，呼吸驱动的水平可以用于描述该患者的觉醒阈值。

研究表明，觉醒阈值可随睡眠分期的变化而改变，通常在快速眼动期睡眠更低，非快速动眼期睡眠的 2 期觉醒阈值高于 1 期，慢波睡眠的阈值较高。在长期睡眠片段化的 OSA 患者，觉醒阈值总体上是高于正常值的（发生微觉醒的呼吸道负压更低）。

二、觉醒阈值的主要评估方法

既往报道的能反映呼吸驱动水平的测量方法均可用于估测呼吸相关觉醒阈值。文献报道较多的方法是通过下咽的负压水平测量进行。

测量方法：患者鼻腔给予少量表面麻醉后，置入固态超微传感器测压导管，目标传感器置于会厌水平，输出信号作为多导睡眠图的附加通道其他常规信号同屏同步显示。经定标和整夜连续记录，可显示下咽压力波动及与其他导联信号的关系（图 14-5-1）。测量呼吸事件相关的皮层微觉醒发生前，下咽压力波动的极值（基线与吸气时最低值之差）。在多数研究中，通过测量若干呼吸事件相关微觉醒发生前的呼吸驱动的平均值，来估量某一患者的觉醒阈值。

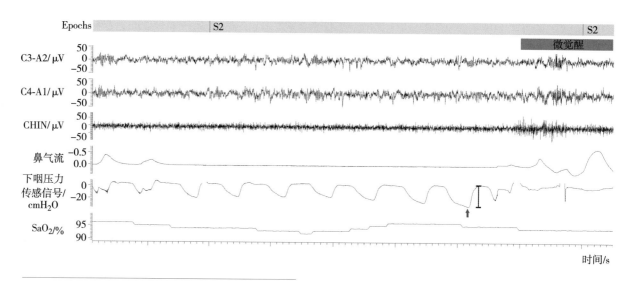

图 14-5-1　觉醒阈值的测量结果示意图

蓝色箭头标示微觉醒发生前下咽压力达到的值

　　下咽的负压水平测量优势是：在无显著下气道阻力增加的患者，下咽负压波动水平与胸腔内负压有良好的一致性。且反映了下咽机械感受器的输入刺激强度。其他评估呼吸驱动方法还包括膈肌肌电图、食管内压力测量等。

　　如何用常见的临床指标推测患者是否可能具有较低的觉醒阈值？ 一项研究用 AHI<30 次 /h，最低 SpO_2>82.5% 和低通气事件占 AHI 百分比 >58.3% 中满足其中两项作为预测低觉醒阈值（>-15cmH$_2$O）的指标，敏感度达到 80.4%，特异性为 88.0%。

　　由于呼吸刺激如何诱发微觉醒发生的机制并未完全明确，在实际呼吸事件发生时，对机体的呼吸刺激往往是复合的，微觉醒是否发生可能是各类刺激在中枢整合后的结果。用呼吸驱动来定量描述觉醒阈值并不是直接测量传入刺激的量 / 水平，而更可能是由于其量化体现了机体对整合后呼吸刺激的反应（呼吸驱动变化）。

　　在不同 OSA 个体，觉醒阈值可有较大的差异；但即使在单一个体，觉醒阈值也并不是一个固定值，诸多影响因素和测量的限制使实际测量值波动在一定范围内，未诱发皮层微觉醒的呼吸事件的呼吸驱动与伴有微觉醒的事件的下咽负压存在相当的重叠；亦有研究提出使用生存曲线来描述发生微觉醒概率 50% 或 75% 时的下咽负压值来描述觉醒阈值。

三、临床意义及应用

　　早期对 OSA 病理生理的研究认为微觉醒是患者呼吸道阻塞后重新开放的重要因素。虽然在呼吸暂停发生后期颏舌肌肌电逐步增加，但在微觉醒出现之后，肌电可呈显著增加伴随气流恢复。因此，尽管频繁微觉醒可造成睡眠结构破坏和与日间思睡症状相关，在相当长的一段时间内，抑制微觉醒反应被认为对 OSA 的治疗是有害的。因为其有可能加重 OSA 甚至引起危险。在 OSA 患者应用镇静催眠类药物也被认为是危险的。

事实上,在许多患者的呼吸事件中上气道开放发生在微觉醒后,但10%~25%的阻塞性呼吸事件却没有相关皮层微觉醒;许多呼吸事件中,微觉醒晚于气流恢复而出现。而且,即使在同一患者,微觉醒发生的时间与气道开放的时间之间的关系未必是固定的。这些证据提示,在相当部分的呼吸事件中,不是必须发生皮层微觉醒才能开放气道。

目前认为,从某些呼吸事件是由微觉醒终结的角度而言,它是一种保护措施——它避免了血氧过低或CO_2过高。但由于微觉醒后往往引起短暂的过度通气反应,加重了通气不稳定性。在某些患者,血CO_2随过度通气而降低,进而通过化学感受器导致中枢呼吸驱动降低,这一反应可能在部分患者造成上气道扩张肌的代偿反应抑制而加重气道塌陷,造成呼吸事件的循环出现,同时可能影响患者进入更深的睡眠期。

可以推测,如果在觉醒阈值较低而导致呼吸暂停加重的患者,给予无肌肉松弛作用的镇静药物可能使上气道扩张肌在觉醒发生前得到充分的时间反应,重新开放上气道。但是对于依赖觉醒反应开放气道的患者,应用这种治疗可能存在加重呼吸暂停的风险。

对OSA患者尝试进行药物治疗发现,艾司佐匹克隆治疗睡眠时血氧饱和度不太低(>70%)的患者,在觉醒阈值较低的患者AHI平均降低45%,且血氧饱和度较治疗前无明显下降。另一项使用100mg曲唑酮治疗OSA的研究中,在33%的患者觉醒阈值增加。其他可能增加觉醒阈值的药物还包括三唑仑、氟西泮等。测量患者觉醒阈值,评估表型,对药物治疗OSA患者的安全性及适应证具有重要意义。

（李彦如）

参考文献

1. EDWARDS B A, ECKERT D J, MCSHARRY D G, et al. Clinical predictors of the respiratory arousal threshold in patients with obstructive sleep apnea. Am J Respir Crit Care Med, 2014, 190: 1293-1300

2. LI Y R, ORR J, JEN R, et al. Is there a Threshold that Triggers Cortical Arousals in Obstructive Sleep Apnea. Sleep, 2019, 42 (6): 1-8

3. ECKERT D J, YOUNES M K. Arousal from sleep: implications for obstructive sleep apnea pathogenesis and treatment. J Appl Physiol (1985), 2014, 116: 302-313

4. XIAO S C, HE B T, STEIER J, et al. Neural Respiratory Drive and Arousal in Patients with Obstructive Sleep Apnea Hypopnea. Sleep, 2015, 38: 941-949

第六节 二氧化碳监测与肺功能评估

一、二氧化碳监测在睡眠呼吸障碍中的应用

睡眠呼吸障碍的呼吸事件发生时可伴随呼吸困难、动脉血压波动和交感神经兴奋等临床表现，同时还会有动脉氧饱和度降低、高或低碳酸血症、呼吸暂停后的觉醒、呼吸驱动和胸内负压升高等一系列病理生理反应。这些呼吸事件虽然发生机制不同，但源于低氧、高或低碳酸血症的共同病理生理基础，进而导致相关心脑血管和代谢性疾病的发生与发展。因而掌握和监控 PO_2 及 PCO_2 在 SBD 中的变化情况，可以帮助临床医师更好地评估疾病进程。

目前 SBD 诊断手段对于低氧的识别和评估已趋于成熟，人们也认识到监测和改善血氧水平在 SBD 疾病诊治中的价值和意义，但对于 PCO_2 在 SBD 中的应用与作用的认知仍停留在一个初始阶段，除了有关 SRH 的诊断必须参考 PCO_2 水平外，OSA 与 CSA 的诊治环节中 PCO_2 的作用目前被严重低估了。

基于目前对于 SBD 病理生理机制的研究，PCO_2 具有不可忽视的作用。无论 OSA、CSA 还是 SRH，都可在其事件发生过程中出现 PCO_2 的改变，如低碳酸血症致高通气和觉醒反应，使得呼吸中枢的稳定性降低，从而促进 SBD 的发生与发展。还可以表现为 CO_2 潴留，尽管大部分 SBD 患者 CO_2 潴留在随后醒觉过程中能短时间逆转，但仍有部分患者会发生日间高碳酸血症，尤其在某些应激状况下可进展至呼吸衰竭。而高 PCO_2 所致细胞损伤独立于 pH 水平存在。因此，监测和处理 PCO_2 的改变在 SBD 的疾病进程管理中具有重要的价值和意义。基于此，下面将从睡眠中 CO_2 的调控和 CO_2 与 SDB 的相关性及其常规监测技术等方面加以论述。

（一）睡眠呼吸生理与 CO_2 调控

生理情况下人类节律性呼吸源自体内自动平衡系统，这一系统可使动脉 CO_2 水平维持在一个恒定状态。在该系统的平衡作用下，清醒呼吸运动受自主 - 行为控制系统调控，当进入睡眠状态下，用于维持觉醒的网状上行系统功能受到抑制，清醒通气的自主控制能力丧失，此时的呼吸调控主要是由代谢性控制反馈回路完成，此环路对呼吸运动的控制主要依赖于化学感受器和肺内的迷走神经感受器的负反馈性调节完成。反馈回路的构成包括化学感受器（中枢、外周和肺内）、传入和传出神经纤维及效应器（肺／呼吸肌群）。外周化学感受器主要位于颈动脉分叉颈动脉体部和主动脉弓处，此处血流灌注丰富且易于定位，可以快速检测到血流中 PCO_2 的变化。中枢化学感受器位于髓质和脑桥，特别是在延髓腹外侧的核团，感受脑脊液和细胞外液 $PaCO_2$ 变化引起的 H^+ 改变，以此完成对呼吸的调控。

生理状况下轻度血氧下降及 $PaCO_2$ 上升，是睡眠状态下呼吸活动的主要刺激源。由于上气道阻力在睡眠期较清醒期增加，同时化学感受器的敏感性降低，睡眠状态下的每分钟通气量较清醒状态下降，CO_2 排除减少，$PaCO_2$ 上升，尽管机体此时的代谢率也有所下降（CO_2 生成减少），

但每分钟通气量较代谢率下降更为明显,因此最终表现为睡眠状态下 $PaCO_2$ 上升(较清醒上升 2~8mmHg)。

在代谢性控制负反馈回路中,化学感受器的反馈输入信号被整合并作用于呼吸中枢调控呼吸模式的发生器,由此输出神经信号到达效应器,并将一定强度和频率的呼吸运动指令发放给吸气肌肉(即横膈和外部肋间),启动完成特定频率和幅度的呼吸运动。中枢和外周化学感受器对 PCO_2 水平瞬时变化所做出的反应是睡眠代谢性控制反馈对呼吸调控的主要反应,其特征是不稳定和震荡性。对负反馈系统敏感性描述的环路增益理论能很好地阐述这种不稳定性和震荡性。

(二) CO_2 调控与 SBD 的相关性

尽管 SBD 有不同的分类分型,但其共同的发生机制就是呼吸调控系统的不稳定性,呼吸系统的不稳定是通气紊乱的前提。因而,衡量这一稳定性的环路增益理论就是对通气紊乱的描述,环路增益等于通气紊乱所产生的机体效应 / 通气紊乱本身。环路增益(loop gain, LG)理论的核心调控因素就是 $PaCO_2$ 的变化。因为 LG 理论涉及控制器增益、效应器增益和反馈时间三个主要概念因素,运用到睡眠状态下的代谢性呼吸调控模式,其核心既是控制器(呼吸中枢)和效应器(肺 / 呼吸肌)之间通过相互负反馈来调节 PCO_2 的变化。其中,控制器增益(controller gain)是指单位 $PaCO_2$ 变化引起的呼吸中枢对通气变化的反应能力,也即化学感受器对 $PaCO_2$ 的敏感性,其大小可用 Δ 通气 $/\Delta PaCO_2$ 表示;效应器增益是指效应器(肺 / 呼吸肌)为降低 $PaCO_2$ 增加通气的反应能力,也可理解为效应器在既定的通气水平下减低 $PaCO_2$ 的能力。

当 LG≥1 时,呼吸代谢调控系统处于不稳定状态,在这种状态下,当机体出现呼吸紊乱时,调控系统快速做出大幅度通气反应(增大 / 减少)以快速纠正呼吸紊乱,但由于反馈时间延长使 $PaCO_2$ 变化不能及时反馈,呼吸中枢过度或减少的通气反应会持续存在,从而使 $PaCO_2$ 被过度纠正或蓄积,此时呼吸中枢的负反馈系统就进入了矫枉过正的负性循环,产生震荡性的周期呼吸模式。此时,通气紊乱可以表现为 CSA 或 OSA 或 SRH。研究结果表明 SBD 患者呼吸暂停低通气指数(AHI)、平均血氧饱和度(SaO_2)、 $SaO_2<90\%$ 的时间占总睡眠时间百分比(ST90)以及呼吸暂停持续时间等均与 $PaCO_2$ 水平相关。重度 OSA 患者因夜间长时间呼吸暂停和低通气,其间期的正常通气时间相对较短,不足以清除事件本身所蓄积的 CO_2,再加之睡眠期间呼吸中枢对 CO_2 通气反应能力降低,易发生短暂或持续性高碳酸血症,甚至发展至呼吸衰竭。所以, CO_2 的调控与 SBD 的发生与发展之间有着密切的相关性,在 SBD 患者中监测 CO_2 的水平对于 SBD 患者的诊治及预后评价工作具有重要的临床意义。

(三)睡眠期 PCO_2 监测的临床应用

1. 常规监测手段目前临床上对于 PCO_2 的监测技术在不断发展,从最初的动脉血气分析到静脉血气分析,但由于静脉血气分析(venous blood gas analysis, VBG)更多侧重于 pH 值、HCO_3^- 及酸碱平衡,对于 PCO_2 的评估准确性较差而不被采纳,直至连续动态的血气分析, PCO_2 的监测技术愈来愈多满足临床的不同需求。下面重点介绍 SBD 患者的常规 PCO_2 监测技术。

（1）动脉血气分析:动脉血气分析（arterial blood gas analysis, ABG）是评估 $PaCO_2$ 水平的金标准。一般在睡眠开始和/或结束时采集动脉血,可以有效评估睡眠期间的肺泡通气情况,因而被多数医院或睡眠中心采纳。其不足之处在于:

1）ABG 系有创操作,患者会因疼痛而觉醒,造成呼吸频率和幅度改变,在一定程度上可能导致无法真实反映睡眠期间的 PCO_2 水平。动脉穿刺置管术或动脉化毛细血管血气分析（arterialized capillary blood gas analysis, aCBG）可以解决因疼痛而觉醒的问题,减少反复创伤性。但穿刺置管术的高成本和持续侵入性创伤限制了其广泛应用,相比较而言,CBG 能较好地替代 ABG。CBG 更加微创,但需要提前至少 10min 在采血部位涂抹具有加热或扩张血管的物质,方能保证结果的准确性。研究结果表明耳垂部位采血的 CBG 准确度相较于指尖部位更高。CBG 技术更多运用于儿童。

2）无论 ABG 还是 CBG,单次血气分析仅能提供某个时间节点的 $PaCO_2$ 数值,难以获得整夜睡眠中 PCO_2 变化趋势,不足以反映病情的变化甚至可能漏诊或误诊。

3）动脉血气采样需专业人员操作,同时可能合并有出血、神经肌肉组织和血管损伤等风险,无法进行院外的诊治评估和随访观察。

（2）呼气末二氧化碳分压（partial pressure of end-tidal CO_2, $P_{ET}CO_2$）: $P_{ET}CO_2$ 是呼气终末期呼出的混合肺泡气所含有的 CO_2 值,正常范围是 35~45mmHg。临床常用的 $P_{ET}CO_2$ 监测方法有质谱仪法、比色法和红外线测定法三种,最常用的是红外线测定法。

1） $P_{ET}CO_2$ 红外线测定法:红外线测定法根据气体采样方式的不同分为主流型和旁流型两种类型。

A. 主流型 $P_{ET}CO_2$ 监测:监测时需要将红外线传感器直接连接于气管导管接头处或者面罩与呼吸机管路连接处,使呼吸气体在密闭的呼吸回路中直接与传感器接触。因此,主流型仅能用于气管插管或佩戴有密闭呼吸回路的患者,不适于自主呼吸者的 PCO_2 监测。

B. 旁流型 $P_{ET}CO_2$ 监测:通过有流量调节的抽气泵把气体样本从气道抽出送至红外线测量分析仪,所需气体量小,具有测量敏感度高和反应快速的优点。旁流型和主流型相比,旁流型不需要密闭的呼吸回路,因此可用于监测患者自主呼吸时 PCO_2 变化情况。

无论是主流还是旁流型,最终监测系统将所采集气道的 PCO_2 变化以曲线图的形式表现出来,并能显示具体的 $P_{ET}CO_2$ 数值。 $P_{ET}CO_2$ 的曲线图对判断机体代谢、肺通气和肺血流变化有特殊的临床意义。

2） $P_{ET}CO_2$ 曲线波形及临床意义

正常的 $P_{ET}CO_2$ 波形分为四段:①Ⅰ为基线,曲线位于零位,基本不含 CO_2;②Ⅱ为呼气初始,曲线处于陡直上升支,为肺泡和无效腔的混合气;③Ⅲ为呼气平台期,曲线水平或微向上倾斜,平台终点为 $P_{ET}CO_2$ 值;④Ⅵ为吸气初始,曲线陡直下降至基线。

正常情况下,快速上升的波形反映呼气初期通气充足,呼气平台期的波形反馈正常呼气气流和不同部位的肺泡几乎同步排空,其高度代表 $P_{ET}CO_2$ 值的大小,而吸气段中无 CO_2 表示通气环路功能正常。因而,临床需要观察 $P_{ET}CO_2$ 基线是否等于零、波形是否为正常形态、出现频率是否为正常呼吸频率。异常的波形和节律反映呼吸中枢和肺通气功能的异常或循环、代谢节律的异常。如呼气初期上升段延长提示因呼吸道高位阻塞或支气管痉挛以致呼气流量下降;呼气平台倾斜度增加说明肺泡排气不均;$P_{ET}CO_2$ 逐渐下降,说明存在过度通气或循环系统的低排综合征等。

3)$P_{ET}CO_2$ 监测的优点与局限性

A. 优点:①采样标本可避免鼻咽部死腔气体的影响因素,在机械或无创辅助通气状况下,即使非封闭回路的 $P_{ET}CO_2$ 亦能评价患者的 $PaCO_2$ 水平变化,达到无创连续监测肺通气、换气及循环、代谢功能的改变;②能连续监测危重患者,可减少抽取动脉血的次数;③简单易学,不需要特殊的技术支持。

B. 局限性:①心肺疾病患者 V/Q 比例失调,Pa-ETCO2 差值增大,需同时测定 $PaCO_2$ 作为参考。②分泌物堵塞或扭曲气体采样管或存在明显鼻塞或张口呼吸等情况均可影响 $P_{ET}CO_2$ 的准确性。③患者呼吸频率过快或低通气时,呼气期不能完全排出 CO_2,同时 CO_2 监测仪无法达到理想的肺泡气平台,可产生 $P_{ET}CO_2$ 的监测误差。反之,若少量呼出气含较多 CO_2 也可能使 $P_{ET}CO_2$ 曲线产生较大波动。④旁流式 CO_2 监测仪可因气体弥散、采样管的材质和气体样品在管中暴露的长度(与气体流速和采样管长度有关)等引起误差。⑤接受氧疗 /CPAP 治疗时,由于取样鼻导管无法采集到鼻腔呼出气,可致 $P_{ET}CO_2$ 结果不准确。

(3)经皮二氧化碳分压监测(transcutaneouspartial pressure of carbon dioxide,$TCPCO_2$):前已述及 $P_{ET}CO_2$ 监测技术在 SBD 中的应用,但 $P_{ET}CO_2$ 监测的数值,以其定义,与实际动脉 PCO_2 之间因肺泡无效腔通气的存在而有 2~5mmHg 的差异,且差异性随年龄增长、肺部基础疾病(如肺气肿、肺栓塞)、心功能不全和高脂血症等状况而增加。相较于此,$TCPCO_2$ 技术的监测结果更接近于 ABG 所测得的 PCO_2 值。

1)原理:由于 CO_2 很容易在身体和皮肤组织中扩散,因而可以通过将无创传感器放置在皮肤表面的方法测量 $TCPCO_2$。$TCPCO_2$ 监测是通过特殊的电极(Clark 氧电极)加热皮肤并将皮肤组织升温到一个恒定水平,使探头部位皮下毛细血管血流量增加,导致动脉血与皮下毛细血管气体交换加速,CO_2 从毛细血管弥散至皮肤增多增快,皮肤电极容易检测到 PCO_2 的变化。其工作的核心是毛细血管动脉化,也即无创 CBG 技术的进一步延伸和改善,所以,在此技术条件下测试 $TCPCO_2$ 与动脉血 PCO_2 值($PACO_2$)有较好的相关性。

2）监测数值：TCPCO₂可以连续动态监测PCO_2的变化，将连续测得数值绘制成PCO_2的变化曲线。通过监测可以解读PCO_2数值的分布，了解变化趋势，获取监测期间TCPCO₂最大最小值、平均值和对应的时间信息以及CO_2升高或降低某一幅度（可以自定义）的次数及在自定义时间内CO_2的变化幅度等信息。

3）操作方法：推荐的电极放置部位包括耳垂、右胸第2肋间隙与锁骨中线交界处及手臂中下1/3处。处于中心灌注血运状态良好的区域可用于TCPCO₂的监测（图14-6-1）。

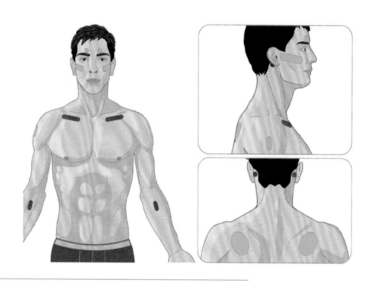

图14-6-1　成人二氧化碳经皮监测仪（TCPCO₂）传感器的放置示意

红棕色标记为PCO_2传感器推荐放置部位，绿色标记为PCO_2/SpO_2/脉率传感器推荐放置部位

4）技术特点：①目前的研究证实TCPCO₂与PACO₂数值更为接近，技术自身不受患者状态的影响，可作为临床血气检查的替代方法；②无创的实时连续监测手段，安全方便，无痛苦，患者接受度较高，尤其适合睡眠过程中的PCO_2监测；③可连接PSG，进行一体信号监测，TCPCO₂数值可实时同步到PSG监测软件中，可在专业睡眠软件上分析PCO_2的变化，用于临床数据分析。

5）局限性：①因循环时间的延迟，TCPCO₂数值变化滞后于呼吸事件的出现。②需要提前定标核准测试前电极，技术操作复杂。③因经皮监测技术的特性，监测需用到多种耗材，如电极膜、校正气体、皮肤贴环、接触电解液。直接测试的耗材成本较高。对于传统皮肤固定贴片，部分患者还可出现皮肤过敏症状。针对这部分患者可提供脱敏硅胶材质的固定贴片。

2. CO_2监测技术临床应用范围及意义

（1）监测通气功能：可以通过PCO_2的变化情况，了解睡眠过程中是否存在通气不足或过度通气状况，协助SBD的诊断和鉴别诊断。

（2）维持正常通气，检测体内CO_2的含量：尤其对于诊断明确的SBD患者在使用无创正压通气（noninvasive positive pressure ventilation, NNPV）期间，可根据PCO_2数值调节通气量，避免发生通气不足和过度现象，造成呼吸中枢的不稳定。

（3）协助调整呼吸机参数：SBD患者使用NNPV进行压力滴定时配合呼吸机的压力参数调整。压力滴定在消除完全的呼吸暂停事件后，呼吸中枢对低氧的敏感性降低，此时NIPV对低通气或呼吸努力相关觉醒事件处理不当，可引发PCO_2升高，尤其对于SRH患者或合并肺部疾病患者，监测PCO_2的变化及时了解不同的压力设置对于气道支撑和肺通气量的改变；另外，压力滴定的参数是否设置合理可以通过PCO_2监测确定有无通气不足或过度来判断，以免高或低碳酸血症的发生。

（4）对于SBD患者，尤其是重度患者佩戴NIPV首夜，PCO_2监测有助于判断NIPV通气期间因REM反弹或在机体无明显缺氧情况下，通气因睡眠期间呼吸中枢的敏感性降低发生不足，而导致体内CO_2蓄积情况；或防止治疗后的中枢性呼吸暂停的发生。

（5）重度OSA患者伴有呼吸衰竭或疑似呼吸功能衰竭患者，诊断与治疗评估需观测动态PCO_2的变化。

（6）一些特殊人群的SBD患者，如心力衰竭、肾功能衰竭或镇静催眠类药物服用史的患者，呼吸暂停以中枢性为主或呼吸事件类型易于发生转变的情况下，PCO_2的监测不仅对其诊治过程具有重要的指导作用，还能同时监测循环、代谢指标，有助于并发症预判及预后管理。

（四）应用现状及前景展望

PCO_2监测是一项可广泛应用于临床的重要技术措施，尤其在SBD患者的诊治及相关的研究工作中。目前临床可采用的方法包括有创性（ABG、CBG和VBG）和无创性（$P_{ET}CO_2$和TCPCO$_2$）两大类型，其中VBG在评估PCO_2方面的局限性未能在SBD中开展应用。ABG是公认的最有效PCO_2监测手段，CBG是在其基础上进一步减少创伤性的改良措施，但相对于睡眠这一特殊的生理过程，有创、非连续的评估手段应用受到了很大限制，因而无创且连续的PCO_2监测手段，如$P_{ET}CO_2$和TCPCO$_2$在SBD中的应用具有良好的发展潜力和价值，可以根据不同的临床需求加以开发应用。随着对SBD的进一步认知和更深层次的研究，尤其对发病机制和病理生理变化的探讨及临床诊治新技术（如膈神经刺激仪等）的评估上，PCO_2监测技术的应用越来越广泛应。

二、肺功能检查在睡眠呼吸障碍中的应用

（一）概述

肺功能检查（pulmonary function testing）是对呼吸器官和组织功能状态的一种检查评估手段，也是对机体呼吸生理基本过程进行定性和定量检查的措施，它可以直接、客观反映呼吸功能的变化情况。目前已被广泛用于与呼吸功能状态评估相关的临床专业，包括呼吸道疾病的诊断和鉴别诊断、手术疗效评估、健康体检、危重患者监护、劳动强度和耐受力评估等方面。应用现代检查技术，通过对呼吸生理过程和力学变化的描述，肺功能检查可以准确判断气道阻塞部位、呼吸运动和肺通气量的变化。

常规肺功能检查涵盖了肺容量、通气功能、换气功能、呼吸力学及运动心肺功能等方面内容,并在此基础上可进一步行支气管舒张试验和支气管激发试验,对于呼吸系统病变的早期检出和病变严重程度评估以及疗效、预后判定具有重要的临床价值。因而肺功能检查也是目前呼吸系统疾病的必要检查手段。

检查指标主要包括以下 5 个方面:①容量,与呼吸能力相关;②流速(流量),反映呼吸能力及气道的通畅度;③时间,即呼吸的时间效应关系,反映肺功能的动态指标;④压力,与呼吸阻力和肺 - 胸廓的顺应性相关;⑤呼吸过程中气体浓度或分压的测定,如 CO_2、NO 或 N_2。

检查内容:肺功能检查指标是对其检查项目内容的具体描述,其中,肺容量、肺通气功能指标测定是临床最常用的肺功能检查项目。

1. 肺容量测定

(1)基本概念

1)潮气量(tidal volume, V_T):在平静呼吸时, 每次吸入或呼出的气量。

2)补吸气容积(inspiratory reserve volume, IRV):平静吸气后所能吸入的最大气量。

3)补呼气容积(expiratory reserve volume, ERV):平静呼气后能继续呼出的最大气量。

4)残气量(residual volume, RV):补呼气后肺内不能呼出的残留气量。

(2)四种肺容量测定指标

1)深吸气量(inspiratory capacity, IC):平静呼气后能吸入的最大气量,由潮气量和补吸气容积共同组成。

2)肺活量(vital capacity, VC):最大吸气后能呼出的最大气量,由深吸气量与补呼气容积共同组成。

3)功能残气量(functional residual capacity, FRC):平静呼气后肺内所含有的气量,由补呼气容积与残气量组成。

4)肺总量(total lung capacity, TLC):深吸气后肺内所含有的总气量,由肺活量与残气量组成。

(3)测定方法:潮气量、深吸气量、补呼气容积和肺活量可用肺量计直接测定,功能残气量及残气量不能直接用肺量计来测定,只能采用间接的方法,如肺泡氮清洗、重复呼吸氦稀释法和全身体积描记法。肺总量测定可由肺活量与残气量相加求得。

(4)临床意义:肺容量大小与年龄、性别、身高及体表面积等因素相关。临床上肺活量降低常见于胸廓、肺扩张受限,肺实质和胸膜病变,呼吸肌麻痹及气道阻塞等病变。残气量增加见于阻塞性肺部疾患(如支气管哮喘、肺气肿等),而限制性肺部疾患(如弥漫性肺间质纤维化、肺占位疾病、肺切除后肺组织受压等)可使残气量减少。所以,肺部限制性病变肺活量和残气量均降低,阻塞性病变肺活量降低而残气量增加,这是肺容量检查的重要临床意义。

2. 肺通气功能测定

（1）基本概念：是通过对单位时间内肺脏吸入或呼出气量的测定来了解肺的通气状态。其中每分钟静息通气量是潮气量与呼吸频率的乘积，而进入肺泡的气量可因局部血流量不足致使部分气体不能进行气血交换，这部分气体量被称为肺泡无效腔量，肺泡无效腔量加上解剖无效腔量之和为生理无效腔量。因而，肺泡通气量=（潮气容积-生理无效腔量）×呼吸频率。肺泡通气量不足，常见于阻塞性肺病如肺气肿；肺泡通气量增加见于过度通气的病理状况。

（2）常用指标

1）最大通气量（maximal voluntary ventilation，MVV）：是指单位时间内以尽可能快的速度和尽可能深的幅度进行呼吸所得到的通气量。用以评估气道的通畅度、肺和胸廓的弹性及呼吸肌的力量，是一项负荷试验，可以用作术前呼吸功能和肌力的评估。

2）用力肺活量（forced vital capacity，FVC）：用最快的速度呼气所测得的肺活量，可由此计算出第1秒呼出的容积（FEV_1）和第1秒呼出容积占用力肺活量之比（FEV_1/FVC）。它是肺通气功能测定的最重要指标，可以反映大气道的呼气期阻力，是慢性支气管炎、支气管哮喘和肺气肿的重要诊断手段，也是疗效评估的主要举措。

3）最大呼气中段流量（maximal expiratory flow volume，MEFV）：是观察呼气由肺总量位至残气容量位期间每一瞬间的呼气流量变化，是评估小气道通气功能的指标。吸气状态下气道内径≤2mm的细支气管称为小气道。MEFV曲线中呼出肺活量的50%以上流量异常提示小气道损伤，小气道病变早期往往是可逆的。

4）闭合容积（closed volume，CV）：匀速呼气由肺总量位至接近残气位，亦即肺底部小气道开始闭合时所能继续呼出的气量。CV/VC增高表示肺底部小气道提早闭合，往往是由小气道病变或肺弹性回缩力降低所引起。

（3）临床意义：肺通气功能障碍包括阻塞性、限制性和混合性通气功能障碍。阻塞性通气功能障碍以呼气流速降低为主，表现为FEV_1/FVC明显降低，MVV降低，VC正常或降低；限制性通气功能障碍以肺容量降低为主，表现为VC明显降低，MVV正常或降低，FEV_1/FVC正常或升高；混合性通气功能障碍表现为FEV_1/FVC、MVV、VC均降低，但降低幅度不如阻塞性或限制性明显。小气道功能受损常见于长期吸烟、接触粉尘或有毒物质者，以及感染、哮喘恢复期、早期肺气肿或肺间质纤维化等患者。

（二）SBD的肺功能损伤

睡眠状态下肺的通气功能较清醒状态降低，上气道阻力也较清醒期增加，因而通气量较清醒状态下降，再加之卧位膈肌上移，肺容量减少致每分钟通气量下降，表现为睡眠状态下$PaCO_2$上升（较清醒状态上升2~8mmHg），PaO_2轻度下降（较清醒状态下降3~10mmHg）。

SBD患者呼吸道不通畅，其肺功能指标中肺通气功能及吸气流速均受到一定的影响，尤其OSA

患者因睡眠状态下的上气道阻塞,卧位、肥胖等因素,其肺功能状态较正常人更易于发生异常。当SBD 患者合并呼吸道疾病及相关并发症时,肺功能检查成为诊断及疗效观察的主要指标,同时肺功能检查还可以作为 PSG 之前预测 SBD 病情程度及预后的重要指标。

1. SBD 合并肺血管疾病 SBD 患者睡眠过程中间歇性低氧和交感神经过度兴奋,可以导致肺部血管发生收缩性反应,在此基础上引发肺动脉高压(pulmonary hypertension, PH),尤其以 OSA 为重。研究表明 OSA 患者 PH 的发生率为 17%~70%,而在特发性 PH 或慢性血栓栓塞性 PH 患者中,OSA 的发生率可达 80% 或更高,且 PH 程度与 OSA 的严重性明显相关,若同时合并慢性肺病则 PH 的程度将进一步加重,甚至可以发展为肺源性心脏病。PH 可以影响肺换气功能,通常有轻至中度外周小气道功能障碍,大部分患者弥散功能轻、中度下降,随着 PH 这种功能损害也越加明显,至肺源性心脏病影响心排血量时 CO_2 的弥散量显著降低,此时患者预后较差。OSA 患者因气道反复阻塞,而降低肺通气功能,因此 OSA 合并 PH 时在通气功能降低基础上将伴随弥散功能障碍。因而,OSA 合并 PH 患者的肺功能损伤特点是通气和换气功能均有受损,这种病理生理变化特征可以导致患者在缺氧基础上还伴有 CO_2 潴留。所以,OSA 合并 PH 的肺功能的监测不仅可以帮助明确诊断,有助于疾病病情评估,还能协助整体治疗方案的制订和疗效评估及预后干预,具有重要的临床指导意义。

2. 重叠综合征 OSA 患者往往合并存在肺部病变,且二者之间具有交互作用。流行病学调查资料显示 OSA 患者中 COPD 的发生率为 7.6%,哮喘为 10.4%,COPD 并存哮喘为 3.3%,均显著高于非 OSA 患者中肺部疾病的发生率。另外,COPD 患者中 OSA 的发生率可达 19%,中重度COPD 患者中 OSA 的发生率更能高达 65.9%。《慢性阻塞性肺疾病全球倡议》(*Global Initiative for Chronic Obstructive Lung Disease*, GLOD)2017 版已明确将 OSA 纳入 COPD 的常见并发症,二者并存的现象称为重叠综合征(overlap syndrome, OS)。由于交互作用,OS 的肺功能状况较单纯 OSA或 COPD 更差,预后不佳。OSA 患者因气流受限可导致肺过度充气,使肺总量、功能残气量和残气容积增高,肺活量减低,功能残气量肺总量百分比增高,在此基础上易于合并 COPD,发生通气功能障碍。临床上 FEV_1/FVC 是评价 COPD 肺功能状况的一项敏感检测指标,可检出轻度气流受限,是评价中、重度气流受限的良好指标。OS 患者往往伴随重度气流受限,肺的通气功能严重受损,并且随着疾病进程和低氧、交感神经功能亢进、PH、肺泡间隔破坏及肺毛细血管床丧失,肺功能进一步受损,在通气功能障碍基础上弥散功能受损,一氧化碳弥散量降低。因而,通过肺功能检查中的 FEV_1 和 FEV_1/FVC 指标检测可以明确 OS 患者气流受限的程度,评估肺通气及换气功能,明确疾病性质及严重程度,选择合理治疗方案(如 PAP 或手术治疗),并对疗效行进一步评估、跟踪和随访工作。

（三）临床意义

SBD 尤其是合并 PH、COPD、哮喘、呼吸衰竭等呼吸系统疾病时，肺功能检测是必不可少的一项评估手段。清醒状态包括仰卧位的肺功能检查，可以及时了解患者的肺通气功能、换气功能和小气道功能的变化，对于疾病的诊断、病程进展的判定、治疗方案的选择评估及疗效跟踪评定都具有重要的临床意义。同时，这类患者，尤其是 OS，因为早期通气与换气功能受损，随着睡眠过程呼吸调控受抑制可以发生隐性呼吸衰竭，患者可无明显不适症状，若能及时纠正病因，大部分可以逆转。若临床医师对其认识不足，容易漏诊则会延误治疗时机，对机体造成严重损害。因此及早发现这种隐性呼吸衰竭极为重要。在 PSG 监测的基础上检查 SBD 患者肺功能的通气和换气功能，尤其对一些高危群体必要时辅以 PCO_2 的实时动态检测具有很重要的临床意义。

此外，肺功能检查不仅用于 SBD 患者的临床诊断，其在治疗中的应用价值更大。对于 SBD 患者，无论是 PAP 治疗还是有创性的外科治疗，在治疗前有效评估肺功能状态，不仅可以明确 PAP 的应用模式选择和具体参数设置，提高压力滴定的精准性和患者的依从性，还能明显降低围手术期风险，指导术后患者的康复训练，提高手术的安全性和有效率。

（四）适应证和禁忌证

1. 适应证　SBD 患者出现下述情况时应考虑进行肺功能检查：①反复呼吸道感染史或有呼吸道疾病家庭史者；②长期吸烟史或长期咳嗽史者；③季节性咳喘发作或夜间阵发性喘息、呼吸困难原因不明者；④合并有慢性支气管炎、肺气肿、支气管哮喘及间质性肺病等疾病史者；⑤麻醉、外科手术的危险及耐受力评估、术后发生并发症的可能及术后恢复状况的预测；⑥肺部查体及辅助检查如胸片、CT 检查异常者；⑦伴发肺部疾病需要对病情进行评估者；⑧PAP 压力滴定中，在合适压力下仍然有血氧饱和度降低（或基础血氧水平降低）、低通气事件频繁、呼吸节律异常等情况；呼吸事件消除但每分通气量降低者；⑨OS 患者明确 COPD 的严重程度，及 PAP 通气治疗疗效评估。

2. 禁忌证

（1）绝对禁忌证：①近 3 个月有心肌梗死病史；②近 4 周心功能不稳定、心绞痛发作者；③大咯血者；④高血压控制不佳（收缩压／舒张压≥200/100mmHg）；⑤主动脉瘤；⑥严重甲状腺功能亢进；⑦癫痫发作服药期。

（2）相对禁忌证：①气胸；②巨大肺大疱且不行手术者；③静息心率 >120 次 /min 者；④鼓膜穿孔者；⑤妊娠期妇女；⑥免疫力低下者。

（五）注意事项及存在的问题

1. 注意事项　肺功能检查需要患者的主观配合，同时还需要操作人员的精准性和专业性，因此良好的医患沟通必不可少。另外要注意仪器定标校准，以保持仪器的准确度，同时应保持良好舒适的环境,注意湿度、温度和通风情况。

2. 存在问题　目前临床常用的肺功能检查在某种程度上难以准确反应 SBD 患者的病情变化和肺功能情况。因为现有的肺功能检查需要在患者清醒配合状态下进行,不能准确描述睡眠过程中的肺功能改变,未来若能针对睡眠状态下的肺功能指标进行检测,并能结合 PSG 同步进行分析,必定会对 SBD 有更充分的认识,也能给予 SBD 相关的肺功能障碍更加合理和全面的个性化治疗方案。

（王菡侨）

参考文献

1. RESTREPO R D, HIRST K R, WITTNEBEL L, et al. AARC clinical practice guideline: transcutaneous monitoring of carbon dioxide and oxygen: 2012. Respir Care. 2012, 57(11): 1955-62

2. American Academy of Sleep Medicine. The AASM manual for the scoring of sleep and associated events: rules, terminology and technical specifications, version 2.5. Darien, Illinois: American Academy of Sleep Medicine, 2018

第四篇　疾病篇

第十五章　阻塞性睡眠呼吸暂停

第一节　概　述

阻塞性睡眠呼吸暂停（obstructive sleep apnea, OSA）是一种以睡眠打鼾伴呼吸暂停和日间思睡为主要临床表现的睡眠呼吸障碍疾病，该病可引起间歇性低氧、高碳酸血症以及睡眠结构紊乱，并可导致高血压、冠心病、心律失常、脑血管病、认知功能障碍、2 型糖尿病等多器官多系统损害。OSA 对身体多个系统都会造成损害，是一种名副其实的全身性疾病。因此，对于 OSA 对身体危害的广泛性和严重性，医师、患者及全社会都应予以重视。

一、对阻塞性睡眠呼吸暂停的认识发展历程

对睡眠呼吸障碍疾病的系统性研究兴起于 20 世纪 50 年代，其中 1952—1969 年是对睡眠呼吸障碍进行症状描述和机制研究的最初阶段。1952 年发现和认识不同睡眠分期之后，睡眠相关研究的焦点主要集中在睡眠分期、清醒维持机制等神经、精神科学领域。由于早期的睡眠研究多局限于神经科学家对脑电图而非呼吸的观察，当时学者们对睡眠呼吸障碍患者的特征和相应症状更多从肥胖、通气不足和肺功能的角度去理解，并且对思睡症状的产生曾一度试图以高碳酸血症解释。直到 1965 年，欧洲 Gastaut 等和 Jung、Kuhlo 等两组学者分别证实了睡眠时的呼吸暂停现象。正是由于认识到患者睡眠时上气道的暂时性阻塞造成阻塞性呼吸暂停这一病理生理本质，气管切开术作为一种有效但不被大多数患者所接受的气道旁路手术，被 Kuhlo 首次应用于 OSA 的治疗。

1970 年夏，美国 Stanford 大学开设睡眠障碍门诊，正式将临床医学实践延伸至睡眠领域，以此为标志睡眠医学进入成形和扩展阶段。1972 年，Guilleminault 将心率和呼吸监测加入睡眠监测项目中，2 年后 Holland 以"多导睡眠图（polysomnography, PSG）"命名睡眠监测项目。多导睡眠监测逐渐成为睡眠疾病研究的最主要手段，极大地推动了睡眠呼吸障碍概念的建立。1973 年 Guilleminault 等首先正式提出了 OSA 这一诊断，并于 1976 年公布了诊断标准。后续研究逐渐认识到通气量的不足与呼吸暂停也具有类似的危害，继而建立了低通气的概念。至 1979 年，睡眠呼吸障碍的多个关键概念被确立，同时多导睡眠监测技术得到广泛应用。

之后的 10 年间，围绕 OSA "病因—病理生理机制" 和 "局部—全身的继发病理损害" 这两条平行主线的研究蓬勃展开，为 OSA 认识和诊疗水平的进一步提高奠定了基础，OSA 的诊断、治疗体系

初步形成。

在此期间,上气道解剖结构异常和神经-气道扩张肌调控功能紊乱在 OSA 发病机制中的作用逐渐被认识。1978 年 Remmers 发现在呼吸暂停期间,颏舌肌肌电活动幅度出现周期性变化,认为 OSA 患者睡眠时上气道扩张肌活性下降是导致气道塌陷、发生呼吸暂停的原因。上气道解剖结构方面,研究人员发现,与非 OSA 患者相比,OSA 患者具有较狭窄的气道。同时,人们对影响气道腔通畅的因素,如下颌位置、肺容积变化和上气道附近肌群的牵拉张力等,也进行了初步研究,并尝试将气道形态学与功能学检测手段联合应用于 OSA 的评估 1984 年 Issa 和 Sullivan 等首先研究了单纯打鼾者和 OSA 患者的咽腔闭合压,发现 OSA 患者的咽腔闭合压较单纯打鼾者增高。1985 年 Sher 首先将纤维内镜技术与 Müller 检查法相结合,应用于 OSA 患者上气道的形态学研究。

基于对该疾病认识的深入,1981 年悬雍垂腭咽成形术（uvulopalatopharyngoplasty, UPPP）和经鼻上气道持续正压通气治疗（nasal continuous positive airway pressure, nCPAP）被应用于 OSA 的治疗,这两种治疗方法的出现是 OSA 治疗的历史性进步。此后,有学者针对 UPPP 手术存在的不足进行了多种改良,并尝试进行了一些针对 OSA 上气道骨性结构狭窄的新式式,包括双颌骨前徙术（maxillomandibular advancement, MMA）和下颌前移术等。

1990 年后,OSA 病理生理机制和对全身各靶器官损害机制的研究仍不断深入。OSA 的相关研究跻身于睡眠医学研究的主流,治疗前评估体系和多学科综合治疗体系逐步完善,OSA 的评估和治疗走向系统化和规范化。

二、流行病学特点

OSA 是一种患病率较高的疾病。1993 年,Young 等在《新英格兰医学杂志》上发表的对 30~60 岁社区人群患病情况的流行病学调查显示,若单纯以睡眠呼吸暂停低通气指数（apnea-hypopnea index, AHI）≥5 次 /h 为诊断标准,男性和女性的患病率分别为 24% 和 9%;以 AHI≥5 次 /h 合并不同程度思睡等症状为诊断标准,则男性和女性患病率分别为 4% 和 2%。2003 年我国香港学者通过对社区 30~60 岁人群调查发现,以 AHI≥5 次 /h 为诊断标准,其男女患病率分别是 8.8% 和 3.7%;若以 AHI≥5 次 /h 且伴有日间思睡为诊断标准,则男女患病率分别为 4.1% 和 2.1%。2005 年叶京英等对北京市某社区 40 岁以上中老年女性的 OSA 患病率调查发现,单纯以 AHI≥5 次 /h 为诊断标准,则患病率约为 41.1%,若以 AHI≥5 次 /h 且伴有日间思睡为诊断标准,则患病率为 11.1%。上海市对 30 岁以上人群 OSA 患病率的调查显示,以 AHI≥5 次 /h 为诊断标准,患病率为 20.39%,若以 AHI≥5 次 /h 且伴有日间思睡为标准,患病率为 3.62%。相关研究认为,65 岁以前年龄和 OSA 的患病率具有正相关性,65 岁以后患病率相对较平稳甚至有下降趋势。随着社会人口老龄化和人们生活方式的改变,我国 OSA 的患病率呈逐年上升趋势。据推算,我国目前成年人 OSA 的患病人数高达 1.76 亿人,其中,中重度 OSA 患者超过 5 000 万人。

三、病因

OSA 是一种多病因的睡眠呼吸障碍疾病,其确切的病因目前尚不明确。但上气道解剖结构狭窄以及功能调控障碍被认为是其关键的致病因素。对不同患者而言,解剖结构狭窄与上气道功能调控异常在其发病因素中所占的比例不尽相同。此外,多种其他因素也在 OSA 的发病中发挥着作用。

（一）已知的高危因素

研究发现,OSA 患病的危险因素主要包括以下几个方面:遗传因素、肥胖、上气道及邻近组织结构异常和某些内分泌疾病如甲状腺功能减退、肢端肥大症、多囊卵巢综合征等。其他对 OSA 发病有影响的因素还有性别、绝经、先天性颅面发育异常等。

1. 遗传因素　通过家庭聚集性研究和双胞胎研究已经证实了 OSA 的遗传倾向性,OSA 患者的一级亲属患病率是对照的 2.9~4 倍;同卵双胞胎共同出现习惯性打鼾、思睡等 OSA 症状的概率显著高于异卵双胞胎。研究发现,38%~54% 的发病倾向可由遗传因素解释。

OSA 是多基因遗传病,遗传因素通过影响上气道结构和神经 - 肌张力调控等中间致病环节导致个体发病。已发现若干基因与 OSA 相关联,如影响肥胖和代谢、软组织分布特征、颌面结构的基因,以及可能影响中枢通气控制和肌张力调控的基因,但目前关联机制尚不明确。

2. 肥胖　肥胖是 OSA 发病的独立危险因素。尽管 OSA 可以发生于非肥胖患者,但临床观察发现 OSA 的发病倾向随肥胖程度增加而增加,尤其是当体重指数（body mass index, BMI）超过 $36kg/m^2$ 时,这一趋势尤其明显。Young 报道 BMI 每增加一个标准差,则患 OSA 的危险性就增加约 4 倍。另一项研究发现,体重增加 10%,呼吸暂停事件数量增加 6 倍,而体重减少 10%,呼吸暂停事件数量将减少 26%。

肥胖者易患 OSA 的可能原因包括:①全身性肥胖者咽腔局部脂肪也增加,导致上气道狭窄;②脂肪堆积导致气管纵向牵拉力减小,增加了咽壁软组织的顺应性,导致睡眠时易塌陷;③肥胖影响呼吸泵功能,导致典型的肥胖低通气。

3. 上气道及邻近组织结构异常　上气道解剖结构狭窄及咽壁的顺应性增加是明确 OSA 致病危险因素。与正常人群相比 OSA 患者可能存在鼻、鼻咽、腭咽、口咽及舌咽区等数个水平上的狭窄和多种结构异常;但对某一患者而言,其解剖结构狭窄可能存在某一或某几个部位。其评估策略将在下面详述。

值得注意的是,上气道及邻近组织结构性异常虽然造成 OSA 患者气道易于阻塞的倾向性。但研究表明,OSA 患者清醒时的平均咽腔截面积与正常人存在很大的重叠,说明并非所有患者均有显著的气道结构异常,也不是所有存在解剖结构狭窄的个体均会发展为 OSA。如何认识与评估解剖结构性因素在发病中的作用尚待深入探索。

某些特殊的综合征或畸形,如小颌畸形、下颌后缩、Pierre-Robin 综合征、Down 综合征等,也影响颅面结构而导致 OSA 发生。

4. 其他　其他已知的患病危险因素还包括:男性、呼吸控制功能不稳定（如高环路增益）、上呼吸道扩张肌功能异常和较低的觉醒阈值等。某些全身因素及疾病也可通过影响前述因素而诱发本病,如妊娠期、围绝经期、甲状腺功能减退、糖尿病等。

（二）上气道扩张肌功能异常的病因学作用

上气道扩张肌功能的有效维持是睡眠时保持气道开放的关键因素。即使存在明显的解剖狭窄，在清醒状态下患者也能维持气道开放，这是由于中枢能够产生有效代偿，适时地发放足够的神经冲动刺激上气道扩张肌，对抗气道的解剖结构负荷。入睡后醒觉刺激减弱或消失，如果支配气道扩张肌的神经冲动发放不能达到有效代偿水平，气道将塌陷或闭塞而发生呼吸暂停。在上气道扩张肌中，起最重要作用的是舌下神经支配的颏舌肌（genioglossus，GG），其他还包括腭帆张肌（tensor veli palatini）以及下颌前伸肌群等。呼吸暂停期间 GG 肌电活性呈周期性改变：暂停早期 GG 肌电活性低于暂停期前 GG 肌电活性，暂停期间维持较低水平，暂停晚期 GG 肌电活性逐渐回升，到暂停结束时 GG 肌电水平达到峰值，暂停期后又逐渐恢复到暂停前水平。

关于 OSA 患者睡眠时上气道扩张肌功能障碍的可能机制，有以下几种观点：

1. 上气道扩张肌的神经调控异常　上气道扩张肌接受脑干呼吸中枢偶联性驱动，即在呼吸肌活动造成气道吸气负压前收缩以抵抗咽腔的塌陷，同时还受多种神经反射控制，这些反射的传入冲动可来自化学性、体位性或压力感受器。当 OSA 患者入睡后，若呼吸控制中枢发放至颏舌肌的驱动与发放至呼吸肌的驱动不协调，吸气相气道内负压占优势，即发生呼吸暂停。

2. 上气道神经肌肉的补偿机制学说　通过比较正常人与 OSA 患者清醒及睡眠期上气道扩张肌的肌电活动发现，在清醒状态下，OSA 患者的颏舌肌肌电活性水平较正常人明显增高。而睡眠时，OSA 患者颏舌肌的肌电活性水平明显下降，而在正常人这种下降不明显。这一现象被认为是 OSA 患者的一种神经肌肉的补偿机制，即有上气道结构异常的 OSA 患者在清醒状态下呼吸阻力较正常人高，必须依赖较强的上气道扩张肌张力活动来代偿性维持气道的开放。而在睡眠时这种补偿机制明显不足，从而导致上气道扩张肌不能抵抗解剖结构负荷而引起气道塌陷。

3. 上气道神经肌肉病变　有研究表明，OSA 患者上气道对温度的敏感性降低，推测其上气道黏膜感觉功能和传入神经纤维受损。OSA 患者的颏舌肌存在不同程度的损害，与非 OSA 患者相比，OSA 患者颏舌肌的 I 型肌纤维数量减少，II 型肌纤维数量增加，并出现间质纤维化以及损伤纤维百分比的增加。此外，OSA 患者颏舌肌肌电活动对气道内负压、高 CO_2 等刺激的反应能力也出现明显下降。有研究发现，OSA 患者支配颏舌肌的神经末梢出现球形改变，提示其支配神经本身也出现病理性改变。长期打鼾产生的振荡、炎症等作用被认为是损伤的可能原因。

（三）阻塞性睡眠呼吸暂停的特殊病因

OSA 原发疾病与伴发疾病的相关研究显示，许多疾病，如甲状腺功能减退、肢端肥大症、肥胖低通气综合征等可导致和加重 OSA。对于这类患者，积极治疗原发性疾病是 OSA 治疗的基础。故患者评估时，应注意鉴别。

Lin 等报道，OSA 伴甲状腺功能减退者占 OSA 患者的 3.1%，多见于年长、肥胖者。甲状腺功能减退患者上气道软组织可出现黏液性水肿，从而造成上气道狭窄阻塞；同时甲状腺激素水平降低可导致呼吸中枢对低氧、高 CO_2 的敏感性下降，从而加重 OSA 病情。甲状腺功能减退患者还可出现呼吸中枢调节功能减退，从而影响睡眠过程中呼吸的稳定性，导致 OSA 的发生。

肢端肥大症是由于垂体瘤等因素引起生长激素分泌亢进而引起，表现为骨、软骨及软组织增生。据统计 20%~42.6% 的肢端肥大症患者合并有 OSA。有文献报道，肢端肥大症并发 OSA 与颈围、年龄、生长激素水平、胰岛素样生长因子水平等有关联。

目前，OSA 病因学认识仍然存在着诸多挑战。睡眠呼吸疾病的遗传基础和易感基因等尚有待探索，部分患者异常增加的咽腔塌陷性和睡眠中上气道扩张肌神经-肌张力调控紊乱的发生机制也未完全阐明，而气道结构因素在发病机制中的参与作用目前也不能精确量化。这些问题需要从生物流体力学、组织重塑学、基因和分子生物学等不同层面进行探索。

（叶京英）

参考文献

1. YOUNG T, PALTA M, DEMPSEY J, et al. The occurrence of sleep-disordered breathing among middle-aged adults. N Engl J Med, 1993, 328（17）: 1230-1235

2. PEPPARD P E. Sleep disordered breathing and mortality: eighteen-year follow-up of the Wisconsin sleep cohort. Sleep, 2008, 31（8）: 1071-1078

3. JONAS D E, AMICK H R, FELTNER C, et al. Screening for obstructive sleep apnea in adults: evidence report and systematic review for the US Preventive Services Task Force. JAMA, 2017, 317（4）: 415-433

4. LIM D C, PACK A I. Obstructive sleep apnea: update

and future. Annu Rev Med, 2017, 68: 99-112

5. LAM J C, SHARMA S K, LAM B. Obstructive sleep apnoea: definitions, epidemiology & natural history. Indian J Med Res, 2010, 131: 165-170

6. MORGENTHALER T I, KAPEN S, LEE-CHIONG T, et al. Practice parameters for the medical therapy of obstructive sleep apnea. Sleep, 2006, 29（8）: 1031-1035

7. LIN Y N, LI Q Y, ZHANG X J. Interaction between smoking and obstructive sleep apnea: not just participants. Chin Med J（Engl）, 2012, 125（17）: 3150-3156

第二节　阻塞性睡眠呼吸暂停的临床表现与多系统损害

OSA 患者的呼吸事件发生于睡眠状态，但其对身体的损害可延续到睡眠结束后，因此 OSA 的症状可概括为夜间症状和日间症状，临床表现主要有两方面：其一是夜间睡眠时打鼾和床伴目击的呼吸暂停，其二是日间思睡或疲乏。日间思睡或疲乏个体差异性较大，且与多导睡眠监测判断的轻重程度相关性差，有的患者睡眠时呼吸暂停非常严重但日间思睡却很轻。另外，不同人群所表现的日间症状也存在差异，例如许多女性患者主诉疲乏多于日间思睡。由于日间症状可以是多种睡眠异常或其他疾病的表现，因此，对于 OSA 患者来说，日间症状特异性较差。夜间症状要早于日间症状出现，但由于其隐匿性，经常不受患者重视，在患者就诊前一般已存在多年，直至出现明显的日间症状才来就诊，以至于延迟诊断。除此之外，OSA 患者还可以合并有心血管系统、内分泌系统、神经系统、呼吸系统等多系统的受损。

一、夜间症状

1. 打鼾和床伴目击的睡眠呼吸暂停　几乎所有的 OSA 患者都有习惯性打鼾，即每晚或几乎每晚均有打鼾。打鼾常常存在多年，鼾声可以非常响亮，干扰到床伴的睡眠。习惯性打鼾是 OSA 最强预测指标。与单纯鼾症不同，OSA 患者的打鼾常合并有睡眠呼吸暂停。

睡眠呼吸暂停表现为睡眠打鼾过程中出现鼾声停止，时间从数秒到数十秒不等，之后突然出现高调鼾声，结束一次呼吸暂停，如此周而复始。呼吸暂停期间的口、鼻气流停止，但胸、腹式呼吸运动仍然存在，这是 OSA 的重要临床特征。呼吸暂停事件的停止常与响亮的鼾声、气喘、呻吟或咕哝声相伴；一些患者可出现频繁翻身、肢体乱动或突然坐起又突然卧倒；偶尔有患者因为睡眠中出现的行为异常而跌落于床下。尽管部分患者会因呼吸暂停而醒来，但是大部分患者并不能察觉睡眠中的呼吸暂停。部分患者自述睡眠中窒息或呼吸困难，需要与充血性心力衰竭的夜间呼吸困难相鉴别。当然，两者并存的机会也不少见。一般来说，由 OSA 引起的呼吸困难通常在清醒后马上消失，而心力衰竭引起的夜间阵发性呼吸困难的缓解需要较长时间。由于睡眠呼吸暂停诱发夜间频繁觉醒或微觉醒，导致睡眠片段化，患者常主诉睡眠质量差，尽管睡眠时间足够长，仍然不能恢复精力。体重增加、劳累、饮酒、上呼吸道感染或服用镇静催眠药物均可加重打鼾和睡眠呼吸暂停。

OSA 患者往往不会察觉到自己存在打鼾和睡眠呼吸暂停，部分患者在入睡早期偶尔也可自己听到鼾声，但意识不到鼾声的强度。通过与患者本人及其床伴的详细交谈可获得更多有诊断价值的信息。呼吸暂停常引起床伴的关注，许多床伴因害怕患者呼吸不能恢复而在呼吸暂停期间唤醒患者。

因鼾声响亮而干扰他人睡眠或床伴目击的睡眠呼吸暂停是 OSA 患者就诊的最常见原因。需要说明的是，无睡眠打鼾主诉的患者并非一定无睡眠打鼾，尤其是女性患者，原因可能是女性患者常独自就诊、床伴不能提出确实的观察结果或认为打鼾不雅而不愿意提及。

2. 失眠症状　有 30%~50% 的 OSA 患者主诉失眠，包括睡眠起始困难、睡眠维持困难或早醒，导致睡眠质量差，不能恢复精力。睡眠维持困难可表现为夜间醒后难以再次入睡，或者在期望起床时间之前醒来。对于儿童和青年人，一般认为睡眠潜伏时间和入睡后觉醒时间 >20min 具有临床意义。对于中老年人，睡眠潜伏时间和入睡后觉醒时间 >30min 通常具有临床意义。早醒也是很难定义的,但通常是指在期望起床时间至少提前 30min 醒来,并且导致总睡眠时间与之前正常状态相比有所减少。

睡眠维持困难在 OSA 患者中更为多见,这与睡眠呼吸暂停导致的频发觉醒有关。随时间推移,睡眠维持困难可能发展为睡眠起始困难。有些患者一开始即主诉睡眠起始困难,多见于女性患者。有研究表明,在 OSA 患者中,18% 存在睡眠起始困难,42% 存在睡眠维持困难,21% 存在早醒。在 OSA 患者中,女性比男性更多主诉有失眠症状而不是打鼾,对于以失眠为主诉的女性患者,应考虑到 OSA 可能。

3. 胃食管反流　OSA 患者夜间发生呼吸暂停时很容易诱发胃食管反流,小样本研究表明其发生率为 47%~70%。OSA 引起胃食管反流的重要机制是患者发生呼吸暂停和低通气过程中呼吸努力的增加可以导致胸腔内负压增加,显著的胸内负压和食管内负压导致跨膈压差增大,当其超过食管下端括约肌张力时,则可能由于吸吮作用使胃内容物反流进入食管,甚至口咽部。患者通常会主诉反酸烧心,反流物刺激咽部黏膜可引起咽喉炎,出现声嘶、咽部不适或异物感,睡眠过程中有食物和酸水反流入口腔,被迫醒来坐起。曾经有患者诉反流导致喉痉挛,引起窒息感和濒死感。

4. 夜尿增多或遗尿　夜尿增多是 OSA 相对常见的症状。有研究显示 28% 患者每晚起夜的次数为 4~7 次。也有报道成年 OSA 患者可出现遗尿现象,但这种现象很少见。由于呼吸事件造成胸腔内负压增加、回心血量增加,引起心房钠尿肽的分泌增多,继而影响肾脏的重吸收功能,导致患者出现夜尿增多。夜尿增多还可能与觉醒相关的意识紊乱有关。

5. 夜间口干和流涎　约 74% 的患者报告有口干症状,需要在夜间或晨起喝水。36% 出现流涎,这些症状可能与张口呼吸有关。

6. 夜间多汗　一些研究表明,OSA 患者可有夜间多汗,这与打鼾和思睡相关,但与 AHI 无明显相关。34% 的中度 OSA 患者可以有夜间多汗。可能反映了 OSA 患者自主神经活性增加。

7. 睡眠磨牙　OSA 患者夜间睡眠过程中磨牙发生率较普通人群要高一些,机制并不明确。

8. 性功能障碍　1/3 的患者存在性欲降低或性无能,其原因为睡眠片段化和间歇低氧血症引起垂体 - 性腺轴功能降低,睾酮分泌减少,治疗后可以得到改善。

二、日间症状

1. 日间思睡　日间思睡(excessive daytime sleepiness, EDS)定义为在预期应该清醒和警觉的情况下出现难以克制的睡意,是 OSA 患者最常见的主诉之一。开始时患者白天处于放松状态时容易出现打瞌睡,常在久坐活动(如看书、看电视、开会、乘车等)中因为不能控制困意而入睡。在此阶段患者多认为自己太过疲劳,不会太过注意。随着体重增加和年龄的增长,日间思睡症状逐渐加重,可以侵入到所有的日常活动中。严重时患者不分场合即可睡着,如与他人聊天、打电话、吃饭时都可睡着,这种思睡不受自我控制。OSA 患者若驾驶机动车辆,其思睡问题应引起特别注意。这类患者在驾车时常有困意发作必须把车停在路边打盹后才能再驾驶的情况,有的患者在等红灯时也可睡着,有的甚至在开车时因思睡而驶离公路或撞车。

自我评价日间思睡状况的常用 Epworth 思睡量表(Epworth sleepiness scale, ESS)(表 15-2-1)。

表 15-2-1　Epworth 思睡量表

以下情况发生打盹、瞌睡的可能	评分 (0 为从不, 1 为轻度, 2 为中度, 3 为严重)
1. 坐着阅读书刊	
2. 看电视	
3. 在公共场合坐着不动(开会或看戏)	
4. 乘坐公共车超过 1h,中间不休息	
5. 如条件许可,午后静卧休息时	
6. 坐着与人谈话	
7. 午餐未饮酒,餐后安静地坐着	
8. 塞车或等红绿灯时	

注:8 种情况分数相加,总分在 0~24 分之间。总分 >6 分,思睡 ;>10 分,明显思睡 ;>16 分,严重思睡。

OSA 患者如果日间思睡症状严重,常提示 OSA 病情较重,但日间思睡程度与 OSA 严重程度并不成比例,一些病情很重的 OSA 患者也可仅表现为轻度白天思睡,因此,单纯利用 ESS 预测 OSA 严重度并不合适。需要注意的是,日间思睡不是 OSA 的特异性症状,睡眠不足、发作性睡病、特发性睡眠过度、药物不良反应都可以有日间思睡。

2. 疲劳　与男性相比,女性 OSA 患者常主诉疲劳多于日间思睡。研究发现,OSA 患者疲劳程度与 OSA 严重度(如 AHI、氧减指数)无明显相关,但通过治疗 OSA,疲劳症状可以明显缓解,提示疲劳确实是由 OSA 引起。疲劳是 OSA 的一个非特异性症状,女性患者因疲劳就诊时,医师更容易考虑是否有甲状腺功能减退、焦虑抑郁等疾病,而不会首先考虑有无 OSA。

3. 晨起头痛　大约一半的 OSA 患者主诉晨间头痛,通常为前额部或全头部钝性疼痛,晨醒后头痛可持续 1~2h,可能需要服用镇痛药。头痛的发生与夜间严重的低氧血症和高碳酸血症有关。除 OSA 外,睡眠相关性头痛尚可见于高血压、偏头痛、神经系统疾病(如脑瘤、动静脉畸形、脑内静脉血栓等)、抑郁症等疾病,需要进一步做出鉴别。

4. 认知功能受损和性格改变　OSA 患者可表现为认知功能减退,特别是记忆力、注意力、判断力和警觉性降低,这是由于睡眠片段化和低氧血症所致。患者可能主诉在完成精细动作、注意力高度集中或进行记忆和判断时出现笨拙表现,这些表现严重时影响到工作效率,甚至可能导致患者被解雇。由于记忆力和注意力下降,在开车时打瞌睡和开车错过目的地是常见现象,也容易发生车祸。患者可有性格改变,如攻击性、易激惹、抑郁、焦虑等。

5. 口干　晨起口干主要由于睡眠呼吸事件发生时,患者保护性张口呼吸,没有经过鼻腔温暖加湿的寒冷干燥空气通过口腔、咽腔所致,在 OSA 患者中发生率约为 90%。

三、基于症状的临床分型

OSA 是一异质性疾病,其临床表现也存在明显的异质性。Ye 等用聚类分析法根据患者的临床表现将 OSA 分为 3 种临床亚型:①失眠型,即以夜间失眠或睡眠维持困难为主要症状,无日间思睡;②症状轻微型,即无明显 OSA 症状,ESS 评分在正常范围,但该组患者心血管并发症的患病率最高;③日间思睡型,即典型的日间思睡症状,ESS 评分高,但该组患者心血管并发症较少。

失眠型的 OSA 患者不宁腿综合征症状、夜间多汗、憋气导致的频繁觉醒发生率高,与单纯失眠患者不同,此型患者白天打盹很常见。此外,患者常常存在精神神经症状,如焦虑、抑郁、认知 - 情绪症状,这不仅影响患者的睡眠,同时增加了镇静催眠药的使用,进一步加重了 OSA。此型患者对 CPAP 治疗的依从性较差,增加了治疗的难度,往往需要同时进行失眠的认知行为治疗。

症状轻微型的 OSA 患者症状隐匿,患者寻求诊治的积极性不高,可能导致诊断和治疗的延迟。长期的夜间间歇低氧可对多器官造成损伤,以至于明确诊断时已经发生心血管、代谢系统的并发症。因此,应注意此亚型的早期筛查,尽早治疗。

日间思睡型的 OSA 患者心血管并发症最少,可能是由于症状突出,在发生并发症前已得到及时的诊治。此型患者生活质量差,是交通事故等职业风险的高发人群,应积极给予治疗,以免产生不良后果。

尽管目前针对临床亚型的研究已取得一些进展,为早期诊断 OSA 和提供个体化治疗提供了一条新思路,不过这种分型是否普遍适用于不同的种族和人种? 内在发病机制有无不同? 其对治疗的反应和预后如何? 这些问题上需要进一步研究来寻找答案。

四、多系统损害表现

虽然上述各种临床症状都可能会对 OSA 患者的身体健康和生活质量造成损害,但是 OSA 的临床重要性更在于它可以引起多系统的损害,是多种心血管疾病、脑血管疾病及代谢性疾病发生、发展的独立危险因素,严重影响患者的身体健康和寿命。

1. 心血管系统损害表现　OSA 对心血管系统的损害及其严重程度已经得到国内外呼吸和心血管领域的普遍认可和关注。OSA 对心血管系统的损害涉及高血压、肺动脉高压、冠心病、心律失常和心力衰竭等多方面。

OSA 和高血压共病现象比较普遍,50% 的 OSA 患者患有高血压,至少 30% 的高血压患者伴有 OSA,OSA 是继发性和难治性高血压的常见病因之一,也与妊娠高血压有关。顽固性高血压患者中 83% 为 OSA 患者,治疗 OSA 对这部分患者血压的降低效果明确。OSA 患者因夜间频繁的呼吸暂停,血氧反复降低,从而引起血压上升,正常昼夜血压勺型节律消失,甚至发生反勺型节律改变,表现为夜间和晨起高血压。新近研究结果显示,昼夜血压呈非杓型节律改变时,患者发生靶器官损害的危险性显著增加,直接影响其健康和生命。

OSA 是冠状动脉粥样硬化性心脏病(简称"冠心病")发生、发展的危险因素,其病理生理学机制复杂,对冠心病影响广泛,从亚临床状态的冠状动脉粥样硬化至心肌梗死。流行病学研究显示,OSA 患者的冠心病患病率为 20%~30%,而冠心病患者中 OSA 患病率为 46%~66%。对于确诊的 OSA 患者,尤其是中重度患者,不论是否存在冠心病的症状,都应该考虑到合并冠心病存在的可能,应常规进一步了解有无合并冠心病。OSA 患者容易发生夜间心肌缺血,表现为夜间心绞痛和心肌梗死,对于出现夜间的心绞痛、急性冠脉综合征、心肌梗死或心源性猝死的患者,应高度警惕患者是否同时患有睡眠呼吸暂停,建议常规筛查有无合并 OSA。

OSA 患者睡眠时心率变异性较大,可以见到与呼吸暂停有关的特征性心动过缓 - 过速交替变化,心率减慢和呼吸暂停同时发生,心率减慢程度与呼吸暂停持续时间和血氧饱和度(SaO_2)下降程度有关,呼吸暂停结束时出现心率突然增快。OSA 可以引起各种心律失常,最多见的是缓慢性心律失常及快 - 慢交替性心律失常,如 II~III 度房室传导阻滞、严重的窦性心动过缓、窦性停搏和心房颤动。OSA 患者夜间心律失常的发生率与 OSA 的严重度和患者的年龄呈正相关,严重的 OSA 患者发生夜间复杂性心律失常的风险是非 OSA 患者的 2~4 倍。OSA 患者睡眠时的室性早搏较清醒时多发,甚至只在睡眠时发生,$SaO_2<60\%$ 时可出现频繁的室性期前收缩或异位性心动过速。OSA 在心房颤动发病、进展过程和射频消融术后的复发中起着重要作用。持续气道正压通气(CPAP)可减少睡眠呼吸暂停患者的心房颤动复发。心源性猝死发生的高峰在 6:00—10:00;而 OSA 患者在睡眠中(0:00—6:00)的病死率最高。一项研究回顾分析了 112 例曾做过 PSG 的猝死患者的临床资料,发现 50% 的 OSA 患者死于睡眠中,无 OSA 者只有 21%,这种死亡的时间模式与 OSA 的发病规律直接相关。

OSA 也是促进、诱发、加重心力衰竭的高危因素。一项对 2 699 例新诊断的 OSA 患者的研究发现,未经 CPAP 治疗的 OSA 患者心力衰竭发生率是非 OSA 患者的 2.75 倍。OSA 可能通过升高血压、诱发心肌缺血和心律失常而引起、加重心力衰竭,经 CPAP 积极治疗 OSA 可以增加左室射血分数值,改善心力衰竭患者的症状和预后。

多数临床研究结果提示 OSA 中肺动脉高压患病率较普通人群高。一组 220 例 AHI>20 次 /h 的 OSA 患者中,有 17% 存在肺动脉高压(平均肺动脉压 >20mmHg),但多为轻度升高,37 例患者中只有 2 例患者的平均肺动脉压 >35mmHg。这些患者体型普遍肥胖,而且有白天低氧血症和高碳酸血症,有一些处于慢性阻塞性肺疾病(COPD)前期。小样本研究显示不伴慢性心肺疾病的 OSA 中肺动脉高压患病率为 20%~40%。肺动脉高压可能与 OSA 患者呼吸暂停、间歇性缺氧密切相关。

此外,OSA 还可能与主动脉夹层、难以解释和治疗效果不佳的扩张性心肌病有关。

2. 内分泌系统损害表现　OSA 对代谢的影响集中表现为胰岛素抵抗、糖尿病和血脂代谢紊乱。OSA 与糖代谢紊乱及糖尿病密切相关,二者有很高的共患率,特别是在肥胖人群中。研究显示,OSA

患者中糖尿病患病率 >40%,而糖尿病患者中 OSA 患病率在 23% 以上。研究证实,OAS 独立于年龄、肥胖及遗传因素等,可直接导致糖代谢异常。对 OSA 患者进行 CPAP 等治疗,患者的胰岛素抵抗以及糖尿病症状均能得到一定改善。临床上遇到 OSA 患者应考虑是否合并糖尿病并进行相关检查。血脂异常在 OSA 人群普遍存在。OSA 引起的脂质代谢紊乱主要表现为:总胆固醇、甘油三酯、低密度脂蛋白增高,高密度脂蛋白降低,可能与慢性间歇性低氧导致胰岛素抵抗有关。

3. 呼吸系统损害表现　OSA 与哮喘相互影响,近期研究显示哮喘中 OSA 高达 57.4%,OSA 患者中哮喘占 10.4%,OSA 患者睡眠过程中神经反射性支气管收缩、胸内负压增大致胃食管酸反流化学刺激均可能诱发夜间哮喘发作。而哮喘又可以加重 OSA 病情,主要原因是哮喘常伴随的疾病如鼻炎、鼻窦炎等可以加重上气道狭窄,难治性哮喘治疗首选的糖皮质激素又可以导致肥胖。OSA 和哮喘均可引起夜间憋醒,应加以鉴别。

OSA 与 COPD 均为常见的呼吸系统疾病,二者并存率很高,被称为“重叠综合征”。OSA 患者中 22% 伴有 COPD,COPD 患者中 29%~40% 患有 OSA。重叠综合征患者上、下呼吸道阻塞并存,低氧血症更严重,肺功能更差,不仅会加重呼吸衰竭、肺动脉高压、右侧心力衰竭等,还是多种心脑血管疾病的危险因素。

OSA 还可发生急性呼吸衰竭或慢性呼吸衰竭急性加重。OSA 合并呼吸衰竭的特点是发生快,意识障碍明显,常有右侧心力衰竭的表现,病情重与伴发的呼吸疾病不匹配,多发生于肥胖者。此外,OSA 还与难治性慢性咳嗽、肺动脉高压、肺栓塞、肺间质疾病、肺癌和肺炎相关。

4. 神经系统损害表现　OSA 是脑卒中的独立危险因素。OSA 患者脑卒中的发生率是非 OSA 的 10.3 倍,80% 脑卒中患者合并 OSA。OSA 患者动脉血氧饱和度降低和 CO_2 分压增加均可增加脑血流量,而颅内压升高、血氧水平不足和高碳酸血症又反过来使交感神经系统活跃。因此,交感神经系统活跃、低氧血症和高碳酸血症三者之间形成恶性循环。OSA 对这一循环的任一环节产生作用都会影响脑血流量的调节,增加脑卒中风险。OSA 患者夜间卒中发生率高,因为患者在凌晨时常处于快速眼动睡眠期,该期呼吸暂停持续时间最长、低氧血症最严重,以致血小板聚集明显增强,血纤维蛋白原水平显著升高,易诱发血栓形成而致脑卒中。

OSA 与癫痫的关系非常复杂。癫痫患者合并 OSA 的概率明显增高,且伴有 OSA 的癫痫患者癫痫发作频率也明显增加。回顾性研究发现,在 490 例成年睡眠呼吸暂停患者当中,有 19 人曾经有过至少 2 次癫痫发作,该组患者的癫痫患病率远远高于普通人群中癫痫的患病率。而癫痫患者 OSA 的患病率为 10.2%,癫痫儿童患者 OSA 患病率为 20%,难治性癫痫患者 OSA 患病率为 30%。OSA 可以诱发、加重癫痫发作,可发生于夜间,由低氧诱发。OSA 是难治性癫痫的一个重要原因。治疗 OSA 可以减轻癫痫发作。在因白天睡眠过度、可疑 OSA 以及夜间发作性事件等原因而进行多导睡眠监测的 63 例患者中,最常见的诊断是阻塞性睡眠呼吸暂停,其次是发作性睡病、原发性睡眠过度,以及未被确诊的夜间癫痫发作。因此对于夜间症状突出的患者,有必要进行多导睡眠监测以进行鉴别诊断。

5. 泌尿生殖系统损害表现　妊娠期女性发生 OSA 的概率增加,尤其在妊娠晚期;妊娠会使妊娠前已经存在的 OSA 病情加重。妊娠早期、晚期 OSA 患病率分别为 10.5% 和 26.7%,高于非妊娠期育龄女性的患病率。对高危孕妇(包括慢性高血压、子痫前期、妊娠期糖尿病、妊娠前肥胖或既往不良孕产史)的研究显示妊娠早期、中期、晚期 OSA 患病率分别是 30.4%、33.3%、32.0%。多项研究结果已证实妊娠期 OSA 与多种母婴不良结局相关。OSA 是妊娠高血压、子痫前期、妊娠期糖尿病等疾病发病的独立危险因素,同时也增加早产、胎儿生长受限、新生儿窒息的风险,甚至有研究报道可能影响婴儿的神经发育。多囊卵巢综合征患者可并发 OSA。此外,OSA 患者发生遗尿和夜尿次数增多,可出现性功能障碍。

6. 消化系统损害表现　如前所述,OSA 可以并发胃食管反流。此外,OSA 可以并发低氧性肝功能损害、非酒精性脂肪肝等。

7. 血液系统损害表现　反复的低氧血症使肾脏促红细胞生成素增多,刺激骨髓造血活跃,导致继发性红细胞增多和血液黏度增加。OSA 患者因长期的间断低氧,可导致动脉内皮受损,从而可引起血小板的高度活化,导致凝血系统及纤溶系统的失衡,促进了血液高凝状态的形成以及纤溶亢进,亦使得血栓栓塞性疾病的发生发展的概率增高。

8. 眼部损害表现　越来越多的研究表明 OSA 可导致多种眼部疾病,包括眼睑松弛综合征、圆锥角膜、青光眼、非动脉炎性前部缺血性视神经病变、视盘水肿及中心性浆液性脉络膜视网膜病变等。正确诊断 OSA 并进行针对性治疗,可有效地缓解眼部及全身症状,对预防、缓解和控制 OSA 及其相关全身及眼部疾病有着至关重要的作用,OSA 是一个需要眼科医师关注的疾病。

9. 耳鼻咽喉部损害表现　有报道 OSA 可引起听力下降,尤其是 OSA 患儿。OSA 导致听力下降的原因并不明确,可能是由于腺样体肥大,影响鼻咽腔通气引流,堵塞咽鼓管咽口,引起中耳功能异常,导致听力下降。也有研究认为,缺氧可致耳蜗结构改变,毛细胞丢失,从而影响听力。

实际上,OSA 对身体的损害可能远不止这些,随着研究的深入和认识的提高,一些不被认识的损害还会不断地被揭示和认识。

(张立强)

参考文献

1. BERY R B. 睡眠医学基础 . 高和,王莞尔,段莹,译 . 北京:人民军医出版社,2014

2. 何权瀛,陈宝元 . 睡眠呼吸病学 . 北京:人民卫生出版社,2009

3. NIGRO C A, DIBUR E, BORSINI E, et al. The influence of gender on symptoms associated with

obstructive sleep apnea. Sleep Breath, 2018, 22（3）: 683-693

4. YE L, PIEN G W, RATCLIFFE S J, et al. The different clinical faces of obstructive sleep apnoea: a cluster analysis. Eur Respir J, 2014, 44（6）: 1600-1607

5. KIM J, KEENAN B T, LIM D C, et al. Symptom-based subgroups of koreans with obstructive sleep apnea. J Clin Sleep Med, 2018, 14（3）: 437-443

6. 汤思, 周秀芳, 胡克, 等. 中重度阻塞性睡眠呼吸暂停综合征临床表现的聚类分析及其意义. 中华医学杂志, 2016, 96: 2375-2379

7. MASSIMO R. MANNARINO M R, FRANCESCO DI FILIPPO F, et al. Obstructive sleep apnea syndrome. European Journal of Internal Medicine, 2012, 23（7）: 586-593

8. GREENBERG-DOTAN S, REUVENI H, TAL A, et al. Increased prevalence of obstructive lung disease in patients with obstructive sleep apnea. Sleep Breath, 2014, 18（1）: 69-75

9. 中国医师协会睡眠医学专业委员会. 成人阻塞性睡眠呼吸暂停多学科诊疗指南. 中华医学杂志, 2018, 98: 1902-1914

10. 陈宝元, 何权瀛. 阻塞性睡眠呼吸暂停综合征的系统性损害. 中华医学杂志, 2012, 92: 1225-1227

11. 睡眠呼吸暂停与心血管疾病专家共识写作组. 睡眠呼吸暂停与心血管疾病专家共识. 中华内科杂志, 2009, 48（12）: 812-820

12. 赵翔翔, 李雁鹏, 赵忠新. 阻塞性睡眠呼吸暂停综合征致中枢神经系统损害. 中国现代神经疾病杂志, 2013, 13: 383-386

13. SAHLIN C, SANDBERG O, GUSTAFSON Y, et al. Obstructive sleep apnea is a risk factor for death in patients with stroke: a 10-year follow-up. Arch Intern Med, 2008, 168（3）: 297-301

14. 李哲, 唐向东. 失眠症与阻塞性睡眠呼吸暂停. 中华医学杂志, 2014, 94: 2237-2239

15. 孙萌, 丁美萍. 癫痫与阻塞性睡眠呼吸暂停综合征. 癫痫杂志, 2019, 5: 109-112

16. 妊娠期阻塞性睡眠呼吸暂停低通气综合征临床诊治专家共识写作组. 妊娠期阻塞性睡眠呼吸暂停低通气综合征临床诊治专家共识（草案）. 中国呼吸与危重监护杂志, 2018, 17: 439-444

17. 赵华轩, 高莹莹. 阻塞性睡眠呼吸暂停与眼部疾病. 中国实用眼科杂志, 2014, 32: 108-111

第三节　阻塞性睡眠呼吸暂停的诊断与鉴别诊断

一、诊断

根据患者睡眠时打鼾伴呼吸暂停（包括向同住者询问患者睡眠中的情况）、日间思睡、身体肥胖、颈围粗等临床表现可做出临床初步诊断，之后进行多导睡眠监测来确诊并判断其类型及病情轻重。对确诊的阻塞性睡眠呼吸暂停患者应常规进行耳鼻咽喉及口腔检查，了解有无局部解剖和发育异常、肿瘤等，同时也应检查有无并发症。

（一）基本检查

记录患者身高、体重，计算体重指数（body mass index, BMI）。进行体格检查，包括颈部、颌面形态、鼻腔，有无下颌后缩/下颌畸形，有无悬雍垂肥大、扁桃体肿大、舌体肥大及腺样体肥大等，完善血细胞计数、动脉血气分析、肺功能、胸片、心电图、X线头影测量（包括咽喉部测量）及并发症（如高血压、糖尿病等）相关检查。

（二）思睡程度评价

1. 思睡的主观评价　主要有 Epworth 思睡量表（Epworth sleepiness scale，ESS）和斯坦福思睡量表（Stanford sleepiness scale，SSS），现多采用 ESS 思睡量表。

2. 思睡的客观评价　主要采用多次睡眠潜伏期试验（mutiple sleep latency test，MSLT）评价，即通过让患者白天进行一系列的小睡来客观判断其白天思睡程度的一种检查方法。每 2h 测试一次，每次小睡持续 30min，计算患者入睡的平均潜伏时间及异常快动眼睡眠（REM）出现的次数，睡眠潜伏时间 <5min 者为思睡，5~10min 者为可疑思睡，>10min 者为正常。

（三）多导睡眠监测

1. 整夜 PSG 监测　是诊断阻塞性睡眠呼吸暂停的"金标准"。包括脑电图（EEG，多采用 C3A2 和 C4A1）、眼电图、颏舌肌肌电图、心电图（ECG）、口鼻呼吸气流、胸腹运动、血氧饱和度、体位、鼾声、胫骨前肌 EMG 等，正规监测一般需要整夜至少 7h 的睡眠。其适应证为：①临床怀疑阻塞性睡眠呼吸暂停者；②临床上其他症状体征支持阻塞性睡眠呼吸暂停，如夜间哮喘、肺或其他神经肌肉疾患影响睡眠；③难以解释白天低氧血症及红细胞增多症；④原因不明的夜间心律失常、夜间心绞痛、清晨高血压；⑤监测患者夜间睡眠时其低氧程度；⑥慢性心功能不全；⑦难治性糖尿病及胰岛素抵抗；⑧脑卒中、癫痫、老年痴呆及认知功能障碍；⑨性功能障碍；⑩晨起口干或顽固性慢性干咳。

2. 夜间分段 PSG 监测　在同一晚上的前 2~4h 进行 PSG 监测，之后进行 2~4h 的持续气道正压通气（continuous positive airway pressure，CPAP）压力滴定。其优点在于可以减少检查和治疗费用，只推荐在以下情况使用：①AHI>20 次 /h，反复出现持续时间较长的睡眠呼吸暂停或低通气伴有严重的低氧血症；②CPAP 压力滴定的时间应 >3h；③当患者处于平卧时，CPAP 压力可以完全消除 REM 及 NREM 睡眠期的所有呼吸暂停、低通气及鼾声。如果不能满足以上条件，应进行整夜 PSG 监测并另选整夜时间进行 CPAP 压力滴定。

3. 初筛诊断仪检查　初筛诊断仪多采用便携式，大多是用 PSG 监测指标中的部分进行组合，如单纯血氧饱和度监测、口鼻气流 + 血氧饱和度、口鼻气流 + 鼾声 + 血氧饱和度 + 胸腹运动等，主要适用于有症状或易患因素，但没有条件在睡眠室进行 PSG 的患者，用来除外阻塞性睡眠呼吸暂停或初步筛查阻塞性睡眠呼吸暂停，也可用于治疗前后对比及患者的随访。

（四）诊断标准和病情分度

1. 诊断标准　主要根据病史、体征和 PSG 监测结果。临床上有典型的夜间睡眠时打鼾及呼吸不规律、日间思睡，经 PSG 监测提示每夜 7h 睡眠中呼吸暂停及低通气反复发作在 30 次以上，或 AHI≥5 次 /h；或虽然白天无症状但 AHI≥10 次 /h，同时发生 1 个或以上重要脏器损害。

2. 病情分度　根据 AHI 和夜间血氧饱和度将阻塞性睡眠呼吸暂停分为轻、中、重度（表 15-3-1），其中以 AHI 作为主要判断标准，夜间最低血氧饱和度（SaO_2）作为参考。

表 15-3-1　阻塞性睡眠呼吸暂停的病情分度

病情分度	AHI/ 次 · h^{-1}	夜间最低 SaO$_2$/%
轻度	5~15	85~90
中度	>15~30	80~<85
重度	>30	<80

（五）简易诊断方法和标准

用于基层缺乏睡眠监测仪的单位,主要根据病史、体检、血氧饱和度监测等,诊断标准如下:

1. 至少具有 2 项主要危险因素,尤其是表现为肥胖、颈粗短、小颌或下颌后缩,咽腔狭窄或有扁桃体Ⅱ度肥大,悬雍垂肥大,或甲状腺功能减退、肢端肥大症,或神经系统明显异常。

2. 中重度打鼾、夜间呼吸不规律,或有屏气、憋醒（观察时间应不少于 15min ）。

3. 夜间睡眠节律紊乱,特别是频繁觉醒。

4. 日间思睡（ESS 评分 >9 分）。

5. 血氧饱和度监测趋势图可见典型变化、氧减饱和指数 >10 次 /h。

6. 引起 1 个或 1 个以上重要器官损害。

符合以上 6 条者即可做出初步诊断,有条件的单位可进一步进行 PSG 或便携睡眠监测（ portable monitor, PM ）监测。

二、鉴别诊断

1. 发作性睡病　主要表现为难以控制的日间思睡、发作性猝倒、睡眠瘫痪和睡眠幻觉,主要发生在青少年,依据多次睡眠潜伏试验时异常的 REM 睡眠进行诊断,应注意,该病可与阻塞性睡眠呼吸暂停合并存在。

2. 不宁腿综合征和睡眠中周期性肢体运动障碍　患者主诉多为失眠和白天思睡,多伴有觉醒时的下肢感觉异常,PSG 监测有典型的周期性肢体运动障碍,每次持续 0.5~5s,每 20~40s 出现一次,每次发作持续数分钟到数小时。通过向患者及同床睡眠者询问患者睡眠病史,结合查体和 PSG 监测结果可以予以鉴别。

3. 单纯鼾症　患者夜间有不同程度打鼾,但 AHI<5 次 /h,且一般无思睡、疲乏等日间症状,值得注意的是,一些单纯鼾症患者会随着年龄和体重增加发展为阻塞性睡眠呼吸暂停患者。

4. 肥胖低通气综合征　主要表现为过度肥胖,清醒时动脉血气分析提示存在 CO$_2$ 潴留（ PaCO$_2$> 45mmHg ）,多数患者合并阻塞性睡眠呼吸暂停。

（王　玮）

参考文献

1. 中华医学会呼吸病学分会睡眠呼吸障碍学组.阻塞性睡眠呼吸暂停低通气综合征诊治指南(2011年修订版).中华结核和呼吸杂志,2012,35(1):9-11

2. 阻塞性睡眠呼吸暂停低通气综合征诊治指南(基层版)写作组.阻塞性睡眠呼吸暂停低通气综合征诊治指南(基层版).中华全科医师杂志,2015,14(7):509-513

第十六章　中枢性睡眠呼吸暂停

第一节　概　　述

中枢性睡眠呼吸暂停（central sleep apnea，CSA）的特征为反复发生不伴有相关呼吸努力的呼吸暂停。CSA 的发生率明显低于阻塞性睡眠呼吸暂停。可 CSA 却在心力衰竭、某些神经系统病变和使用阿片类药物过量患者中常见。近年发现在气道正压呼吸机使用中也可以出现治疗相关的 CSA，被称为治疗相关 CSA（treatment emerged central sleep apnea，TE-CSA）。CSA 患者的常见表现为睡眠片段化、失眠、日间思睡，但通常不如 OSA 患者那么严重。虽然对 CSA 已有诸多研究，但对 CSA 的认识仍不够深刻，相应治疗还不理想。其主要原因与 CSA 病因和病理生理机制的复杂多样和异质性较高有关。

一、定义

成人 CSA 事件被定义为气流中断 10s 以上同时不伴呼吸努力运动。CSA 是一组睡眠呼吸障碍性疾病，其诊断标准包括睡眠期间出现呼吸暂停、睡眠片段化、日间思睡等症状或具有特征性基础疾病史，多导睡眠监测期间发现呼吸暂停和低通气指数≥5 次 /h，其中中枢性呼吸事件占所有呼吸事件的 50% 以上。

二、流行病学特点

CSA 的发病率较 OSA 要低得多，近期的一项基于社区人群的流行病学调查发现，虽然睡眠呼吸障碍性疾病整体发病率较高，但其中中枢性睡眠呼吸障碍事件所占比例很小，仅占 4%。CSA 好发于高龄男性，尤其是伴有低碳酸血症或房颤者，有证据表明，CSA 在老年人中发生更加频繁，65 岁以上人群中有 5% 存在 CSA，这可能与老年人睡眠状态的不稳定导致呼吸紊乱有关。此外，在某些特殊人群中 CSA 的发病率较高，如心力衰竭患者、长期服用阿片类药物以及近期有高原旅居史的人群等。一些研究报道了心力衰竭患者出现 CSA 的发生率为 29%~44%。胡克等观察了 36 例稳定期慢性充血性心力衰竭患者，发现其睡眠呼吸障碍的发生率高达 41.7%，主要表现为伴 CSA 的周期性呼吸。近年来，随着 OSA 发病率的逐年增高以及持续正压通气（continuous positive airway pressure，CPAP）治疗的推广，人们开始对 TE-CSA——即既往所说的复杂性睡眠呼吸暂停综合征（complex sleep apnea syndrome，Comp.SAS）有了更深的认识。一些国外的大样本回顾性研究报道 CompSAS 的发病率是 15%~19.8%，日本学者 Endo 发现 Comp.SAS 在睡眠呼吸紊乱中的发病率是 5%，且多见于男性。

CSA 可导致夜间低氧血症、频繁觉醒、睡眠片段化以及日间思睡，因而与心血管事件的发生及病死的风险增加密切相关。但近期的一项临床试验（SERVE-HF）结果令人出乎意料，发现对收缩性心力衰竭患者治疗夜间陈 - 施呼吸反而会增加其心血管事件的病死率。这些意味着迫切需要对特殊人群及 CSA 患者中发生的陈 - 施呼吸的机制及其病理生理变化进行深入探究。

三、疾病分型

2014 年美国睡眠医学学会（AASM）发布的《睡眠疾病国际分类（第 3 版）》（ICSD-3）将这组疾病分为以下 8 种类型：伴陈 - 施呼吸的中枢性呼吸暂停、不伴陈 - 施呼吸的系统性疾病引发的中枢性呼吸暂停、高原周期性呼吸致中枢性呼吸暂停、药物或毒物致中枢性呼吸暂停、原发性中枢性呼吸暂停、婴儿原发性中枢性呼吸暂停、早产儿原发性中枢性呼吸暂停与治疗相关中枢性呼吸暂停。

第二节　中枢性睡眠呼吸暂停的病因、易感因素与发病机制

清醒状态下，呼吸中枢接受传入信号并进行整合，之后向呼吸肌（如膈肌）及上气道扩张肌群发放冲动，以满足机体气体交换的需求。睡眠中，来自脑桥上部神经传入信号几乎丧失，主要依赖于非行为系统（自主神经 - 代谢系统）对呼吸的调控，通过负反馈调节机制进行呼吸调节，当呼吸中枢间断停止发放神经冲动，就表现为 CSA。

一、病因

根据患者是否存在高碳酸血症可将 CSA 从病因学上分为两种类型，高碳酸型 CSA 多见于脑炎、脑干肿瘤、脑干血管病和多发性肌炎等引起的中枢性肺泡低通气，以及神经肌肉病变、重症肌无力、肌营养不良等造成的呼吸肌无力，也见于合并肺源性心脏病和红细胞增多症的患者；非高碳酸型 CSA 多见于周期性呼吸、充血性心力衰竭、脑干损伤、肾功能衰竭和原发性 CSA 等患者。

二、易感因素

（一）呼吸控制系统不稳定

呼吸控制系统不稳定是高碳酸型 CSA 和非高碳酸型 CSA 的主要发病机制，主要包括以下两种情况：环路增益增高（high loop gain）和 CO_2 储量减小（narrow CO_2 reserve）。如若上述两种情况同时存在将增加通气调控的不稳定性，使过度通气和 CSA 周而复始地交替出现。这一现象主要出现在呼吸受代谢性因素调控为主的 NREM 睡眠期。相反，由于 REM 睡眠期中存在呼吸的中枢性刺激，可防止代谢性因素刺激引发的通气功能失调 / 不稳定。

1. 环路增益增高　就呼吸系统而言，环路增益（loop gain，LG）是指通气对呼吸刺激的反应，当

通气与刺激的比值≥1说明环路增益增高,较高的环路增益系统会对特定的呼吸紊乱产生迅速而强有力的反应。如果比值<1,则刺激(如$PaCO_2$或PaO_2的变化)所引起的反应小而适中,通气控制会很快地将$PaCO_2$调至某一平衡点并使呼吸恢复到稳定的状态(图 16-2-1A)。存在较高控制器增益的个体将对刺激产生过高的通气反应,继而出现较严重的低碳酸血症,表现为$PaCO_2$持续上下波动并引起渐强 - 渐弱式呼吸,即出现周期性呼吸(图 16-2-1B)。当这种通气控制不稳定与较低的CO_2储量并存的时候,由低碳酸血症所导致的 CSA 将周而复始地循环出现如下:

过度通气→低碳酸血症→ CSA →高碳酸血症→过度通气→……

高环路增益系统所致通气调控不稳定的另一个因素是循环时间的延长,即在效应器(肺)产生效应(通气增大或减小)与感受器(外周、中枢化学感受器)感知O_2、CO_2的变化之间存在一定的延迟反应。由于血液循环需要一定的时间,感受器与效应器二者之间进行信息传导本身即存在时间间隔,而在心排血量减低(如慢性充血性心力衰竭)的患者中,由于左心室射血分数减低,心排血量减小,血流速减慢,脑 - 肺循环时间延长,外周化学感受器所产生的传入冲动(感应动脉血 PaO_2 及 $PaCO_2$ 变化)及其后由呼吸中枢产生的传出冲动都相对延迟,因此该时间间隔被延长,进而使机体应有的负反馈机制转变为正反馈机制,导致过度应答,使呼吸控制系统不稳定。近期的研究提出长期暴露于间歇低氧可提高外周化学感受器对低氧的敏感性,但这一结论在睡眠状态下尚无从考证。另外一个潜在的影响环路增益的因素是脑血流量对于$PaCO_2$变化的自动调节情况,这种调节可维持大脑中细胞外液 pH 水平的稳定,脑血管对于刺激($PaCO_2$变化)的反应性减低可导致环路增益增高进而引起通气调控功能不稳定。

2. CO_2 储量减小 CO_2 储量(CO_2 reserve)是指静息CO_2调定点和呼吸暂停阈值之间的差值。睡眠中的静息CO_2调定点若接近启动睡眠呼吸暂停的$PaCO_2$阈值,即CO_2储量减小时(图 16-2-1B),也容易导致通气调控功能的不稳定。正常情况下,若睡眠中静息CO_2调定点与呼吸暂停阈值之间存在足够的差值,那么$PaCO_2$在这一区间内的降低基本不会因触发呼吸暂停阈值而启动

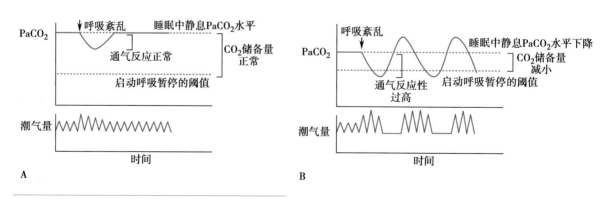

图 16-2-1　环路增益和 CO_2 储量在通气失调中的作用

A. 环路增益正常(<1)和 CO_2 储量正常,通气控制功能稳定时,呼吸紊乱(如觉醒、高碳酸血症和低氧刺激)所引发的通气反应适度且 CO_2 储量正常,此时,呼吸紊乱不会引起中枢性呼吸暂停　B. 环路增益增高(>1)和 CO_2 储量减小。通气控制功能不稳定时,呼吸紊乱可引发过度的通气反应(高环路增益)以及减小的 CO_2 储量,此时,呼吸紊乱可引发一系列低通气和中枢性呼吸暂停

CSA,就避免了随之而来的气体交换障碍。反之,当 CO_2 储量减小时,$PaCO_2$ 较小的波动即可触发呼吸暂停阈值并启动呼吸暂停。如若 CO_2 储量减小与 $PaCO_2$ 的大幅波动(即高环路增益状态)同时存在,则可周期性地出现 CSA 并导致通气控制不稳定的状态持续存在,但单纯 CO_2 储量减小(不伴有高环路增益状态)是否足以导致通气功能的不稳定尚无从考证。

（二）上气道阻塞

睡眠时上气道扩张肌活性及张力降低,可导致上气道可塌陷性增加,这不仅可以导致阻塞性呼吸事件的发生,在 CSA 的发生发展中亦发挥作用。当中枢性呼吸事件发生时,上气道往往处于部分或完全关闭的状态,推测可能与中枢驱动向上气道扩张肌下放的冲动减少有关。动物实验表明,上气道负压及上气道变形也可导致 CSA 的发生。解除吸气时增加的上气道阻力可引发通气"超射"(ventilatory overshoot),进而导致低碳酸血症及随之而来的 CSA。一些针对减低上气道可塌陷性的治疗措施,如持续气道正压通气(continuous positive airway pressure,CPAP)治疗及改仰卧位睡姿为侧卧,均可减少患者的 CSA 事件。

（三）睡眠 - 清醒状态不稳定

正常睡眠中可出现若干个自发性觉醒,觉醒时的呼吸将暂时恢复到清醒时的通气控制状态,即呼吸驱动较睡眠时有所增加且静息 $PaCO_2$ 水平迅速降低至清醒时的调定点。当再次入睡时,$PaCO_2$ 调定点仍接近甚至跨过呼吸暂停阈值,进而造成此时通气控制系统内在的不稳定性。因此,若患者存在较低的觉醒阈值和 / 或周期性睡眠障碍性疾病(如 OSA、不宁腿综合征等),其夜间觉醒的发生率较高,睡眠 - 觉醒状态交替所致的呼吸不稳定的情况将更为严重,通过睡眠 - 觉醒和 / 或睡眠 - 清醒状态的交替出现会使机体更容易反复出现 CSA。此外,觉醒阈值还受外周化学感受器敏感性的影响,存在外周化学感受器敏感性增高的个体更易在睡眠中出现觉醒且其睡眠 - 觉醒不稳定的状况将更为严重。

引起通气控制不稳定的另一个因素可能是睡眠向清醒状态转换,这一过程本身亦可产生反射性的通气增大,增加的通气量会造成 $PaCO_2$ 水平的降低并导致再次入睡后 CSA 发生率的增加和持续时间的延长。

三、病理生理学分型及发病机制

非高碳酸型 CSA 的特点为高环路增益所致的通气调控功能不稳定,表现为过度通气,睡眠中反复觉醒可增强过度通气而加重 CSA;而高碳酸型 CSA 则以低通气为主要特征,表现为反复发生的呼吸衰竭和夜间高碳酸血症的发生或加重,睡眠中进行机械通气可逆转 CSA 和呼吸衰竭。

2016 年 Adam B. Hernandez 等在 2014 年美国睡眠医学学会(AASM)发布的《睡眠疾病国际分类》第 3 版(ICSD-3)的基础上,根据高碳酸血症的伴随情况,又将 CSA 这一类疾病进行如下分类(表 16-2-1),以便于更好地理解 CSA 相关的病理生理学机制。

表 16-2-1　中枢性睡眠呼吸暂停的分类和病因

分　类	特　殊　病　因
非高碳酸型 CSA （低碳酸 / 血碳酸正常的）	正常事件（入睡开始，觉醒后，叹气后） 原发性 CSA 陈 - 施呼吸和充血性心力衰竭相关性 CSA 高原周期性呼吸所致 CSA 与治疗相关 CSA
高碳酸型 CSA	阿片类药物所致的 CSA 肥胖低通气综合征 先天性中枢性低通气综合征 原发性 / 特发性肺泡低通气 脑干和脊髓病变 / 疾病 神经肌肉障碍和骨骼肌疾病（如重症肌无力、肌萎缩侧索硬化、肌肉萎缩、脊柱后凸侧弯畸形等）

（一）非高碳酸型 CSA

1. 正常的（生理性）CSA　正常个体从清醒向睡眠转换的过程中，或者觉醒以及叹气式呼吸后，可发生通气控制不稳定。正常情况下，呼吸由代谢性和行为性呼吸控制系统进行调节，觉醒本身可兴奋呼吸神经元增加呼吸驱动并稳定呼吸，但当进入 NREM 睡眠时，觉醒刺激消失，行为性呼吸调控减弱，呼吸仅靠代谢性呼吸调控系统来调节，而入睡后觉醒的消失可导致启动呼吸暂停的 $PaCO_2$ 阈值上升，进而引发 CSA。若入睡后很快进入稳定睡眠，则会在新的 CO_2 调定点处开始规律的呼吸周期，反之，如果不能进入稳定睡眠，中枢神经系统会重返清醒状态从而增加通气量，使 $PaCO_2$ 水平降低至暂停阈值以下，此时出现的 CSA 可成为独立事件，或可引发一系列短暂的觉醒、过度通气及与高环路增益状态下类似的周期性呼吸暂停，直至觉醒或稳定睡眠建立。这些事件没有临床意义，属于正常的睡眠呼吸生理范畴。最终 CSA 事件将随着 $PaCO_2$ 水平的稳定而终止。

2. 高原型 CSA　高原型 CSA（high-altitude CSA），通常也被称作高原性周期性呼吸所致中枢性睡眠呼吸暂停（CSA due to high altitude periodic breathing，CSA-HAPB），是指登高原后在睡眠中出现的 CSA，表现为呼吸增强增快与减弱减慢交替出现的周期性呼吸。登高至海拔 1 500m 即可出现周期性呼吸，其发生率随海拔上升而增加，2 500m 时为 25%，4 000m 时几乎达 100%；长期生活于海拔 2 500m 以上的人群也可发生周期性呼吸。

引起高原型 CSA 的病理生理学机制如下：

（1）高原环境下大气中较低的氧分压可导致低氧血症，进而引起每分通气量的增加，过度通气和 $PaCO_2$ 水平的降低又可进一步缩小清醒状态下静息 $PaCO_2$ 调定点与呼吸暂停阈值之间的差值（即 CO_2 储量减小）。此外，低氧血症可诱导出现呼吸暂停阈值的升高并进一步减低 CO_2 储量，入睡后容易发生通气功能不稳定随即引发 CSA，表现为周期性的过度通气和呼吸暂停交替出现。

（2）高原型 CSA 的易患人群为低氧及高碳酸通气反应性较高（高控制器增益）者，且高原型

CSA 的严重程度随个体环路增益的增高而加重。

（3）频繁觉醒所致的睡眠 - 清醒状态不稳定可造成过度通气，进一步扰乱呼吸节律，促进高原型 CSA 的发生发展。最近，有学者提出机体脑血管反应性的改变也有可能对高原型 CSA 的严重程度造成影响。

3. 陈 - 施呼吸和心力衰竭相关性 CSA　陈 - 施呼吸为一种周期性呼吸模式，表现为在一系列连续呼吸过程中呼吸幅度逐渐缓慢地由弱变强，然后又由强变弱，再暂停一段时间，如此反复循环。中枢性睡眠呼吸暂停伴陈 - 施呼吸（CSA with Cheyne-Strokes breathing，CSA-CSB）单次循环长度常 >40s，与心排血量及左室射血分数呈反比，与动脉循环时间呈正比。CSA-CSB 的呼吸模式常出现于觉醒期向 NREM 期过渡以及浅睡眠期间（N1、N2 期），而在深睡眠期（N3、REM 期）消失，因为深睡眠期 $PaCO_2$ 水平升高，CO_2 通气反应性降低，缓解了由过度通气所致的 $PaCO_2$ 下降程度。CSA-CSB 主要见于慢性心力衰竭的患者，61%~96% 的慢性心力衰竭患者存在不同类型的呼吸暂停事件，其中 CSA 的发生率为 25%~40%，许多心脏指标参数与陈 - 施呼吸的发生风险及严重程度呈正相关，包括左房大小、高碳酸通气反应性、肺毛细血管楔压力以及清醒时或运动时较低的呼气末 CO_2 水平。

由通气调控功能不稳定所致的陈 - 施呼吸其主要发病机制如下：

（1）存在陈 - 施呼吸的患者环路增益较高，以控制器增益的增高最为显著，表现为高碳酸通气反应性的提高。其中，心力衰竭患者伴随的肺水肿即可导致高碳酸通气反应性的增高。

（2）清醒或睡眠状态下出现的过度通气往往导致低碳酸血症并使静息 $PaCO_2$ 水平更接近呼吸暂停阈值，降低了 CO_2 储量；仰卧位时肺毛细血管楔压升高、肺部充血加重，可使慢性心力衰竭患者的肺泡壁上的 J 受体敏感性增高，增加迷走神经张力并反馈作用于脑干呼吸中枢，增加呼吸中枢的兴奋性使患者产生过度通气，因此一些心力衰竭的患者入睡后仍无无法上调静息 $PaCO_2$ 水平。收缩性心力衰竭患者在清醒状态下若存在较低的 $PaCO_2$ 水平，则可以高度预测其夜内 CSA 事件的发生。

（3）收缩性心力衰竭的患者，其动脉循环时间的延长可导致反馈延迟进而加重高环路增益系统中通气功能的不稳定性，而外周高碳酸通气反应的加速可能是陈 - 施呼吸周期性发作的决定因素，主要表现为其陈 - 施呼吸的周期较其他形式的 CSA（大约 35s）更长，可持续长达 60~90s。

（4）陈 - 施呼吸的特征之一是反复觉醒，而后者又可引发过度通气。这种睡眠 - 觉醒不稳定可促进通气功能失调和陈 - 施呼吸模式的延续。

（5）脑血管接受低氧和高碳酸刺激后所出现的血管收缩和扩张反应可作为负反馈调节机制而削弱对低氧 / 高碳酸的通气反应性，但存在陈 - 施呼吸的患者其脑血管对低氧和高碳酸的反应性降低，导致环路增益的增强进而引发通气控制不稳定。

（6）心力衰竭患者中肺水肿和胸腔积液往往会导致肺残气量的降低，后者又可引起机体增益的提高，即肺通气量的轻微改变可导致 $PaCO_2$ 水平的大幅度变化。

（7）上气道的不稳定也可促进陈 - 施呼吸的发生发展，慢性心力衰竭的患者夜内颈部静脉回流增加可造成上气道阻力及每分钟通气量的增加并降低 $PaCO_2$ 水平,最终促进 OSA 和 CSA 的发生发展。

4. 治疗相关 CSA（TE-CSA） 治疗相关 CSA 亦称为复杂性睡眠呼吸暂停综合征（complex sleep apnea syndrome, Comp. SAS），为 OSA 患者接受不设置后备频率的 CPAP 治疗过程中,阻塞性呼吸事件消除后出现的中枢性呼吸事件,大部分（70%~90%）为一过性,可随时间的推移而好转。少数患者中 TE-CSA 可持续存在并对夜内气体交换和睡眠结构造成影响,此时应考虑可引起 CSA 的其他常见病因的存在,如心脏疾病、急性脑梗死或阿片类药物的应用。与其他类型的 CSA 相似,TE-CSA 更容易发生于 NREM 睡眠期,吸入 CO_2 治疗有效。TE-CSA 的病理机制不清,目前考虑为多因素所致,OSA 患者中存在的高环路增益状态以及 CO_2 储量减小很可能是其在 CPAP 治疗过程中发生 CSA 的主要原因。其他可能引起 TE-CSA 的机制包括:肺牵张反射,即刺激肺牵张感受器可引发中枢性呼吸暂停;经 CPAP 治疗上气道阻力降低后出现的过度通气以及随之而来的 CO_2 储量的降低;CPAP 滴定和适应过程中出现的频繁觉醒和相继出现的通气调控不稳定。此外,很多学者发现如果延长 CPAP 的治疗时间,部分 CompSAS 会消除,因此他们认为在使用 CPAP 治疗 OSA 的过程中,消除阻塞性呼吸暂停事件却出现 CSA 的原因之一是压力不当,或者是患者应用呼吸机治疗初期的反应,通过调整压力或延长 CPAP 治疗时间可减少 CSA 的发生。Javaheri 等的研究显示,1 286 例 OSA 患者在 CPAP 滴定初期出现 CSA 的占 6.5%,但经过 8 周 CPAP 治疗后,只有 1.5% 的患者仍有 CSA,其他患者的中枢性呼吸暂停指数都减少到 5 次 /h 以下。

5. 原发性 CSA 原发性 CSA 也称为特发性 CSA（idiopathic central sleep apnea, ICSA）,是一种少见的病因不明的发生在海平面的 CSA 类型,患病个体无心脏、神经系统或肾脏疾病且未接受气道正压等治疗。中老年男性患病率较高,表现为睡眠时周期性 CSA 后紧接着均匀的深大呼吸,最多持续 5 个呼吸周期,单次循环长度较短（20~40s）,去血氧饱和度幅度较小,事件的发作频率较高（多于 5 次 /h）,无类似陈 - 施呼吸的渐强渐弱表现,低氧程度较轻,不存在清醒期或睡眠相关的肺泡低通气。ICSA 事件主要发生在 NREM 睡眠期（1 期和 2 期）,而在 REM 期由于化学敏感性的降低以及相应通气控制功能的调整使呼吸趋于稳定而不易发生 CSA。目前认为,ICSA 是由觉醒状态过度至睡眠期时呼吸调控系统不稳定所致,因而大多发生于浅睡眠期,在 REM 期并不常见。其主要致病机制为高环路增益状态以及 CO_2 储量减少。ICSA 患者的 CO_2 通气反应性较高,觉醒期及睡眠期的静息 $PaCO_2$ 水平均较低,使睡眠期 $PaCO_2$ 水平与呼吸暂停阈值更接近,通气小幅度增加即可使 $PaCO_2$ 低于呼吸暂停阈值,进而抑制呼吸。

（二）高碳酸型 CSA

高碳酸型 CSA 患者 $PaCO_2$ 水平在清醒时即有所升高,睡眠后进一步加重。夜间高碳酸血症的发生及加重原因是机体增益升高所致,睡眠时出现的正常生理性的每分钟通气量下降可产生更大幅度 $PaCO_2$ 的增加。同样,由于机体增益的提高,觉醒及叹气式呼吸所引发的生理通气量的上升可导致更大幅度的 $PaCO_2$ 的减低,继而引发 CSA 事件。如果呼吸暂停阈值高于正常值,那么 $PaCO_2$ 跨过暂停阈值而引发 CSA 的几率将有所增加。

1. 慢性肺泡低通气疾病所致 CSA　先天性中枢性肺泡低通气综合征（congenital central hypoventilation syndrome，CCHS）是一类罕见的遗传病，主要见于新生儿和少数成人，其根本缺陷在于呼吸中枢不能对外周化学感受器传入的信号进行有效整合，因而以显著的睡眠中肺泡低通气以及低氧/高碳酸通气反应性降低为主要特征。如果患者日间也有低通气发生，但无确切病因（如已诊断的大脑、神经、肌肉或新陈代谢疾病），则被称为原发性肺泡低通气，表现为长期慢性的肺泡低通气；肥胖性低通气综合征发生在 BMI 大于 $30kg/m^2$ 且无引起低通气的其他病因的患者中，其日间存在高碳酸血症，夜间肺泡低通气较日间更为严重。此类患者中的睡眠呼吸障碍以 OSA 事件为主，可发生 CSA。此外，一些可引起慢性肺泡低通气的疾病（如脑干、脊髓、神经肌肉和骨骼疾病）亦可引起高碳酸型 CSA，被称为不伴陈 - 施呼吸的系统性呼吸疾病所引发的 CSA（CSA due to a medical disorder without Cheyne-Strokes breathing），主要表现为明显的呼吸异常，如共济失调性呼吸模式，其呼吸节律及呼吸幅度/潮气量均不规则，一般持续时间 ≤5 个呼吸周期，且不符合潮式呼吸，患者可能同时存在睡眠相关肺泡低通气，这种不规则的呼吸模式反映了呼吸调控系统功能障碍。此类疾病常继发于可导致呼吸调控机制受损的血管性、肿瘤性、退化性、脱髓鞘性病变或创伤性损伤造成的脑干功能障碍。

2. 药物或毒物致 CSA　阿片类药物是一种常见的呼吸抑制药，以美沙酮最常见，其次为长效吗啡或氧可酮、芬太尼贴片或持续麻醉药注射及用于戒断和疼痛治疗的纳洛酮等，它们可下调对低氧及高碳酸的通气反应性。半数以上长期服用此类药物的患者可发生 CSA，其中枢性呼吸暂停指数与血药浓度显著相关。阿片类药物还可通过降低睡眠中颏舌肌的肌张力来增加上气道的可塌陷性，导致 OSA 事件的发生，而后者又可进一步促进 CSA 的发生发展。终止使用阿片类药物可缓解甚至消除此类 CSA 的发生。

第三节　中枢性睡眠呼吸暂停的临床表现、诊断与鉴别诊断

一、临床表现

CSA 表现多样化，可为原发病，也可继发于心力衰竭、神经系统疾病及终末期肾病等，呼吸暂停的严重程度决定了患者的临床症状和各器官的损伤程度，它与 OSA 不同，但 OSA 可发展为 CSA，CSA 也可因呼吸中枢反应性的恢复而转变为 OSA，因此，CSA 和 OSA 常并存。表 16-3-1 比较了 CSA 和 OSA 的临床表现。

伴有高碳酸的 CSA 的男女发病率无差别。患者常出现睡眠质量下降甚至失眠、打鼾、晨起头痛、慢性疲劳、日间思睡、反复发作性呼吸衰竭、肺动脉高压、右侧心力衰竭，严重者可出现记忆和其他认知功能障碍，部分患者可出现抑郁。无高碳酸的 CSA 患者多见于男性和轻度肥胖患者，主要表现为过度通气、夜间觉醒次数多、夜间周期性肢体运动障碍、失眠、日间思睡，夜间打鼾较少，通常无心肺并发症。

表 16-3-1　中枢性和阻塞性睡眠呼吸暂停的临床表现比较

项目	CSA	OSA
体型	正常体型	多肥胖
睡眠情况	思睡、入睡或维持睡眠困难	困倦、日间思睡
觉醒	频繁觉醒,睡眠不解除疲劳	睡眠中很少觉醒
打鼾	轻度,间断性打鼾	严重打鼾,声音响亮
精神神经系统表现	抑郁	智力损害、晨起头痛
性功能及泌尿系统表现	轻微性功能障碍	性功能障碍、遗尿

二、诊断

CSA 的诊断需要综合临床症状和实验室多导睡眠监测结果。成年 CSA 所有类型的临床症状（1 个或多个）：①思睡；②入睡或维持睡眠困难,频繁觉醒,不解除疲劳的睡眠；③因气喘致醒；④打鼾；⑤他人目击呼吸暂停。PSG 监测标准包括：①中枢性呼吸暂停和 / 或中枢性低通气≥5 次 /h；②中枢性呼吸暂停及低通气数大于总的呼吸暂停与低通气次数的 50%。

1. 不伴陈 - 施呼吸系统性呼吸疾病引发 CSA 的诊断需同时满足以下 3 项：

A. 临床症状（1 个或多个）：①思睡；②入睡或维持睡眠困难,频繁觉醒,不解除疲劳的睡眠；③因气喘致醒；④打鼾；⑤他人目击呼吸暂停。

B. PSG：①中枢性呼吸暂停和 / 或中枢性低通气≥5 次 /h；②中枢性呼吸暂停及低通气次数大于总的呼吸暂停与低通气次数的 50%；③无陈 - 施呼吸。

C. 疾病属于全身或神经系统疾病的并发症,与药物或药物性疾病无关。

2. 高海拔周期呼吸致 CSA 的诊断需同时满足以下 4 项：

A. 近期进入高海拔地区。

B. 临床症状（1 个或多个）：①思睡；②入睡或维持睡眠困难,频繁觉醒,不解除疲劳的睡眠；③因气喘致醒；④打鼾；⑤他人目击呼吸暂停。

C. 症状临床上属于高海拔周期性呼吸,或 PSG 显示 NREM 睡眠期间反复发生中枢性呼吸暂停或低通气,频率≥5 次 /h。

D. 疾病不能用现有睡眠疾病、全身疾病、神经系统疾病、药物和药物性疾病解释。

3. 药物或毒物致 CSA 的诊断需同时满足以下 5 项：

A. 患者服用阿片类药物或呼吸抑制药。

B. 临床症状（1 个或多个）：①思睡；②入睡或维持睡眠困难,频繁觉醒,不解除疲劳的睡眠；③因气喘致醒；④打鼾；⑤他人目击呼吸暂停。

C. PSG：①中枢性呼吸暂停和 / 或中枢性低通气≥5 次 /h；②中枢性呼吸暂停及中枢性低通气次数大于总的呼吸暂停与低通气次数的 50%；③无陈 - 施呼吸。

D. 疾病的发生属于服用阿片类药物或呼吸抑制药为因果关系。

E. 疾病不能以现有的睡眠疾病、神经系统疾病,服用其他药物解释。

4. 原发性 CSA 的诊断需同时满足以下 4 项:

A. 临床症状（1 个或多个）:①思睡;②入睡或维持睡眠困难,频繁觉醒,不解除疲劳的睡眠;③因气喘觉醒;④打鼾;⑤他人目击呼吸暂停。

B. PSG:①中枢性呼吸暂停或低通气≥5 次 /h;②中枢性呼吸暂停及中枢性低通气次数大于总的呼吸暂停与低通气次数的 50%;③无陈 - 施呼吸。

C. 无日间或夜间低通气的证据。

D. 疾病不能用其他现有睡眠疾病、药物或药物性疾病解释。

5. 治疗后 CSA 的诊断需满足以下 3 项:

A. 诊断性 PSG 显示睡眠中,以阻塞为主的异常呼吸事件（阻塞或混合呼吸暂停、低通气及 RERAs）≥5 次 /h。

B. 非 T 模式 CPAP 治疗中 PSG 显示,阻塞性事件消失后,突然或持续出现中枢性呼吸暂停或中枢性低通气,符合以下条件者:①中枢性呼吸暂停低通气指数（CAHI）≥5 次 /h;②中枢性呼吸暂停和中枢性低通气事件数量占总呼吸暂停或低通气事件数量≥50%。

C. 中枢性呼吸暂停不能用其他 CSA 疾病解释（其他致 CSA 疾病或药物）。

三、鉴别诊断

CSAS 的需与以下疾病鉴别:①阻塞性睡眠呼吸暂停;②中枢性肺泡低通气综合征;③睡眠窒息综合征;④睡眠相关性喉痉挛;⑤发作性睡病;⑥睡眠不足综合征;⑦特发性过度睡眠;⑧周期性肢体运动障碍;⑨心理生理性失眠。通过病史询问、体格检查和睡眠呼吸监测、CO_2 监测有助于上述疾病的鉴别。

第四节　中枢性睡眠呼吸暂停的治疗

基于 ICSD-3 对于 CSA 的分型,对于 CSA 的管理与治疗原则首先要建立在控制基础疾病和相关的诱发因素上,如内科疾病所致 CSA,需要积极控制充血性心力衰竭、心房颤动、卒中等触发因素;药物或物质导致的 CSA,需要戒断药物或物质;其次是针对 CSA 本身的治疗措施选择包括:一般行为治疗、药物治疗、气道正压通气（positive airway pressure, PAP）治疗和其他一些正在探索中的治疗方案。

一、一般行为治疗

部分 CSA 患者伴有夜间阵发性呼吸困难,甚至由此导致维持睡眠困难,因而建议夜间适当抬高床头,采取侧卧体位,部分患者可能通过提高肺容量及改善上呼吸道塌陷性减轻 CSA;另外,由于 CSA 在心力衰竭和肾衰竭患者中的发生率远远高于普通人群,其可能的机制涉及体液潴留问题,因为重力作用日间体液积聚在下肢的血管间隙和细胞间隙,当夜间身体处于卧位时体液也会因为重力作用而向肺部颈部回流,肺部充血致肺毛细血管楔压升高,诱发或加重 CSA。此种情况下,建议穿压缩长袜,或睡觉时抬起腿,有助于预防下肢水肿,减少夜间体液回流作用。

二、药物治疗

1. 降低交感神经活性、改善血流药物　目前用于治疗 CSA 的药物一部分目的在于降低交感神经活性、改善血流,如 β 受体阻滞剂、肾素 - 血管紧张素 - 醛固酮系统抑制药等。因 β 受体阻滞剂能明显降低因交感神经兴奋性升高导致的高通气倾向,减少 LG 效应,因而 β 受体阻滞剂较多应用于低碳酸血症的 CSA。

2. 其他药物　其他应用于 CSA 的药物包括:利尿药(如乙酰唑胺)、催眠镇静药、黄体酮受体激动剂和茶碱类药物。

(1)乙酰唑胺:通过增加中枢化学感受器对高碳酸血症的敏感性减轻部分高碳酸血症性 CSA 的发生。

(2)催眠镇静药:通过限制睡眠期间的自发觉醒次数,稳定睡眠结构,降低化学感受器的敏感性和 LG 效应,增加 CO_2 储备抑制高通气反应来治疗 CSA。

(3)黄体酮受体激动剂:可稳定呼吸系统对血气值的调控,有助于避免部分 CSA 的发生,但其临床意义还有待观察。

(4)茶碱类药物:在 CSA 患者中的应用也受到了不同的评价,作为一种磷酸二酯酶抑制药,该药物与呼吸抑制药腺苷竞争,可降低 $PaCO_2$ 基础值及呼吸暂停阈值,减少 LG,增加呼吸系统稳定性,减少 CSA 的发生。然而一些研究表明长期使用茶碱会导致交感神经活动增强,但也有研究表明低剂量茶碱不会增加此类患者的交感神经活性。因此,茶碱在 CSA 中的应用仍存在争议。

三、气道正压通气治疗

1. CPAP　根据 AASM 的推荐 CPAP 是原发性 CSA 的首选治疗方案。CPAP 通过增加肺容量,增加 CO_2 储备,降低效应器增益,减少 LG 稳定呼吸,控制 CSA 的发生。虽然目前没有直接的证据表明 CPAP 可以改善 LG 中的循环延迟,但是 CPAP 通过改善心脏功能,增加心室充盈压力提高心排血量达到改善循环延迟的效果。基于 CANPAP 研究,CPAP 可有效减少 CSR-CSA 的发生,提高夜间血氧含量,降低前脑钠肽水平、提高左心室射血分数和显著改善运动耐量,随后的进一步研究分析证实,CSR-CSA 控制良好组(AHI≤15 次/h)的远期生存率较控制不良组(AHI>15 次/h)显著改善。因而 CPAP 对于 CSR-CSA 的短期疗效是确定的,建议用于控制稳定期心功能不全伴有 CSR-CSA 的目标是 AHI<15 次 /h,但远期预后的改善还有待于进一步研究证实。

2. BiPAP 带有备用频率的 BiPAP 可以在 CSA 发生时主动触发呼吸,但其对 LG 的影响是复杂的。由于消除暂停和低通气而使呼吸中枢的高通气驱动降低,减少控制器增益,另一方面 PAP 基线通气减少 CO_2 的储备,增加了效应器增益。BiPAP 在 CSA 中的应用作用还尚未完全明确,建议在 CPAP、吸氧和自适应伺服通气(adaptive servo ventilation,ASV)失败的情况下尝试应用,以 AHI<15 次 /h 为可接受的控制标准。

3. ASV ASV 是建立在 BiPAP 基础上,通过连续探测患者呼吸模式、通气量的变化情况,实行自动适应性按需调节通气量的正压通气模式,以达到稳定呼吸的目的。在控制 CSA 发生及依从性方面,疗效明显优于 CPAP 和 BiPAP,被推荐用于 LVEF≥45% 的心力衰竭患者的 CSR 治疗。其对 CSA 尤其是 LVEF<30% 的心力衰竭患者远程预后的改善还需进一步的临床研究验证支持。

四、氧疗

目前研究较为肯定的是氧疗在婴儿 CSA 和高海拔所致 CSA 方面的疗效,对于部分心力衰竭患者的 CSA 也具有改善作用。因为吸氧在提高动脉血 PO_2 的基础上可以降低外周化学感受其的敏感性,减少 LG 的控制增益反应,但是否能同步改善 LG 中的效应增益和循环时间尚未明确,因而对于 CSA 呼吸系统稳定调控机制和在其他 CSA 分类中的疗效还需验证。

五、其他

CSA 的其他治疗措施包括 CO_2 吸入治疗和经静脉膈神经刺激治疗。

1. CO_2 吸入治疗 除外神经肌肉病等高碳酸血症性 CSA,多数 CSA 如心力衰竭患者的 CSA,其发生属于低碳酸血症性,因此这部分患者被认为吸入 CO_2 具有改善 CSA 的疗效。一些研究结论也证实其有效性,然而这些数据大多建立在短期或一整晚的疗效评估上,目前还缺乏多中心的远期疗效观察数据,而且 CO_2 获得途径困难和其毒副作用也限制了它的常规应用。

2. 经静脉膈神经刺激治疗 目前最新研制的经静脉膈神经刺激(transvenous phrenic nerve stimulation,PNS)治疗是通过一种植入式装置刺激膈神经以防止 CSA 的发生。这项技术最早是由 Sarnoff 提出的,他于 1951 年首次报道使用单侧 PNS 技术暂时可逆性抑制了呼吸控制中枢,基于此原理,目前 PNS 技术在应用中可以通过减缓高通气期间的呼吸流速和检测过度换气初期排出增加的 PCO_2,刺激膈神经以降低自发性呼吸,达到使 $PaCO_2$ 升高并将 CO_2 保持在呼吸暂停阈值以上,从而防止 CSA 的发生。其可能的机制涉及 LG 中的效益增益和循环时间。PNS 治疗于 2017 年被美国 FDA 批准应用于中重度 CSA。

六、展望

CSA 是一种常见但常被忽视的疾病,在心力衰竭和老年人中尤为普遍,可以不同的分类形式存在。其定义为暂时性呼吸努力缺乏,但多数 CSA 呼吸努力降低是因 PCO_2 或 PO_2 的改变所致通气努力过度增加的结果,表现为 LG 升高。也有部分 CSA 的发生是因为通气努力缺乏或被抑制,LG 低于正常范畴。因而 CSA 的治疗策略选择是建立在对 LG 的影响调控上。LG 整体环路是由相对独立的 PO_2 和 PCO_2 两条环路构成的,所以对 CSA 精准治疗措施选择应该区分低氧刺激所致化学感受器敏感性增加还是高或低碳酸血症引发的通气努力改变,这种对 LG 个体化调控原则才能保证 CSA 治疗有效性,如氧疗对部分心力衰竭伴 CSA 的患者有效,这与其对 PO_2 的反应增加有关,部分患者对 PCO_2 的反应增加,此时氧疗无效,应考虑解决 PCO_2 的问题。所以更深入地了解 CSA 患者亚型的病理生理学发生机制,才能提供行之有效的干预措施。除此之外,CSA 患者基础 LG 的大小和呼吸系统的调控稳定性对治疗策略的整体选择也很重要。如相较于 LG 基础值为 1.08 的患者,我们很难将 LG 基础值为 1.98 的 CSA 患者的 LG 值降低到 1 以下,并解决其呼吸系统的稳定性问题。此时联合干预措施的选择可能是主要方向,可以在 PAP 治疗基础上联合催眠镇静剂的应用,辅助氧疗,进行行为干预治疗等,中重度 CSA 患者,PNS 技术值得尝试,有望将来更多的临床研究在 CSA 亚型 LG 的个体化病理生理机制上进行研究,为 CSA 的治疗策略提供可靠的数据支持。

（张希龙）

参考文献

1. HEINZER R, VAT S, MARQUES-VIDAL P, et al. Prevalence of sleep-disordered breathing in the general population: the HypnoLaus study. Lancet Respir Med, 2015, 3（4）: 310-318

2. American Academy of Sleep Medicine. International Classification of Sleep Disorders. 3rd ed. Darien, American Academy of Sleep Medicine, 2014

3. HOFFMAN M, SCHULMAN D A. The appearance of central sleep apnea after treatment of obstructive sleep apnea. Chest, 2012, 142（2）: 517-522

4. COWIE M R, WOEHRLE H, WEGSCHEIDER K, et al. Adaptive servo-ventilation for central sleep apnea in systolic heart failure. N Engl J Med, 2015, 373（12）: 1095-1105

5. HERNANDEZ A B, PATIL S P. Pathophysiology of central sleep apneas. Sleep Breath, 2016, 20（2）: 467-482

6. SYED Z, LIN H S, MATEIKA J H. The impact of arousal state, sex, and sleep apnea on the magnitude of progressive augmentation and ventilatory long-term facilitation. J Appl Physiol, 2013, 114（1）: 52-65

7. SANDS S A, EDWARDS B A, KEE K, et al. Loop gain as a means to predict a positive airway pressure suppression of Cheyne-Stokes respiration in patients

with heart failure. Am J Respir Crit Care Med, 2011, 184（9）: 1067-1075

8. MATEIKA J H, SANDHU K S. Experimental protocols and preparations to study respiratory long term facilitation. Respir Physiol Neurobiol, 2011, 176（2）: 1-11

9. SANDS S A, EDWARDS B A, KEE K, et al. Loop gain as a means to predict a positive airway pressure suppression of Cheyne-Stokes respiration in patients with heart failure. Am J Respir Crit Care Med, 2011, 184（9）: 1067-1075

10. MATEIKA J H, SYED Z. Intermittent hypoxia, respiratory plasticity and sleep apnea in humans: present knowledge and future investigations. Respir Physiol Neurobiol, 2013, 188（3）: 289-300

11. BLOCH K E, LATSHANG T D, TURK A J, et al. Nocturnal periodic breathing during acclimatization at very high altitude at Mount Muztagh Ata（7 546m）. Am J Respir Crit Care Med, 2010, 182（4）: 562-568

12. BURGESS K R, LUCAS S J, SHEPHERD K, et al. Worsening of central sleep apnea at high altitude— a role for cerebrovascular function. J Appl Physiol, 2013, 114（8）: 1021-1028

13. CUNDRLE I, Jr, SOMERS V K, JOHNSON B D, et al. Exercise end-tidal carbon dioxide predicts central sleep apnea in heart failure patients. Chest, 2015, 147（6）: 1566-1573

14. LYONS O D, CHAN C T, YADOLLAHI A, et al. Effect of ultrafiltration on sleep apnea and sleep structure in patients with end stage renal disease. Am J Respir Crit Care Med, 2015, 191（11）: 1287-1294

15. ORR J E, MALHOTRA A, SANDS S A. Pathogenesis of central and complex sleep apnoea. Respirology, 2017, 22（1）: 43-52

16. CASSEL W, CANISIUS S, BECKER H F, et al. A prospective polysomnographic study on the evolution of complex sleep apnoea. Eur Respir J, 2011, 38（2）: 329-337

17. VAN RYSWYK E, ANTIC N A. Opioids and sleep-disordered breathing. Chest, 2016, 150（4）: 934-944

18. FLORAS J S. Sleep apnea and cardiovascular disease: an enigmatic risk factor. Circ Res, 2018, 122（12）: 1741-1764

19. BURGESS K R, AINSLIE P N. Central sleep apnea at high altitude. Adv Exp Med Biol, 2016, 903: 275-283

20. BERRY R B, BUDHIRAJA R, GOTTLIEB D J, et al. Rules for scoring respiratory events in sleep: update of the 2007 AASM manual for the scoring of sleep and associated events: deliberations of the sleep apnea definitions task force of the American Academy of Sleep Medicine. J Clin Sleep Med, 2012, 8（5）: 597-619

21. YUMINO D, WANG H, FLORAS J S, et al. Prevalence and physiological predictors of sleep apnea in patients with heart failure and systolic dysfunction. J Card Fail, 2009, 15（4）: 279-285

22. SOMERS V, ARZT M, BRADLEY T D, et al. Servo-Ventilation Therapy for Sleep-Disordered Breathing. Chest, 2018, 153（6）: 1501-1502

23. HARUKI N, FLORAS J S. Sleep-disordered breathing in heart failure-a therapeutic dilemma. Circ J, 2017, 81（7）: 903-912

24. AURORA R N, CHOWDHURI S, RAMAR K, et al. The treatment of central sleep apnea syndromes in adults: practice parameters with an evidence-based literature review and meta-analyses. Sleep, 2012, 35（1）: 17-40

25. FOX H, KOERBER B, BITTER T, et al. Impairment of pulmonary diffusion correlates with hypoxemic burden in central sleep apnea heart failure patients. Respir Physiol Neurobiol, 2017, 243: 7-12

26. GRAYBURN R L, KAKA Y, TANG W H W. Contemporary insights and novel treatment approaches to central sleep apneasyndrome in heart failure. Curr Treat Options Cardiovasc Med, 2014, 16（7）: 322

27. BRADLEY T D, LOGAN A G, KIMOFF R J, et al. Continuous positive airway pressure for central sleep apnea and heart failure. N Engl J Med, 2005, 353（19）: 2025-2033

28. ARZT M, FLORAS J S, LOGAN A G, et al. Suppression

of central sleep apnea by continuous positive airway pressure and transplant-free survival in heart failure: a post hoc analysis of the Canadian Continuous Positive Airway Pressure for Patients with Central Sleep Apnea and Heart Failure Trial (CANPAP). Circulation, 2007, 115(25): 3173-3180

29. HEIDER K, ARZT M, LERZER C, et al. Adaptive servo-ventilation and sleep quality in treatment emergent central sleep apnea and central sleep apnea in patients with heart disease and preserved ejection fraction. Clin Res Cardiol, 2018, 107(5): 421-429

30. COWIE M R, WOEHRLE H, WEGSCHEIDER K, et al. Rationale and design of the SERVE-HF study: treatment of sleep-disordered breathing with predominant central sleep apnoea with adaptive servo-ventilation in patients with chronic heart failure. Eur J Heart Fail, 2013, 15(8): 937-943

31. O'CONNOR C M, WHELLAN D J, FIUZAT M, et al. Cardiovascular outcomes with minute ventilation targeted adaptive servo-ventilation therapy in heart failure: the CAT-HF trial. J Am Coll Cardiol, 2017, 69: 1577-1587

32. SARNOFF S J, SARNOFF L C, WITTENBERGER J L. Electrophrenic respiration. VII. The motor point of the phrenic nerve in relation to external stimulation. Surg Gynecol Obstet, 1951, 93: 190-196

33. DING N, ZHANG X. Transvenous phrenic nerve stimulation, a novel therapeutic approach for central sleep apnea. J Thorac Dis, 2018, 10(3): 2005-2010

第十七章　睡眠相关低通气

睡眠相关低通气（sleep-related hypoventilation, SRH）主要发生在睡眠期间，是以肺泡低通气为病理生理改变的一系列疾病。2014 年 SRH 作为睡眠疾病的一种新分类正式命名，并被列入《睡眠障碍国际分类》（第 3 版）之中。SRH 的诊断标准为：成人睡眠期 $PaCO_2$>55mmHg 并持续超过 10min，或 $PaCO_2$（与清醒期仰卧位相比）上升幅度 >10mmHg 并达到 50mmHg 以上且持续超过 10min；儿童 $PaCO_2$>50mmHg 占总睡眠时间的 25% 以上可诊断 SRH。

SRH 病因复杂，包括了呼吸和其他系统可引起睡眠呼吸障碍的多种疾病。SRH 主要有六大类：肥胖低通气综合征、先天性中枢性肺泡低通气综合征、迟发性中枢性肺泡低通气伴下丘脑功能障碍、特发性中枢性肺泡低通气、药物/物质滥用所致睡眠低通气、疾病相关睡眠低通气。

第一节　肥胖低通气综合征

肥胖低通气综合征（obesity hypoventilation syndrome, OHS）是指伴有不同程度睡眠呼吸疾病的肥胖患者（BMI≥30kg/m²），在清醒状态下存在高碳酸血症（$PaCO_2$>45mmHg，1mmHg=0.133kPa），同时除外其他原因所致的高碳酸血症，如心肺疾病和神经肌肉疾病。

【流行病学】

OHS 的发生率随着肥胖显著增高，有报道在阻塞性睡眠呼吸暂停（obstructive sleep apnea, OSA）中发病率为 10%~20%，而在 BMI>35kg/m² 的住院人群中发病率为 31%，有学者估计其在人群的发病率是 0.15%~0.6%。男性 OHS 的患病率高于女性，但差别并不像 OSA 那样突出。

【发病机制】

肥胖患者出现肺泡低通气的机制仍然不清。目前认为主要和肥胖、中枢呼吸驱动力减弱和睡眠呼吸疾病相关。

1. 肥胖　肥胖导致呼吸系统的过度负荷，一方面，肥胖会导致 CO_2 产出增多，额外重量导致呼吸泵做功增加，睡眠期间间断上气道阻塞使阻力负荷增加，从而呼吸做功增加；另一方面，OHS 患者 CO_2 排出受到影响，OHS 患者比单纯的肥胖患者有着更小的肺容积、功能残气量、补呼气量。但肥胖并不是低通气的唯一决定因素，因为只有 <1/3 的病态肥胖患者会出现高碳酸血症。

2. 呼吸中枢驱动减弱　与正常碳酸水平的肥胖患者相比，OHS 患者呼吸中枢对高碳酸血症反应减弱，潮气量增加不足，进而出现通气反应减弱。肥胖、遗传倾向、睡眠呼吸疾病和瘦素抵抗往往认为是对高碳酸血症反应减弱的机制。

3. 睡眠呼吸疾病　OHS 患者存在 3 种类型的睡眠呼吸疾病:阻塞性呼吸暂停(apneas)和低通气(hypopneas),由于上气道阻力增加所致的阻塞性低通气(hypoventilation)和中枢性低通气(hypoventilation)。在阻塞性呼吸事件期间,每分钟通气量增加,单纯 OSA 患者在睡眠期间,每分钟通气量不会减低,但如果低通气(hypoventilation)同时存在,则不足以消除累积的 CO_2,则会产生急性高碳酸血症。急性高碳酸血症会引起血清中碳酸氢根的代偿性增加,后者将会减弱呼吸中枢对 CO_2 的通气反应。高碳酸血症将会触发代谢代偿,最终导致慢性高碳酸血症。

【临床表现】

部分 OHS 患者会出现乏力、思睡、打鼾、夜间窒息和晨起头痛等症状,也常有气短、劳累性呼吸困难和端坐呼吸等症状。OHS 患者常常有着更严重的白天低氧血症和更高的 $PaCO_2$,更高比例的夜间氧饱和度低于 90%。多导睡眠监测的特征性表现是睡眠相关的肺泡低通气和动脉血氧饱和度下降,伴或不伴阻塞性睡眠呼吸暂停和低通气事件。由于慢性呼吸性酸中毒的肾脏代偿作用,OHS 患者血清碳酸氢盐水平通常是升高的,部分学者发现利用动脉血气中血浆碳酸氢根大于 27mmol/L 和 / 或者计算的 BE 大于 2mmol/L 来诊断 OHS 的灵敏度是 90%,特异度是 50%,阴性预测值是 97%,但需除外代谢性碱中毒。许多患者会发展为肺动脉高压、心力衰竭、心律失常和神经认知功能障碍,红细胞增多症在慢性缺氧患者中较常见。

【诊断和鉴别诊断】

OHS 的诊断标准必须符合以下 3 条:①通过动脉血二氧化碳分压、呼气末二氧化碳分压或经皮二氧化碳分压监测,提示存在清醒期肺泡低通气($PaCO_2>45mmHg$);②肥胖($BMI\geqslant30kg/m^2$);③肺泡低通气不是主因肺实质或气道疾病、肺血管疾病、胸廓疾病(除了因肥胖导致的负荷增加)、药物使用、神经系统疾病、肌无力或已知的先天性或特发性中枢性肺泡低通气综合征所致。

诊断 OHS 需要明确是否有清醒时的高 $PaCO_2$,但是睡眠实验室和门诊并不常规行动脉血气分析,而由于早期的 OHS 的症状与单纯 OSA 相似,临床医师往往忽视了 OHS 的诊断。只有 1/3 的 OHS 患者在因为急性或者慢性呼吸衰竭而最终诊断。如果睡眠监测中发现持续的低氧血症,平均血氧偏低,不能应用呼吸暂停和低通气解释,需要考虑到 OHS 的可能。临床上可结合血清 HCO_3^- 的水平、夜间最低血氧饱和度、STOP-Bang 评分来预测 OHS。同时需要与任何可以出现清醒及睡眠肺泡低通气的疾病相鉴别,如肺气道和实质疾病、肺血管病变、神经肌肉和胸壁疾病、严重未经治疗的甲状腺功能减退、使用呼吸抑制药及先天性或特发性中枢性肺泡低通气综合征。

【治疗】

OHS 的治疗目标包括:纠正睡眠和清醒状态下的低通气,改善异常的气体交换,从而改善生活质量,避免并发症。主要的治疗方法有无创正压通气治疗、减重、氧疗、药物治疗和气管切开手术。

无创正压通气治疗（noninvasive positive-pressure ventilation, NPPV）是 OHS 的首选治疗和初始治疗，且不能因为已经开始减重而推迟。针对 OHS 的 NPPV 主要包括了 CPAP、BiPAP 和 VPAPS-BiPAP。根据 OHS 的不同的特点和不同模式的优势选择 NPPV 的模式，在 PSG 监测下进行 NPPV 滴定是 OHS 患者开始 NPPV 治疗确定最佳治疗压力的标准方法。

所有的 OHS 的患者都应该通过改善生活方式来减重。当患者 BMI≥35kg/m^2 且伴有 OHS，希望最终脱离 NPPV 治疗或不能耐受夜间 NPPV 治疗，需要考虑行外科减肥手术来减重。根据国际肥胖症及代谢病外科联盟发布的 2014 年全球数据，以及美国代谢病与肥胖症外科学会发布的 2015 年全球数据，减重手术方式按数量由多到少依次为：袖状胃切除术（sleeve gastrectomy, SG）、Roux-en-Y 形胃旁路术（Roux-en-Y gastric bypass, RYGB）、腹腔镜下可调节胃绑带术（laparoscopic adjustable gastric banding, LAGB）、胆胰分流并十二指肠转位术（biliopancreatic diversion with duodenal switch, BPDDS）。

其他关于 OHS 的治疗，包括氧疗、药物和气管切开术。在 OHS 的患者中应用氧疗可能会增加高碳酸血症的风险，所以在需要氧疗的 OHS 患者中，必须要与 NPPV 一起应用。呼吸兴奋药（如孕酮和乙酰唑胺）可以改善 OHS 的肺泡低通气，但是这些药物都有着潜在的严重的副作用。气管切开术可以缓解睡眠中出现的上气道阻塞，从而改善肺泡低通气和清醒时的 PaCO$_2$，但是并不是所有的患者都可以在气管切开术后恢复正常二氧化碳水平。

在治疗 OHS 的过程中，需要注意以下方面：合并 COPD 的 OHS 患者，过度给氧会导致急性呼吸衰竭，所以需要密切监测血气分析变化；而 OHS 伴有周围水肿的患者如果应用过多的利尿药会加剧代谢性酸中毒，继而恶化日间低通气和低氧；精神疾病的过多药物治疗，可能会恶化睡眠呼吸疾病，加重低氧，继而恶化精神症状。而由于临床医师认识不足，经常将 OHS 误诊为 COPD，导致 β 受体激动药和糖皮质激素的使用从而增加副作用。

【预后】

OHS 导致生活质量明显下降，社会经济负担增加，医疗费用增加，有着更严重的致病率和死亡率。有研究显示相比匹配的年龄和性别的单纯的 OSA 患者，并随诊 7 年，发现 OHS 的 5 年生存率只有 15%，比单纯 OSA 明显下降，OHS 合并 OSA 比单纯 OSA 有着更高的心力衰竭和心律失常发生率。OHS 也比单纯性肥胖患者的预后更差，有文献报道：严重 OHS 住院病人死亡率高达 50%，包括突然的预料以外的死亡，同不伴低通气综合征的肥胖患者相比，OHS 患者 ICU 住院率升高，对无创通气的需要增加，死亡率较单纯 OSA 明显增加。

1. American Academy of Sleep Medicine. International Classification of Sleep Disorders. 3nd ed. Darien, IL: American Academy of Sleep Medicine, 2014

2. MOKHLESI B, TULAIMAT A, FAIBUSSOWITSCH I, et al. Obesity hypoventilation syndrome: prevalence and predictors in patients with obstructive sleep apnea. Sleep Breath, 2007, 11(2): 117-124

3. NOWBAR S, BURKART K M, GONZALES R, et al. Obesity-associated hypoventilation in hospitalized patients: prevalence, effects, and outcome. Am J Med, 2004, 116(1): 1-7

4. BALACHANDRAN J S, MASA J F, MOKHLESI B. Obesity hypoventilation syndrome epidemiology and diagnosis. Sleep Med Clin, 2014, 9(3): 341-347

5. AYAPPA I, BERGER K I, NORMAN R G, et al. Hypercapnia and ventilatory periodicity in obstructive sleep apnea syndrome. Am J Respir Crit Care Med, 2002, 166(8): 1112-1115

6. MANUEL A, HART N, STRADLING J R. Is a raised bicarbonate, without hypercapnia, part of the physiologic spectrum of obesity-related hypoventilation?. Chest, 2015, 147(2): 362-368

7. HART N, MANDAL S, MANUEL A, et al. Obesity hypoventilation syndrome: does the current definition need revisiting?. Thorax, 2014, 69(1): 83-84

8. CASTRO-ANON O, PEREZ D L L, DE LA FUENTE S S, et al. Obesity-hypoventilation syndrome: increased risk of death over sleep apnea syndrome. PLoS One, 2015, 10(2): 117808

9. BINGOL Z, PIHTILI A, KIYAN E. Modified STOP-BANG questionnaire to predict obesity hypoventilation syndrome in obese subjects with obstructive sleep apnea. Sleep Breath, 2016, 20(2): 495-500

10. BINGOL Z, PIHTILI A, CAGATAY P, et al. Clinical predictors of obesity hypoventilation syndrome in obese subjects with obstructive sleep apnea. Respir Care, 2015, 60(5): 666-672

11. BERRY R B, CHEDIAK A, BROWN L K, et al. Best clinical practices for the sleep center adjustment of noninvasive positive pressure ventilation (NPPV) in stable chronic alveolar hypoventilation syndromes. J Clin Sleep Med, 2010, 6(5): 491-509

第二节　先天性中枢性肺泡低通气综合征

先天性中枢性肺泡低通气综合征（congenital central hypoventilation syndrome, CCHS）是继发于类似配对同源基因（paired-like homeobox gene 2B, *PHOX2B*）突变，以呼吸中枢的代谢控制障碍为特征的一种罕见病，属于常染色体显性遗传疾病。患者由于呼吸中枢化学感受器的原发性缺陷，导致对二氧化碳敏感性降低、自主呼吸控制衰竭、肺通气减少，进而发生高碳酸血症、低氧血症及一系列临床症状的疾病。

【流行病学】

CCHS 属罕见病，病例报道最早见于 1970 年，人群内患病率尚不清楚。截至 2010 年，全世界已记录了 1 000 多例基因证实的 CCHS 病例。据报道,法国每 20 万活产婴儿中就有 1 例,日本每 148 000 例活产婴儿中有 1 例,截至目前国内共有 20 例报道。

【发病机制】

目前认为 CCHS 的发病机制是由于患者呼吸中枢在入睡后对动脉血 $PaCO_2$ 和 PaO_2 的异常变化没有相应的通气反应所致。目前研究显示 90% 以上的 CCHS 患者存在 *PHOX2B* 突变,除 *PHOX2B* 外,其他基因如 *RET*、*HASH1*、*GDNF*、*EDN3* 和 *MYO1H* 突变也被证实为 CCHS 的致病基因。

CCHS 患儿中枢神经系统调节呼吸的通路存在缺陷,而该通路的发生和运作受 *PHOX2B* 基因调控。*PHOX2B* 基因位于染色体 4q12,约 4.8kb,由 3 个外显子和 2 个内含子组成,mRNA 长度为 3 074bp,其编码由 314 个氨基酸组成配对同源盒转录因子。*PHOX2B* 基因突变方式可分为 2 大类:①第一类为丙氨酸重复扩展突变(polyalanine repeat expansion mutation, PARM),占 90%,在正常等位基因上会有一段 20 个丙氨酸的重复片段,而突变的等位基因上其丙氨酸重复次数将增加为 24~33 次(基因型: 20/24—20/33),其中, 20/25、20/26 和 20/27 基因型是最常见的突变类型。其中超过 90% 的 PARM 被认为是新发突变,而有不到 10% 的突变是来自于无症状的父母。②第二类突变方式为非丙氨酸重复扩展突变(nonpolyalanine repeat expansion mutation, NPARM),约占 10%,包含错义、无义和移码突变。此外,*PHOX2B* 基因在神经嵴细胞演化过程中也起一定作用,因此 *PHOX2B* 基因在自主神经网发育过程中具有极为重要的作用。

【临床表现】

CCHS 可发生在任何年龄,最早可至出生数小时内,近年来在儿童或成年后发病的晚发型患者也有不少报道。多数在新生儿期起病,多数为足月正常出生体质量患儿,外观无明显异常,但临床以反复呼吸机撤离困难、二氧化碳潴留为主要表现,且不能以原发心、肺、神经系统异常解释。

CCHS 患儿典型的临床表现为清醒时肺泡通气良好,在睡眠期间呼吸运动减弱,出现面色发绀,二氧化碳逐步升高,血氧饱和度持续降低,但患儿并不出现吸气三凹征、鼻翼扇动等用力呼吸表现。呼吸衰竭严重程度因人而异。不同的突变类型与其临床表现的严重程度相关,有回顾性研究显示 PARM 与 NPARM 患者中需持续呼吸机通气支持的比例分别为 38% 和 69%,且 NPARM 中合并巨结肠者(19%∶1%)和神经嵴源性肿瘤者(80%∶48%)的概率较 PARM 组更高。同样为 PARM 患儿的突变类型不同,病情严重程度也有差异,约 80% 的患者病情较轻,仅需要夜间辅助通气,而 60%~74% 的患者病情则相对较重。

本病还可合并的先天异常包括先天性巨结肠(发病率约 16%)、自主神经功能障碍(如心率变异性降低或低血压)、神经系统肿瘤(如神经节细胞瘤)、早发的吞咽功能障碍、视觉异常(如斜视)及体温调节障碍。除原发病表现外,低通气疾病患者由于高碳酸血症和低氧血症还可有相应临床表现。由于 $PaCO_2$ 升高可引起脑血管扩张,患者可有晨起头痛,白天乏力、困倦、精神恍惚,甚至智力障碍。低氧血症可引起继发性红细胞增多症,出现发绀。长期肺泡低通气、缺氧可造成肺血管痉挛,严重者可发生肺动脉高压、右心功能不全。儿童除了上述表现,还可有烦躁、易激惹、生长发育落后、学习成绩下降等。

【诊断与鉴别诊断】

CCHS 的诊断必须满足以下 2 条标准:①存在睡眠相关的肺泡低通气;②存在 *PHOX2B* 基因突变,需排除原发性心、肺、脑、神经肌肉疾病及代谢性疾病等引起的肺泡低通气。

CCHS 需与其他形式的中枢性肺泡低通气相鉴别,如 Chiari 畸形、外伤或肿瘤等其他原因导致的中枢性肺泡低通气综合征、肥胖低通气综合征以及儿童 Wernicke 脑病等代谢障碍。CCHS 还要与神经肌肉功能障碍,如膈肌麻痹或肌营养不良继发的肺泡低通气相鉴别。婴儿胃食管反流等导致的呼吸暂停或危及生命的窒息事件常常会被误认为 CCHS,但 PSG 常表现为间歇出现的阵发的呼吸暂停,而并非持续的肺泡低通气。伴显著肺动脉高压和肺源性心脏病者可能被误诊为先天性心脏病。

【治疗】

CCHS 患者需要严密监控,对呼吸兴奋剂的反应差,建议不要进行游泳、潜水等活动。作为一种遗传性疾病,不可能自愈,需要终生管理。由于存在家族性发病和常染色体显性遗传的可能,患者的父母也应进行遗传基因测定并在考虑再育时进行遗传咨询。

CCHS 患者需要终生应用通气支持,对于绝大多数婴幼儿患者,推荐早期通过气管切开进行机械通气,无创通气治疗不作为首选。在 6~8 岁以后可切换为无创通气治疗。机械通气治疗时,呼吸机模式应考虑 T 模式。无创通气时需选择 BiPAP 而不是 CPAP,法国一项研究已成功在 CCHS 患者中应用无创通气治疗。单纯氧疗疗效差,甚至可能加重 CO_2 潴留,应与机械通气同时应用。

【预后】

CCHS 是一种终生罹患的疾病,如果不予治疗,患者可因长期肺动脉高压、右心功能不全而死于右心衰竭,也可死于红细胞增多症引起的相关并发症,部分患者可因高碳酸血症、呼吸抑制而夜间猝死。可根据基因突变的类型判断 CCHS 预后,大多数 NPARM 突变型的 CCHS 患儿表现为更为严重的表型,并与先天性巨结肠和广泛的肠道受累相关,需要连续无创通气支持,且增加 1 岁以上患儿发生肿瘤的风险。随着疾病的早期诊断和有效通气支持,一些 CCHS 患儿已随访 10 年以上,并存活至成年期。

参考文献

1. WEESE-MAYER D E, BERRY-KRAVIS E M, CECCHERINI I, et al. An official ATS clinical policy statement: congenital central hypoventilation syndrome: genetic basis, diagnosis, and management.

Am J Respir Crit Care Med, 2010, 181（6）: 626-644

2. TRANG H, DEHAN M, BEAUFILS F, et al. The French congenital central hypoventilation syndrome registry: general data, phenotype, and genotype. Chest, 2005, 127（1）: 72-79

3. SHIMOKAZE T, SASAKI A, MEGURO T, et al. Genotype-phenotype relationship in Japanese patients with congenital central hypoventilation syndrome. J Hum Genet, 2015, 60（9）: 473-477

4. 许志飞. 先天性中枢性低通气综合征的诊断与治疗进展. 中华实用儿科临床杂志, 2018, 33（4）: 273-276

5. SPIELMANN M, HERNANDEZ-MIRANDA L R, CECCHERINI I, et al. Mutations in MYO1H cause a recessive form of central hypoventilation with autonomic dysfunction. J Mededical Genetics, 2017, 54（11）: 754-761

6. BERRY-KRAVIS E M, ZHOU L, RAND C M, et al. Congenital central hypoventilation syndrome: PHOX2B mutations and phenotype. Am J Respir Crit Care Med, 2006, 174（10）: 1139-1144

7. LOGHMANEE D A, RAND C M, ZHOU L, et al. Paired-like homeobox gene 2B（PHOX2B）and congenital central hypoventilation syndrome（CCHS）: genotype/phenotype correlation in cohort of 347 cases. American Journal Of Respiratory And Critical Care Medicine, 2009: 179

8. American Academy of Sleep Medicine. International Classification of Sleep Disorders. 3nd ed. Darien, IL: American Academy of Sleep Medicine, 2014

9. WEESE-MAYER D E, BERRY-KRAVIS E M, CECCHERINI I, et al. An official ATS clinical policy statement: Congenital central hypoventilation syndrome: genetic basis, diagnosis, and management. Am J Respir Crit Care Med, 2010, 181（6）: 626-644

第三节　迟发性中枢性肺泡低通气伴下丘脑功能障碍

迟发性中枢性肺泡低通气伴下丘脑功能障碍（late-onset central hypoventilation with hypothalamic dysfunction, LO-CH/HD），也曾称作急性起病肥胖伴下丘脑功能障碍（rapid-onset obesity with hypothalamic dysfunction）和肺泡低通气和自主神经功能失调（hypoventilation and autonomic dysregulation, ROHHAD），是指在既往正常的儿童中突然发生贪食和肥胖, 高碳酸血症型呼吸衰竭和下丘脑功能障碍而缺少明确的中枢神经系统病变的临床综合征。

【流行病学】

LO-CH/HD 属罕见病, 目前没有患病率的报道, 男女发病率相似。

【发病机制】

LO-CH/HD 的发病机制尚不清楚, 推测可能是一种单基因病, 但不存在先天性中枢性肺泡低通气综合征的 PHOX2B 基因突变, 也不存在 Prader-Willi 综合征的 NECDIN 基因突变和 ASCL1 基因突变。文献报道 LO-CHS/HD 患者也不存在与呼吸中枢调控、摄食和体重相关的 BDNF/TRKB 信号通路的突变。

【临床表现和预后】

典型的 LO-CH/HD 患儿在 1.5~4 岁前身体发育和认知功能表现多正常, 但往往突然发生贪食并导致肥胖, 随后出现中枢性肺泡低通气（常表现为高碳酸血症型呼吸衰竭）, 呼吸衰竭常会被腺样体肥大、麻醉状态及使用呼吸抑制药等促发或加重。

PSG 显示存在睡眠低氧血症和高碳酸血症,可能存在中枢性呼吸暂停,但更常见伴潮气量和呼吸频率降低的肺泡低通气,也可出现阻塞性呼吸暂停,但不是主要的异常呼吸形式。患者对低氧和高碳酸血症刺激呈平台型反应,清醒期动脉氧分压和二氧化碳分压测定可能正常,但睡眠时显示低氧血症和高碳酸血症。如长期控制不佳,可能会出现代偿性呼吸性酸中毒,血清碳酸氢盐水平升高,也常会出现红细胞增多症,部分患者会出现肺动脉高压,部分患者会因气管炎等导致轻度阻塞性或限制性肺疾病。

患者同时会出现下丘脑源性内分泌功能障碍的特征,包括以下一种或多种:尿崩症、抗利尿激素分泌过多、性早熟、性腺功能减退症、高泌乳素血症、甲状腺功能减退、生长激素分泌减少和肾上腺皮质功能不全。部分患者还会出现自主神经功能失调(瞳孔功能障碍、动眼神经功能障碍、便秘和慢性腹泻、体温调节异常),情绪行为异常(抑郁症、强迫症和精神病发作)和认知障碍,有些患者会出现腹部或胸部的神经节瘤。

现有的病例报道分析该病死亡率高,已有因呼吸衰竭、肺源性心脏病或尿崩症继发高钠血症导致死亡的报道。

【诊断和鉴别诊断】

诊断必须同时满足以下 5 条标准:①存在睡眠相关肺泡低通气;②出生后前几年无症状;③具有下述至少两种情况:肥胖、下丘脑源性内分泌异常、严重的情绪或行为异常、神经源性肿瘤;④不存在 *PHOX2B* 基因突变;⑤不能以其他睡眠障碍、内科或神经系统疾病、药物或物质使用解释。

鉴别诊断方面,通过检测 *PHOX2B* 基因,可以与迟发性先天性中枢性肺泡低通气综合征鉴别。Prader-Willi 综合征患儿出生时存在肌张力低下、发育迟缓,且存在已知类型的基因异常,通过基因检测可将本病与 Prader-Willi 综合征鉴别。通过存在内分泌异常、与下丘脑源性内分泌功能障碍相关的异常,以及减肥后仍持续存在的肺泡低通气,可将本病与肥胖低通气综合征相鉴别。同时该病还需与孤立的垂体功能低下或其他不伴肺泡低通气的下丘脑疾病以及肥胖相关 OSA 相鉴别。

【治疗】

呼吸支持、通气治疗是关键,包括气管切开进行气道正压通气、无创正压通气治疗和膈肌起搏。由于不同的基因型对持续通气支持的依赖性不同,针对不同的患儿应给予不同的个体化治疗方案,改善其预后。在年龄较大的儿童和成年人中,无创正压通气治疗能够有效地替代机械通气,且减少了机械通气相关肺部感染的发生率,在儿童的急性或慢性呼吸衰竭中也越来越多的引入了无创正压通气治疗,无创正压通气治疗能够改善患者睡眠期和日间高碳酸血症的情况。同时需控制感染,保护脏器功能。

参考文献

1. De Pontual L, Trochet D, Caillat-Zucman S, et al. Delineation of late onset hypoventilation associated with hypothalamic dysfunction syndrome. Pediatr Res, 2008, 64（6）: 689-694

2. Ize-Ludlow D, Gray J A, Sperling M A, et al. Rapid-onset obesity with hypothalamic dysfunction, hypoventilation, and autonomic dysregulation presenting in childhood. Pediatrics, 2007, 120（1）: 179-188

3. International Classification of Sleep Disorders. 3nd ed. Darien, IL: American Academy of Sleep Medicine, 2014

4. Nattie E E, Bartlett D, Rozycki A A. Central alveolar hypoventilation in a child-evaluation using Aa whole-body plethysmogrph. American Reveview of Respire Disease, 1975, 112（2）: 259-266

5. Sanchez M D, Lopezherce J, Carrillo A, et al. Late onset central hypoventilation syndrome. Pediatric Pulmonology, 1996, 21（3）: 189-191

6. Villa M P, Dotta A, Castello D, et al. Bi-level positive airway pressure（BiPAP）ventilation in an infant with central hypoventilation syndrome. Pediatric Pulmonology, 1997, 24（1）: 66-69

7. Padman R, Lawless S, Vonnessen S. Use of BiIPAP（R）by nasal mask in the treatment of respiratory insufficiency in pediatric-patients: -preliminary investigation. Pediatric Pulmonology, 1994, 17（2）: 119-123

第四节 特发性中枢性肺泡低通气

特发性中枢性肺泡低通气（idiopathic central alveolar hypoventilation, ICAH）为罕见疾病，它是由于呼吸中枢驱动下降，引起肺泡通气不足，造成机体缺氧和二氧化碳潴留等一系列病理生理变化。患者睡眠期间存在慢性肺泡低通气，却不存在肺实质或气道疾病、神经肌肉或胸壁异常、其他的睡眠呼吸障碍或使用呼吸抑制药物。

【流行病学】

特发性中枢性肺泡低通气在人群内的发病率尚不清楚，且部分诊断为该病的患者，可能存在未诊断的影响呼吸机械力学和通气驱动的解剖学或功能性缺陷。

【发病机制】

目前认为特发性中枢性肺泡低通气患者的慢性高碳酸血症和低氧血症是由于 CO_2 和 O_2 内稳态失衡所致，由于 CO_2 释放（unloading）机制受到损害，对 CO_2 和 O_2 化学反应减弱，呼吸中枢受到抑制。与清醒时比，由于化学感受器敏感性进一步降低以及通气肌活动下降，导致睡眠期间肺泡低通气恶化。因报道病例较少，具体机制尚不清楚。

【临床表现和预后】

起病时间不定,通常在青春期或成年早期发病。患者的多导睡眠监测常可见长达数分钟的周期性潮气量降低,伴有持续动脉血氧饱和度下降,动脉血二氧化碳分压或呼气末二氧化碳分压或经皮二氧化碳分压提示存在睡眠相关肺泡低通气,也可见间断觉醒。日间动脉血气正常或表现为低氧和高碳酸血症。使用中枢神经系统抑制剂,如乙醇、抗焦虑药或催眠药,可使高碳酸血症 / 低氧血症进一步恶化。合并其他睡眠呼吸障碍的患者与单纯特发性中枢性肺泡低通气患者相比,睡眠相关的肺泡低通气程度更严重,且持续时间更长。

疾病通常呈缓慢进展,随着病情的进展机体会出现呼吸系统损伤,如肺动脉高压、心力衰竭、心律失常和神经认知功能障碍。慢性缺氧患者常出现红细胞增多症。

虽然睡眠相关肺泡低通气 / 低氧血症的加重似乎有增加死亡率的风险,但睡眠相关肺泡低通气 / 低氧血症与死亡率之间的关系并不明确。

【诊断和鉴别诊断】

特发性中枢性肺泡低通气的诊断必须满足以下 2 条标准:①存在睡眠相关肺泡低通气;②肺泡低通气不是由于肺实质或气道疾病、肺血管病变、胸壁疾病、药物或神经系统障碍、肌无力或肥胖及先天性肺泡低通气综合征所致(如同时存在其他睡眠相关的呼吸障碍,需同时诊断)。

由于参与通气的各个环节均可导致肺泡低通气,必须除外皮层、脑干、呼吸肌及其相关的神经病变,呼吸道和肺部疾病,如脑干和皮层的器质性病变,神经肌肉疾病如重症肌无力、运动神经元病,慢性阻塞性肺疾病、支气管哮喘、肺血管疾病和胸壁疾病和其他可导致肺泡低通气的内科和神经系统疾病。须与任何可以导致睡眠肺泡低通气的疾病进行鉴别,如肥胖低通气、重度未治疗的甲状腺功能减退症及使用呼吸抑制药。CCHS 与 *PHOX2B* 基因异常相关,与 LO-CH/HD 不同的是特发性中枢性肺泡低通气患者不存在下丘脑功能障碍。与 OSA 和 CSA 不同,睡眠相关肺泡低通气导致的动脉血氧饱和度下降通常为持续性,通常持续数分钟或更长的时间,前两者则表现为气流周期性变化伴有血氧饱和度的周期性波动。

【治疗】

特发性中枢性肺泡低通气是一种罕见病,缺少治疗的专家共识和指南,基本的治疗原则是维持正常的血氧分压和二氧化碳分压,提高患者的生活质量。主要的治疗手段有无创和有创正压通气治疗,但因气管切开后所需的护理要求高,目前较多采用无创正压通气治疗。这类疾病在睡眠状态下缺氧更严重,建议 PSG 下设定压力,以消除中枢性肺泡低通气包括 CSA 时间,并使血氧饱和度维持在90% 以上,二氧化碳分压在30~45mmHg。一些研究结果显示通过体外植入电极刺激膈神经,能取得一定的疗效,但膈神经刺激疗法如不能与声门及上气道的扩张偶联,在声门或上气道闭合的情况下,膈神经刺激不仅不能达到增强通气的作用反而增加氧耗,故膈神经刺激的疗效尚不明确。

参考文献

1. International Classification of Sleep Disorders. 3nd ed. Darien, IL: American Academy of Sleep Medicine, 2014

2. 贺白婷, 罗远明. 慢性肺泡低通气及睡眠呼吸暂停患者无创正压通气的压力调定. 中华医学杂志,

2014, 94 (38): 3033-3035

3. ALI A, FLAGEOLE H. Diaphragmatic pacing for the treatment of congenital central alveolar hypoventilation syndrome. J Pediatr Surg, 2008, 43 (5): 792-796

第五节 药物/物质滥用所致睡眠低通气

药物/物质滥用所致睡眠低通气(sleep-related hypoventilation due to a medication or substance)的定义为由于摄入药物或物质滥用引起的睡眠相关低通气,导致高碳酸血症,但应除外神经肌肉疾病、肺实质病变等疾病。

【流行病学】

随着急、慢性疼痛规范化治疗策略的推广及人们对生活质量要求的提升,阿片类与镇静催眠类药物的应用日趋广泛,但目前尚缺乏药物/物质滥用所致睡眠低通气的相关流行病学资料,但可以肯定的是应用呼吸抑制剂会诱发或加重夜间肺泡低通气,已有肺功能受损或神经肌肉功能障碍者发生率更高。

【病因与发病机制】

1. 病因 长效阿片类药物使用持续 2 个月以上可出现睡眠低通气的典型表现,即睡眠期高碳酸血症。美沙酮、长效吗啡或氧可酮、芬太尼贴片或持续麻醉药注射以及戒断与疼痛治疗的纳洛酮均能导致睡眠低通气。麻醉药、乙醇、巴比妥类等药物均可引起睡眠低通气。

2. 发病机制 药物/物质滥用所致睡眠低通气的发生与通气反应性下降、呼吸中枢抑制以及上气道肌肉张力减弱有关,主要包括:

(1)神经调节机制:以阿片类药物为例,通过与阿片类受体结合发挥作用,后者是一类重要的 G 蛋白偶联受体,包括 δ 受体、μ 受体、κ 受体与痛敏肽/孤啡肽受体。阿片类药物主要通过 μ 受体和 κ 受体导致呼吸抑制。有学者提出,延髓腹侧的前包钦格复合体是呼吸节律的产生位点,同时也是阿片受体的主要富集区。动物研究结果表明,μ 受体激动剂或芬太尼的持续刺激可使大鼠呼吸频率减慢或出现共济失调式呼吸,增加药物浓度后可引起大鼠呼吸暂停,且非快速眼动期(NREM)睡眠与麻醉状态下呼吸抑制最明显。此外,药物对上气道肌肉功能的影响,以苯二氮䓬类药物为例,其可同时激活中枢抑制神经元 γ- 氨基丁酸 A($GABA_A$)神经末梢的突触后膜特异结合位点 α_2 与 α_3 受体,

使上气道肌肉松弛,夜间上气道更易塌陷,引起高碳酸血症与低氧血症。

（2）化学调节机制:阿片受体广泛分布于整个中枢及外周神经系统,阿片类药物除了引起潮气量下降、每分通气量减少以外,主要影响患者的呼吸频率。呼吸频率减慢,呼气相延长伴随吸气延迟,使 $PaCO_2$ 增高、PaO_2 下降。睡眠状态下,呼吸运动的行为调节消失,主要依靠化学调节,而阿片类及镇静催眠药物可损害呼吸驱动,降低对机体高 CO_2 及低 O_2 的化学敏感性。阿片类药物降低对高 CO_2 的通气反应性由 μ 受体机制介导。

【临床表现】

药物 / 物质滥用所致睡眠低通气患者可无任何症状,也可有呼吸困难、胸闷、乏力,用药后新出现的认知功能障碍,这可能由药物直接引起,或由慢性低氧血症与高碳酸血症间接引起。睡眠期呼吸模式以潮气量降低或共济失调式呼吸为主,表现高碳酸血症,伴或不伴低氧血症,低氧血症往往呈持续降低或发作性波动,清醒期可有二氧化碳潴留。疾病的发生发展与药物使用及剂量有关,由于药物敏感度及耐受性个体差异显著,因此还与机体对药物的耐受性相关。

并发症方面,目前尚不能明确长期使用是否引起肺动脉高压或肺源性心脏病、红细胞增多症以及心律失常等。

【诊断与鉴别诊断】

药物 / 物质滥用所致睡眠低通气诊断需满足下列 3 项标准:①存在睡眠相关肺泡低通气;②已知能抑制呼吸和 / 或通气驱动的药物或物质滥用是导致睡眠相关低通气的主要原因;③肺泡低通气不是因肺实质或气道病变、肺血管病变、胸壁疾病、神经肌肉疾病、肥胖低通气综合征或先天性中枢性肺泡低通气综合征所致。

需与可以导致睡眠期间低通气的疾病进行鉴别,如肥胖低通气综合征、肺气道和实质疾病、肺血管疾病、神经肌肉疾病和胸壁疾病、重度未治疗的甲状腺功能减退症、先天性或特发性中枢性肺泡低通气综合征。本病可同时合并 OSA 或 CSA,但其不是造成低通气的主要原因,通过观察动脉氧饱和度曲线的周期性变化可与之相鉴别,药物 / 物质滥用所致睡眠低通气的低氧持续时间一般比 OSA 或 CSA 长,当患者存在一个以上导致睡眠低通气的疾病时,应该给出所有相关的诊断。

【治疗】

1. 停药处理　首先应停用或减量影响呼吸调控、神经传递或肌肉功能的药物,重度药物依赖者应在专业机构的严格监督下进行治疗。

2. 通气辅助治疗　重度药物依赖或戒断症状明显者,或停用药物后仍无法解决睡眠低通气者,可选择无创正压通气辅助治疗。治疗低通气需保证足够的潮气量以及每分钟通气量,以有效排出二氧化碳。对于合并 OSA 的患者,可选用持续气道正压（CPAP）消除阻塞型呼吸事件,可有助于改善日间 CO_2 潴留。药物 / 物质滥用所致睡眠低通气常合并药物性 CSA,需应用带有后备频率的双水平气道正压（BiPAP）或伺服通气（ASV）模式。若患者正处于药物剂量调整阶段或基础疾病进展期,可选择目标潮气量保证的通气模式,如平均容量保证压力支持(AVAPS)与智能容量保证压力支持(iVAPS),其可根据患者自主呼吸自动调节压力支持并提供后备呼吸频率,随时根据病情变化做出相应调整,以保证肺泡通气量。单纯氧疗可能诱发或加重睡眠低通气,应谨慎使用。若病情仍持续或危重者,可经气管插管或气管切开行机械通气,同时纠正电解质紊乱、酸碱失衡等对症支持治疗。对于正在使用此类药物的亚临床人群是否需吸氧或无创机械通气治疗以预防睡眠相关低通气的相关研究报道还很少。关于逆转阿片类药物致呼吸抑制的作用尚需进一步研究证实。

参考文献

1. 李庆云,王琼.关注药物性睡眠低通气.中华结核和呼吸杂志,2016,39(8):582-583
2. JORANSON D E, RYAN K M, GILSON A M, et al. Trends in medical use and abuse of opioid analgesics. JAMA, 2000, 283(13):1710-1714
3. American Academy of Sleep Medicine. International Classification of Sleep Disorders. 3nd ed. Darien, IL: American Academy of Sleep Medicine, 2014
4. ARORA N, CAO M, JAVAHERI S. Opioids, Sedatives, and Sleep Hypoventilation. Sleep Medicine Clinics, 2014, 9(3):391-398
5. CRESTANI F, LOW K, KEIST R, et al. Molecular targets for the myorelaxant action of diazepam. Mol Pharmacol, 2001, 59(3):442-445
6. SELIM B J, JUNNA M R, MORGENTHALER T I. Therapy for sleep hypoventilation and central apnea syndromes. Curr Treat Options Neurol, 2012, 14(5):427-437

第六节 疾病相关睡眠低通气

疾病相关睡眠低通气(sleep-related hypoventilation due to a medical disorder)较常见,是指肺实质或气道疾病、胸壁疾病、肺动脉高压、神经系统和神经肌肉疾病足够严重时会导致通气功能损伤以及慢性高碳酸血症和低氧血症。

【流行病学】

疾病相关睡眠低通气的流行病学特点与患病率、临床特征和基础疾病的严重程度有密切关系。肺功能异常或神经肌肉无力较严重的患者患病率更高。清醒时存在慢性高碳酸血症的患者在睡眠期间肺泡通气量会进一步降低。

【发病机制】

肺实质疾病的特征在于肺容积的改变(如功能残气量减低)和通气血流比失常,这些会导致高碳酸血症和低氧血症。神经系统疾病、神经肌肉疾病和胸壁疾病由于呼吸泵功能异常（呼吸肌收缩力下降或胸壁解剖畸形）无法满足通气需求时会出现肺泡低通气，睡眠会导致呼吸肌活动形式改变，特别是在 REM 睡眠时，由于肋间肌和辅助呼吸肌活动下降，膈肌不得不承受不当的通气负担。许多神经系统和神经肌肉疾病患者伴有呼吸动力学损伤和中枢神经化学感受器反应降低，也可导致睡眠低通气。某些神经肌肉疾病导致吞咽困难会出现肺不张或误吸，进一步加重低氧血症。

【临床表现和预后】

除原发病的表现外，患者首先在夜间睡眠中出现气短，常被忽视，典型的临床表现是运动耐力下降和呼吸困难，也可出现睡眠质量下降、日间嗜睡、晨起头痛。由于基础疾病的多样性和病理生理学改变的不同，患者临床表现差异大，进行详细的临床评估（包括详细询问既往睡眠情况、晨起症状、有无白日乏力、活动后气短等、仔细的体格检查和重要的辅助检查）非常重要。

以慢性阻塞性肺疾病为例，Montes 等研究了 33 例重度慢性阻塞性肺疾病患者，发现 $FEV_1<0.5L$ 提示出现高碳酸血症，也有学者发现，如果慢性阻塞性肺疾病患者的肺功能检查表明存在呼吸负荷增加和呼吸肌力下降，则提示出现了低通气。O'Donoghue 等对 54 例伴高碳酸血症的稳定期慢性阻塞性肺疾病患者进行了调查，这些患者均除外了睡眠呼吸暂停和肥胖，发现其中 43% 存在睡眠相关低通气，体重指数、基线 $PaCO_2$ 水平、REM 期时间是睡眠相关低通气程度的强预测因子。肺功能指标在神经肌肉疾病相关的睡眠低通气中也有预测作用，有研究发现吸气肺活量（IVC）与 CO_2 的清除和呼吸肌功能密切相关，如果睡眠呼吸紊乱开始时 IVC<60%，那么当 IVC<40% 时就提示出现持续低通气，若 IVC<25% 则表明患者白日、夜间均出现Ⅱ型呼吸衰竭。由于低通气常与长期低氧有关，还有学者观察了血氧变化与低通气的关系，发现当夜间 $SaO_2<90\%$ 且持续超过 5min、最低 $SaO_2\leqslant85\%$ 时，一般提示存在高碳酸血症，应进行进一步检查。也有学者认为即使患者清醒时 $PaCO_2$ 正常，若晨起时 HCO_3^- 升高也提示存在睡眠低通气。目前没有公认的指标可用于预测肺实质疾病和肺血管疾病发生睡眠相关低通气的风险。

【诊断与鉴别诊断】

疾病相关睡眠低通气的诊断需要满足以下 3 项：①存在睡眠相关肺泡低通气；②低通气与其他全身性疾病存在明确因果关系；③排除其他低通气疾病。除了基础疾病之外，疾病相关睡眠低通气诊断目前主要依靠多导睡眠监测（polysomnography，PSG）和 CO_2 监测，在 PSG 时通过动脉导管监测 $PaCO_2$ 是诊断金标准。目前，动脉置管监测 $PaCO_2$ 主要用于研究，临床常用经皮 CO_2、呼气末 CO_2 监测来替代，呼气末 CO_2 监测受面罩、鼻腔分泌物、无创通气、吸氧等影响，通常略低于 $PaCO_2$，而经皮 CO_2 监测则易受皮肤温度等影响略高于 $PaCO_2$。

须与可以导致睡眠期间低通气的疾病进行鉴别，如肥胖低通气综合征，使用可抑制呼吸驱动的药物，以及先天性或特发性中枢性肺泡低通气综合征。本病可同时合并 OSA 或 CSA，通过观察动脉氧饱和度曲线的周期性变化可与之鉴别，睡眠相关低通气的低氧持续时间一般比 OSA 或 CSA 长，当患者存在一个以上导致睡眠低通气的疾病时,应该给出所有相关的诊断。

【治疗】

疾病相关睡眠低通气的治疗包括基础疾病治疗和改善睡眠低通气,后者可通过吸氧、辅助通气、呼吸肌训练等方法进行,其中无创正压通气由于简单、有效、易耐受已逐渐被广泛应用。

疾病相关睡眠低通气的患者的基础病复杂,故选择合适的无创通气(noninvasive ventilation,NIV)模式,并在PSG的监测下调整NIV设置以达到与患者最佳的同步至关重要。COPD根据病情的严重程度、活动性和并发症的情况需要不同的NIV模式,COPD患者合并急性呼吸衰竭时应采用BiPAP和有后备模式的VAPS模式,有文献指出高强度无创正压通气可改善伴高碳酸血症的稳定期慢性阻塞性肺疾病患者的气体交换和病死率,但需注意监测患者的耐受性,容量保证压力支持模式结合了压力支持和容量目标的优点,近期的一项研究表明,与高强度无创正压通气相比,iVAPS可以更好地改善这些患者的低通气和睡眠质量。满足以下4点的神经肌肉疾病患者需进行NIV:①FVC%预计值<50%(坐位或平卧位);②最大吸气压(MAP)≤60cmH_2O或吸鼻压<40cmH_2O(坐位或平卧位);③$PaCO_2$>45mmHg;④夜间血氧饱和度<88%超过5min。NIV模式常用有后备模式的BiPAP或VAPS,目标潮气量是8mL/kg,每分钟通气量应该根据动脉血二氧化碳分压、经皮二氧化碳分压或呼气末二氧化碳分压调整,因神经肌肉疾病患者存在膈肌无力,需要确认患者是否能够有效触发。

但无创通气治疗、氧疗等对基础疾病病程作用的资料很少,还需进一步研究以确定开始这些干预措施的最佳时间,以及哪种特定亚群的患者将得到最大治疗获益。

（肖　毅）

参考文献

1. NOFZINGER E A, BUYSSE D J, GERMAIN A, et al. Functional neuroimaging evidence for hyperarousal in insomnia. Am J Psychiatry, 2004, 161(11): 2126-2129

2. O'DONOGHUE F J, CATCHESIDE P G, ELLIS E E, et al. Sleep hypoventilation in hypercapnic chronic obstructive pulmonary disease: prevalence and associated factors. Eur Respir J, 2003, 21(6): 977-984

3. AMERICAN ACADEMY OF SLEEP MEDICINE. International Classification of Sleep Disorders. 3nd ed. Darien, IL: American Academy of Sleep Medicine, 2014

4. SELIM B J, WOLFE L, COLEMAN J M, et al. Initiation of Noninvasive Ventilation for Sleep Related Hypoventilation Disorders Advanced Modes and Devices. Chest, 2018, 153(1): 251-265

5. WINDISCH W, HAENEL M, STORRE J H, et

al. High-intensity non-invasive positive pressure ventilation for stable hypercapnic COPD. Int J Med Sci, 2009, 6 (2): 72-76

6.　EKKERNKAMP E, STORRE J H, WINDISCH W, et al. Impact of Intelligent Volume-Assured Pressure Support on Sleep Quality in Stable Hypercapnic Chronic Obstructive Pulmonary Disease Patients: A Randomized, Crossover Study. Respiration, 2014, 88 (4): 270-276

7.　ANNANE D, ORLIKOWSKI D, CHEVRET S. Nocturnal mechanical ventilation for chronic hypoventilation in patients with neuromuscular and chest wall disorders. Cochrane Database Syst Rev, 2014

8.　KELLY J L, JAYE J, PICKERSGILL R E, et al. Randomized trial of 'intelligent' autotitrating ventilation versus standard pressure support non-invasive ventilation: Impact on adherence and physiological outcomes. Respirology, 2014, 19 (4): 596-603

9.　RABINSTEIN A, WIJDICKS E. BiPAP in acute respiratory failure due to myasthenic crisis may prevent intubation. Neurology, 2002, 59 (10): 1647-1649

第十八章 其他睡眠呼吸障碍

第一节 睡眠相关低氧血症

睡眠相关低氧血症（sleep related hypoxemia）是指由多种原因造成的睡眠状态下患者动脉血氧水平下降达到一定程度（成人血氧饱和度≤88% 和儿童≤90%），且持续一定时间（≥5min）的睡眠呼吸障碍。本病多继发于气道疾病、肺实质疾病、胸壁疾病、肺血管疾病和神经肌肉疾病等，不伴有睡眠相关肺泡低通气，不能为阻塞性或中枢性睡眠呼吸暂停所解释。轻度睡眠低氧患者可无临床症状，中重度患者有睡眠呼吸困难、睡眠质量受损、日间胸闷或疲劳等，严重者可出现红细胞增多症、肺动脉高压及肺源性心脏病等并发症。

【流行病学】

睡眠相关低氧血症只是在《睡眠障碍国际分类》第3版才作为睡眠呼吸疾病分类中的一种。因此临床上对于睡眠中单纯低氧疾病的归类和认识的时间尚短，尽管睡眠中发生低氧血症的患者可能并非少见，然而其人口学特征与疾病流行程度的资料十分有限。所有影响机体氧合的疾病都可以引发睡眠低氧，且程度越严重越容易出现睡眠低氧，日间已经发生低氧的患者睡眠状态下低氧的程度会更为严重，特别是肺功能障碍与神经肌肉疾病患者的患病率可能较高。

【病因与发病机制】

1. 易感因素和诱发因素　呼吸功能损伤越严重，睡眠相关低氧血症的风险越大。然而，肺实质或肺血管疾病的严重程度或神经肌肉无力的程度并没有公认的阈值来充分预测个别患者发生与睡眠有关的低氧血症的风险。清醒时低氧的患者一般在睡眠时血氧更低，尤其是 REM 睡眠。与睡眠相关低氧血症的最佳预测指标是基线清醒期血氧减低和高碳酸血症，清醒期高碳酸血症患者应怀疑与睡眠相关的低氧血症。然而，清醒期的 $SaO_2/PaCO_2$ 与睡眠相关的血氧饱和度减低之间的相关性还不够强，不足以在个体患者中具有实质性的预测价值。睡眠相关低氧血症的遗传模式尚不清楚，可能与其原发疾病的遗传模式一致。α1 抗胰蛋白酶缺乏症是一种遗传性疾病，其特征是酶抑制剂的生产缺陷；严重的缺乏会导致肺气肿。支气管扩张的遗传原因包括原发性纤毛运动障碍和囊性纤维化。肌营养不良是遗传的。由这些疾病引起的睡眠有关低氧血症的家族遗传模式与其原发疾病一致。

2. 病理生理机制　呼吸受到许多生物机制的严格控制，以确保充足的氧气吸入和二氧化碳的排除以维持体内适宜的酸碱状态。发生睡眠低氧的机制包括呼吸中枢驱动作用减低、血氧感受器敏感度下降及呼吸系统本身异常。呼吸系统的异常体现在肺通气功能和肺弥散功能的下降，包括肺间质疾病、气道狭窄疾病、胸廓疾病和神经肌肉疾病等。通气功能下降表现为肺泡通气的不足,机体不能得到足够的氧气供给,发生低氧血症。弥散功能的下降主要指氧气通过肺间质进入肺泡的过程发生障碍,肺间质疾病、肺纤维化和心功能不全产生的肺间质水肿都可以发生睡眠低氧。肺血管病,包括肺栓塞同样会发生活动后及睡眠低氧或低氧程度加重。

睡眠相关低氧血症可能由生理性动静脉分流、通气/血流灌注不匹配(V/Q 比值失调)、低混合静脉氧和/或高海拔引起。肺泡低通气也会引起睡眠期低氧血症,有证据表明存在肺泡低通气时应诊断为睡眠相关肺泡低通气,而不是睡眠相关低氧血症。肺实质疾病的特点是肺容积改变(如功能残气量减少)和通气/灌注不匹配,可导致清醒时低氧血症。肺容量减少与氧储备量减少有关,而后者会增加低氧血症的风险。此外,之所以发生睡眠低氧是因为睡眠状态下呼吸活动减弱,包括呼吸驱动和整体呼吸活动的改变,致使一些日间尚未表现出低氧的疾病,发生睡眠低氧血症,特别在 REM 睡眠期。睡眠时肋间肌和呼吸辅助肌的活动减弱,膈肌承受了不成比例的通气负担出现通气不足。肺过度膨胀对膈肌造成了机械上的不利影响也会影响通气功能。镰状细胞贫血患者氧合血红蛋白亲和力下降是导致低氧血症的主要原因。许多神经系统和神经肌肉疾病与呼吸力学受损和二氧化碳化学敏感性降低有关。存在日间低氧血症者,如果足够严重可能会使患者接近或处于氧合血红蛋白解离曲线的陡峭部分,此时即使是动脉血氧分压相对较小幅度的降低,也会导致血氧饱和度的大幅度下降。因此,患者如果存在睡眠相关通气不足可能对血氧饱和度有较大影响。

【临床表现】

睡眠相关低氧血症患者的临床表现,可以因潜在的系统性或神经肌肉疾病而异。其发生、发展和严重程度往往与原发疾病的病程和严重程度是一致的,原发疾病的加重也可以导致低氧血症的加重。部分患者,即使基础疾病相同,其继发的睡眠相关低氧血症的病情和临床特征也可以有较大差异。

睡眠相关低氧血症早期患者可以无症状,也可以有睡眠呼吸困难、睡眠质量受损、日间胸闷或疲劳,严重者可出现红细胞增多症、肺动脉高压及肺源性心脏病等并发症。慢性高碳酸血症和低氧血症的后果包括肺动脉高压、肺源性心脏病和神经认知功能障碍。一些引起低氧血症的疾病是普遍存在,并可以重叠。患有多种呼吸障碍的患者的睡眠相关低氧血症的严重程度和持续时间比单一疾病的患者更严重。

睡眠低氧可以导致各种系统性高血压、肺动脉高压与夜间心律失常。与未患睡眠低氧患者相比,睡眠低氧患者的生存率降低。睡眠低氧会造成睡眠结构紊乱和睡眠质量下降。两者间又会交互影响,形成恶性循环,典型的例子是夜间哮喘,哮喘使患者睡眠质量差,睡眠质量差又加重哮喘和夜间低氧。患有睡眠低氧疾病患者多伴有睡眠呼吸暂停,两种或以上睡眠呼吸疾病并存患者的临床症状更重,死亡率更高。如肺纤维化、镰状细胞贫血、哮喘与慢性阻塞性肺病合并 OSA 的概率很高。

【睡眠监测】

睡眠过程中可以观察到各种形式的氧饱和度降低(持续的、间断的或间歇性的)。诊断通常是在夜间血氧监测（单独或作为 PSG 或 OCST 的组成部分）的基础上做出的；动脉血气检查仅用于怀疑并发睡眠低通气疾病者。PSG 可能表现为正常的睡眠结构或频繁的觉醒，睡眠开始后清醒程度增加，睡眠效率降低；然而，与睡眠相关的低氧血症对睡眠结构改变的影响是不确定的。白天动脉血气正常或表现为缺氧和高碳酸血症。夜间血氧测量通常显示持续的动脉血氧减少期，但由于 REM 睡眠期间呼吸恶化，每 1~2 小时就会出现动脉血氧饱和度的严重下降。短时间的去饱呈锯齿状（通常少于 1min），提示出现了离散事件（呼吸暂停或低呼吸）。一些锯齿的变化可能叠加在低基线氧饱和度上，但不是主要的模式。

【诊断与鉴别诊断】

1. 诊断标准同时满足以下 A 和 B 两条标准：

A. PSG、OCST 或夜间血氧仪显示动脉血氧饱和度（SpO_2）在成人≤88% 和在儿童≤90% 持续时间≥5min。

B. 没有睡眠相关的肺泡低通气的证据。

备注：

（1）如果存在睡眠相关的肺泡低通气的证据（通过动脉血气、经皮二氧化碳分压或呼气末二氧化碳传感器测量），该障碍被归类为睡眠相关的低通气。

（2）可能存在 OSA 或 CSA，但这些被认为不是低氧血症的主要原因。

（3）如果已知生理原因，则应说明［如分流、通气灌注（V/Q）不匹配、低混合静脉氧和 / 或高海拔］。

2. 鉴别诊断　鉴别诊断包括所有可能导致睡眠期间低氧血症的疾病。这包括气道和肺实质疾病、肺血管疾病、神经肌肉和胸壁疾病、肥胖低通气综合征、使用可以抑制呼吸驱动药物或物质和先天性或特发性中枢肺泡低通气综合征。

同时需要鉴别的一大类疾病是睡眠相关肺泡低通气障碍，包括肥胖低通气综合征、先天性或特发性中枢肺泡低通气综合征、药物或物质导致的睡眠相关肺泡低通气等。该类疾病通常需要通过血气分析和睡眠期监测二氧化碳分压水平来确定。对于其他系统性疾病如心血管疾病等导致的睡眠期低氧如能除外肺泡低通气则可以考虑睡眠相关低氧血症。

睡眠相关低氧血症还应与 OSA 和 CSA 进行鉴别。OSA 和 CSA 导致的睡眠期间低氧在 PSG 上显示气流的周期性变化和伴随的 SaO_2 的周期性波动，而与睡眠相关低氧血症相关的氧饱和度降低通常更持久，通常持续数分钟或更长时间。如果确定存在超过一种以上的疾病导致睡眠期间通气不足时，所有相关的疾病都应被列入诊断。

【治疗】

睡眠相关低氧疾病的治疗目的是纠正睡眠中的低氧血症。治疗的策略和途径分为病因治疗，即去除影响患者睡眠中发生低氧的因素；和针对睡眠低氧的对症治疗，特别是对已知造成睡眠低氧的因素难以解除的患者,吸氧是最直接的治疗措施。需要注意的是严格遵从吸氧的指征和严格掌握吸氧的浓度,避免发生因过度吸氧发生的呼吸抑制和高碳酸血症。

参考文献

1. BERRY R B, SRIRAM P. Evaluation of hypoventilation. Semin Respir Crit Care Med, 2009, 30(3): 303-314

2. BROWN L K. Hypoventilation syndromes. Clin Chest Med, 2010, 31(2): 249-270

3. CASEY K R, CANTILLO K O, BROWN L K. Sleep-related hypoventilation/hypoxemic syndromes. Chest, 2007, 131: 1936-1948

4. CHEBBO A, TFAILI A, JONES S F. Hypoventilation syndromes. Med Clin North Am, 2011, 95: 1189-1202

5. MOGRI M, DESAI H, WEBSTER L, et al. Hypoxemia in patients on chronic opiate therapy with and without sleep apnea. Sleep Breath, 2009, 13: 49-57

6. American Academy of Sleep Medicine. International Classification of Sleep Disorders. 3rd ed. Darien, IL: American Academy of Sleep Medicine, 2014

7. WHITESELL P L, OWOYEMI O, ONEAL P, et al. Sleep-disordered breathing and nocturnal hypoxemia in young adults with sickle cell disease.Sleep Med, 2016, 22: 47-49

8. OWENS ROBERT L. Supplemental oxygen needs during sleep. Who benefits? Respir Care, 2013, 58(1): 32-47

(陈宝元)

第二节　上气道阻力综合征

上气道阻力综合征(upper airway resistance syndrome, UARS)的概念是1991年由Guilleminault首次定义的,用于描述睡眠时上气道阻力异常增加,而引起一系列临床症状和病理生理改变。经典的定义为:睡眠时有较多的呼吸努力相关性觉醒(respiratory effort-related arousal, RERA),如RERA的指数≥10次/h且呼吸暂停和低通气事件的频率不足以达到AHI>5次/h,即可诊断。部分学者随后也提出了应用食管内压测量的负压水平来定义UARS。这一疾病概念随病理生理认识的进展逐步发生变化。2008年,Stoohs将睡眠呼吸障碍(SDB)分为四类,综合睡眠呼吸障碍指数(RDI)和日间思睡症状。如果RDI<5次/h,则分为单纯打鼾(无思睡症状)或UARS(有思睡症状)。如果RDI≥5,则将患者分类为阻塞性睡眠呼吸暂停低通气(无思睡症状)和阻塞性睡眠呼吸暂停低通气综合征(有困倦症状)。目前根据ICSD-3中对其的定义,传统定义的UARS不再作为独立的分类,而被合并入阻塞性睡眠呼吸暂停的范畴。本节将其历史沿革中较为突出的特点做一简要介绍,与OSA类同的

部分将不再赘述。

【病因与发病机制】

UARS 的危险因素和临床表现与 OSA 类似，部分文献认为 UARS 是单纯打鼾向典型的睡眠气道梗阻发展的一个中间过程或特别的表型，但尚需要更多流行病学和自然病程研究证据。按照传统定义，UARS 患者的病理特点是睡眠时气道阻力增加，呼吸驱动的异常上升引起反复微觉醒（RERA），气流受限但无明显下降，可观察到吸气相时间延长，气流波形呈平台样改变。因此仅按照呼吸暂停和低通气事件的定义，并不出现频繁的呼吸事件。

【诊断与鉴别诊断】

1. 诊断标准　根据 ICSD-3 的定义，采用 RDI>5 次 /h 及合并症状作为 OSA 的诊断标准，因此该疾病被归于阻塞性睡眠呼吸暂停。

2. 鉴别诊断　早期在无定量或半定量呼吸努力度监测的睡眠呼吸监测中，由于 RERA 事件不伴有显著气流以及动脉血氧饱和度的下降而不容易得到识别，因此往往被误诊为单纯鼾症。同样，当睡眠呼吸监测的分析中，不能对 RERA 进行标识时（比如缺乏脑电监测的便携式监测）也容易漏诊。

如果患者表现出一些 OSA 的危险因素或症状、并发症，但睡眠监测中 AHI<5 次 /h。应注意患者是否频繁出现微觉醒和气流、呼吸努力的变化。食管压力监测或其他定量测量呼吸驱动的导联可有效识别 RERA 事件。试验性持续正压通气治疗降低气道阻力可有效改善该类患者的症状，也可以作为提示存在气道阻力病理性增高的方法。

【治疗】

UARS 的治疗原则同 OSA。CPAP、手术、口服矫治器、减肥等都是 UARS 可行的治疗方式，根据患者的症状、病因采取个体化的治疗方式。对 AHI<5 次 /h、但有频繁 RERA 事件出现，伴有思睡症状的患者，Guilleminault 等报道 PAP 治疗可改善日间思睡症状，增加 MSLT 评分，改善高血压。Krespi、Pepin 等人报导了 UPPP 及激光辅助腭咽成形术治疗 UARS 的疗效，认为多数患者接受手术后睡眠质量、疲乏和日间思睡症状改善，在部分患者缓解了伴随呼吸事件的胸腔高负压。这些报道没有发现此类患者和轻度 OSA 患者在疗效方面的显著差异。降低鼻阻力和应用口腔矫治器对于符合适应证的患者也是有效的。

（李彦如）

第三节　单 纯 鼾 症

单纯鼾症（primary snoring）又称为习惯性打鼾、原发性鼾症、鼾症等。属于睡眠呼吸障碍的一类，在《睡眠障碍国际分类》第 3 版中，单纯鼾症的定义为：睡眠时随呼吸气流，上呼吸道振动发出可被闻及的声音。本病被归于孤立症状和正常变异一类。

【病因与发病机制】

鼾声是呼吸气流经过狭窄的呼吸通道,局部振动产生的声音。通常发生在吸气相,也可以发生在呼气相甚至整个呼吸周期。偶尔打鼾非常常见。在儿童,其发病率为10%~12%,在中年男性甚至超过40%。任何造成上呼吸道狭窄和易于振动的因素均是单纯鼾症的危险因素。因此其与阻塞性睡眠呼吸暂停具有许多共同的发病危险因素,如老龄、肌肉松弛药、肥胖、鼻阻力增高、上气道扩张肌张力下降、吸烟等。在儿童,腺样体肥大、扁桃体肥大也是习惯性打鼾的危险因素。

软腭、悬雍垂是最常见的振动部位,同时腭弓、扁桃体、舌根及其他组织也可振动发出声音。打鼾可造成上气道黏膜振动损伤和末梢神经的损害。除了响亮的鼾声可能造成同寝者睡眠的干扰外,目前没有确切证据表明单纯打鼾会造成并发症和威胁健康的不良后果。部分单纯鼾症患者在体重和年龄增加后有一定发展为OSA的风险。但是否单纯鼾症就是OSA的发病前阶段,目前还缺乏流行病学证据。

【诊断与鉴别诊断】

诊断主要通过病史,并注意除外OSA。目前,并没有明确的诊断标准对鼾声的声学或非声学参数予以限制。如果鼾声伴有呼吸暂停、低通气或引起微觉醒等其他睡眠呼吸障碍,则不宜诊断单纯鼾症。因此,对于伴有症状,如日间思睡、疲劳;合并心血管疾病、代谢性疾病等并发症,同时又有打鼾症状的人群,必须进行睡眠呼吸监测以排除OSA。也就是说,多导睡眠监测的睡眠呼吸暂停低通气指数需<5次/h。此外,并非睡眠时发出声音都是鼾症,如睡眠相关呻吟、喉鸣等。前者详见本章第四节,后者则应进行喉的评估除外喉的器质性疾病。

【治疗】

许多治疗OSA的方法也一定程度上适用于单纯鼾症的治疗。

1. 行为治疗 包括减重、侧卧睡眠(positional therapy)、戒酒等。

2. 手术治疗

(1)鼻腔扩容术:鼻腔狭窄、阻塞,鼻腔有效通气面积减小可致鼻阻力增加,是鼾声的来源之一,伴有鼻阻力增高的患者可评估鼻腔结构及功能异常,如鼻腔结构病理性改变,鼻腔炎症性疾病,鼻腔、鼻窦良、恶性肿瘤并给予相应治疗。鼻腔扩容手术治疗对术后鼾声及主观感觉均有明显效果。

(2)咽部手术:主要有改良腭咽成形术、软腭小柱植入(pillar implants)等。前者主要通过缩短软腭、局部瘢痕形成而减少口咽部软组织的振动。Pillar植入术是将高分子聚合物植入软腭,以达到硬化软腭从而减少其振动、减轻鼾声及气道阻塞的目的。

3. 其他治疗 持续正压通气治疗和口腔矫治器等用于OSA的治疗方法均可以改善打鼾症状。前者的优势是有效性高,但主要缺陷是依从性较差。后者则存在验配过程较复杂等缺陷。

总之,单纯鼾症是否需要治疗主要取决于就医者的自身意愿、是否存在血管或代谢合并症等危险因素及对生活质量的考虑,主要干预的目的是预防其发展为威胁健康的OSA或提高患者的生活质量。

(李彦如)

第四节 睡眠相关呻吟

睡眠相关呻吟（sleep-related groaning/catathrenia）属于睡眠呼吸障碍的一类，在国际睡眠疾病分类3中，被归于孤立症状和正常变异一类。

【发病机制】

睡眠相关呻吟多见于男性，发病机制并不明确。目前认为睡眠相关呻吟是呼气时发出类似呻吟的单调声音，常发生于REM期，但也有报道发生于NREM期的睡眠相关呻吟。在睡眠呼吸监测中表现为发生在一次深吸气后的呼气延长并发出声音，伴有呼吸频率变缓。呻吟往往集中出现。

【临床表现】

患者往往因为家人或同寝者发现该症状而就诊，主要是困扰于睡眠的声音。部分患者可有晨起声嘶，但目前并未发现睡眠相关呻吟对健康的长期不良后果。

【诊断】

诊断主要通过病史、呻吟的性质和发出的时机。从多导睡眠图上，则应当与中枢性睡眠呼吸暂停相鉴别。

【治疗】

该类现象不需要特殊临床治疗。但以往有报道持续正压通气治疗可以用于消除这种声音，但也并非适用于全部患者。

（李彦如）

参考文献

1. ELLIOTT N E, NANCY A C. The Upper Airway Resistance Syndrome. Chest. 1999, 115；1127-1139

2. RANDERATH W J, SANNER B M, SOMERS V K. Sleep Apnea. Prog Respir Res. Basel，Karger，2006，35：79-89

3. DE MEYER M M D, JACQUET W, VANDERVEKEN O M, et al. Systematic review of the different aspects of primary snoring，Sleep Medicine Reviews，https：//doi.org/10.1016/j.smrv.2019.03.001

4. American Academy of Sleep Medicine. International Classification of Sleep Disorders-Third Edition. Sleep Disorders Medicine. New York：Springer，2014

第五篇　治疗篇

第十九章　无创正压通气治疗

无创正压通气（noninvasive positive pressure ventilation，NPPV）是指无须建立人工气道（如气管插管和气管切开等），在上气道结构和功能保持完整的情况下实施的气道内正压通气。NPPV包括持续气道正压（continuous positive airway pressure，CPAP）、双水平气道正压（bilevel positive airway pressure，BiPAP）和适应性伺服通气（adaptive servo ventilation，ASV）等多种通气模式，是睡眠呼吸障碍的最主要治疗手段之一。

第一节　无创正压通气概述

一、发展历程

机械通气的发展经历了从负压到正压，从无创到有创又逐渐回归无创的过程。20世纪20年代国际上开始应用负压无创通气——"铁肺"救治脊髓灰质炎合并呼吸衰竭患者，并取得良好疗效。但对重症患者而言，气道管理和排痰是救治的重要环节，于是经气管插管或经气管切开的有创机械通气逐渐应用于临床，但其同时也带来了创伤性和呼吸机相关肺炎等问题。1981年，澳大利亚科学家Sullivan教授首次报道了将CPAP成功应用于治疗重度OSA，开启了无创正压通气治疗的先河。1991年美国匹兹堡大学Sanders教授研发的BiPAP呼吸机问世，可提供通气支持，拓展了NPPV的应用领域。1993年APAP应用于临床，实现了呼吸机随上气道阻力变化自动调节压力的设计，提高了舒适性。进入21世纪，随着计算机和自动化技术的进步，NPPV在工作模式、舒适性以及患者对NPPV治疗的依从性等方面均取得了重要进展。

二、用于治疗睡眠呼吸障碍的呼吸机特性

为满足无创连接和夜间睡眠时的应用要求，此类呼吸机具备一些特殊的性能设置：

1. 漏气及压力补偿功能　为应对睡眠过程中发生的漏气，采取一定技术对漏气进行补偿；部分机型具有压力补偿系统以保证在高原低气压状态下提供有效治疗压力。

2. 恒温湿化功能　通过恒温湿化设备保持气体的相对湿度较高，以降低鼻阻力、减少咽部充血及干燥不适，患者更易于接受。

3. 压力缓升功能　为避免呼吸机开始工作时患者感觉压力过高而影响入睡，一般设置为压力缓升模式。但如果患者入睡较快，在压力缓升阶段治疗压力尚未达到有效治疗压力，患者可能发生短暂

的不同程度的低氧血症。因此,压力缓升时间的设定应遵循个体化原则。

4. 压力稳定性保持功能　呼吸机压力的维持依靠其涡轮叶片的转速,压力传感系统能保证呼气相叶片转速减慢,吸气相转速增加,从而很好地维持面罩内治疗压力不变,不受呼吸影响,以保证疗效并增加舒适度。

5. 数据存储功能　内置的智能存储卡可跟踪 CPAP 的使用时间、漏气、压力和残留 AHI,以便于随访。此外,此类呼吸机大多采用体积小、噪声低、直流电支持的高流量低压力系统,还设有低压/高压、平均面罩压力、高泄漏、电路完整性和电源故障等报警。

三、工作模式及原理

1. 持续气道正压通气　持续气道正压通气(continuous positive airway pressure,CPAP)是最早发明并应用于治疗 OSA 的基础 NPPV 模式,在整个呼吸周期内持续提供一定的生理性正压,即吸气相和呼气相压力相同。CPAP 增加气道面积和容积,减轻因长期振动及气道关闭所致的咽侧壁肥厚和咽部组织水肿,从而降低上气道阻力;刺激上气道周围软组织,使扩张肌张力增加;增加功能残气量(FRC),进而通过胸壁迷走神经反射增加上气道开放肌群的作用;长期应用 CPAP 可恢复中枢化学感受器的敏感性,改善呼吸调控,使 CO_2 反应曲线左移;还可刺激上气道黏膜压力感受器稳定上气道,防止咽部气道塌陷,从而消除下气道反射性收缩。临床上主要用于 OSA 及轻度肥胖低通气综合征等。

2. 自动气道正压通气　自动气道正压通气(auto-titration positive airway pressure,APAP)模式是呼吸机通过内置计算机系统识别呼吸事件,自动实施调整并输出足以消除呼吸暂停及低通气事件的最低有效治疗压力。其适用于不能耐受 CPAP 的 OSA 患者,因体位、不同睡眠期呼吸事件变异、饮酒和药物等导致呼吸状态不稳定的 OSA 患者,及部分围手术期患者。但不推荐用于 OSA 伴心肺疾病或与阻塞性事件无关的夜间低氧的治疗,也不推荐用于存在并发症的 OSA 患者 CPAP 自动压力滴定。

3. 双相气道正压通气　双相气道正压通气(bi-level positive airway pressure,BiPAP)是分别设定吸气相正压(IPAP)和呼气相正压(EPAP),以尽量小的吸气流量触发预置的 IPAP 避免吸气相气道内压力的下降,呼气相正压 EPAP 则防止呼气时上气道塌陷,维持上气道开放,从而消除 OSA,并增加功能残气量及防止肺泡萎陷。BiPAP 通过 IPAP 和 EPAP 之间的压力差提供压力支持,保证足够潮气量,降低 CO_2 水平,减轻呼吸肌负荷。BiPAP 有三种模式设置:

(1)自主触发模式(spontaneous modes,S):用于 CPAP 滴定中压力≥15cmH$_2$O 仍不能有效消除阻塞性呼吸事件,或不能耐受高 CPAP 而出现严重呼气困难及窒息感的患者。

(2)自主触发时间控制模式(spontaneous-timed modes,ST):即在自主触发的基础上设置备用呼吸频率。患者可自主触发 IPAP/EPAP 的转换,若一定时间内无自主呼吸,呼吸机将按预设的备用呼吸频率补足呼吸频率。BiPAP-ST 模式主要用于限制性胸廓疾病、神经肌肉疾病和 OHS 患者,或因呼吸中枢驱动减低需辅助通气的患者,合并日间呼吸衰竭的慢性阻塞性肺疾病患者等,也可用于 CSA 患者,特别是伴 CO_2 升高的 CSA 和治疗后 CSA 患者。对于 BiPAP-S 模式已达最大压力支持(或最大耐受度)而未能维持足够通气或仍存在呼吸肌疲劳时可应用 BiPAP-ST 模式,后备频率的设定应避免影响人机同步性。

(3)时间控制模式(timed modes, BiPAP-T):需设置呼吸频率和吸气时间(或吸呼比)及 IPAP/EPAP 水平。无论患者呼吸状况如何,呼吸机均以固定的呼吸频率、吸呼比或固定的 IPAP/EPAP 切换时间输送压力。BiPAP-T 模式单独应用机会不多,仅对可能出现呼吸骤停而又不能长期插管进行机械通气(如急性进展性 NMD)患者提供有限的保护。

4. 适应性伺服通气　适应性伺服通气(adaptive servo ventilation, ASV)是在 BiPAP 基础上对通气模式和技术的改进。呼吸机可根据通气的变化,通过呼吸机内设置的自动跟踪反馈系统,适应性按需调节通气量,必要时自动发放正压通气,使通气频率和潮气量始终处于平稳状态,进而使睡眠期间歇性低氧和血气波动消失。即以动态时间内的每分钟通气量或峰流速的 90% 为目标通气量,实时自动调整 PS 以达到目标通气量,稳定通气,防止过度通气和低碳酸血症导致的 CSA。ASV 提供一个与正常呼吸类似的平滑压力波形,保证了压力支持与患者自己固有的呼吸速率和气流模式同步。同时,所提供的恒定的低正压力值,有助于降低肺部充血、水肿,从而消除突发性夜间呼吸困难。适应证包括中枢性睡眠呼吸暂停伴潮式呼吸(CSA-CSR),治疗后 CSA 或与此有关的 CPAP 治疗后残余思睡,阿片类药物诱导的呼吸控制失调,但是射血分数 <45% 的充血性心力衰竭合并 CSA 患者不能获益。

5. 平均容量保证压力支持　容量保证压力支持(volume assured pressure support, VAPS)是采用双重控制原理,呼吸机可自动调整吸气压力以保证所预设潮气量。此技术可根据实际潮气量的大小来调整呼吸机吸气压力及吸气流速变化,当估算呼出潮气量或肺泡通气量低于目标潮气量或肺泡通气量时,则提高压力支持,反之降低压力支持,实现以最低气道压达到目标潮气量。其适应证包括重度肥胖低通气综合征、重症 COPD、COPD 合并 OSA 重叠综合征,以及其他睡眠相关肺泡低通气疾病如神经肌肉疾病、胸廓畸形所致限制性低通气等。

6. 自动三相呼吸模式　自动三相呼吸模式(auto-trilevel PAP)是在双相模式基础上增加呼气末 EPAP(end expiratory positive airway pressure, EEPAP),即呼气相前期输送压力相对较低的 EPAP,呼气末适当提高 EPAP,形成 IPAP、EPAP 和 EEPAP 三个水平压力。可以较低的呼气初期 EPAP 保证 CO_2 排出,而以稍高的呼气后期 EEPAP 防止呼气末气道塌陷引起的呼吸暂停。该模式适用于伴高碳酸血症的 OSA、COPD、OSA-COPD 重叠综合征和 OHS。

四、人机连接界面的分类及应用

最初的人机连接是通过放入鼻孔并经胶带固定的小管实现。随着相关技术的进步,目前常用的人机连接界面包括鼻罩、口鼻罩、全脸面罩、鼻枕、口含器等(表 19-1-1)。连接界面还可通过相应的附件提高舒适度、稳固性和避免漏气,如前额垫或 24 档自由选择的微调器可增加额部的舒适度和稳固性,口鼻罩衬垫减轻面部损伤及减少漏气,万向轴保证头部活动自如,成角度的微型漏气孔可分散气流而降低噪声等。

表 19-1-1 常用人机连接界面分类及优缺点

类型	作用	优点	缺点
鼻罩	覆盖并包绕整个鼻部,经鼻腔输送压力	简单,方便,使用者依从性好	经口漏气
口鼻罩	同时覆盖口鼻,患者可经口和 / 或经鼻呼吸	• 避免经口漏气。对鼻腔阻力大、压力足够但仍存在张口呼吸,严重漏气的患者有益 • 一般有吸氧连接头,可通过面罩吸氧	• 与面部皮肤接触面积大,易漏气,且舒适度较低 • 可引起幽闭恐惧感 • 影响患者饮水和语言交流 • 与鼻罩相比,对疗效和依从性影响更大
鼻枕	将两个鼻垫插入并封闭鼻孔,经鼻腔输送压力	• 与面部皮肤的接触面积最小,轻巧、易于接受 • 可避免漏气对眼的刺激 • 不遮挡视野	插入式鼻垫本身可引起鼻腔不适,压力较大时对鼻黏膜的直接刺激作用显著增加,患者入睡后易因鼻枕移位而漏气
全脸面罩	遮罩整个面部	• 一般有吸氧连接头 • 用作由于佩戴其他连接界面造成鼻梁皮肤损伤的替代	面部接触面积最大,易漏气,舒适度低
口含器	蝶型软片置于唇齿间,密封罩夹固于唇外,经口腔输送压力	• 不遮挡视野 • 防止口漏气和鼻周皮肤损伤	• 易口干,需要加强湿化 • 可能出现鼻漏气

连接界面选择应遵循个体化原则,佩戴原则是密封、舒适,不应过度紧压,同时教会患者正确佩戴方法,避免在夜间治疗过程中摘除鼻面罩。一般面罩均设计有大、中、小 3 种尺码,供不同面型的患者选择。鼻大小测量器有助于选择面罩尺码,但最可靠的办法仍为试戴。面罩选择还需考虑患者的面部情况、皮肤敏感性、治疗模式和压力高低等。口鼻周围皮肤完好和上下齿列完整是佩戴鼻罩和 / 或口鼻罩的基础。多个上牙缺失者须佩戴义齿,张口呼吸经下颌带辅助不能解决者,可选择口鼻面罩或全脸型面罩,同时可防止上气道干燥。此外,经口连接界面需应用湿化装置避免吸入气体干燥,但存在鼻腔漏气的可能。需注意的是全脸面罩仅限于在医师指导下用于特殊患者。对于幽闭恐惧症或鼻梁疾病不能适应普通鼻面罩的患者,可选用鼻枕或仅罩住鼻尖及其鼻孔下面的小部分"迷你鼻罩"。近年来,随着 3D 打印技术的发展,个体化设计打印的面罩应运而生,应用柔软的医用级硅橡胶 3D 打印面罩更贴合人体面部结构,但其还存在材料的环保性、安全性、持久性及价格较高等问题。

（李庆云）

第二节 无创正压通气在睡眠呼吸疾病治疗中的适应证和禁忌证

一、适应证

（一）阻塞性睡眠呼吸暂停

【适应证】

（1）中、重度 OSA（AHI>15 次/h）。

（2）轻度 OSA（5 次/h≤AHI≤15 次/h）但症状明显（如日间思睡、认知障碍及抑郁等），合并或并发心脑血管疾病、糖尿病等。

（3）围手术期治疗。

（4）经过手术或其他治疗（如悬雍垂腭咽成形术、口腔矫治器等）后仍存在的 OSA。

（5）OSA 合并 COPD 者，即"重叠综合征"。

【模式选择】

（1）CPAP：合并心功能不全者首选。

（2）APAP：适用于 CPAP 不耐受者，体位、不同睡眠期变异、饮酒和药物等导致呼吸暂停状态不稳定的 OSA 患者等。

（3）BiPAP：适用于治疗压力超过 15cmH$_2$O，或者不能接受或不适应 CPAP 者，以及合并 COPD 或肥胖低通气综合征的患者。

（二）中枢性睡眠呼吸暂停综合征

1. 高碳酸型 CSA

【适应证】

（1）临床诊断为先天性中枢性低通气综合征。

（2）已经进行了所有其他适当的治疗。

（3）清醒 PaCO$_2$>45mmHg。

（4）NREM 或 REM 睡眠时的低通气（SpO$_2$ 持续降低如 SpO$_2$<88% 持续 5min 或 TcCO$_2$/ETCO$_2$ 峰值高于清醒时的静息值 8mmHg，或者 PCO$_2$ 峰值 >50mmHg 持续时间超过总睡眠时间的 50%）。

（5）存在睡眠呼吸疾病相关症状或存在继发于低氧血症的肺动脉高压或心力衰竭或红细胞增多症等。

（6）PSG 显示中枢性事件，并合并 CO$_2$ 增高。应用前应进行 PSG 监测下压力滴定，并同步监测 CO$_2$ 变化。

【模式选择】

（1）单纯夜间通气不足时推荐使用 BiPAP 呼吸机。

（2）由于缺少呼吸努力，需设置足够的吸气时间，以防止无效定时呼吸。在正常肺功能和肺动力学情况下,应以 I/E 比例接近 1∶2 作为起始点。

（3）滴定测量 IPAP 和 EPAP 的差值并结合选择的备用频率以满足足够减轻低通气的需求。

（4）设定备用频率,让患者舒适的同时在一定时间内保证充足的通气量。

（5）氧疗:仅用于由结构性肺病引起的低氧血症,或单纯 NPPV 不能改善的严重低氧血症。注意避免单纯氧疗导致的高碳酸血症加重。

2. 非高碳酸型 CSA

【适应证】

（1）符合 CSA 的诊断:包括睡眠呼吸障碍症状（如频繁觉醒、打鼾、窒息、憋醒、清醒口干、清醒呼吸困难或者目击的呼吸暂停）或睡眠质量受损的症状（如日间思睡、清醒时头痛或意识不清、疲劳、认知受损、短时记忆受损、易激惹、焦虑或抑郁）和 PSG 睡眠监测显示 CSA 或 CSR。

（2）HF 患者（LVEF<45%）在全夜诊断性睡眠呼吸监测下 AHI>15,且至少 50% 为中枢性,应考虑治疗。

（3）初始 CPAP（伴或不伴吸氧）治疗不能充分改善 CSA 或 LVEF 症状,或患者不能适应 CPAP 治疗;可考虑 ASV 治疗。当患者用 CPAP 治疗一段时间内持续出现 CSA,且吸氧无效时应考虑应用 ASV 治疗,但需注意 LVEF<45% 非 ASV 获益人群。需注意的是,针对合并 CSA 的心力衰竭患者,一线治疗策略为最优化的心力衰竭治疗方案。

（三）睡眠相关肺泡低通气疾病

【适应证】

（1）轻症患者可选择 CPAP。

（2）应用 CPAP 时低氧持续存在和 CO_2 持续增高,多推荐应用 BiPAP（S/ST）。

【模式选择】

（1）S 模式（无后备频率）适应证:存在清醒期低通气（动脉血气分析、潮气末或经皮 CO_2 测试,显示 $PaCO_2 \geq 45mmHg$）;睡眠期 $PaCO_2$ 升高 $\geq 7mmHg$ 或 $SaO_2 \leq 88\% \geq 5min$（夜间 PSG 记录持续 2h 以上）且 AHI<5 次 /h。

（2）S/T 模式（有后备频率）适应证:①应用无后备频率通气 $PaCO_2$ 升高 $\geq 7mmHg$;②或 $SaO_2 \leq 88\% \geq 5min$（夜间 PSG 记录持续 2h 以上）;③重度患者还可选择平均容量保证压力支持模式（AVAPS）;④必要时需要氧疗配合。

（3）氧疗指征:清醒状态 $SpO_2 < 88\%$ 或睡眠过程中最佳的通气支持治疗状态, $SpO_2 < 90\%$ 的时间在 5min 或更长。给氧开始的流量为 1L/min,之后每 5min 流量增加 1L/min,直至 $SpO_2 > 90\%$。

二、相对禁忌证

NPPV 治疗必须在专业医务人员的指导下实施。遇到下列情况时,临床医师应根据患者的具体情况,权衡利弊,经过治疗后或在严密监护下慎重选用。①胸部 X 线或 CT 检查发现肺大疱;②气胸或纵隔气肿;③血压明显降低(血压低于 90/60mmHg);④急性心肌梗死且血流动力学指标不稳定者;⑤脑脊液漏、颅脑外伤或颅内积气;⑥急性中耳炎、鼻炎、鼻窦炎感染未控制者;⑦青光眼患者;⑧存在误吸风险者等。

(李庆云)

第三节　无创正压通气的气道管理和并发症

一、气道管理

应用鼻罩、鼻枕时鼻腔为唯一呼吸通道,应用呼吸机前必须检查并保证其畅通无阻。如存在鼻塞症状,需提前吸入糖皮质激素,口服抗过敏药物等。必要时应行鼻咽镜检查以除外鼻息肉、鼻甲肥大和鼻中隔偏曲,并酌情外科治疗。

湿化器内置或外接于主机,分为常温湿化和加温湿化。加温湿化器通过加热板使储水盒中水温升高,可维持吸入气的适宜温度和湿度,减轻黏膜干燥而提高舒适感。舒适温度为 26~28℃,相对湿度为 70%~80%。还可选择加温湿化管路,以防止气体在输送过程中因降温而在管路中出现冷凝。对于存在经口漏气、鼻充血或口鼻干燥的患者,在压力滴定时及长期使用过程中推荐使用加温湿化。应根据气候、环境、室内温湿度、压力水平及患者的感受调节加温湿化水平。此外,为防止冷凝水倒灌入患者呼吸道,呼吸机放置位置应低于患者头部水平,还可下调加温湿化档位、使用管路隔热套或加温管路,减少冷凝水的形成。

二、常见问题及对策

NPPV 的长期治疗尚无严重副作用,常见问题包括鼻面罩压迫、漏气、鼻部症状、幽闭恐惧感、机器噪声、觉醒反应及张口呼吸等。

1. 皮肤损伤　长期应用可出现压痕、过敏甚至破溃。可更换质地柔软的气泡型鼻面罩;在鼻面罩下加硅胶膜软垫或交替使用不同类型及尺寸的鼻面罩;如果出现皮肤破溃或严重过敏,应停用呼吸机并对皮损局部进行处理。

2. 鼻部症状　鼻干燥、充血或鼻塞等大多与气流对鼻部的刺激有关。应每日清洁鼻面罩和湿化装置。鼻部干燥者可用 0.9% 的氯化钠溶液湿润鼻腔,鼻腔内滴入油膏或油剂,同时使用加温湿化器。鼻部充血者还可用抗组胺类药物、局部应用糖皮质激素等药物治疗。对于鼻部充血症状持续及鼻塞明显者建议前往耳鼻咽喉头颈外科专科诊治。

3. 眼部症状　漏气可致眼部刺激、结膜炎等。应根据面型、鼻部外形等选择鼻面罩;佩戴时保证密封良好的同时不应过度紧压,头带松紧应适度、用力均衡;发生眼部刺激症状及结膜炎时需调整鼻面罩的位置、大小及松紧度等,或更换鼻枕等人机连接界面。

4. 漏气　CPAP 的有效压力支持是建立在一个闭合环路基础上的,明显漏气(非排气孔排出气量)可降低其治疗有效性。选择合适连接界面是避免或减少漏气量的重要措施,应根据患者鼻部外形、皮肤敏感性、CPAP 压力值、呼吸机模式及心理状况等进行选择。上牙全部脱落者最好在种植牙或戴义齿后应用 CPAP 治疗以解决漏气问题。

5. 张口呼吸　大多数睡眠呼吸障碍患者夜间习惯张口呼吸,若无鼻腔局部阻塞情况,在理想的 CPAP 压力治疗下可完全改善张口呼吸状况。理想压力水平及熟睡状态下患者有时也会出现经口漏气,常发生于夜间睡觉习惯将义齿摘下或卒中、神经肌肉疾病的患者,这时可使用带弹力的下颌带或更换口鼻罩。

6. 幽闭恐惧感　可使用鼓励性语言减轻患者心理负担,日间佩戴脱敏或更换为鼻枕等。

7. 睡眠反跳　重症 OSA 患者会在 CPAP 治疗初期出现 REM 睡眠及慢波睡眠异常增多,称为"睡眠反跳",一般持续 1 周左右。应重视睡眠反跳,因为在 REM 期患者对多种刺激的反应能力下降,很难觉醒。治疗压力不足可能导致呼吸道不完全梗阻,导致肺泡低通气,使缺氧更为严重且持续时间更长,因此在治疗初期需设定足够克服 REM 期呼吸事件的治疗压力,对保证生命安全意义重大。

8. 夜间自动中断治疗　部分患者在睡眠中不知不觉将鼻罩摘掉,不能坚持整夜治疗。这种情况多在治疗初期出现,这一行为看似无意识,但往往提示可能存在 CPAP 治疗不良反应,可能与压力设定不足有关,也有部分是由于设定压力太高或漏气等所致。

9. 机器噪声　机器噪声可能干扰患者或同伴的睡眠,可选择低噪声的呼吸机、睡眠时带耳塞、合理应用白色噪声以及选择独立卧室睡眠等方法。

(李庆云)

第四节　呼吸机压力滴定和参数设置

一、呼吸机压力滴定分类和准备

1. 呼吸机压力滴定分类

(1)呼吸机人工压力滴定:其又分为 PSG 整夜压力滴定和 PSG 分夜压力滴定。

(2)呼吸机自动滴定:其又分为 PSG 自动压力滴定和无 PSG 自动压力滴定。

2. 人工压力滴定的适应证与禁忌证

(1)适应证:

中重度(AHI>15 次 /h)OSA 伴有或不伴有症状。

轻度(5≤AHI≤15 次 /h)OSA 伴有明显症状或并发某些疾病。

(2)禁忌证:肺大疱、气胸或纵隔气肿;血压明显降低(<90/60mmHg)或休克;急性心肌梗死血

流动力学不稳;脑脊液漏、颅脑外伤或颅内积气;急性中耳炎、鼻炎、鼻窦炎、青光眼。

3. 人工压力滴定监测呼吸参数和准备

（1）监测呼吸参数

1）气流:检测 PAP 气流信号（不用热敏传感器）。

2）漏气:PAP 气流估算（总漏气量 = 允许漏气量 + 非允许漏气量）。

3）鼾声:PAP 气流或面罩压力波形、导管压力式呼吸传感器、鼾声传感器。

4）压力:呼吸机压力传感器。

5）胸腹运动:呼吸感应体积描记,通过监测胸腹矛盾运动,鉴别 OSA 或 CSA。

（2）准备工作:确认医嘱,复习 PSG 数据及诊断报告;接受 PAP 教育和操作演示;适配面罩（确保舒适性和密闭性）;在 4~5cmH$_2$O 压力下小睡 15~20min。

二、呼吸机压力滴定规则

（一）人工压力滴定 CPAP 规则

1. 最低起始 CPAP 4cmH$_2$O（高 BMI 和再次滴定者可适当调高起始压）,开启加温加湿器,必要时启动压力释放功能。

2. 如果发生 2 次以上阻塞性呼吸暂停,或 3 次以上低通气,或 5 次以上 RERAs,或 3 次以上明确而响亮鼾声,持续 5min 以上,则升高 CPAP 压力 1cmH$_2$O,但不超过 2.5cmH$_2$O。

3. 如果滴定期间患者醒来主诉压力过高,应以较低压力即感到舒适并能重新入睡的 CPAP 水平开始滴定。

4. 在异常呼吸事件得以控制的压力之上进行试探性升压,直至食管压稳定或吸气气流受限曲线正常,CPAP 可上升 2cmH$_2$O,但不应超过 5cmH$_2$O。

5. 推荐最高 CPAP 20cmH$_2$O,如 CPAP 已达到 15cmH$_2$O 仍不能消除阻塞性呼吸事件,或对高 CPAP 感觉不适或难以耐受,可转换为 BiPAP 模式。

6. 增加 CPAP 至消除阻塞性呼吸事件,理想压力滴定过程应该包括至少 15min 仰卧 REM 睡眠时间。达到呼吸稳定状态后,通常情况下无须 "降压" 操作。

7. 如果消除阻塞性呼吸事件超过 30min,可尝试降低 CPAP 1cmH$_2$O,此后,如果没有阻塞性呼吸事件,每间隔 10min,可尝试降低 CPAP 1cmH$_2$O 以上的压力,直至再次出现阻塞性呼吸事件（图 19-4-1）。

（二）人工压力滴定 BiPAP 规则

1. 最低起始为 IPAP 8cmH$_2$O/EPAP 4cmH$_2$O（高 BMI 者和再次滴定者可适当调高初始压力。从 CPAP 转为 BiPAP 时,EPAP 可设为消除阻塞性呼吸暂停的 CPAP 值）。推荐 IPAP-EPAP 差值范围为 4~10cmH$_2$O。

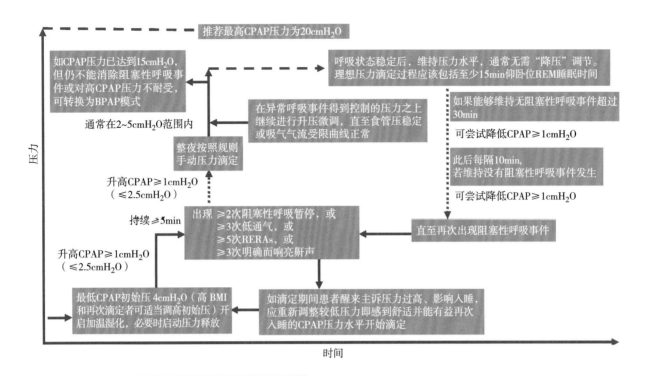

图 19-4-1 人工压力滴定（CPAP）规则

2. 如果滴定期间患者醒来主诉压力过高,影响入睡,应以较低压力即感到舒适并能益于再次入睡的 IPAP 水平开始滴定。

3. 在异常呼吸事件得以控制的压力之上进行"试探性"升压,直至食管压稳定或吸气气流受限曲线正常,推荐 IPAP 调节幅度不超过 5cmH_2O。

4. 如果 5min 发生 2 次以上的阻塞性呼吸暂停,同时升高 IPAP 和 EPAP 1mH_2O 以上,如果 5min 发生 3 次以上低通气事件,或 5 次以上 RERAs,或 3 次以上明确而响亮鼾声,升高 IPAP 1cmH_2O 以上。

5. BiPAP 应增加压力至消除阻塞性呼吸事件持续 30min,且包括仰卧 REM 睡眠超过 15min。

6. 呼吸稳定状态后,通常无需"降压"操作,若阻塞性呼吸事件消失超过 30min,可开始降低 IPAP 至 1cmH_2O 以上,直至再次出现阻塞性呼吸事件。

7. 推荐最高 BiPAP 压力为 30cmH_2O（图 19-4-2）。

（三）人工压力滴定分夜滴定规则

分夜压力滴定:就是在同一夜 PSG 监测情况下,前半段先进行诊断监测和分析,后半段实施 CPAP 压力滴定。

1. 如果能满足以下条件可以采用分夜压力滴定替代整夜压力滴定过程。

（1）前半夜 PSG 监测结果证实睡眠时间至少 2h, AHI≥40 次 /h。

（2）CPAP 滴定时间能够超过 >3h。

（3）PSG 证实 CPAP 滴定能够消除或几乎消除睡眠中的呼吸事件,包括仰卧位和 REM 睡眠中的呼吸事件。

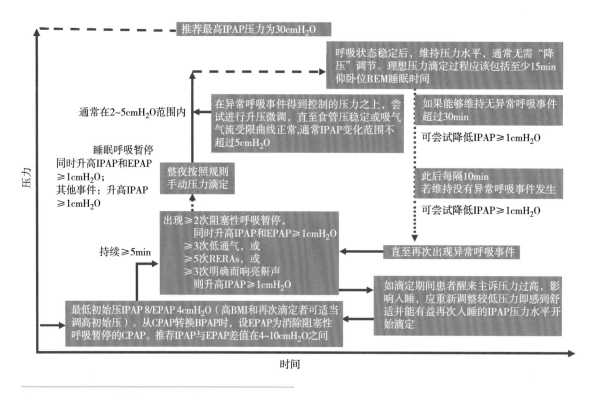

图 19-4-2　人工压力滴定（BiPAP）规则

2. 已经确诊睡眠呼吸疾病,但分夜压力滴定不能满足以上第 2、3 条标准,应进行整夜压力滴定。

适应证:

（1）具有严重的睡眠呼吸障碍临床表现,急需进行治疗者。

（2）若前半夜监测显示呼吸暂停事件持续时间较长,出现严重低氧者,具有发生意外的风险时。

（四）自动压力滴定规则

APAP 设备在预设的最高和最低压力之间自动探查气流量（呼吸暂停或低通气）和气流受限、振动（鼾声）和 / 或气道阻力,并产生相应反应和压力变化,反复升压、降压,能为 CPAP 治疗确定理想治疗压力。

1. 不推荐 APAP 设备用于诊断。

2. APAP 滴定或治疗不适于充血性心力衰竭、明显肺疾病如 COPD、预估非 OSA 所致夜间血氧饱和度下降（如 OHS）、无鼾声或 UPPP 术后、CSA。

3. 一般不推荐 APAP 设备用于分夜压力滴定。

4. APAP 可用于人工值守的 PSG 压力滴定,为中重度 OSA 使用标准 CPAP 治疗确定理想压力水平。

5. APAP 可以采用自动调节模式,治疗不伴有明显充血性心力衰竭、COPD、CSA 和肺泡低通气综合征的中重度 OSA。

6. 应用 APAP 自动方式进行滴定不伴明显充血性心力衰竭、COPD、CSA 和肺泡低通气综合征的中重度 OSA,确定其 CPAP 治疗压力。

7. 根据 APAP 滴定的固定 CPAP 进行治疗或使用 APAP 治疗的患者,必须进行密切临床随访,确定治疗的有效性和安全性,这在 PAP 治疗的前几周特别重要。

8. 如果症状未缓解或 APAP 疗效欠佳,应再评价和实施标准整夜 CPAP 滴定。

（五）无 PSG 下自动压力滴定操作程序

1. 准备　PAP 教育 / 面罩适配 / 掌握基本操作方法。

2. 设置　压力范围 4~20cmH$_2$O,启动压力释放、延时升压、加温湿化,开启 PAP 小睡 15~20min。

3. 试用　家中佩戴 APAP 设备 3 夜。

4. 下载　通过解析使用信息(使用时间、残留 AHI、漏气量)判断自动压力滴定的效果。

5. 处方　选择 95% 或者 90% 的压力水平作为长期治疗的压力。

（六）NPPV 压力滴定规则

NPPV 压力滴定监测方法与 PAP 压力滴定相同。BiPAP 设备应有 S 模式或 T 模式。大多数 NPPV 设备可以实时显示潮气量变化。吸气流速和吸气时间决定潮气量的水平。通常情况下,NPPV 起始治疗条件 BiPAP 压力为 IPAP 8/EPAP 4cmH$_2$O。出现阻塞性呼吸暂停事件时,会同时升高 IPAP 和 EPAP,出现阻塞性低通气事件时,会升高 IPAP。通过调节 IPAP 或者 PS 提高 SaO$_2$ 水平和目标潮气量(≥6~8mL/kg 理想体重)。监测呼气末二氧化碳(P$_{ET}$CO$_2$)或经皮二氧化碳(PcCO$_2$)水平更有助于精确指导压力滴定过程。增加压力支持可以达到提升潮气量和改善动脉血氧饱和度水平。如果通气量不足情况下,患者又不能耐受增加压力支持,可尝试通过提高呼吸频率而提升每分钟通气量。如果患者自主呼吸频率过快,可以通过压力支持,增加潮气量,实现降低呼吸频率的作用。经皮呼吸肌 EMG 信号反映呼吸肌活动强度,随着有效通气支持的维持,呼吸肌电信号强度会有所下降,也说明通气支持有效地降低了呼吸肌负荷。当 NPPV 治疗优化条件下,仍然存在血氧饱和度持续下降,应该在 NPPV 通气基础上辅助氧疗。

三、压力滴定的目标和随访

滴定的 CPAP 和 BiPAP 应当显著降低 RDI(最好 <5 次 /h),最低 SpO$_2$>90%,漏气在可接受范围之内(表 19-4-1、表 19-4-2)。

表 19-4-1　人工压力滴定的等级

等级	RDI/ 次·h^{-1}	SpO$_2$/%	睡眠持续时间 /min	仰卧 REM	觉醒
最佳	<5	≥90%	>15	有	无
良好	≤10,或当基础 RDI<15 时 RDI 降低≥50%	≥90%	>15	有	无
合格	≥10,但较基础 RDI 降低 75%	≥90%	>15	有	无
	或≤10				无
不合格	不能满足以上任何一级标准				

表 19-4-2 人工压力滴定的常见问题原因及处理措施

现象	原因	处理措施
张口呼吸	鼻塞	加温湿化、ICS、抗组胺药、局部缩血管药
	REM 睡眠或习惯性	下颌托带、口鼻罩、口罩
	压力不合适	降低 CPAP，改用 BiPAP、APAP 或者压力释放
面罩漏气	面罩问题	更换或调整面罩
觉醒（入睡困难）	上气道阻塞	升高 CPAP
	压力不耐受	降低 CPAP、改 BiPAP 或 APAP、压力释放和 / 或延时升压
中枢性呼吸暂停	睡眠不稳定	观察等待
	压力过高	降低 IPAP 或 CPAP
	中枢驱动下降	备频 BiPAP
治疗性中枢性呼吸暂停		备频 BiPAP、ASV
觉醒仰卧 $SpO_2 \leqslant 88\%$，或滴定期间无阻塞呼吸事件 $SpO_2 \leqslant 88\%$ 并持续 25min	COPD、心力衰竭、神经肌肉病变	应用 BiPAP 或升高 IPAP；氧疗最低起始流量 1L/min，间隔 15min 提高 1L/min，至 SpO_2 88%~94%

随访时间：第 1 周和第 1 个月详细了解疗效、不适感、依从性并且及时调整处理；观察半年和 1 年如体重变化，建议复查 PSG，必要时重新进行压力滴定；此后应每年 1 次常规复诊。

随访内容：主观评价为原有症状和相关疾病的改善、不良反应。

客观评价：重点评价依从性（至少 1 个月 ≥70% 的夜晚使用时间 ≥4h），患者不耐受问题，特别是漏气问题；回顾评价疗效，特别是消除残留 AHI。

（郭兮恒）

第五节 无创正压通气治疗中的问题和解决方法

在无创正压通气治疗过程中可能会发生很多各种各样的问题，解决方法也不尽相同。笔者总结自己实际临床工作当中遇到的常见问题，结合自己的体会，罗列了以下方面的主要问题。

一、呼吸机治疗压力非恒定的数值

即使同一个患者消除睡眠呼吸事件所需的治疗压力值也会随着睡眠体位和睡眠阶段变化而不同。仰卧位睡眠时，所需压力要比侧卧位睡眠时高。REM 睡眠期，所需的压力要比 NREM 睡眠期高。劳累后或者大量饮酒后，所需治疗压力会增高。当感冒或鼻炎发作时，鼻阻力增加，需要的气道正压水平也会相应增高。如果设定的 CPAP 压力过高，患者不易耐受，甚至中断治疗而容易造成治疗失败。压力值过低，则不能彻底消除睡眠呼吸暂停而无法达到最佳治疗效果。因此设定合适的气道正压通气的压力水平,是保证成功治疗的关键。理想的压力水平是能够防止在各睡眠期及各种体位睡眠时出现的呼吸暂停所需的最低压力水平,同时这一压力值还需能够消除鼾声和气流受限,保持整夜睡眠中的血氧饱和度在正常水平(>90%)。血氧饱和度是评价理想治疗压力水平的主要指标,如果最低血氧饱和度低于90%,则说明设定的压力水平不足。如果最低血氧饱和度超过90%,而且没有明显血氧波动现象,患者也没有不适感,则说明设定的压力水平是合适的。

二、阻塞性睡眠呼吸暂停选择呼吸机模式的原则

目前,临床上常用的无创呼吸机模式有 CPAP(APAP)和 BiPAP。针对 OSA 治疗,BiPAP 与 CPAP(APAP)的依从性类似。但是对于某些不耐受 CPAP 的患者,选择 BiPAP 有可能改善患者耐受性。而对于肥胖低通气综合征(OHS)和重叠综合征即 OSA 伴慢性阻塞性肺疾病(COPD)患者,则需要考虑选择 BiPAP 模式治疗。BiPAP 的常用模式有自主触发模式(spontaneous,S)、时间控制模式(timed,T)和自主触发-时间控制(spontaneous-timed,ST)模式。当 OSA 患者自主呼吸能力足够强,呼吸频率能够满足生理需要的条件下,建议采用 S 模式。当自主呼吸频率过于缓慢或者强度较弱,不易触发呼吸转换时,则建议采用 ST 模式或者是 T 模式。

三、呼吸机治疗的临床决策

1. 中、重度阻塞性睡眠呼吸暂停(OSA)患者应选择 PAP 治疗,如果轻度 OSA 患者有明显临床症状或者并发症也应该尝试 PAP 治疗。

2. 针对绝大多数 OSA 患者应首选持续气道正压通气(CPAP)治疗,有些患者因为仰卧位和 REM 睡眠时 CPAP 压力显著高于侧卧位和 NREM 睡眠期,导致夜间压力波动过大,也可以选择 APAP。不能耐受较高压力的 OSA 患者可以换用 BiPAP 自主触发(spontaneous)模式。

3. PSG 监测条件下的 PAP 压力滴定是确定有效压力的标准方法也是成功治疗的前提。

4. APAP 的最低有效压力应该涵盖仰卧位和 REM 睡眠期的有效治疗压力。APAP 治疗理想的 OSA 患者可能替代 PSG 滴定过程,但是治疗效果不理想者仍然建议接受 PSG 监测下的压力滴定。压力释放功能并没有明显提高治疗依从性,但部分患者可能因舒适感获益。建议中枢性睡眠呼吸暂停、中枢通气控制障碍者和神经肌肉或胸壁疾病选择 BiPAP-ST 模式,备用呼吸频率设置通常要比睡眠期自然呼吸频率低 2 次 /min,尽可能避免人机冲突。ASV 用于治疗通气控制不稳定的患者,如 CSB-CSA、过度通气所致 CSA 和长期 CPAP 仍残留 CSA 者。

四、整夜压力滴定测试是成功治疗的前提

（一）基本原则

根据美国睡眠医学学会(American Academy of Sleep Medicine, AASM)制定的指南,实施 PAP

治疗前,应该对患者进行关于 OSA、PAP 治疗和 PAP 压力滴定过程的教育。应根据患者面型选择适宜的鼻面罩。在多导睡眠监测的条件下进行压力滴定,在滴定过程中,要遵循压力由低到高的渐进原则。以消除睡眠中所有呼吸相关事件,包括气流受限、鼾声、低通气和睡眠呼吸暂停事件,同时尽可能维持患者连续睡眠为原则。

（二）儿童无创正压通气治疗

实施儿童 PAP 压力滴定前 1 周建议让患儿在白天适应性佩戴儿童型鼻面罩,有助于提高患儿的耐受性。对患儿的鼓励和赞美有助于完成压力滴定过程,通常不推荐对儿童使用分夜压力滴定。推荐儿童的最大 CPAP 压力和调整压力的相关事件次数要较成人低。

（三）压力滴定时准确判断监测数据

压力滴定过程中宜采用导管压力传感器监测呼吸信号,同时还可以监测输出压力水平。还要观察漏气状况。根据监测的呼吸事件和呼吸信号形态调节压力水平。理想的压力水平要使呼吸气流信号成为圆滑波动曲线,信号低平或者过于高尖都可能提示压力过低或者是过高。在向 REM 睡眠转化过程中,由于面部肌肉过度松弛,容易发生漏气量增加,需注意及时调整和防范。对于神经肌肉疾病患者的 NPPV,可通过观察肋间肌和膈肌体表肌电信号评价治疗效率。NPPV 的理想治疗效果是观察到潮气量增加,呼吸频率减少,同时呼吸肌电信号幅度下降,说明有效的辅助通气减少了呼吸肌做功。要求压力滴定过程应该包括足够的仰卧位 REM 睡眠时段以便确立有效压力水平。

如果患者不耐受较高的 CPAP,可以首先设置呼气压力释放功能,若仍不能耐受,可以暂时换用 BiPAP 模式以便患者逐渐适应正压通气治疗方式。本人 BiPAP 与 CPAP 的经验换算方式：设置 IPAP 较 CPAP 高 $2cmH_2O$,EPAP 较 CPAP 低 $1{\sim}2cmH_2O$,或者 EPAP=CPAP。笔者认为临床上不但压力过高可以造成不耐受,有时压力过低也可以造成不耐受,后者往往还容易被忽视和误判。对于有些上气道狭窄非常严重的患者,起始压力不足就可以影响患者的感受而中断治疗。

（四）呼吸机治疗是否配合氧疗

OSA 患者 PAP 压力滴定过程通常不需要配合氧疗。而对于肥胖低通气综合征或者重叠综合征患者,如果清醒仰卧位时 $SaO_2{<}88\%$ 或在使用氧疗才能维持清醒 SaO_2 在可接受水平时,在压力滴定时通常需要辅助氧疗。根据多年临床实践,笔者总结的规则是：首先尝试单纯调节 PAP 压力水平纠正缺氧,特别是首选 BiPAP 模式,通过增加 PS 观察血氧水平变化,有条件应同时观察呼气末二氧化碳水平。如果仍然不能纠正低氧状况,则说明这位患者在无创正压通气基础上需要辅助氧疗。PAP 辅助氧疗流量应从 2L/min 起始,每间隔 $10{\sim}15min$ 上调氧流量 1 次,直到维持 SaO_2 在 88% 水平以上。

（五）治疗后睡眠呼吸暂停的处理

治疗后睡眠呼吸暂停属中枢性呼吸暂停,是指在 CPAP 或自主通气模式的 BiPAP 治疗后,阻塞性呼吸事件消失时,持续存在或新出现中枢性呼吸暂停或低通气。50% 的残存呼吸事件是中枢性呼吸暂停或中枢性低通气,中枢性呼吸暂停指数≥5 次 /h。针对治疗后睡眠呼吸暂停的处理原则：呼吸努力相关微觉醒造成的中枢性睡眠呼吸暂停可通过增加 CPAP 压力得到缓解;由于治疗压力过高造成过度通气而发生的中枢性呼吸暂停,则需要逐渐降低治疗压力;延长 CPAP 治疗时间,绝大多数的中枢性呼吸事件会逐渐减少或者消失;不适当使用 BiPAP 有可能加重过度通气,增加通气的不稳定性;如果长期 CPAP 治疗仍持续频发中枢性呼吸事件者,选择 ASV 模式是最理想的治疗方式。

（六）替代压力滴定的规则

如果 OSA 患者不能接受进行标准 PSG 压力滴定,也可以采用替代方式:比如在家里连续使用 APAP 3 天至 1 周时间,然后回顾分析治疗数据,估算这位患者最佳治疗条件。也可以应用便携式睡眠呼吸监测仪配合进行压力滴定。PSG 压力滴定、便携式压力滴定和 APAP 压力滴定,这三种模式在 CPAP 依从性、减低 AHI 效果以及改善日间思睡症状等方面的效果类似。但是如果滴定过程中出现较多的中枢性呼吸暂停、异常的低氧事件或陈 - 施呼吸,还是建议采用 PSG 手动压力滴定监测。

不适合 APAP 压力滴定的情况:基线血氧水平低,可能需要氧疗者、肥胖低通气综合征患者、可能有中枢性呼吸暂停患者(应用麻醉药者、充血性心力衰竭者)和可能需要较高治疗压力的患者。较高压力不耐受或中、重度 COPD 可能需要 BiPAP 的患者也应该进行整夜 PSG 压力滴定。

开始 PAP 治疗前,需对患者进行呼吸机使用等方面的教育。进行短时间的试验性小睡。指导面罩佩戴、管路连接和机器操作。如果治疗压力水平较高时,起始 $4cmH_2O$ 压力也许会造成患者不适,要适当提高压力下限。对压力不耐受者,要注意降低初始压力。回顾机器内的记录数据,分析使用时间、残存 AHI 和漏气量对于提高治疗效率有益。最理想的数据结果是治疗压力局限在原来设定的压力范围,残留 AHI 低,漏气量小,依从性好。

（七）APAP 的优势和特点

自动气道正压通气(auto-CPAP 或者 APAP)模式的本质还是 CPAP,只不过可以预先设定工作压力范围,根据患者气道阻力发生变化,通过自身特殊算法,实时输出变化的压力。总体来说 APAP 治疗 OSA 的依从性与 CPAP 类似。APAP 具有的优势:APAP 通过自身算法和限定的压力工作范围,在不需要人工干预情况下,输出理想的压力水平,替代了人工调节压力的过程。还可以通过多夜反复测试,消除单夜压力滴定的偏差。可以通过 APAP 的压力结果估算 CPAP 的起始压力、RAMP 时长和有效治疗压力。有的患者在使用 APAP 时,感到更加舒适。这与 APAP 的平均治疗压力要比 CPAP 低 $2\sim5cmH_2O$ 压力有关。在发生漏气的情况下,APAP 可能会出现更加明显的不适感包括觉醒。

由于不同品牌呼吸机因 APAP 算法不同而调节技术各异,故患者的感受也会存在差异。多数的 APAP 模式都具有判断上气道是否开放的功能。对于上气道关闭的呼吸事件,也就是阻塞性呼吸事件,呼吸机就通过增加压力来降低气道阻力,打开气道。当传感器感知上气道开放的情况下,呼吸机判断是中枢性呼吸事件,则治疗压力不变。值得注意的是临床上有些中枢性呼吸暂停也可同时出现气道阻力增高,由于 APAP 无法判断是否有呼吸努力,所以有些 APAP 可能也会作出错误判断。如果把 APAP 的算法应用到 BiPAP 设备上,就派生出 auto BiPAP 模式。在参数设置方面包括:最小

EPAP,最小和最大压力支持（IPAP-EPAP）和最大 IPAP。默认最小压力支持（PS）为 $3cmH_2O$,然后设备调节 EPAP 和 IPAP 以保持气道开放。对于不能适应 CPAP 和 BiPAP 的患者,auto BiPAP 可能有一定优势。

（八）设置呼吸机参数要个体化分析

PAP 治疗的定期随访可提高使用者依从性,特别是开始使用第一周至第四周的面对面交流。临床上还会发现有些患者即使对 CPAP 非常满意,但是仍然有较高的残留 AHI 升高。残留 AHI 较高可能提示存在中枢性呼吸暂停。充血性心力衰竭或服用镇静药者由于中枢性呼吸暂停而表现残存 AHI 较高,也有些残留 AHI 可能是机器误判。如果环境过于干燥,就应该调整加温加湿强度。如怀疑口漏气,应使用全脸面罩或下颌托。

BiPAP 治疗的患者设置吸气时间也非常重要。以限制性通气功能障碍为主的患者,比如胸膜疾病,应适当增加吸气时间。而以气流受阻为主要问题的,比如 COPD,应适当增加呼气时间,改善患者通气。由于原发病的不同,NPPV 的治疗目标也会不同。主要是能够改善睡眠质量和防止夜间呼吸困难;防止夜间肺泡低通气（或如果存在日间肺泡低通气防止睡眠期间肺泡低通气加重）;改善呼吸肌疲劳。

治疗参数的调节要根据症状和耐受情况、血氧饱和度监测结果、如果有条件还要观察呼气末二氧化碳分压（$P_{ET}CO_2$）或动脉血气分析报告逐渐增加压力支持水平,以患者能够耐受的最佳通气参数为基准水平。在 PSG 监测下消除睡眠呼吸暂停和低通气事件,并且维持可接受的通气频率。根据血氧水平判断是否需要辅助氧疗。如果通气效果不理想,或者通过监测发现不能形成满足生理需要的通气,可以换用定容压力支持模式,以期达到目标潮气量。如果患者不能耐受较高的压力支持水平,可以通过降低目标潮气量和提高呼吸频率,仍然可以完成目标每分钟通气量。如果患者呼吸频率过慢或者不能形成有效呼吸触发的话,要启动 ST 模式。

（九）适应性伺服通气可以稳定二氧化碳水平

适应性伺服通气（adaptive servo ventilation, ASV）是 BiPAP 的另一种类型,主要用于纠正充血性心力衰竭患者出现的陈 - 施呼吸。其机制是通过稳定通气,避免二氧化碳的过度排出。VPAP AdaptSV（ResMed）的算法是以当前平均通气量的 90%（动态时间窗）作为目标通气量比对。当潮气量较低时,通过压力支持增加潮气量,当潮气量较高时,通过减低压力支持稳定通气。BiPAP AutoSV（Philips-Respironics）的比对目标则是以平均峰流速的 90% 为动态时间窗,通过调节通气强度达到稳定通气作用。增加或减少 IPAP 以增强或降低气流强度,通过调节 EPAP 水平保持上气道开放。Prisma CR（Löwenstein Medical）的算法是以反周期性方式调节呼吸容积周期性变化。当呼吸容量过大,超过目标容量时,呼吸机提供渐弱的压力支持（PDIFF）,甚至 PDIFF 可降至 0,如果呼吸容量过小,低于目标容量时,呼吸机提供渐强的压力支持。通常设定备用呼吸频率以低于自主呼吸频率 2 次 /min 为宜（不低于 8~10 次 /min）。以期主要由患者自主触发呼吸切换,这样产生同步通气舒适度和效率更好,依从性也会提高。伺服通气模式不适用于具有明显通气障碍和伴有二氧化碳增高的疾病。

（十）压力支持容量保证模式降低二氧化碳方面具有优势

压力支持容量保证模式（average volume assured pressure support，AVAPS）可通过压力支持调节（PS=IPAP–EPAP），确保输出稳定的目标通气量。对于治疗肥胖低通气综合征（OHS）、重叠综合征和神经肌肉疾病患者来说，与 BiPAP 相比，AVAPS 在增加通气量和降低二氧化碳分压方面具有一定优势。设定 EPAP 和 PS 水平是以消除阻塞性呼吸事件（阻塞性呼吸暂停和低通气）为目的并保证足够的潮气量。通常情况下，以 $6\sim8mL/kg$ 理想体重估算目标潮气量。初始设置 $EPAP=4cmH_2O$，$IPAP_{min}=EPAP+4cmH_2O$，$IPAP_{max}=25\sim30cmH_2O$。要根据患者是以阻塞性通气功能障碍还是限制性通气功能障碍为主来调节吸气时间和吸呼比值。

（十一）善于利用提高呼吸舒适度的方式

1. 延时升压功能　RAMP 延时升压功能有助于患者能够比较容易进入睡眠状态，通过逐渐升压，平稳地过渡到理想治疗条件。根据患者平素入睡时间来决定延时升压时间的长短。如患者夜间醒来，也可以重新启动延时功能便于再次入睡。尤其是针对入睡困难的患者效果会更明显。现在又出现智能延时升压功能，能够通过判断是否出现呼吸事件，自动缩短或者延长延时升压时间。

2. 压力释放功能　Philips-Respironics 的压力释放模式有 C-Flex、C-Flex+、A-Flex 和 Bi-Flex。ResMed 的压力释放模式为 EPR。设计这项功能的初衷是为了提高患者的舒适性和依从性。但实际的临床作用有限。

3. 加温加湿器　有效的加温加湿功能可缓解患者在治疗中出现鼻黏膜充血、鼻塞，降低鼻阻力，但是使用加温加湿器不当可能增加呼吸道感染的风险。加温加湿器的实际作用可能是因人而异，对于一部分患者来说，加温湿化器的作用很重要，甚至影响依从性。而对于有的患者，无论是否使用湿化器，其在治疗过程的感受都变化不大。为了防止呼吸管路进水，要求把呼吸机放置低于床平面水平。

4. 人机连接界面　建议 OSA 患者选择佩戴鼻罩，鼻罩具有舒适度高，漏气机会少等优点，也有利于纠正患者张口呼吸习惯。鼻枕有助于减轻幽闭恐惧症患者的不适感，同时鼻枕也适用于容易漏气或者上牙缺失导致上唇无支撑的患者。对于习惯张口呼吸或者容易经口漏气的患者，才考虑选用口鼻面罩。如果佩戴 PAP 的患者在夜间起床方便时，建议临时断开鼻（面）罩与导气管路间的连接，尽量不要摘下鼻（面）罩。

（郭兮恒）

第六节　无创正压通气治疗的依从性

自从 *Lancet* 杂志 1981 年报道使用 CPAP 成功治疗睡眠呼吸暂停之后。CPAP 已经成为治疗成人中、重度 OSA 的主要方法。呼吸机增加了口咽和喉咽的截面积和容积、降低了上呼吸道阻力、提升了睡眠质量、减少了日间思睡和改善情绪和改善各种并发症。尽管如此多的获益，但是临床上呼吸机治疗的依从性仍然是一个严峻的问题。

一、治疗效果有时间依赖性

PAP 治疗睡眠呼吸暂停及其并发症的效果与每晚使用时长和连续使用时间密切相关。因此通常评估规范治疗的重要指标就是每晚累计使用的小时数以及每个月中累计治疗的夜数。无创呼吸机的数据存储能够连续记录和估算有效治疗时间和效率，包括最近 1 周内的详细数据以及 1 个月、3 个月、半年以及 1 年累计的统计数据。分析的项目包括：夜间使用时长、压力水平变化、漏气程度、残余 AHI 水平、周期性呼吸状况等。有助于对治疗过程进行详细评估和非理想过程的原因。为更加准确判断患者呼吸机使用依从性提供便利条件。规律使用无创呼吸机，理想依从性的定义是：至少在 70% 的天数，每晚使用呼吸机在 4h 以上者。估计我国达到这个标准的治疗人群不及 30%。大量研究已经证明 CPAP 治疗 OSA 患者的依从性是治疗 OSA 成功与否的关键，日间思睡是 OSA 患者比较突出的症状，许多患者需要 4h 以上的使用时间才能消除日间思睡。伴有高血压的 OSA 患者当每晚 CPAP 治疗 4h 以上，平均动脉血压才会有明显下降 3~4mmHg。因此要规范呼吸机的使用和认知度，提高依从性。

二、影响依从性的因素

临床上影响依从性的因素很多，包括睡眠呼吸暂停的严重程度、患病年龄、是否进行规范监测、是否进行详细病因学评估、对患者宣教的程度、患者对疾病的认知、患者包括家属是否详细了解无创呼吸机的性能、压力滴定过程的感受、治疗参数设置的准确性、医师和睡眠技师的专业水平、选用的呼吸机性能、机器的噪声、鼻面罩漏气情况等。

当首次使用呼吸机时，通常在第一周内就建立其依从性模式。临床医师能够通过呼吸机存储记忆数据分析呼吸机已经运行的时间和治疗效果。目前认为与依从性最为密切的因素是睡眠呼吸暂停的严重程度（通常用 AHI 表示）。AHI 较高者更能较快接受和适应这项治疗，而且获益程度越高，依从性也越好。而对睡眠呼吸障碍认知较差的患者依从性不佳。在滴定过程中（也就是首次使用呼吸机的时候）拒绝使用呼吸机和具有幽闭恐惧症的患者，依从性往往都较低。最后，那些不愿在其睡眠伴侣面前佩戴呼吸机的患者依从性也差。患者的年龄、性别和社会经济地位与依从性没有密切关系。患者的压力、愤怒、焦虑或抑郁的感受也对依从性没有明显影响。

影响依从性的负面因素：使用呼吸机过程中出现鼻腔干燥、充血，打喷嚏，鼻溢，鼻窦炎，结膜炎，幽闭恐惧症，鼻梁上的压痕和压疮，呼吸困难，对面罩材料的过敏反应，嗳气和胃胀气等。其实这些问题在初始阶段都是可以避免和及时解决的。

三、提高依从性的方法

1. 早期教育和继续教育　由有经验的医师对患者和配偶进行宣教关于 OSA 相关知识,呼吸机如何改善患者病情,呼吸机主机主要构成包括管道、接口、鼻罩和头带等。说明这项治疗的优势,以及其对睡眠质量、健康、警觉和情绪等的积极影响。对减少或减缓并发高血压、冠心病等的作用。讨论可能出现的故障和排除方法,鼓励患者避免饮酒或服用催眠药物。

2. 选择和匹配鼻面罩　尽管鼻面罩的种类和大小有很多,但是为患者选择合适的鼻罩是非常重要的。对于幽闭恐惧症的患者来说,鼻枕比鼻罩更适合。对于鼻塞或经常张口漏气的患者来说,口鼻面罩更好。头带不应太紧,如果头带、管路、面罩有破损要及时更换以免影响正常使用呼吸机。

3. 呼吸机压力滴定　通常在睡眠中心睡眠监测确诊后的第二天晚上进行多导睡眠监测下的呼吸机压力滴定。向患者展示主机和管路面罩,佩戴方法,描述滴定过程和夜间注意事项。这个过程的指导和教育对于决定依从性方面非常关键。睡眠中心应该有适宜各种面型鼻型的口鼻罩和头带,技术人员应该耐心给患者尝试佩戴效果,结合出现张口呼吸,漏气,不自觉吞咽动作等问题进行指导,确保患者安心入睡。

4. 纠正鼻塞　对于有鼻塞或鼻窦炎的人,可以尝试使用鼻喷雾剂、皮质类固醇和抗组胺药得到缓解。因为经鼻顺畅呼吸是确立和提高依从性的关键。必要时通过鼻腔手术解决鼻塞的影响。

5. 辅用加温加湿　口腔干燥是 OSA 患者的最常见症状,使用呼吸机时也会由于口腔和鼻子的干燥影响患者的感受。特别是在寒冷和干燥地区,正确使用加温加湿器会显著改善这些症状,提高依从性。

6. 选择正确的治疗模式　常用的治疗模式有 CPAP(APAP)和 BiPAP。其中 CPAP 是治疗 OSA 的首选治疗模式。适用于绝大多数患者。BiPAP 会涉及更多的参数调节包括:呼气压力和吸气压力、呼吸频率、触发阈值、呼气阈值、升压斜率等。我们强调要根据压力滴定的结果选择治疗模式。这是决定治疗有效和确保依从性的前提。同时要求必须由专业医师或者睡眠技师来调节和修改治疗参数。

7. 治疗初期跟踪随访　使用呼吸机的第一周内应该对患者进行随访,也可以是电话随访。讨论和解决出现的问题(表 19-6-1)。我认为第一周治疗感受会影响以后的长期治疗的依从性,经过治疗临床症状和并发症的改善作用,往往会提高患者耐受不良反应的能力和配合度。所以在最初把遇到的问题及时解决是至关重要的。初始阶段(1~2 周)的依从性是长期 PAP 应用的良好预测指标。

8. 确保治疗的有效性　使用呼吸机 1~3 个月期间应该对患者进行随访。评估使用时间和鼻罩漏气情况和残留 AHI 指标。及时和长期的随访严重影响依从性水平,强调呼吸机需要尽可能长的佩戴和治疗时间的重要性。指导患者调整睡眠习惯。由此可见,睡眠专科医师的专业化水平会影响患者治疗的依从性。

表 19-6-1　呼吸机治疗过程中出现的问题及解决方法

呼吸机过程中出现的问题	解决办法
呼吸困难	降低初始压力、延时升压和压力释放
幽闭恐惧感	换用鼻枕,转移注意力或者换着用其他治疗方法
吞咽空气	减低压力,启用延时升压功能,重新压力滴定
感觉气流很凉	提高室内温度、调整湿化器温度
面罩异味	清洗面罩,更换另一款面罩,使用加温加湿器
面部压痕	尝试不同样式和尺寸鼻面罩或调整头带松紧度
口咽干燥	避免漏气,调整湿化器或者佩戴下颌带,换用口鼻罩,调整压力
打喷嚏,流涕	调整湿化器温度,清洗或者更换滤膜,清洗鼻罩,鼻腔喷雾剂、
鼻塞	鼻腔喷雾剂,换口鼻罩,其他治疗方法
眼干、眼睑充血	调整头带松紧,更换更好的鼻面罩,滴人工泪液
面罩管路内有水	调整湿化器温度和室内温度
症状反复或者加重	检查呼吸机参数,重新压力滴定,复诊
张口呼吸	下颌托带,或佩戴口鼻面罩
呼吸机噪声过大	更换机器摆放位置、使用加长管路,检修维护
呼吸机长时间使用消毒问题	通常不需要对呼吸机内部消毒

9. 长期随访和再次评估　仍然是专业化随访问题,至少每年进行一次面对面的交流。鼓励长期使用和纠正错误使用习惯,评估并发症改善状况。有些患者可能需要再次压力滴定,重新设定治疗参数。

（郭兮恒）

第七节　无创呼吸机的日常保养与操作规程

无创呼吸机的规范使用和日常维护对于确保呼吸机正常高效工作和延长使用寿命十分重要。

一、无创呼吸机及相关配件的日常保养

（一）定期清洁鼻面罩和湿化器水罐

清洁前确认呼吸机已经关闭电源,电线插头已经拔出,湿化器水罐是冷的。

1. 清洗鼻面罩　用清水或者专用洗涤溶液仔细清洁面罩,特别注意贴近皮肤的硅胶垫;检查面罩的出气口是否通畅;用清水漂洗所有部件;用干净的绒布擦拭面罩(以防出现斑点污迹);面罩应避免阳光直射或直接放置在暖气片上。请不要使用擦洗剂、乙醇、含氯物质、丙酮或者其他溶剂清洁仪器及其附件,这些材料会加速鼻面罩老化进而缩短使用寿命。

2. 清洗加温加湿器水罐　建议每 3 天至 1 周换水和清洗水罐,请按以下步骤进行:

（1）关机。待湿化器冷却后,将水罐取出。注意水罐底部可能很热。

（2）待水罐冷却后,打开顶部硅胶塞,把水罐中剩余水倒出。

（3）添加清水和洗洁剂（或其他中性清洗液）,盖上硅胶塞,用手堵住进气口和出气口,来回摇晃水罐几次（请注意不要溅到身上）。

（4）打开硅胶塞倒出洗涤液,用清水按照同样方式冲掉残留洗涤液自然晾干,清洗时请勿拆下底板。

要保证只有在水冷却以后才可清洁操作,并且确保清洁时水没有进到呼吸机内部。

（二）每周清洁空气滤芯

1. 打开空气滤芯后盖,将空气滤芯拆除下来。

2. 用清水冲洗空气滤芯后,沥干水分使其彻底干燥,以保证湿气不进入到仪器内部。

3. 将干燥的空气滤芯放入过滤器中。

4. 将空气滤芯后盖盖好。

勿将备用空气滤芯置于暴晒、潮湿及寒冷的环境中,以免材料的损害。清洁完毕后,检查空气滤芯是否完好。空气滤芯必须每6个月更换一次。

（三）保持呼吸机外壳清洁

用一块柔软的、稍微有点潮湿的布擦拭治疗机的表面。如果需要,请使用中性洗涤溶剂。

在再次使用呼吸机之前,请先让外壳完全干燥并确保没有液体进入呼吸机内部。

（四）清洗管路

常用的呼吸机管路分为两种：①带测压管的管路；②不带测压管的管路。

带测压管管路的清洁：将整个管路从主机和鼻面罩转接口上拆卸下来；将测压管的一端拉出（如有必要可轻轻摇动）,并用所配专用塞塞紧,另一个专用塞封闭另一端转接口的小口用以防进水（如进水机器则无法正常工作）。在温水中放入少量清洗液,冲洗路管,确保没有残余污垢,漂洗回路管内壁务须彻底。然后,用清水彻底漂洗路管的内外壁。用力甩出路管中的水,悬挂管路干透。测压管路的清洁：把专用塞子从测压管内拔出。用清水冲洗,用氧气或其他气源吹干。不带测压管管路的清洁过程与有测压管的主管路清洗步骤相同。再次使用前,确保长管彻底干透。不要让管路直接暴露在阳光下,照射时间过长会导致管路加速老化、变硬甚至出现裂缝。

（五）清洗头带

从鼻面罩上摘下带子,因可能脱色,首次洗涤头带应单独清洗。用30℃的水洗涤头带或在温和皂液的温水溶液中手洗。低速甩干或沥干头带,切勿熨烫头带,否则会损坏黏扣。

（六）面罩、管路和湿化器消毒

如果遵循正确清洁使用说明,一般不必要对呼吸机进行特殊消毒。当加温湿化器受到污染或长时间使用后,可以用标准消毒剂对加温湿化器部件进行清洁消毒。特别注意,消毒剂会损害材料的表面并缩短使用寿命。因此,有关消毒剂适用的特定材料及其使用说明应该遵循消毒剂生产商的建议。

常用的消毒方法有两种:化学消毒法和加热消毒法。化学消毒法将清洗后的面罩或管路浸泡在2% 戊二醛溶液中或者使用 0.55% 邻 - 苯二醛漂洗面罩各个部件,然后晾干,不得暴露在阳光直射下(否则会快速老化变硬)。热消毒法使用已经注册的热水消毒系统,将面罩耐热部件浸泡在不同温度的热水中达到消毒的目的(表 19-7-1)。

表 19-7-1　热消毒法温度及作用时间

温度 /℃	作用时间 /min
70	100
75	30
80	10
90	1

最后,用清水彻底冲干净与患者密切接触的部件比如鼻面罩、头部固定带、管路等,以防溶液残留引起皮肤和呼吸道刺激或者感染。消毒之后,检查部件是否有损坏的痕迹,及时替换掉所缺陷的部件。

湿化罐消毒:使用 2% 戊二醛消毒液浸泡 10min,可以杀灭一般细菌;20min 可杀灭分枝杆菌,个别类型分枝杆菌需要延长消毒时间到 45min;浸泡 10~20min 可以杀灭病毒,然后再使用蒸馏水冲洗晾干。

二、无创呼吸机的操作规程

无创呼吸机使用过程中的操作细节往往更加重要。

(一)使用呼吸机前准备

1. 首次使用呼吸机时首先要先开、关机一次,确定能否正确掌握开关机,同时检查机器能否正常工作。如有问题要及时排除故障。

2. 使用前,正确连接好呼吸机、加湿器、鼻罩或口鼻罩和头带。

3. 确定加湿器内已经加有纯净水或蒸馏水,且不能超过规定容量。

(二)先带面罩后开机

开机空吹,会使呼吸机计算的基线出现严重飘移。触发呼吸机的漏气补偿功能,漏气量越大,补偿量就越大,会使患者感到气流过大而不能耐受,是导致初次使用无创呼吸机失败的重要原因。因此要先戴好面罩,连接呼吸机管路后再开机送气。

佩戴鼻面罩方法:将鼻罩或口鼻罩戴好,调整好头带松紧。头带的松紧一般以鼻面罩对患者相应部位没有压迫感,但也不能过松以免产生漏气,以能插入两个手指头为宜。

(三)减少或者避免面罩漏气

非正常漏气会使气流基线飘移,大量漏气将导致气路压力明显下降,干扰气路基础输出气流量,延长同步时间,特别是对压力触发影响最大,造成触发迟钝甚至不同步。纠正方法:选择合适鼻面罩,并且正确佩戴,避免漏气。

（四）增加压力支持,提高通气效率

在使用 BiPAP 时,呼气压过低会造成患者的重复呼吸。设置合适的 EPAP,可提高鼻面罩内压力,稀释和冲刷面罩内呼出气的 CO_2。同时也可对抗内源性 PEEP 的作用。加大压力差（提高吸气压 IPAP）,增加呼吸机辅助做功,也可有效促进排出 CO_2。

（五）设置准确的治疗条件

导致患者呼吸机不耐受的常见原因:①患者与呼吸机同步性不好;②漏气量过大;③压力支持严重不足。参照患者身高体重推算潮气量并且根据呼吸波形设置呼吸机压力参数,根据患者的 SpO_2 监测结果或者呼吸机治疗 1h 后血气分析结果,调整和优化呼吸机参数。患者感觉舒服是病情好转的征象。

（六）呼吸机辅用氧疗需增加氧流量

患者使用无创呼吸机时,面罩内压力整体升高。这时如果提供低流量氧气,会因供氧气端压力低于面罩内压而使得氧气无法进入面罩。另外,由于面罩内气流量很大,经导管进入的氧气还会被严重稀释。因此,临床上要根据血氧饱和度或血气分析结果调整供氧浓度,要提高足够的氧流量,才能达到氧疗的目标。

（七）暂时停机的处理方法

在使用过程中患者如要去卫生间方便,最好先关掉机器,可以摘掉连接鼻面罩的导管,或者摘掉鼻罩或口鼻罩后再离开。回来后,先把导管连接到鼻面罩,或者先戴好鼻罩或口鼻罩,再重新开机使用。每天使用完毕,一定要关掉机器后再切断电源。

（郭兮恒）

参考文献

1. 中华医学会呼吸病学分会睡眠呼吸障碍学组.阻塞性睡眠呼吸暂停低通气综合征诊治指南（2011 年修订版）.中华结核和呼吸杂志,2012,35（1）:9-12
2. 赵忠新.睡眠医学.北京:人民卫生出版社,2016
3. COWIE M R, WOEHRLE H, WEGSCHEIDER K, et al. Adaptive servo-ventilation for central sleep apnea in systolic heart Failure. N Engl J Med, 2015, 373（12）: 1095-1105
4. 中国医师协会睡眠医学专业委员会.成人阻塞性睡眠呼吸暂停多学科诊疗指南.中华医学杂志,2018,

98（24）：1902-1914

5. 中华医学会呼吸病学分会睡眠呼吸障碍学组.睡眠呼吸疾病无创正压通气临床应用专家共识（草案）.中华结核和呼吸杂志,2017,40（9）：667-677

6. 中华医学会呼吸分会睡眠呼吸障碍学组.家庭无创正压通气临床应用技术专家共识.2017,40（7）：481-493

7. GUPTA A, SHUKLA G. Polysomnographic determinants of requirement for advanced positive pressure therapeutic options for obstructive sleep apnea. Sleep Breath, 2018, 22（2）：401-409

8. BERRY R B, BUDHIRAJA R, GOTTLIEB D J, et al. American Academy of Sleep Medicine. Rules for scoring respiratory events in sleep：update of the 2007 AASM Manual for the Scoring of Sleep and Associated Events. Deliberations of the Sleep Apnea Definitions Task Force of the American Academy of Sleep Medicine. J Clin Sleep Med, 2012, 8（5）：597-619

9. BERRY R B, SRIRAM P. Auto-adjusting positive airway pressure treatment for sleep apnea diagnosed by home sleep testing. J Clin Sleep Med, 2014, 10（12）：1269-1275

10. PATIL S P, AYAPPA I A, CAPLES S M, et al. Treatment of adult obstructive sleep apnea with positive airway pressure：an American Academy of Sleep Medicine Clinical Practice Guideline. J Clin Sleep Med, 2019, 15（2）：335-343

11. AGRAWAL R, WANG J A, KO A G, et al. A real-world comparison of apnea-hypopnea indices of positive airway pressure device and polysomnography. PLoS One, 2017, 12（4）：0174458

12. KOTZIAN S T, SCHWARZINGER A, HAIDER S, et al. Home polygraphic recording with telemedicine monitoring for diagnosis and treatment of sleep apnoea in stroke（HOPES Study）：study protocol for a single-blind, randomised controlled trial. BMJ Open, 2018, 8（1）：018847

13. SAWYER A M, KING T S, HANLON A, et al. Risk assessment for CPAP nonadherence in adults with newly diagnosed obstructive sleep apnea：preliminary testing of the Index for Nonadherence to PAP（I-NAP）. Sleep Breath, 2014, 18（4）：875-883

14. PATIL S P, AYAPPA I A, CAPLES S M, et al. Treatment of adult obstructive sleep apnea with positive airway pressure：an American Academy of Sleep Medicine systematic review, Meta-Analysis, and GRADE Assessment. J Clin Sleep Med, 2019, 15（2）：301-334

15. CHENG H, SHELGIKAR A V. Pressure requirements with a nasal versus oronasal mask during a PAP titration study. J Clin Sleep Med, 2019, 15（4）：673-674

16. BAOU K, MERMIGKIS C, MINARITZOGLOU A, et al. Complex sleep apnea after full-night and split-night polysomnography：the Greek experience. Sleep Breath, 2018, 22（3）：713-719

17. KRAKOW B, ULIBARRI V A, FOLEY-SHEA M R, et al. Adherence and subthreshold adherence in sleep apnea subjects receiving positive airway pressure therapy：a retrospective study evaluating differences in adherence versus use. Respir Care, 2016, 61（8）：1023-1032

18. NIGAM G, RIAZ M, CHANG E T, et al. Natural history of treatment-emergent central sleep apnea on positive airway pressure：A systematic review. Ann Thorac Med, 2018, 13（2）：86-91

19. SCHWARTZ S W, ROSAS J, IANNACONE M R, et al. Correlates of a prescription for Bilevel positive airway pressure for treatment of obstructive sleep apnea among veterans. J Clin Sleep Med, 2013, 9（4）：327-335

20. RISHI M A, COPUR A S, NADEEM R, et al. Effect of positive airway pressure therapy on body mass index in obese patients with obstructive sleep apnea syndrome：a prospective study. Am J Ther, 2016, 23（2）：e422-e428

21. MURPHY P B, SUH E S, HART N. Non-invasive ventilation for obese patients with chronic respiratory failure：are two pressures always better than one? Respirology, 2019, 24（10）：952-961

22. BERRY R B, RYALS S, WAGNER M H. Use of chest wall EMG to classify hypopneas as obstructive or central. J Clin Sleep Med, 2018, 14 (5): 725-733

23. SCHELLHAS V, GLATZ C, BEECKEN I, et al. Upper airway obstruction induced by non-invasive ventilation using an oronasal interface. Sleep Breath, 2018, 22 (3): 781-788

24. SARAÇ S, AFŞAR G Ç, ORUÇ Ö, et al. Impact of Patient Education on Compliance with Positive Airway Pressure Treatment in Obstructive Sleep Apnea. Med Sci Monit, 2017, 23 (1): 1792-1799

25. CARTER J R, FONKOUE I T, GRIMALDI D, et al. Positive airway pressure improves nocturnal beat-to-beat blood pressure surges in obesity hypoventilation syndrome with obstructive sleep apnea. Am J Physiol Regul Integr Comp Physiol, 2016, 310 (7): 602-611

26. LOPES M S, FERREIRA J R, DA SILVA K B, et al. Disinfection of corrugated tubing by ozone and ultrasound in mechanically ventilated tracheostomized patients. J Hosp Infect, 2015, 90 (4): 304-309

27. YANG Y, ZHANG H, NUNAYON S S, et al. Disinfection efficacy of ultraviolet germicidal irradiation on airborne bacteria in ventilation ducts. Indoor Air, 2018, 28 (6): 806-817

28. JABER S, BELLANI G, BLANCH L, et al. The intensive care medicine research agenda for airways, invasive and noninvasive mechanical ventilation. Intensive Care Med, 2017, 43 (9): 1352-1365

29. CHAN W R, PARTHASARATHY S, FISK W J, et al. Estimated effect of ventilation and filtration on chronic health risks in U.S. offices, schools, and retail stores. Indoor Air, 2016, 26 (2): 331-343

第二十章　口腔矫治器及鼻咽通气管治疗

第一节　口腔矫治器概述

一、口腔矫治器的原理

（一）颌面软硬组织位移原理

口腔矫治器（oral appliance）一般都需要通过改变颌面可动组织，使之产生空间移位，例如将下颌前移或舌体前伸。颌面组织之间存在非常复杂紧密的联系，一处移动，必定牵拉周围其他组织的移动。即使是舌体前伸，由于舌骨-舌肌、舌-下颌肌、下颌-舌骨肌、颏舌肌、颏-舌骨肌等口底肌肉群的连接关系，下颌位置也会相应有所前移。而常见的下颌前移型矫治器，下颌的移动必定会带动舌体前移，使得舌咽区扩张。同时一些侧方斜行的肌纤维会牵拉软腭向前，带来腭咽区扩张。在头颅侧位影像上，有时候可观察到上气道矢向径的增加（图20-1-1）。

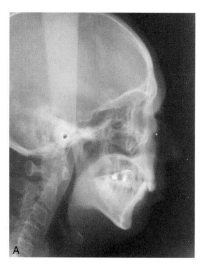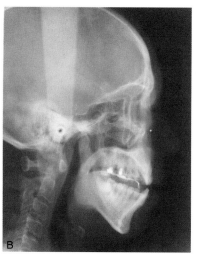

图 20-1-1　佩戴口腔矫治器前后的头颅定位侧位片

可见上气道在腭咽、舌咽、喉咽均出现矢向径的增加

A. 未戴口腔矫治器　B. 佩戴口腔矫治器后

（二）上气道黏膜张力原理

上气道是没有软骨支撑的，主要靠神经纤维发出冲动，兴奋黏膜下的肌肉保持一定紧张度，维持管腔通畅。戴入口腔矫治器后，上气道前壁组织的移位，会导致周围肌群的牵张，增加上气道截面面积的同时，也增强上气道黏膜的抗塌陷能力。佩戴矢向伸展的下颌前移型矫治器后，观察上气道的轴

截面可以看到上气道横向径的增加多于矢向径的增加,特别是在腭咽部。

（三）气流动力学改变原理

上气道是不规则的管腔,空气从鼻吸入后,可以形成一定的湍流和层流,影响其到达肺泡的效率。戴入口腔矫治器后,管腔大小和形态均发生改变,气道阻力也发生改变。管腔变粗,有利于减小管壁附近的黏滞,气流更为均匀。另外流体力学分析表明,越接近圆柱形的管腔越有利于气流通过。三角锥形的管腔无论正置还是倒置,无论底面有多宽,都会产生更大的阻力。软腭尖后方及舌背后方常常是上气道最狭窄之处,而口腔矫治器对腭咽和舌咽均有扩展,能够促使上气道向有利气流通过的形态转变。

（四）改变肌电功能原理

口腔矫治器多数来自传统的功能矫治器,这些功能矫治器在儿童青少年时期能够改变下颌生长量,依靠的就是肌电刺激原理。肌纤维牵张的力量作用在生长发育期的颌骨上,产生刺激下颌生长的作用。作用在成人 OSA 患者上时,人们很自然期待能够存在一定肌电功能作用。曾有学者探讨过以口腔矫治器改善中枢性睡眠呼吸暂停时的肌电作用,但是由于口腔矫治器作用机制的核心是下颌定位,达到这个位置时并不一定与最大肌纤维牵张位重合。所以,不少研究发现戴入口腔矫治器后几乎没有肌电功能增强,即使有也多是统计学意义上的,也不具有临床意义。

二、口腔矫治器的分类

在口腔矫治器应用早期,学者们曾经将其分为下颌前移器、舌牵引器和软腭作用器,但由于下颌前移器种类过于庞杂,而软腭作用器基本废弃,所以这一分类体系已渐渐显露出不能满足口腔矫治器功能分类的不足。目前国际上提出以可调与否、个性化制作与否组合形成的新分类法,这种分类法紧密结合疗效表现,有较好的临床指导性。

（一）可调式个性化矫治器

这种口腔矫治器在制作上需要采集患者信息,制取模型,附加可调节的装置,其制作需要实验室技工操作,这样患者佩戴的口腔矫治器适应患者自身牙列,并且佩戴过程中可以根据患者的主观感受加以调节。个性化制作的矫治器一般比较贴合、相对小巧,口唇舒适度有所提升,其可调节性则方便在追求疗效和耐受之间找到一个平衡点。因此,可调式个性化矫治器是最为推荐的口腔矫治器（图 20-1-2）。

（二）非可调个性化矫治器

非可调个性化矫治器在制作上需要采集患者信息,制取模型,需要口腔科医师确定牙列之间的相对位置并进行颌位记录（通常使用蜡记录）,需要技工制作（图 20-1-3）。个性化制作满足良好固位和较少占据口腔空隙,但是一旦制作成形,往往不能调改,故此种矫治器对医师的经验要求比较高。

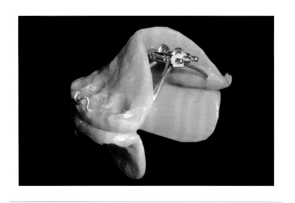

图 20-1-2 可调式个性化矫治器

往往为上下颌分体式,之间有可调节装置,以满足下颌定位可以变化

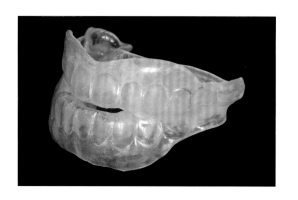

图 20-1-3 非可调式个性化矫治器

通常为上下颌一体式,下颌定位由医师确定好以后,固定下来

（三）可调式非个性化矫治器

可调式非个性化矫治器最大的特点是工业化程度较高,矫治器为统一的商品形式,含有某种随温度变形的填充材料。这种填充材料在一定高的温度时呈流动的半液体状,在人体口腔温度时则为固态,依靠加温来适应牙齿咬合,然后冷却凝固下来满足个性化牙列戴用（图 20-1-4）。这种矫治器上配备可调装置,患者可以根据治疗效果和治疗反应进行调改。

（四）非可调非个性化矫治器

非可调非个性化矫治器也是商业化产品,需要加温成形的操作过程（图 20-1-5）。优点是简单、迅捷完成佩戴,并且比较结实耐用。缺点是大众平均尺寸不一定适用于每一个个体,往往较厚,口唇感觉不好。

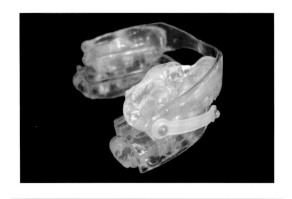

图 20-1-4 可调式非个性化矫治器

一般为工业化商品,填充有温度变形的材料,上下颌分体,多以更换不同长度的连接装置实现可调

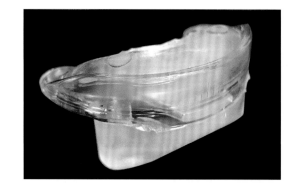

图 20-1-5 非可调式非个性化矫治器

由温度变形的填充材料实现非个性化制作,上下颌之间固定,没有调节装置

（高雪梅）

第二节　口腔矫治器在成人睡眠呼吸障碍治疗中的应用

一、适应证与禁忌证

（一）适应证

口腔矫治器的适应证范围相对是比较广的，其对睡眠呼吸暂停及低通气、上气道阻力综合征、单纯鼾症等常见睡眠呼吸障碍都有一定效果。一些罕见睡眠障碍疾病（如睡眠相关呻吟）也尝试使用口腔矫治器并获得一定改善。目前各类国内外指南形成的共识是：口腔矫治器首选使用在轻、中度阻塞性睡眠呼吸暂停患者身上，如果重度阻塞性睡眠呼吸暂停患者因为某种原因不能采用或耐受CPAP，口腔矫治器可以作为替代疗法。

此外，口腔矫治器的应用对于睡眠呼吸障碍类型有所要求：因上气道塌陷或软腭舌体后坠造成的阻塞性睡眠呼吸事件是其适用范围，中枢性睡眠呼吸事件则无法通过应用口腔矫治器而获得改善。

口腔矫治器针对的阻塞范围相对较宽泛——从腭咽到舌咽，基本涵盖了睡眠呼吸暂停常发的部位，但是因鼻甲肥大、鼻中隔偏曲等导致的鼻气道阻塞者不建议使用下颌前移性矫治器。

口腔矫治器本身由于设计和制作会有一些特殊要求，如以牙齿作为固位体的口腔矫治器至少要有10颗健康基牙，而且最好是较为强壮的磨牙，最好均匀分布于上下左右四个象限；如以下颌前导为主要原理的口腔矫治器则要求患者颞下颌关节较为健康，要有良好的开口度和前伸度，以满足下颌定位需要。

近年从口腔矫治器的治疗结果分析得出，OSA患者的颅面类型及解剖特点可能对疗效有一定影响，下颌低角、舌体小、气道宽大的患者更适宜采用口腔矫治器治疗。

总结起来，口腔矫治器的适应证为：A-1. 轻中度OSA；A-2. 阻塞性OSA；A-3. 阻塞部位位于腭咽及舌咽部位；B. 颞下颌关节前伸度大、下颌低角型的OSA患者更适宜。其应用时需同时符合上述前三项A，如果能满足B则有望获得更佳效果。

由于人群中，重度OSA的发生率较低，阻塞性常见，腭咽阻塞高发，所以口腔矫治器的应用条件较为容易满足，本应成为一线疗法。但目前，供给侧矛盾造成口腔矫治器的使用大大少于预期。

（二）禁忌证

应用口腔矫治器最多的类型是下颌前移器。应用这种类型的口腔矫治器时，下颌在被前移过程中口颌周边的肌肉韧带被牵拉，形成较大的力量作用在用于固位的牙齿上，因此为避免夜间口腔矫治器脱位，或从牙齿的长远健康考虑，需要支抗牙数目足够多且有合理的区域分配。另外额外的肌肉张力负载对颞下颌关节来说是不利因素，因此治疗前处于较严重颞下颌关节紊乱状态的患者要慎重开展口腔矫治。

口腔矫治器属于长期应用的装置，追踪观察发现可能造成矫治患者覆𬌗、覆盖的减小，所以对于治疗前前牙咬合接近对刀的患者要知情同意，特别是尚有生长发育潜力的年轻患者尤为需要小心。

总结起来，口腔矫治 OSA 的禁忌证为符合下列前两项之一：

A1. 严重颞下颌关节紊乱；

A2. 前牙对刃；

B1. 少于 10 个均匀分布的健康基牙者慎重采用；

B2. 重度 OSA 慎重采用。

二、临床路径与操作要点

（一）临床路径

首先需确诊为阻塞性睡眠呼吸暂停及低通气，并判断为适宜的轻、中度。全身情况较为良好，不存在过度肥胖。推荐疑似患者进行整夜多导睡眠监测，可以得到更丰富的生物信息用于判定和辅助治疗。例如，从睡眠呼吸暂停板块可以了解患者是否伴发较多的中枢性事件，低通气的占比如何，从血氧和心率血压板块可以了解患者的机体代偿能力如何，从睡眠结构板块可知患者的中枢适应性、思睡程度，以及快速眼动睡眠对呼吸的影响，从肢体运动和体位板块可以寻求是否存在侧卧疗法的可行性等。

其次进行口腔和耳鼻咽喉部位的基本检查，基牙情况、颞下颌关节状况满足口腔矫治器适用条件，鼻腔及上气道无占位性病症。口腔科检查主要从牙体、牙周角度评估日后口腔矫治器的固位条件，一般建议至少 10 颗基牙，而且最好是在上下颌较为平均地分布，能够抵御口腔矫治器的脱位，且不致造成口内现存牙齿的额外损伤。一些特殊咬合类型，也需医师予以关注，例如闭锁性前牙深覆𬌗常常导致口腔矫治器初戴时的晨起咬合不适，伴有前牙对刃的年轻患者可能存在长期戴用后开𬌗的风险。颞下颌关节检查主要针对颞下颌关节进行现状评估，其关节区压痛、开闭口运动轨迹和弹响、开口度和前伸度，可以预见患者对口腔矫治器的耐受度，下颌最大前伸度还会直接影响疗效的达成。必要时可建议患者进行耳鼻咽喉专项检查，如果有上气道占位性疾患（如鼻息肉、鼻甲过度肥大、扁桃体肥大等），建议在口腔矫治前予以解决。

拍摄头颅定位侧位片和曲面断层片，评估上气道阻塞部位、颅面类型、软腭舌体及舌骨等相关组织状况，以及牙周、颞下颌关节等形态表现。头颅定位侧位片是一种在机器架设、拍摄条件控制和 X 线片测量分析都有严格要求的影像，影像可靠而且可比。在头颅定位侧位片上可以了解到患者的颅面类型、上气道阻塞部位、上气道周围相邻组织之间的关系，有助于了解患者的解剖条件和反应类型，协助进行下颌定位的确定。曲面断层片蕴含了大量生物解剖信息，最重要的是观察颞下颌关节和牙周支持组织的状况，对口腔矫治器的安全性进行形态学评估。必要时，还可增加或替换为其他影像手段，近年发展迅速的 CBCT 在口腔医学领域得到广泛应用，该检查一次扫描可提取多体位 X 线平片，并且通过其对上气道的观察是三维的，有更全面的参考价值。如有患者颈椎或脑部 MRI 影像也可借鉴，以便医师全面了解和分析患者适应证、辅助下颌定位以及疗效预估。

与大多数口腔治疗不同,口腔矫治治疗睡眠呼吸障碍的诊疗过程更接近内科诊疗过程,需要更为详细的问诊。一份全面细致的专科病历是十分必要的,医师需对患者睡眠情况、呼吸情况、全身状况、昼夜症状和生理卫生习惯等进行了解,无论即将采取哪种治疗手段,开展认知行为疗法都是重要且必要的。患者需要戒酒、戒烟,控制体重,重新审视和调整安眠类药物处方,这些对于提高患者的治疗舒适度、降低并发症风险、增进身体健康有着几乎与医疗干预同等重要的作用。

根据口腔矫治器不同种类和设计,进行不同的临床操作,为患者制作和佩戴口腔矫治器,进行戴用指导。非个性化设计者需要根据矫治器的变温温度对矫治器进行预处理;个性化设计者需要对患者咬合情况进行模型采集或3D扫描采集。如患者佩戴可调式口腔矫治器,医师需要教会患者矫治器调试方式并协助找到平衡位点;如矫治器为非可调式,则需要主诊医师分析和判定下颌定位,并以蜡殆记录保留下来送技工中心完成后续操作。

佩戴时,根据不同种类的矫治器进行试戴操作和应用指导,处理佩戴后可能发生的短期不适反应。建议安排佩戴口腔矫治器下的多导睡眠监测,以掌握当前治疗效果。初戴约有半数以上患者感到需要数天的适应过程,一些小烦扰譬如唾液一过性增多、某部位肌筋膜一过性酸胀、局部牙齿不适等,多数可以自行缓解,较为强烈或较为异常的治疗反应,需要及时复诊请主诊医师判定和解决。

进行口腔矫治后,主诊医师应长期随诊,根据患者自身生理变化及口腔矫治器的老化程度进行治疗调整。建议适时安排多导睡眠监测,以保证有效治疗的持续。口腔矫治器是一种长期应用的保守疗法,长期到可能终生使用,所以宜作为慢病管理来安排口腔矫治器的长期随诊。在长期的医疗照护中,要格外注意颞下颌关节的状况和病情发展、牙齿咬合的变化和程度,及时根据患者自身基础条件的改变而调整治疗策略,根据口腔矫治器的状况进行修复和重新制作,必要时增加或变更其他疗法,适时停用口腔矫治器。

(二)不同类型矫治器的操作要点

可调式个性化口腔矫治器,需要采集牙列形态(制取石膏牙模或三维影像),技工制作口腔矫治器,临床试戴和调磨,一定时间的居家调整,找到下颌定位并固定下来,长期随诊,经历这样一个过程。

非可调个性化矫治器,需要采集牙列形态,医师确定下颌定位并记录,技工上殆架制作,临床佩戴调试,长期随诊。

可调式非个性化口腔矫治器,需要临床加热成形,一定时间的居家调整,找到适宜下颌定位并固定,长期随诊。

非可调非个性化口腔矫治器,需要一次性临床加热成形,患者长期随诊。这种方式看似简单,但是不能适应个体咬合且不能调改,可能会降低疗效和舒适度,一旦患者感觉不适宜,则需重新治疗或者彻底放弃治疗。

三、治疗效果

（一）改善睡眠呼吸功能

1. RDI/AHI 美国睡眠医学学会　关于口腔矫治鼾症和 OSA 的实践指导中推荐,治疗后的睡眠监测是十分必要和有益的。患者的自身感受或者是床伴观察到的治疗效果常优于客观检查结果,因此其不能作为睡眠呼吸障碍得到有效控制的证据,特别是中重度 OSA 患者,可能导致病情延误。所以在佩戴口腔矫治器的情况下,再次进行多导睡眠监测是十分必要的。

Meta 分析表明,戴入口腔矫治器后轻中度 OSA 患者 AHI 可从治疗前平均 10~17 次 /h,减少到治疗后平均 5.5~10 次 /h;中重度 OSA 患者 AHI 可从治疗前平均 22.6~45.5 次 /h,减少到治疗后平均 6.6~34 次 /h。轻中度 OSA 患者治疗后更容易达到 AHI<5 次 /h 的目标,中重度 OSA 患者治疗后 <10 次 /h 的百分比不如前者,但 AHI 减少 50% 以上的百分比基本都能达到 80%~90%。

经口腔矫治器治疗的患者获得较好治疗效果(达到 AHI 减小到 5 次 /h 以下)的百分比逊色于经 CPAP 治疗者,特别是重度 OSA 患者的 AHI 降低相对困难。

需要说明的是,这种治疗有效性的预测是基于群体的,尚无公式能够预测个体的治疗效果。治疗效果在不同受试者之间差异较大,少数患者可以达到与 CPAP 媲美的疗效,但其原始 AHI 基线、BMI 和头影测量数据均不能解释原因。总体上看,个性化设计的口腔矫治器要优于非个性化设计的口腔矫治器。

2. 血氧饱和度　评价夜间血氧饱和度的指标可以是极值(最低血氧饱和度),也可以是计次(每小时氧减指数)等。其中,极值类指标的改变有时候和 AHI 的变化不一致,但是计次类(如氧减指数)的变化常常较明显。

（二）改善打鼾

口腔矫治器对于消除鼾声的效果较为令人满意。Meta 分析统计,据较高证据水平的文献,每周打鼾次数可平均减少 1.9 夜,每小时打鼾次数可平均减少 278 次,打鼾响度可平均减少 33.1%。由于口腔矫治器对于鼾症的良好控制,商业化产品多以"阻鼾"为应用目标在医疗器械管理部门申报。

（三）改善思睡及睡眠状况

口腔矫治器对于 OSA 患者的思睡症状有一定改善,在 Epworth 思睡量表(Epworth sleepiness scale,ESS)评分上,平均大约降低 3~4 分,和 CPAP 的效果相近。临床上一些患者思睡的主诉,在佩戴口腔矫治器后有明显改善,表现为晨起精神状态好转,日间清醒程度提升。

然而,关于改善思睡状况的机制,并不十分清楚。目前比较认可的原因是降低了微觉醒指数,口腔矫治器可以平均降低 10~15 次 /h,略微逊色于 CPAP。但是目前研究显示,对于明显改善睡眠效率,口腔矫治器和 CPAP 效果无差异。同样地,部分研究显示在戴用口腔矫治器前后 REM 期比例有轻微改善,但和 CPAP 疗效无显著差别。

（四）改善系统疾病症状

OSA 被中国睡眠研究会睡眠呼吸障碍专委会的专家共识列为高血压的独立危险因素,特别是一些难治性高血压在采用包括口腔矫治器在内的治疗后得以缓解,有停药或减量的报道。口腔矫治器对于 OSA 密切相关的高血压,可以有效降低收缩压和舒张压,可以改变反杓型血压变化曲线。但是对于非相关的高血压,则未见显著性效果。在整个 OSA 群体中开展控制高血压的研究发现口腔矫治器治疗 OSA 仅能降低 3~4mmHg 血压。

有研究表明口腔矫治器的治疗,能够改善颈部血管的斑块形成和血流速度,对于预防 OSA 所致脑缺血有一定贡献。

OSA 也在中国睡眠研究会睡眠呼吸障碍专委会的共识中认为是糖尿病的独立危险因素,口腔矫治器对于控制 OSA 引起的血糖升高有一定作用。

（五）提高生活质量

关于口腔矫治器对于生活质量的提高,在不同研究者中存在争议。这种争议同样存在于 CPAP 中,目前研究尚未发现 CPAP 和口腔矫治器对于 OSA 患者的生活质量的改变有所区别。

四、副反应

（一）短期不适

不同材质和设计的口腔矫治器引起的短期不适也有所不同。一般而言,初戴口腔矫治器的佩戴后不适感多在初次佩戴的次晨出现,主要表现为颞下颌关节症状和牙齿症状。感不适的人群比例为 60%~70%,但绝大多数经历数天可自行缓解。初次佩戴后完全没有异常感觉者和不适感极度强烈的戴用者都较少。考虑到颞下颌关节相关症状存在季节性,可以建议夏天开始治疗,避免在冬季初戴。

常见的颞下颌关节症状为晨起后面颊软组织酸胀,颞区或有压痛。牙齿症状可能为牙齿咬合时发软、酸胀感,特别较易发生在唇倾度较大的上切牙。其他常见症状还有一过性唾液增多、夜间流涎及晨起口干,与黏膜接触多的基托可能导致黏膜压痛和溃疡。前牙闭锁性深覆𬌗患者可在吃早餐时出现后牙接触不良、咀嚼效力下降。总的来说,口腔矫治器导致的不适相对轻微,多数可自愈。初戴口腔矫治器时,建议由有经验的口腔医师予以佩戴指导,同时可以对特定部位加以调磨,以预防不适的发生。

（二）长期副反应

口腔矫治器治疗和 CPAP 治疗一样,属于长期应用的保守疗法。日积月累的戴用可能对患者口颌系统造成一定改变,目前报道的口腔改变是咬合改变,如覆盖、覆𬌗略有减小,前牙轴倾度轻微增加,磨牙的轻度扭转等。由于下颌后缩是 OSA 患者的常见体征,所以口腔矫治器的咬合改变在一定程度上缓解了深覆𬌗、深覆盖的表现,有一定益处。但是对于覆𬌗、覆盖浅的 OSA 患者,特别是之前表现为前牙对刃的患者,这种表现会导致反𬌗和开𬌗,可能影响咬合功能和面部美观。口腔矫治器导致的牙列改变在多数人身上是难以观察到的,但少数易感者在历经数年的良好戴用过程后可发生咬合变化。由此,建议首先要坚持长期复诊,口腔科医师可及时发现咬合的变化;其次,对前牙对刃表现的患者采用口腔矫治器要慎重,患者需充分知情同意,非必要不采用;第三,不提倡午休时戴用口腔矫治器,减少一天中的戴用时间。

目前尚未见到关于口腔矫治器戴用后颞下颌关节生理老化加速的报道。有一部分患者在试戴口腔矫治器的前几天可出现晨起肌筋膜疼痛,如果下颌定位适宜,一般数日后可自行缓解。对于出现症状的患者,可以采用理疗的方式舒缓肌肉牵张,严重者则提示需修改下颌定位。

国内外专家共识:口腔矫治器需要配合睡眠医师和口腔医师的共同长期维护,每年一定频率的随诊是十分必要的。睡眠医师评估内容包括患者年龄增长、睡眠呼吸障碍的程度、体重、伴随症状和病症等是否发生变化;口腔医师需评估随着长期戴用口腔矫治器的固位、磨损、有效性、口颌系统等是否发生变化。这些评估结果将影响到口腔矫治器的更换和替代。

(三)口腔矫正器耐受性

口腔矫治器公认较为容易被 OSA 患者接受,耐受性优于同样作为长期疗法的 CPAP。口腔矫治器小巧、使用方便、便于携带,多数副作用轻微且为一过性。虽然其治疗效果逊色于 CPAP 疗法,但在一些前瞻性交叉设计或病例对照研究中,患者更趋向于选择口腔矫治器而非 CPAP。

五、发展与展望

口腔矫治发展的一个重要环节是寻找更加有效的下颌定位。近年出现了很多夜间多导睡眠监测下进行下颌定位滴定的尝试,口内一般采用可以前后滑动的定位尺,以硅胶注塑的方式与上下牙列分别固定,遥控逐步前移下颌,寻找最有效的前伸位置。这个位置确定后,把硅胶阴模灌制石膏阳模,即可制作口腔矫治器。目前为止,此种方式的最大缺点是只能进行前后方向的调整,没有垂直和左右的调整,而下颌前伸轨迹和颌间开口变化并不是简单直线型的,这样找到的下颌定位往往对颞下颌关节的刺激较为强烈。

口腔矫治发展另一环节是简化技工操作,当今蓬勃发展的数字化技术,为三维扫描和 3D 打印奠定了基础,随着医用材料的丰富和改进,将改变目前严重依赖口腔专业技术人员的限制局面,口腔矫治将迎来可期待的迅速发展。

对于 OSA 这样一个全身系统疾病,非常重要的一点是多学科团队治疗,实施个体化诊疗方案,实现长期慢病管理。目前正在探索中的各种远程管理方式,将为医护和患者提供一个新的随访方式,于患者个体的健康维护和睡眠医学事业的发展皆有益处。

(高雪梅)

参考文献

1. RAMAR K, DORT L C, KATZ S G, et al. Clinical Practice Guideline for the Treatment of Obstructive Sleep Apnea and Snoring with Oral Appliance Therapy: An Update for 2015. J Clin Sleep Med, 2015, 11 (7): 773-827

2. KAPUR V K, AUCKLEY D H, CHOWDHURI S, et al. Clinical Practice Guideline for Diagnostic Testing for Adult Obstructive Sleep Apnea: An American Academy of Sleep Medicine Clinical Practice Guideline. J Clin Sleep Med, 2017, 13 (3): 479-504

3. SATO K, NAKAJIMA T. Review of systematic reviews on mandibular advancement oral appliance for obstructive sleep apnea: The importance of long-term follow-up. Jpn Dent Sci Rev, 2020, 56 (1): 32-37

4. 中国医师协会高血压专业委员会, 中华医学会呼吸病学分会睡眠呼吸障碍学组. 阻塞性睡眠呼吸暂停相关性高血压临床诊断和治疗专家共识, 中国呼吸与危重监护杂志, 2013, 12 (5): 435-441

5. 睡眠呼吸暂停与心血管疾病专家共识写作组. 睡眠呼吸暂停与心血管疾病专家共识. 中华结核和呼吸杂志, 2009, 32 (11): 812-820

第三节　鼻咽通气管在阻塞性睡眠呼吸暂停治疗中的应用

除了持续正压通气、外科手术和口腔矫治器等治疗方式外,鼻咽通气管在 OSA 的临床治疗上亦有一定的应用。

【原理】

鼻咽通气管治疗 OSA 的原理:持续正压通气是目前公认的治疗 OSA 的首选方法,当持续正压通气压力大于上气道塌陷的作用力时,给易塌陷的上气道提供了一个"气流性机械支架"。而使用中空的鼻咽通气管治疗 OSA 的原理和持续正压通气类似,只是用柔软的硅胶支架代替了"气流性机械支架",建立了上气道的人工通道。因此,中空的鼻咽通气管支架有可能改善多数 OSA 患者的气道阻塞和塌陷。而腭咽平面是 OSA 最常见的阻塞部位,几乎所有的 OSA 患者存在腭咽平面阻塞,理论上,置入中空的鼻咽通气管可以有效改善腭咽平面阻塞。

【操作方法】

其具体做法是:以 1% 麻黄碱收缩鼻腔黏膜、1% 丁卡因表面麻醉鼻腔黏膜。根据患者鼻腔情况选择不同型号规格的硅胶鼻咽通气管,一般选择较宽侧鼻腔,用液体石蜡润滑鼻咽通气管表面后,然后将鼻咽通气管尖端经较宽侧鼻腔轻柔插入,直至其尖端置于软腭游离缘后方(图 20-3-1),尾端位于前鼻孔处以绷带固定于头面部(图 20-3-2),防止睡眠时脱出。

【优缺点】

Chang、李五一等曾尝试将鼻咽通气管用于 OSA 的治疗,结果显示,鼻咽通气管置入后对大部分

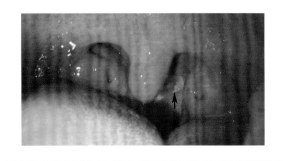

图 20-3-1　鼻咽通气管尖端（箭头）置于软腭游离缘后方

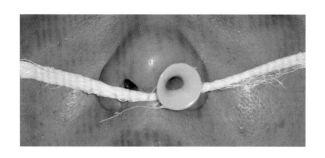

图 20-3-2　鼻咽通气管尾端位于前鼻孔处以绷带固定于头面部

OSA 患者的相关临床指标包括 AHI、呼吸暂停指数、低通气指数、最长呼吸暂停时间、LSaO$_2$、平均 SaO$_2$、T$_{90}$ 等均有明显的改善作用，65.5% 的患者可以达到 AHI<20 次 /h 且降低幅度≥50% 的治疗成功的标准，为探索 OSA 治疗新技术提供了参考。

鼻咽通气管治疗 OSA 存在的最大问题是患者长期使用的依从性问题，因其需要患者每天自行置入鼻咽通气管，操作并不方便，尤其是对于一些鼻腔狭窄的患者，置入鼻咽通气管可能压迫鼻中隔或下鼻甲引起鼻部疼痛或反射性头痛。因此，本治疗不适用于鼻中隔偏曲较重及双侧下鼻甲均明显肥大的患者。

此外，因为顾忌到患者耐受性或者依从性问题，鼻咽通气管不宜过长，一般以通气管尖端刚刚越过软腭游离缘为宜。这也决定了鼻咽通气管只能解决 OSA 患者腭咽以上区域的阻塞，而部分 OSA 患者存在上气道多平面阻塞，未解决的舌咽气道阻塞应该是鼻咽通气管治疗失败的原因。

反之，鼻咽通气管置入后只能解决腭咽以上气道阻塞的特点，可以用来评估诊断腭咽平面以下气道的阻塞问题，并指导手术治疗。

（李树华）

第二十一章 外科治疗

第一节 外科治疗阻塞性睡眠呼吸暂停概述

上呼吸道结构性阻塞是引起阻塞性睡眠呼吸暂停（obstructive sleep apnea，OSA）的主要原因，因此，外科治疗在 OSA 的治疗中一直占有重要的地位，但在制订外科治疗方案过程中需认真考虑结构、功能与症状之间的辩证关系，准确掌握手术适应证，保证手术疗效。

一、发展简史

20 世纪 60 年代，OSA 开始作为一个临床疾病被认识，当时气管切开术被作为其唯一的根治性治疗手段被应用。

1964 年 Ikomatsu 首先设计应用悬雍垂腭咽成形术（UPPP）治疗单纯鼾症，1981 年 Fujita 等将术式改良后用于治疗 OSA，从而开辟了通过外科手段治疗 OSA 的新天地。Fujita 所介绍的传统悬雍垂腭咽成形术的特点是，切除部分肥厚的软腭、悬雍垂及多余的咽侧壁软组织，由于此手术的早期适应证选择不严格，接受这种手术的相当一部分患者的病因不仅仅是口咽部狭窄阻塞，所以其总体治疗有效率在 50% 左右。此术式的不足之处在于改变了腭咽部正常的解剖生理结构，使相当一部分患者术后出现开放性鼻音、鼻咽反流等腭咽关闭不全症状以及咽腔瘢痕狭窄等并发症，使手术的广泛应用受到限制。多年来，为提高手术疗效，减少并发症，学者们对传统 UPPP 术式进行了多次改良。1985年 Moran 等报道的 UPPP 术式改良方法为：行腭舌弓外侧缘切口，仅保留少量腭舌弓黏膜，切口向上至软硬腭交界处，而后切开软腭前后面黏膜，切除悬雍垂。软腭前面的切口高于后面，前面的切口位于软硬腭交界处，后面的切口距肌缘下方数毫米，使切口缝合在软腭口腔面。分离腭咽肌表面黏膜，切除腭咽肌，将腭咽弓黏膜拉向扁桃体窝前缘缝合，以减少咽后壁的黏膜组织，使咽后壁更加平整。Kakam 于 1990 年首次报道了激光悬雍垂腭咽成形术，手术应用 20~30W 功率的 CO_2 激光沿悬雍垂边缘及根部向两侧做弧形切口，术后的瘢痕形成可增加软腭的张力。激光手术的优点是操作简单、术中出血少、手术时间短、术后疼痛轻，并能对肥厚的咽侧索和肥大的舌扁桃体等进行处理。自 1998 年开始，韩德民等通过研究发现悬雍垂具有关闭鼻咽腔、防止误吸、湿化空气及保持气道通畅等功能。其对传统 UPPP 术式进行了改良，提出了保留悬雍垂、切除软腭肌肉间隙中多余的脂肪组织、保护软腭肌肉的改良 UPPP（H-UPPP）手术，并首次提出了腭帆间隙的概念，强调了结构、功能与症状三者之间的关系。H-UPPP 的特点是保留咽腔的基本解剖生理结构，如悬雍垂、软腭部重要肌肉和黏膜组织，以保证咽腔的正常功能；切除扁桃体，解剖腭帆间隙，去除间隙内脂肪组织及肥厚黏膜组织，以扩大咽腔；术后依靠悬雍垂肌、腭帆张肌、腭帆提肌及两侧软腭组织收缩，使咽腔形态接近正常生理状态，不仅可有效地扩大咽腔，消除阻塞症状，提高 UPPP 手术的疗效，而且大大避免了术后并发症的发生，因而受到学术界的广泛认可并迅速推广。

临床研究证实，除腭咽平面是 OSA 的主要阻塞部位外，舌后间隙也是重度 OSA 患者的重要阻塞部位，舌体肥大、舌根肥厚、舌体后坠、咽侧壁软组织肥厚等舌咽层面的结构异常也是引起或加重 OSA 的重要原因。

经口舌根舌体减容手术是最为常见的舌平面手术，其主要术式包括舌扁桃体切除术、舌体射频消融术、舌中线切除术等。2010 年 Holty 和 Guilleminaut 指出舌平面手术可明显改善患者的主观感受，如日间思睡和整体生活质量。舌根射频消融技术利用低温等离子射频技术分解过度肥大舌体中的组织，使舌根组织凝固形成瘢痕，使舌后间隙明显增大，从而改善患者临床症状。2009 年 Vicini 等率先提出采用经口手术机器人舌体减容术（transoral robotic surgery, TORS）治疗舌体肥大的 OSA 患者，此后 TORS 就作为一种有效术式来治疗舌平面或者多平面狭窄的 OSA 患者。

此外，亦有术式通过改变舌体位置来增加舌后间隙，主要包括舌根牵引术、舌骨悬吊术、颏前移术等，该类手术也成为多平面联合手术方式解决上气道阻塞的重要组成部分。舌根牵引术利用非吸收性缝线自颏前切口向后穿过舌根，然后固定在下颌骨上，从而将舌体向前拉，并防止舌根在睡眠过程中出现后坠塌陷。颏前移术主要通过截断颏舌肌附着的颏部并向前牵拉固定，从而使颏结节位置发生改变，将依附于颏结节的颏舌肌前移。舌骨悬吊术通过将舌骨向前上悬吊于下颌骨内侧面来扩大舌后间隙，利用牵拉舌骨方法使附着于舌骨的肌肉在睡眠时的张力增加，使呼吸道通畅。

临床上部分 OSA 患者存在上、下颌骨性结构异常，包括上颌狭窄、后缩和下颌狭窄、后缩等，此类患者可通过正颌外科手术来纠正骨性气道狭窄，扩大气道通气面积。正颌外科治疗应严格掌握适应证，手术可单独进行以治疗上、下颌骨性结构异常 OSA 患者，也可作为 UPPP 治疗效果不佳患者的后续手术。现阶段正颌外科手术主要有下颌前移术、双颌前移术（maxillomandibular advancement, MMA）等。MMA 主要通过手术前移上颌骨和下颌骨，使软腭及附着于上颌骨及下颌骨的肌群向前从而扩大气道，改善患者呼吸状况。MMA 治疗 OSA 效果明显，手术成功率为 86%~90%，被认为是 OSA 手术治疗中效果最好的手术方式。但是，由于该类手术存在创伤较大、术后面型改变等问题，因此，目前并不是 OSA 的主流手术方式。

近年来，颏舌肌活性异常在 OSA 发生、发展中的作用机制引起了学者们的关注，因此舌下神经刺激治疗也成为研究的热点。2014 年美国食品药品监督管理局（Food and Drug Administration, FDA）批准了一种可植入的舌下神经刺激器（hypoglossal nerve stimulator, HNS）用于治疗 OSA 患者。这种可植入的 HNS 通过刺激舌下神经及其支配的颏舌肌,使患者睡眠吸气时上气道扩张肌收缩,继而缓解呼吸道阻塞,减少 OSA 患者的呼吸事件,改善血氧饱和度水平。舌下神经刺激治疗的基本原理是通过探测电极探测呼吸周期的变化,并向植入式脉冲电刺激发生器传输相关信号,由植入式脉冲电刺激发生器进行信号处理识别后,向刺激电极发送一定参数的刺激信号,刺激电极在吸气相开始前向舌下神经发送一定强度的电刺激,从而引起舌根部的前移。FDA 推荐 HNS 用于经过药物诱导睡眠内镜检查(drug-induced sleep endoscopy, DISE)显示腭咽平面呈非向心性塌陷阻塞的中 - 重度阻塞性睡眠呼吸暂停(15 次 /h≤AHI≤65 次 /h)且非重度肥胖(BMI≤32kg/m²)的成年患者(年龄≥22 岁)。需要指出的是,舌下神经刺激治疗的开展时间较短,病例资料较少,因此其适应证和禁忌证目前也处于不断探索的过程中。

肥胖与 OSA 的关系已得到多方证实,甚至有学者认为其为 OSA 的主要致病因素。即使是轻度到中度的减肥也可以改善呼吸暂停的严重程度和思睡,因此应该鼓励所有超重的 OSA 患者行减肥治疗。当病态肥胖患者保守减肥无效时,减肥外科手术将是其减肥的首选方法。减肥手术主要有减少吸收型手术和限制入量型手术,其中腹腔镜胃束带手术目前被认为是减肥手术中安全性最高且并发症最少的术式,被视为减肥手术的首选,也是当前开展最多的减肥手术。减肥手术作为肥胖 OSA 患者的辅助治疗,在重度肥胖 OSA 患者的治疗中发挥重要作用。

OSA 多病因的特点决定了单一外科治疗手段不能治愈所有患者,以往无选择性的 UPPP 手术仅有 40%~60% 的有效率。近 30 年来,OSA 外科治疗技术的进步很大程度上得益于对结构、功能与症状三者之间对应关系认识的不断深入,对三者间辩证关系的深入思考也不断赋予 OSA 治疗理念新的内涵。单一平面的手术可能无法完全改善 OSA 的症状或指标,而以多平面阻塞理论为基础的联合手术治疗则明显提高了手术成功率。术前临床上应该通过影像学等辅助检查手段来确定阻塞平面及其严重程度,选择相应的手术方式。对于多个平面阻塞的患者,手术方式的选择也是多样化的,最重要的原则是通过不同手术方式解决不同阻塞平面的问题,同时手术应具备可操作性强、损伤小、患者接受度高等特点。

二、原理

外科治疗 OSA 主要通过改变局部解剖结构,从而扩大气道通气面积,降低气道阻力,改善气道塌陷性来阻止呼吸事件的出现,阻断间歇性低氧等危害的发生。手术治疗成功的关键是通过上气道的重塑,使上气道的结构负荷与神经肌肉扩张的力量达到新的平衡。上气道中咽腔气道段是由舌、软腭、咽侧软组织等软性结构围成的管道。由于咽腔壁软组织缺乏完整骨性或软骨性支撑,因而具有可塌陷性。虽然关于解剖结构异常是否是 OSA 发病的始动因素这一问题一直存在争议,但越来越多的证据支持解剖异常导致上呼吸道结构负荷增加是大多数 OSA 患者的重要患病危险因素。早在 20 世纪 80 年代,学者就通过研究对比 OSA 患者和健康人群发现,OSA 患者的咽腔更狭窄,咽腔软组织更肥厚。三维气道影像学测量证实,咽旁软组织、舌体和咽旁脂肪垫等结构的体积增大显著增加 OSA 的发病风险。正常人去神经状态下（如死亡或完全肌肉松弛）的被动气道,平均需要低于 $-10cmH_2O$ 的腔内负压,才会使咽腔塌陷闭塞,而 OSA 患者在高于 $0cmH_2O$ 的腔内压时就发生气道塌陷,从而证实排除神经调节因素参与时,患者上气道解剖本身存在异常就可以导致 OSA 的发生,这些证据为手术治疗 OSA 提供了理论基础。上呼吸道外科手术治疗 OSA 的机制主要包括:

1. 旁路通气　气管切开术是绕开阻塞的上气道进行通气的经典方法,虽然极有效,但由于较大的创伤和对生活质量的影响已经很少采用。

2. 扩大咽腔通气面积　针对上气道解剖结构异常,通过减小软组织体积或扩大软组织附着的骨性框架容积,从而扩大咽腔的有效通气面积,使睡眠时上气道狭窄塌陷区域不致阻塞。自 1981 年 Fujita 将悬雍垂腭咽成形术（urulo palato pharyhgo plast, UPPP）应用于 OSA 的治疗后,此类手术逐渐成为应用最广泛的 OSA 外科治疗手段。针对传统 UPPP 手术的某些不足,先后有多种改良术式出现,但其核心的作用机制基本相同。此类手术治疗 OSA 的主要机制是通过缩短软腭/硬腭、切除扁桃体和重塑咽腔来扩大软腭后区气道,而软腭后区气道是 OSA 最常见的塌陷阻塞部位。术后气道结构的变化结果提示,手术对呼吸暂停低通气指数的减低作用很大程度上取决于软腭后区最小截面积的扩大程度。对部分腭咽阻塞平面较高的患者而言,单纯的 UPPP 手术难以改善高位的软腭后气道狭窄问题,因此,硬腭截短软腭前移手术被应用于此类患者。软腭前移术通过切除部分硬腭远端骨质,将软腭向前方移位,可以有效改善骨性鼻咽腔狭窄导致的腭咽高位阻塞问题。与 UPPP 手术相比,软腭前移手术可以更大程度地增加软腭后区前后径,因此联合 UPPP 和软腭前移手术可以获得更高的有效率和治愈率。

3. 降低咽侧壁塌陷性　UPPP 手术在减小咽腔软组织体积的同时,通过咽壁软组织的悬吊缝合,可以有效提高咽壁软组织的张力,从而降低咽壁的塌陷性,防止气道的塌陷阻塞。以 UPPP 为基础的各种咽壁悬吊成形手术的主要目的也是为了降低咽壁的塌陷性。此外,各种上气道骨性框架手术也在扩大咽腔容积的同时,通过对相关附着肌肉及软组织的牵拉,提高软组织的张力,从而降低软组织的塌陷性。软腭前移术中,硬腭长度的缩短也增加了局部组织的紧张性,降低了气道塌陷性。软腭植入术等手术也是通过改变鼾症患者软组织主要振动部位的组织紧张度和塌陷性来减少鼾声和治疗轻度 OSA 的。

4. 减低上呼吸道阻力　鼻阻力增加是 OSA 的重要危险因素之一。鼻阻力增加可在下游气道产生较大的腔内负压,导致咽腔更易发生塌陷。同时鼻腔阻塞导致的睡眠时张口呼吸,可造成舌后气道容积减少和气道总阻力增加,同时造成鼻咽部神经反射的降低。所以,尽管咽腔是 OSA 患者的主要阻塞部位,但有效治疗鼻腔阻塞对部分 OSA 患者的打鼾和日间症状具有一定改善作用。

三、临床价值

上呼吸道外科手术治疗 OSA 的主要目的有三方面：①治愈 OSA，消除夜间呼吸暂停和低通气等呼吸事件造成的病理损害；②改善患者的主观症状和生活质量；③作为综合治疗的一部分配合其他治疗方式治愈患者。

手术术式和新技术的开发均应追求以最小风险和痛苦达到上述目的。根据手术主要针对的解剖区域，OSA 手术主要分为扩大鼻腔和鼻咽腔手术、扩大软腭后区 / 舌后区手术、多平面联合手术以及旁路通气手术（气管切开术）。

各类手术的有效率存在一定的差异，这种差异性的存在除了手术部位对 OSA 发病的贡献程度不同外，还与不同 OSA 患者阻塞部位的差异性有关。总体而言，双颌前移手术治疗 OSA 的长期有效率最高，可达到 90% 以上。但该术式相对较大的创伤性和对面型的影响，限制了该手术的广泛应用。单独鼻腔手术能够在一定程度上缓解打鼾、日间思睡等相关症状，但对大多数患者而言，客观的睡眠监测数据的改善却非常有限，AHI 改变并不明显，其总的手术成功率约为 16.7%。但患者在接受鼻腔手术后，CPAP 治疗的压力明显下降，患者对 CPAP 治疗的依从性明显增高，因此可以作为 CPAP 治疗的辅助手段。此外，也可以作为其他手术方式的联合术式，从而更加有效地减小吸气过程中的咽腔内负压，降低气道塌陷的可能性。扩大软腭后区的手术是目前临床上应用最为广泛的手术治疗方式，多项随机对照研究证实，UPPP 在改善临床症状、睡眠呼吸障碍的生理指标以及减少死亡率等方面是确切有效的。以 AHI 较术前下降 50% 为手术有效的标准，UPPP 的长期有效率为 31%~73.7%，经过有效的手术适应证选择，UPPP 的手术有效率甚至可以达到 90% 以上。此外，UPPP 还可以有效改善患者的生活质量，即使是术后 AHI 改善不理想的患者，其生活质量的获益也是明显的。在一项平均术后随访时间 3.68 年的研究发现，患者的生活质量获益情况 UPPP 手术治疗与 CPAP 治疗无差异。

OSA 的多病因、病因个体性强的特点决定了单纯外科手术，尤其是单一平面的外科手术不能治愈所有患者，需要严格把握手术适应证，精确定位上气道的狭窄阻塞部位，并根据狭窄阻塞部位实施不同部位的单一或联合手术，才能保证患者从手术治疗中获益。因此，在 OSA 治疗方案的制订过程中，应遵循个体化联合治疗的理念。

四、适应证的选择

在 OSA 手术方案的制订过程中，除常规手术和麻醉风险评估外，需进行严格的术前手术疗效预测评估。一方面是患者病因学的评估，尤其是睡眠时阻塞成因的准确判定以及解剖因素在睡眠呼吸暂停中参与作用的评估；另一方面是患者手术治疗意愿与手术获益的评估。目前，尽管学者们已经对影响 OSA 手术疗效的因素有了较为深入的理解，但对 OSA 手术疗效的预测并不能达到百分之百准确。手术适应证的选择应遵循多维度分层评估的原则，对存在明确解剖结构狭窄并通过手术能有效解决的患者,可以通过术前专科查体单一维度的评估来确定手术治疗方案。扁桃体较大且舌后气道无明显阻塞的患者,大量的研究已经证实,行腭咽成形即可获得较好的手术疗效。但对于简单术前评估不能确定手术疗效的患者,应逐级增加评估的手段,综合使用包括影像学检查、颏舌肌肌电功能检测、药物诱导睡眠下纤维鼻咽喉镜等手段进行术前疗效的评估,从而选择合适的患者。患者选择手术方式时,应充分考虑解剖结构狭窄与手术扩大咽腔的力度是否相匹配,比如对于存在颌骨骨性结构明显狭窄的患者单纯通过软组织手术很难治愈,应考虑进行一期的颌骨手术或联合软组织手术的二期颌骨手术治疗。

在关注 OSA 患者解剖结构的同时,评估患者的病情严重程度、肥胖、上呼吸道扩张肌的代偿功能、通气控制的稳定性、觉醒阈值等解剖因素以外的病因对适应证选择和综合治疗也是很有意义的。简而言之,解剖结构异常越严重,结构因素对 OSA 的贡献可能越大,纠正结构异常所获得的效果越好;结构异常程度相似的患者,病情较严重者所需要获得的纠正量也越大,因此两者的结构改变量相同时,病情较严重者的效果就相对较差。若患者上呼吸道结构异常并不明显,提示患者可能存在比较明显的功能性因素,但若手术有效扩大的气道面积能充分代偿上气道功能不足带来的危害,手术效果仍然能够得到保障。但若功能性因素不能被有效地代偿时,手术就不应作为其治疗的选择。对同时合并解剖异常和较严重的非解剖结构性病因的患者,上气道手术可以作为综合治疗的一部分,如结合上气道手术和减肥代谢手术治疗严重肥胖合并气道狭窄的 OSA 患者,并辅助神经刺激增加扩张肌代偿功能或氧疗调节环路增益等。

总之,外科治疗可以单独作为 OSA 的治疗措施,也可作为综合治疗的一部分。OSA 病因学和病理生理基础的深入研究结果,以及大量前瞻性研究证据均提示,病因的个体化评估和手术适应证的选择对疗效起着至关重要的影响。因此,个体化联合治疗应成为 OSA 治疗的发展方向,未来药物、舌下神经电刺激治疗、减肥手术、上呼吸道外科手术及持续上气道正压通气治疗等多种治疗方式应根据个体的病因特点单独或联合应用,从而使 OSA 患者获得满意的疗效。

（叶京英）

第二节　鼻　腔　手　术

任何原因导致的上气道狭窄、塌陷阻塞均有可能导致阻塞性睡眠呼吸暂停的发生。正常人在睡眠状态下仍可以保持上呼吸道的通畅,这主要依赖于鼻腔和喉腔均有骨和软骨支架的支撑,咽部虽缺少这种支架,但正常人在睡眠状态下咽部肌肉仍能保持一定的张力。因此鼻腔的通畅对维持正常的呼吸过程是相当重要的,鼻阻力的异常增高可能是引发阻塞性睡眠呼吸暂停的独立危险因素之一,其原理尚不完全清楚。

阻塞性睡眠呼吸暂停合并鼻疾病的治疗建立于恰当的诊断基础之上,即依据诊断选择治疗方法。

针对可能造成鼻阻力升高的因素的治疗,已成为鼻腔手术治疗睡眠呼吸暂停的重要原则。鼻腔鼻窦手术治疗主要目的是去除鼻腔原发解剖异常或鼻窦炎,扩大鼻腔通气截面积,缓解鼻塞,降低鼻腔阻力。合并 OSA 患者接受鼻科手术围手术期风险防范要点(表21-2-1)。

表21-2-1　合并 OSA 患者接受鼻科手术围手术期风险防范要点

防 范 要 点
1. 最低动脉血氧饱和度≤70% 患者应术前尽早考虑给予 CPAP 治疗 1 周以上。合并高血压的患者多为难治性,单纯药物降压效果差,可同时应用 CPAP 治疗;在病情允许的情况下,术后也应尽早接受 CPAP 治疗,至术后 1~2 个月
2. 术前在常规检查的基础上,重点注意血压、心功能、肝肾功能及凝血功能有无异常,有内科合并症:高血压、冠心病、心律失常及糖尿病等,请相关科室会诊治疗
3. 术前通知麻醉科困难气道
4. 确定术后监护措施　对于高危患者*可根据病情适当延长麻醉苏醒后观察时间。回病房后应进行血压、心电图、脉搏、血氧饱和度等生命体征动态监测。过夜监护/术后带气管套管转入重症监护病房

注:*高危患者指 AHI≥40 次/h,或重度肥胖(BMI≥30.1kg/m^2),或高血压 2 级、凝血机制异常,或心脑血管病史,或心电图室性心律失常或 ST 段、T 波改变,或严重小颌/舌根平面阻塞,或术中出血明显的病例

鼻中隔畸形是人类最常见的解剖结构异常之一,仅次于牙缺失。绝大部分鼻中隔畸形都会带来通气问题,而且这些畸形常伴发鼻甲的异常。肥厚的下鼻甲常会向前伸入鼻阈区,使原本阻塞的气道更为狭窄。笔者认为 OSA 患者如鼻塞症状较重,行鼻中隔成形术联合切除肥厚的下鼻甲(对侧或同侧),可以显著地扩大鼻腔气道通气面积,从而减小鼻阻力。

一、鼻内镜下鼻中隔成形术

【手术适应证】

1. 矫正偏曲的鼻中隔。
2. 鼻腔鼻窦鼻内镜手术中的鼻中隔偏曲的处理。
3. 鼻中隔骨性肥厚的处理。
4. 肥厚鼻中隔结节的处理。
5. 与外鼻畸形相关的鼻中隔偏曲的处理。
6. 某些经鼻手术的鼻中隔前置处理。

【手术价值评估】

已有学者研究提示鼻中隔偏曲有胚胎学基础,婴儿出生时多有不同程度的鼻中隔偏曲。鼻中隔在青春期前后生长变化较快,17~18 岁时其偏曲程度与外鼻和面部的发育相关,过早切除鼻中隔骨或软骨支架会抑制外鼻及颌面的发育,尤其是在青春期(如软骨生长期),故一般不主张在 15 岁以前通

过切除鼻中隔软骨行鼻中隔成形术。但有不少的儿童青少年鼻中隔严重偏曲导致一侧鼻腔已经完全阻塞,如果等到18岁,会因长期张口呼吸引起下颌骨的顺应性重塑,进而对生长发育产生负面影响,增加成年后罹患阻塞性睡眠呼吸暂停的风险。对这些儿童已经不能用年龄来限制,早期恢复鼻腔的正常通气功能至关重要。目前,鼻中隔成形术更加注重保留鼻部软骨和骨性支架,因此,儿童并非鼻中隔成形术的禁忌证。

【术前准备】

1. 体位 患者采取仰卧位或半坐位。用75%乙醇溶液清洁消毒颌面部皮肤及前鼻孔黏膜。

2. 麻醉 可选择局部麻醉或全身麻醉。选择原则依据患者情况及病变的程度和范围。目前多选择气管插管的全身麻醉。

【手术方法】

1. 常规鼻中隔偏曲矫正术

(1)切开黏软骨膜:根据生物力学原理及与鼻窦炎相关性选择鼻中隔黏软骨膜切口的侧别。常规切口同Kilian方法。若拟直接剥离对侧鼻中隔黏软骨膜,可在切口前或后1~2mm用软骨刀切开鼻中隔软骨至对侧黏软骨膜下(图21-2-1)。

应用鼻内镜技术行鼻中隔成形术的优势为切口部位的选择有较大灵活性。对于单纯鼻中隔骨棘或骨嵴或局部偏曲者,可在鼻内镜下完成局限性鼻中隔成形术,即仅需在局部偏曲前做切口,或在骨嵴表面做自前向后切口,去除偏曲的鼻中隔支架,注意对侧黏软骨膜保留完整,达到矫正鼻中隔局部偏曲的目的。

(2)剥离:用鼻中隔剥离子在黏软骨膜下进行钝性分离,保持剥离子面与中隔面平行,略向外侧用力将黏软骨膜与鼻中隔骨性支架分离,同时可起到进一步暴露手术视野的作用。对偏曲明显、骨棘或骨嵴部位周围要充分减张。鼻底骨 - 软骨交界处常有黏软骨膜皱褶,应在鼻内镜或直视下,用小圆刀切开。剥离范围视偏曲程度和范围而定,以利于充分暴露手术视野和继续剥离为原则。

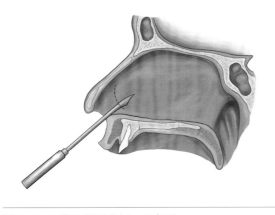

图21-2-1 鼻中隔手术切口示意图

(3)软骨切开及对侧黏软骨膜剥离:在切口后1~2mm切开软骨至对侧黏软骨膜下,以上述原则剥离对侧黏软骨膜。

(4)鼻中隔骨性支架的处理

1)软骨部的处理:用轮转刀或剥离子切除方形软骨片。低龄儿童及青少年的鼻中隔软骨必要时按照生物力学原则,在软骨凹面长轴方向做划痕和修整后回植入鼻中隔两侧黏软骨膜之间。

2)骨部的处理:筛骨垂直板也可按照软骨的

处理方法处理后回置。上颌骨鼻嵴与软骨交界处多膨大,尤其是存在鼻嵴时。若沿鼻底凿除鼻嵴,极易导致较明显的出血,此时可用平凿将两侧膨大的骨性嵴突铲平,这种方法偏曲矫正效果好,可有效避免出血。

以上操作完成后,复位鼻中隔黏膜,观察矫正效果。观察时注意以下两点:鼻中隔前上部(与鼻背和筛骨垂直板延续的鼻顶)是否彻底矫正;中鼻甲前端是否充分暴露。这常是鼻中隔矫正效果不佳的主要原因。以往切口不需缝合,在鼻腔填塞时,注意将黏膜切口整齐对位即可。但目前主张鼻中隔塑形,切口缝合有利于鼻中隔塑形效果,并有利于切口愈合。

2. 三线减张鼻中隔成形术　三线减张鼻中隔成形术的特征为:保留大部分鼻中隔软骨和正常骨性支架;只切除张力线区域少许软骨及骨质,解除导致鼻中隔偏曲的应力。

(1)切口:于鼻前庭皮肤黏膜交界处行 L 形切口,且向鼻底外侧延伸(而非向后),切开黏膜、黏软骨膜,进入黏软骨膜下。

(2)剥离及显露三线部位:内镜直视下黏膜软骨膜下剥离,向上向后直至筛骨垂直板及犁骨上后部,向下向后至鼻中隔软骨下端与上颌骨腭突和犁骨连接处;在切口前或后 1~2mm 处切开软骨进入对侧黏软骨膜下,剥离方法和范围同切口侧。暴露 3 个张力形成核心区域:鼻中隔软骨尾端、鼻中隔软骨与筛骨垂直板结合处及鼻中隔软骨下端与上颌骨腭突或腭骨鼻嵴以及犁骨结合处。分离骨软骨接合处。

(3)三线减张:用咬骨钳咬除三条线形骨条。①第一张力区域为鼻中隔软骨尾侧端的垂直软骨条,约 2mm;②第二张力区为鼻中隔软骨与筛骨垂直板结合处部分筛骨垂直板前缘的垂直骨条;③第三张力区为咬除偏曲的犁骨、上颌骨腭突和腭骨鼻嵴以及基底部水平软骨条。形成鼻中隔软骨顶端连接,分离左右两面,游离前、后、下三边。

三线减张鼻中隔成形术与传统鼻中隔成形术的区别在于:前者是通过各种方法矫正偏曲的软骨和骨质,而不是简单切除;通过减少鼻中隔三个区域的张力,既保留了鼻中隔的基本支架,又保证了鼻中隔维持正中的基本形态。若为软骨明显偏曲,可在凹面对软骨沿凹陷的长轴方向划痕数刀,可以起到松解软骨张力并拉直软骨的作用;或者取出后进行上述方法塑形后,再把软骨复位于正中,对合双侧黏软骨膜;对筛骨垂直板重度高位偏曲者,可用咬骨钳夹持使其骨折(类似青枝骨折的效果)而不切除。当骨性偏曲异常增厚时,不容易骨折移位。这时一方面,可用剪刀顺着偏曲的方向剪断骨质,切断偏曲的应力关系;另一方面,也可用动力系统磨薄肥厚的偏曲骨质,再进行骨折移位至中线位置。如切口对位好,则可以不缝合,但目前趋势多关注鼻中隔矫形后的塑形,提倡鼻中隔黏膜切口缝合后,再行两侧的对穿褥式缝合,有利于黏膜和塑形后的软骨支架固定和塑形。三线减张鼻中隔成形术后的恢复也与传统术式不同。传统鼻中隔成形术完全切除软骨和部分骨质后鼻腔恢复较快,而如果保留软骨或术中施行骨折移位之后会出现蓄骨愈合,黏膜肿胀时间可能延长,所以要重视术后随访质量,避免出现鼻腔粘连和狭窄,并合理用药。需要指出的是,无论三线减张法还是传统术式,术中要保

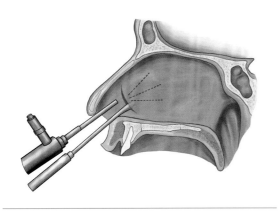

图 21-2-2　内镜下鼻中隔手术示意图

护鼻中隔软骨垂直板在梨状孔缘与隔背板相交的地方,即便鼻中隔支架切除不多,但过分摇撼此处,也可导致鼻背塌陷。此外鼻腔阻力主要产生于鼻前部鼻瓣区,偏曲位于功能性鼻瓣区的范围内,并且在此形成整个鼻腔的最小横截面积,鼻阻力会升高,因此,要关注前位偏曲处理。大翼软骨内侧脚和鼻中隔尾叶间的脱位或半脱位,仅仅切除前部则张力曲线减张不够,多需要做局部软骨塑形,通常是将鼻中隔尾叶剥离取出后塑形再植入,缝合固定(图21-2-2)。

3. 术中鼻中隔黏膜损伤的处理　鼻中隔成形术中,如果一侧黏膜损伤穿孔,对侧完整,一般无需进一步处理,亦不会出现鼻中隔穿孔。如果两侧黏膜均破损,对合后无法封闭穿孔,可按以下方法处理。

(1)减张:即在破损的黏膜周围做切口并起到减张作用,通过黏膜的错位封闭鼻中隔穿孔。

(2)鼻中隔骨性支架回置:将鼻中隔软骨或筛骨垂直板修整处理后,回插入鼻中隔黏膜穿孔之间,封闭穿孔。

(3)筋膜支架:鼻中隔穿孔的修补一般不主张使用赝复物,而采用自体组织。没有合适的骨性支架时,可取颞肌筋膜做支架,引导鼻中隔黏膜再生修复。

【术后处理】

1. 鼻中隔偏曲的手术后一般采取半坐位,疼痛时给予镇痛药,可给予哌替啶75mg肌内注射。

2. 术后24h抽出部分鼻腔填塞材料。48h全部抽出鼻腔填塞的材料。禁止用力擤鼻及尽量避免打喷嚏;用1%麻黄碱生理盐水滴鼻,每日或隔日以麻黄碱棉片收缩鼻腔黏膜和清理鼻腔。

3. 术后应用抗生素预防感染,一般情况应用3~5天。

4. 术后5~6天拆除切口缝线。

【术后评价】

为客观评价患者的术后疗效,可考虑鼻窦CT检查、鼻阻力测定和鼻声反射测量,但要注意,结果可能与主观症状存在不一致性。

【手术并发症及预防】

如操作不慎或处理失当,可能发生下列并发症,虽然很少见,须严加预防。

1. 鼻中隔穿孔　多发生于两侧软组织有对称部位破裂时,常见于下述操作步骤:①做软组织弧形切口时不慎将鼻中隔全层切穿;②鼻中隔两侧软组织分离不够,或当切除软骨部和骨部时,未用鼻中隔牵开器的两叶妥善保护两侧软组织,将两侧软组织撕裂;③分离尖锐骨嵴或距状突处菲薄的软组织时,动作过大,将黏膜戳穿;④一次咬除骨片过大,须加扭转骨折始能取出,或在两侧软组织之间压迫止血时,因有断骨折片未取出,以致刺伤两侧软组织。如术中发现一侧软组织有严重撕裂,而该处软骨无明显偏曲时,可留下这块软骨不与对侧软组织分离。如撕裂处为骨嵴,可在黏骨膜下予以凿除,对侧软组织不加分离。

2. 鼻中隔血肿及脓肿　手术中止血不彻底或手术后填塞鼻腔不紧造成黏膜下积血形成鼻中隔血肿,若术后发现鼻中隔变宽,或形成半圆形表面光滑的隆起,穿刺抽吸有血可诊断;如果继发感染可形成鼻中隔脓肿。

3. 鞍鼻　鼻中隔软骨前上缘去除过多或术后并发鼻中隔脓肿,软骨坏死所致。如为前者,可于手术中用取下的鼻中隔软骨切成宽条进行整形。

二、鼻甲手术

下鼻甲增生肥大是引起鼻通气阻力增高的重要原因,通过下鼻甲手术可达到拓宽鼻腔通气截面积的目的。为提高鼻通气度,针对增生肥大的下鼻甲手术有多种术式,目前下鼻甲手术方式主要有下鼻甲骨折外移术,通过电烧灼、冷冻、激光等方式进行下鼻甲部分切除术及下鼻甲黏膜下切除术等。

【手术适应证】

1. 单纯肥厚性鼻炎,经保守治疗无效,下鼻甲仍增生肥厚。

2. 下鼻甲桑葚样病理改变。

3. 鼻腔狭窄,中鼻道开放仍难以获得充分的通气引流效果。

4. 有碍下鼻道上颌窦开窗口通气引流和处理的前置下鼻甲前端手术。

【术前准备】

以 1% 丁卡因肾上腺素长纱条填塞于下鼻道及总鼻道中直达下鼻甲后端行表面麻醉,加用 1% 利多卡因数毫升行下鼻甲黏骨膜下注射。

【手术方法】

手术方法包括:电烧灼术、冷冻手术、激光手术、黏膜下切除术、黏膜下切除并下鼻甲骨外移术、下鼻甲部分切除术等。黏膜下切除并下鼻甲骨外移术是最有效的治疗长期鼻通气不足手术方法,最显著优点是保护和维持鼻腔固有的生理功能,而电烧灼术、冷冻等方法所造成的黏膜损伤则较大。经鼻内镜直视下可精确地进行下鼻甲全长的处理,尤其是下鼻甲后端。借助动力系统行下鼻甲部分切除术,损伤小。它甚至可经下鼻甲前端的小切口伸入,通过吸引切割作用去除肥厚的下鼻甲黏膜下海绵体组织,保留鼻甲表面的黏膜完整,从而起到保护下鼻甲黏膜功能的作用。因此,即便是做下鼻甲部分切除术,亦应按照符合下鼻甲功能需要进行塑形处理。

对下鼻甲部分切除术,须在黏膜下切除增生的下鼻甲骨质。目前提倡下鼻甲成形手术,即按照下鼻甲形态和改善通气设计的下鼻甲部分切除术。下鼻甲并不是唯一影响鼻通气阻力的因素。越来越多的临床实践表明,单纯行下鼻甲切除术非但不能彻底解决鼻通气障碍的问题,还会带来一系列不

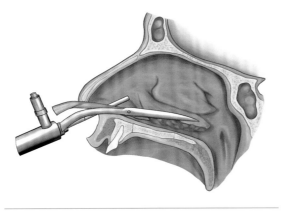

图 21-2-3　内镜下下鼻甲部分切除术示意图

良后果。应该强调,如果造成下鼻甲增生肥大的因素未去除,鼻塞症状就有可能复发(图 21-2-3~图 21-2-5)。

临床实践和研究表明,下鼻甲骨折外移术在促进鼻腔通气并维持原有下鼻甲功能方面更具有优势。结合鼻腔鼻窦多结构重塑处理,在鼻腔鼻窦通气引流改善后,炎性病变下鼻甲黏膜同样会发生可逆性转变,鼻甲容积变小。

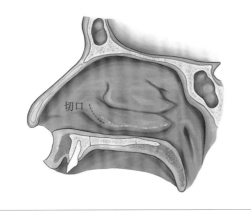

图 21-2-4　下鼻甲骨黏骨膜下切除切口示意图

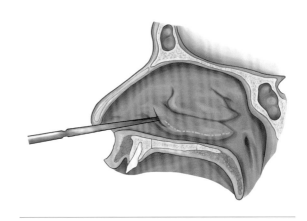

图 21-2-5　分离下鼻甲的黏骨膜示意图

【术后处理】

术中一般出血不多,但在肾上腺素的作用消失后容易发生术后出血,故手术后可用止血敷料或明胶海绵贴附于创面上,再用凡士林纱条行鼻腔填塞术。术后酌情使用抗生素预防感染。一般填塞物可在 24~48h 内抽除。此后每日用麻黄碱棉片换药,并清除鼻腔内的干稠分泌物和血痂,使黏膜的反应性肿胀易于消退,并防止鼻腔内形成粘连。

【术后并发症及其处理】

1. 出血　下鼻甲部分切除术有手术后出血的可能,一般麻黄碱棉片收缩鼻腔黏膜后可以止血。

2. 粘连　切除下鼻甲时的黏膜损伤较大,可造成下鼻甲残根与鼻中隔及下鼻道外侧壁的粘连。下鼻甲前端的粘连可累及并封闭鼻泪管鼻腔开口,导致泪道阻塞,引起泪囊炎。

3. 鼻塞　呼吸气流虽可流经鼻腔,患者却因下鼻甲切除后,鼻腔神经模式感觉迟钝,不能准确感知而自觉鼻塞。

4. 鼻腔感觉异常　如下鼻甲切除过多,气流未经下鼻甲的加温、加湿,直接吸入鼻咽部,引起鼻腔和鼻咽部的不适感或异物感。

5. 继发萎缩性鼻炎　下鼻甲切除后,破坏了鼻腔固有的生理和解剖结构,鼻腔原有的生理功能也随之被破坏,从而继发萎缩性鼻炎。

三、鼻瓣区手术

【鼻瓣区及其病变】

1. 鼻瓣区的概念　鼻瓣区（nasal valve area）的概念首先由 Mink 在 1920 年提出，并认为鼻瓣区是鼻气道阻力的主要部位，是鼻通气道的最狭窄处，具有调节鼻腔鼻窦的呼吸生理功能，多数学者认为鼻瓣区即是鼻内孔区，它的临床解剖由鼻中隔软骨前下端（内侧面）、鼻外侧软骨前端（外侧壁）与鼻腔前端的梨状孔底部所组成，为一狭窄三角区域，平面面积为 55~64mm²。在此三角区的顶端形成一裂隙状开口，它主要由鼻外侧软骨的前端插入大翼软骨内侧脚的下方，再与鼻中隔软骨前端以纤维粘连而成。此开口狭小，正常角度为 10°~15°。因它可受鼻翼的活动改变其角度的大小，调节进入鼻腔上气流的流量，故称为真正的鼻瓣。实际上它是鼻瓣区的一部分。但也有研究认为鼻瓣区并不是鼻内孔区，马有祥在测量鼻瓣区时指出：鼻瓣区在前鼻孔向内（0.739±0.13）cm 处，此处为鼻腔气道最狭窄处。李佩忠研究鼻气道阻力提出：鼻瓣区在梨状孔和下鼻甲前端，并测量到当鼻黏膜减充血后或下鼻甲部分切除后，该部位则可前移，即鼻内孔处，也就是说鼻瓣区的部位不是固定不变的，而是和鼻腔黏膜的舒缩状态、鼻腔的开放程度密切相关。

2. 鼻瓣区病变　只要是影响鼻瓣区的横截面积或是影响鼻瓣区的角度大小的各种因素均列为鼻瓣区病变，主要常见的有以下几种：①鼻中隔软骨前上或前下偏曲；②鼻小柱内侧过宽和肥大；③鼻外侧软骨突出肥厚；④鼻底软组织或骨性膨隆、突起；⑤鼻瓣外伤粘连；⑥鼻翼塌陷。

【手术方法】

1. 软骨扩展移植法　软骨扩展移植法是治疗鼻瓣区狭窄的经典手术方法，可以有效增加鼻瓣区的横截面积，歪鼻或者鼻中隔偏曲所致鼻瓣区狭窄的患者可首选软骨扩展移植物，可使矫正鼻部歪曲并提供更好的稳定性。在鼻小柱处行倒 V 形切口，暴露大翼软骨及鼻外侧软骨，分离鼻中隔并取出鼻中隔软骨，保留鼻中隔上方和尾端各约 0.5cm 宽度。切开鼻外侧软骨和鼻中隔上部之间的软骨连接，将取出的鼻中隔软骨切成两条条状支架，并固定于鼻中隔上缘，与鼻外侧软骨和鼻中隔软骨紧密缝合以增加鼻瓣区横截面积。必要时可取肋软骨代替鼻中隔软骨。修剪条状移植物时，其长度可根据患者鼻中隔情况确定，宽度则根据所需要增加的鼻瓣区横截面积大小来调整。同时要注意高位的鼻中隔偏曲，手术时需将切口放在偏曲软骨的最前缘，以完全矫正突出的软骨。手术中延长软骨扩展移植物还可以增加鼻梁的长度，纠正短鼻畸形。

2. 鼻翼板条移植法　该术式是通过加强鼻侧壁以防止病理性塌陷来矫正鼻瓣区功能障碍，是治疗鼻瓣区塌陷的常用方法。在该技术中，从鼻中隔或耳屏中取一小段软骨，并将其固定在上外侧软骨尾侧的皮下。移植物纠正了鼻翼区域的畸形，稳定了鼻侧壁，并在吸气期间保持通畅。

3. 蝶形软骨移植法　当鼻瓣区狭窄患者鼻塞症状非常明显时可考虑蝶形软骨移植物，但要注意患者皮肤过薄且无足够的韧性时不宜使用该方法。蝶形移植物由耳郭软骨制成，宽 9~12mm，长 22~25mm，有锥形边缘。将蝶形移植物放在上外侧软骨上方，跨越鼻背的软骨支架放置，这不仅扩大了鼻瓣区角度,还为上外侧软骨提供了机械支撑,改善了鼻部外形。

4. 鼻侧壁悬吊技术　当内和/或外鼻瓣区塌陷所致鼻瓣区功能不良时,可考虑使用鼻侧壁悬吊技术。鼻侧壁悬吊技术是使用不可吸收的皮下缝合线将鼻侧壁固定到面部骨架的骨膜上,可加宽内鼻瓣区和/或外鼻瓣区,还可支撑鼻侧壁。包括眼眶边缘方向上的鼻瓣区悬吊,横跨鼻背的缝合线方法以及下部横向悬吊和旋转到梨状孔等多种技术,但这些技术有感染和悬吊断裂的风险。

鼻瓣区软骨向眼眶边缘悬吊:将缝合线置于鼻瓣区部位中最大塌陷点与眼眶边缘之间,可以扩大该区域横截面积。横跨鼻背的缝合线方法:将缝合线穿过上外侧软骨的尾部和外侧部分,然后以类似的方式穿过鼻背到对侧,缝合线收紧后,上部外侧软骨开始横向扩张,增加内部鼻瓣区的鼻瓣区角。下部横向悬吊和旋转到梨状孔:下外侧软骨的侧壁横向旋转在上侧向上的位置来扩宽鼻瓣区的技术,可以增加鼻瓣区横截面积,并为鼻前庭的侧壁提供一定的支撑。

5. 海鸥翼形软骨移植　在鼻整形术后,由于鼻翼软骨切除过多导致的支撑力不足、鼻外侧壁塌陷及下外侧软骨形状改变,可用海鸥翼形软骨移植术。该术式主要适应证为外鼻瓣区功能不全、鼻翼过于夹紧。采用修剪成海鸥翼形的耳郭软骨植入鼻尖与双侧薄弱的鼻翼软骨固定在一起,以加固鼻外侧壁,从而增加鼻瓣区的横截面积,改善通气和外观。

6. 鼻内 Z 成形术　鼻内 Z 成形术常用于治疗鼻瓣区瘢痕挛缩所致的鼻塞,是一种安全、有效、微创的技术,其避免了开放式手术愈合时间长、皮肤表面瘢痕和感染的风险。其做法是在局部麻醉后,行软骨间切口,即在鼻孔内,由上外侧软骨尾缘与下外侧软骨重叠形成的脊间切开,完成 Z 形切口,移除上外侧软骨尾缘,以形成空间做出 Z 形皮瓣,将垫板移植物放至内部鼻瓣区,用缝合线固定,然后将皮瓣相互交叉并用缝线缝至适当位置。注意嘱患者口服广谱抗生素以防止感染。

7. 功能性内镜鼻窦手术　鼻瓣区功能轻度不良的患者多不需要复杂的手术,已有作者报道采用微创的鼻内镜技术治疗鼻瓣区功能不良。即在上外侧软骨的尾侧,注射局部麻醉药,于上外侧软骨内侧的鼻黏膜中做两条平行切口,形成 2mm 宽的黏膜条带。切除黏膜条带,暴露下面的上外侧软骨尾部。切除大约 2mm 的上外侧软骨,并用三条可吸收缝合线封闭切口。但切除上外侧软骨畸形时,勿切除过多,以防止吸气时鼻背塌陷。

8. 可吸收植入物植入法　对以鼻侧壁支撑力不足及吸气时容易塌陷所致的动态鼻瓣区功能不良的患者可考虑可吸收植入法。与蝶形软骨移植物及软骨扩展移植物等扩大鼻瓣区的横截面积相比,可吸收移植物则加强鼻侧壁,直接解决鼻侧壁支撑不足。但要注意异物排斥的风险。可吸收植入物是一种含有 70% 的 L- 丙交酯和 30% 的 D 丙交酯的共聚物。植入位置要尽可能确定在鼻侧壁最易塌陷的位置。在确定植入物位置后,将植入物装入输送工具套管中,靠近鼻翼缘的鼻内入口点通过鼻前庭皮肤引入。套管在下外侧软骨的表面和上外侧软骨上前进到上颌骨的前部后,收回并移除递送工具,将植入物留在适当位置以支撑上下外侧软骨。注意植入物不应改变处于静止状态的鼻翼的形状或位置。

评估鼻瓣区功能不良治疗后的效果,可根据询问患者术后鼻塞等症状是否明显好转,也可用鼻塞症状评估 NOSE 量表、鼻声学测量法、鼻阻力测定、生活质量评估等方法分析和评估术前术后鼻塞情况。鼻腔吸气量峰值评估鼻塞状况也是一种有效方法。前鼻镜或者鼻内镜观察内鼻瓣区角度,也可用于评估术后的效果。

四、内镜鼻窦手术

慢性鼻窦炎、鼻息肉亦是 OSA 患者鼻阻塞的原因之一,内镜下鼻窦手术亦是 OSA 鼻通气重建的常用手术。针对合并鼻窦炎患者,可根据影像提示鼻窦病变范围开放鼻窦;对鼻腔狭窄但无鼻窦炎患者,采用"牺牲"部分前组筛窦的方法,扩大鼻腔通气引流通道,有助于缓解鼻腔阻力,常优于单纯鼻腔结构的处理。

内镜下鼻窦手术可分为根治性内镜鼻窦手术和功能性内镜鼻窦手术两种。1985 年美国 Kennedy 最早提出"功能性内镜鼻窦手术(functional endoscopic sinus surgery, FESS)"一词,其主要含义是根据内镜下所见及鼻部 CT 扫描所示的病变范围和程度,能在内镜下准确而又彻底的清除中鼻道窦口鼻道复合体病变,开放筛窦,扩大上颌窦自然开口、额窦口和蝶窦口,使筛窦与额窦、上颌窦、蝶窦和中鼻道形成一个开放的窦口鼻道通气引流系统,这样既保留了鼻腔鼻窦的一些正常功能,又彻底清除了鼻窦的病变,从而把根治性或破坏性的手术变为功能性手术。也就是说功能性内镜鼻窦外科的最基本出发点是:在彻底清除病变的基础上,把重建鼻腔、鼻窦的通气和引流作为改善和恢复鼻腔、鼻窦黏膜形态及生理功能的基本条件来治愈鼻窦炎,并依靠鼻腔和鼻窦黏膜自身生理功能的恢复去防御外界致病因子的侵袭以防止病变的复发。

按照鼻腔呼吸气流的特点,气流进入鼻腔后首先冲击的是中鼻甲和中鼻道的范围,即前筛区。因而,这一区域是最易受到细菌、病变因子侵袭的部位。现代的鼻窦理论认为,筛窦尤其是前筛窦的炎症发病率最高,也是其他各组鼻窦炎的病源点。因而,功能性内镜鼻窦外科手术的重点是筛窦手术,尤其是前筛窦区域手术。随着功能性内镜鼻窦手术的广泛应用,明显改善了鼻窦炎、鼻息肉等疾病的手术治疗效果,目前已经逐步取代常规的上颌窦根治术、鼻内筛窦手术等。

功能性内镜鼻窦外科的手术操作是一个较完整的系列手术,临床上根据鼻窦病变的种类和程度,可采用不同的手术术式,其基本术式由三部分组成:①在彻底清除不可逆病变的基础上,尽可能地保存正常或轻度炎症病变的黏膜,还要保留中鼻甲;②建立良好的以筛窦为中心的鼻窦通气和引流系统,开放和扩大上颌窦自然开口和额窦的开口;③通过矫正鼻腔的解剖异常,以建立良好的鼻腔通气。缺少上述任何步骤都不能称为功能性内镜鼻窦手术,而只是内镜鼻窦手术。

功能性内镜鼻窦手术通常包括两种术式。①从前向后的进路:1978 年奥地利 Messerklinger 首先介绍这一手术方法,因此也称 Messerklinger 术式,目前临床上多采用此术式;②从后向前进路:首先由 Wigand 所介绍,故又称 Wigand 术式,临床上常用于既往有手术病史,鼻腔鼻窦正常的解剖标志不清楚,或鼻息肉、鼻窦炎病变严重的患者。功能性内镜鼻窦手术是当代治疗急、慢性鼻窦炎的鼻外科新技术,具有损伤轻、痛苦小、操作精细、观察准确等优点。在清除病变的基础上,重建和恢复鼻腔、鼻窦的通气和引流功能,是一种符合鼻腔、鼻窦生理的微创手术方法,在 OSA 患者的鼻通气重建手术中占有重要的位置。

【手术方法】

1. Messerklinger 术式　患者取仰卧位,一般采用局部麻醉,即 1% 丁卡因(加肾上腺素)棉片收敛麻醉鼻腔黏膜,1% 利多卡因(加肾上腺素)溶液行鼻丘和钩突前方局部浸润麻醉。儿童、老年人、伴有全身疾病、病变广泛者或患者精神紧张要求全身麻醉者可以采用全身麻醉。具体操作步骤如下:

(1)钩突切除术:在 0° 内镜下,对单纯性鼻窦炎,中鼻道无息肉情况下,可采用中鼻道前方相当于中鼻甲前缘的纵形切口。对中鼻道有息肉生长或中鼻甲本身有息肉样变时,应在中鼻甲内侧面与息肉之间作切口。切开钩突黏膜及钩突骨片,注意刀尖应与眶内壁平行,以免损伤纸样板。用小剥离子将钩突向内侧分离,用直筛窦钳夹住钩突上部附着处,轻轻扭动,将钩突上部从鼻腔外侧壁分离,将钩突完整取出。当钩突本身骨性增生肥大,并且向外侧移位时,或钩突的其他解剖变异时,切除钩突有一定难度,此时应用小剥离子充分分离钩突骨质,再取出(图 21-2-6)。

(2)清理中组筛房:钩突切除后,暴露在视野的是筛漏斗、筛泡。开筛前先将中鼻甲推向鼻中隔,向内侧移位,以充分扩大手术进路,在 0° 内镜下,应用直筛窦钳靠近筛泡内侧咬开筛泡。筛泡的大小各人不同,少数患者有特大或特小筛泡,特大的筛泡骨壁薄,腔隙大,对手术有利;特小的筛泡,骨壁厚,腔隙小,其狭小的原因是由于纸样板内移所致,此种情况下应注意不要把纸样板误认为是筛窦气房,进行开放。手术前 CT 检查有助于手术。在 30° 或 70° 内镜下,清理中筛房直到筛顶处,筛顶在内镜下呈淡黄色,骨质较光滑,中鼻甲附着于筛顶处,手术应在此附着处的外侧进行,此处的骨壁相当薄,是临床上脑脊液漏的易发部位。在筛顶处操作应用刮匙,而不应用息肉钳操作。

(3)清理前组筛房:筛窦手术后复发的主要部位在前组筛房。因此,在 70° 内镜下清理前组筛房(额隐窝筛房及鼻丘气房),上达额窦底,与中筛顶相连,外达纸样板,与中筛的纸样板相连,前达额突内侧面。在清理前上及最前筛房是主要不要损伤鼻泪管和泪囊。完成前筛窦切除术后,手术野内侧为中鼻甲,外侧为纸样板,上壁为筛窦顶,后部为中鼻甲基板。如果后筛窦没有病变,则不需要开放中

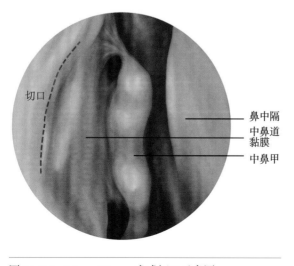

切口

鼻中隔
中鼻道
黏膜
中鼻甲

图 21-2-6　Messerklinger 术式切口示意图

鼻甲基板,只要行额窦切开术和中鼻道上颌窦自然开口扩大术即可。

（4）清理后组筛房:如果后组筛房有病变,应当咬开中鼻甲基板,开放和清理后筛窦。前筛窦切除后,在0°内镜下认清中鼻甲基板,用筛窦咬钳开放中鼻甲基板,见到中鼻甲基板有气房时再逐步开放后组筛窦气房,注意后筛窦外侧壁的视神经和颈内动脉,不要损伤,即清理时钳嘴不要向上、向外。清除全部后组筛房,上达筛顶,外达纸样板,后达蝶窦前壁,内侧为中鼻甲,整个筛窦成为一个大空腔。判断筛窦切除彻底的方法为:纸样板和筛顶均为光滑的骨壁,并无明显的出血;另外,可采用吸引器吸除腔内的血液,边吸边轻压,将残余筛房间隔压破并去除。

（5）开放并探查额窦:如果前筛房内充满息肉,则额窦开口常被阻塞,因而需要开放额窦。在70°内镜下,用吸引器在额窦底探查,寻找额窦的开口,找到额窦开口后,用小刮匙进行额窦开口扩大,再用息肉钳去除开口周围的病变组织。将内镜插入窦内观察,对窦内病变进行处理。

（6）开放并探查上颌窦:大部分前中组筛房有慢性炎症或有息肉的患者,都有不同程度的上颌窦内病变或上颌窦自然开口的病变,因此要开放上颌窦。用70°内镜在中鼻道寻找上颌窦自然开口,找到上颌窦自然开口后,可以用有角度的刮匙,或反咬钳向前下方扩大至1.5cm×1.5cm左右即可。如有上颌窦副口,则应将副口与自然开口相通。注意在扩大自然开口时不要损伤鼻泪管,鼻泪管骨质较硬,容易识别,手术中如钳子碰到较硬骨质时,要特别小心。在70°内镜下,通过扩大的上颌窦自然开口,观察上颌窦内的情况,应用相关的上颌窦内镜手术处理上颌窦病变。

（7）处理蝶窦:全筛切除后,即达蝶窦前壁,一般情况下,蝶窦的病变比其他鼻窦的病变要轻。在内镜下识别最后筛房和蝶窦前壁的方法为:①最后筛房的范围和容积常比中前组的单个筛房大得多,似空腔,刮匙有落空感;②最后筛房的周围骨壁比中组筛房光滑,尤其是后壁,是一较平滑的骨壁;③最后筛房开放后,常可见到纸样板在眶尖部向后外方的弯曲;④利用有刻度的内镜有助于测量从前鼻孔至蝶窦前壁的距离,一般为7.5cm;⑤寻找蝶窦开口,在中鼻甲后端的内侧,上鼻甲附着部与鼻中隔之间,在蝶筛隐窝处寻找蝶窦开口(图21-2-7)。

另外,有时有蝶上筛房存在变异,给手术增加难度,引起手术误伤。据廖建春观察,蝶上筛房的出现率为28.2%左右,许庚观察蝶上筛房的出现率为20%左右。有蝶上筛房的患者,蝶窦开口往往较高,多在蝶窦顶部,不易找到。手术中要仔细用刮匙或吸引器寻找。

开放蝶窦有三种方法:蝶窦开口位置较低,则在清除后组筛窦后可清除看到,用刮匙沿开口周围向下、向内扩大。如果开口位置较高,可用筛窦钳靠近内下方打开蝶窦前壁,找到蝶窦腔后,再向

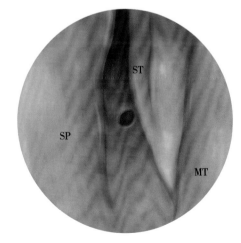

图21-2-7　蝶窦自然口与鼻甲位置关系

SP. 鼻中隔;MT. 中鼻甲;ST. 上鼻甲

下、向内扩大蝶窦前壁。如在蝶筛隐窝处寻找到蝶窦开口的，可沿此开口向内、向下扩大蝶窦开口。蝶窦的开放应是整个蝶窦前壁，与筛窦完全贯通，蝶窦与最后筛房之间最好没有间隔，蝶窦的外、上、下壁应与最后筛房的外、上、下壁呈光滑的连续。手术者根据术前患者的鼻窦 CT 检查情况，了解患者的蝶窦与视神经和颈内动脉的关系，尽可能不要向上、向外操作，以防眶内并发症或颅内并发症的发生。

将各鼻窦清理干净后，用生理盐水冲洗术腔，使用不同角度的内镜对整个术腔进行检查，并清除残余病变，止血。用止血材料或凡士林纱条填塞术腔。

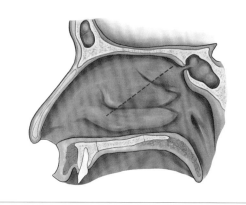

图 21-2-8　Wigand 手术方法示意图

2. Wigand 术式　患者取仰卧位，一般采用局部麻醉，即 1% 丁卡因加肾上腺素棉片收敛麻醉鼻腔黏膜，1% 利多卡因（加肾上腺素）溶液行鼻丘和钩突前方局部浸润麻醉。儿童、老年人、伴有全身疾病者、病变广泛者或因精神紧张要求全身麻醉者可以采用全身麻醉（图 21-2-8）。

（1）首先按照 Messerklinger 术式清除中鼻道的息肉和病变组织，把中鼻甲和中鼻道暴露出来。

（2）切除中鼻甲后端，内镜下用剪刀将中鼻甲的后 1/3 切除，用息肉钳去除、取出。清理蝶筛隐窝的病变组织，还可清除部分最后筛房以求更好地暴露蝶窦前壁。

（3）寻找蝶窦开口并开放蝶窦，中鼻甲后部切除后，在蝶筛隐窝处寻找蝶窦开口，它与中鼻甲附着处在同一平面，或上鼻甲附着处在同一个平面。找到蝶窦开口后，用蝶窦咬骨钳向内、向下扩大开口及前壁。蝶窦的前壁切除范围：向上达蝶窦上壁，向外与蝶窦外侧壁相平，充分暴露蝶窦腔后，用 30° 或 70° 内镜观察蝶窦内情况。

（4）清理筛窦，使用不同角度的咬钳以蝶窦的上壁和外侧壁为范围标志，从后组筛房向前切除筛窦。手术时始终以筛顶作为手术切除的上界，筛骨纸样板作为手术切除的外界，向前切除至额隐窝，并找到额窦的开口。

（5）70° 内镜下，切除鼻丘气房，观察额隐窝病变情况，清理额隐窝病变，探查额窦开口，用小刮匙扩大额窦开口。内镜观察额窦内情况，应用不同角度的咬钳清理额窦内病变组织。

（6）按照 Messerklinger 术式的方法开放并探查上颌窦。

手术结束时，用生理盐水冲洗术腔，止血。用止血材料或凡士林纱条填塞术腔。

五、鼻腔扩容技术

针对鼻腔阻塞这一上气道阻塞的源头性因素，通过个性化的鼻腔扩容手术，扩展鼻腔，鼻窦有效通气容积,可有效降低鼻腔通气阻力,减轻或缓解上气道阻塞,提高生活质量。鼻腔扩容技术(nasal cavity expansion)是在不断深入理解 OSA 的病理生理机制的基础上,伴随着鼻内镜外科技术的不断成熟逐渐孕育发展起来的,源于解决鼻腔阻塞源头因素的睡眠呼吸障碍疾病外科干预手段。鼻腔扩容术不是单纯的鼻内镜手术,其核心是以扩大鼻腔有效容积为目的,通过鼻部的系列手术矫正鼻腔异常结构,对称性开放鼻窦,降低鼻腔通气阻力,缓解上气道阻塞,纠正并改善咽腔塌陷,恢复正常通气功能,促进机体恢复正常的生理功能,调节睡眠结构。其中,鼻中隔三线减张成形手术、鼻窦对称开放手术和下鼻甲骨折外移术是鼻腔扩容术的核心内容。

【术前评估】

1. 鼻腔症状评估　主要采用 VAS 评分。

2. 鼻阻力测定及鼻声反射。

3. 多导睡眠监测。

【手术适应证】

鼻腔扩容技术的适应证是伴有鼻塞症状的 OSA 和上呼吸道阻力综合征的患者。其中,轻、中度的 OSA 患者手术效果较好;重度的 OSA 患者,尤其是伴有重度的软腭肥厚和舌根后坠的患者,单纯鼻腔手术效果不佳,但应将鼻腔扩容手术视为咽腔软腭手术和 CPAP 治疗的前驱治疗。鼻腔扩容手术可提高重度 OSA 患者的咽腔软腭手术的治疗效果。

【手术方法】

1. 鼻中隔三线减张成形术　见鼻内镜下鼻中隔成形术。

2. 中鼻甲内移固定术　中鼻甲的形态结构异常直接影响中鼻道的通气和鼻窦引流,泡状中鼻甲,中鼻甲反张、肥大,均可阻塞或压迫中鼻道,诱发或加重鼻窦炎。中鼻甲内移固定可以简化处理上述问题,包括拓宽中鼻道以利于通气、改善中鼻道引流通道以减轻黏膜炎症性反应。内镜下用剥离子将中鼻甲自根部向内按压移位,扩宽中鼻道,中鼻道给予膨胀海绵或硅胶管填塞固定1周取出。操作简单、患者耐受性好、效果显著。

3. 双侧中鼻道鼻窦对称开放术　中鼻道以及鼻窦开放是鼻腔扩容术的重要部分,钩突增生及筛泡过度发育会导致中鼻道狭窄,阻碍相关鼻窦的引流,影响通气。术前进行鼻窦影像学检查,评估中鼻道狭窄及鼻窦变异状况。根据评估结果,采用的手术内容包括:单纯钩突切除,对称开放筛泡、前后筛房,对称开放或扩大上颌窦自然口等。中鼻道置入短硅胶管,可以 7~10 天后取出。必要时可以补充开放额窦或蝶窦。其意义在于扩大鼻腔通气容积、改善鼻腔加湿加温功能、避免张力性头痛。

4. 下鼻甲外移固定术　下鼻甲是鼻腔的重要结构,多种因素可以引起下鼻甲增生、肥大,影响总鼻道通气。下鼻甲外移固定术是将圆钝剥离器经总鼻道置入压迫下鼻甲前下端,由前向后骨折下鼻甲根部,将其鼻腔外侧壁移位,敞开总鼻道,总鼻道放置长硅胶管,48h 后取出。该手术具有方法简单、创伤小、疗效明显的优点,可以完好保护下鼻甲黏膜。

【术后随访治疗】

手术后的随访内容与术前评估对应,包括常规鼻内镜手术镜下随访处理和围手术期用药,鼻部症状的 VAS 评分,鼻功能复查和 PSG 等定期复查。鼻腔通气功能和 PSG 的定期复查,应该在术后 3、6 和 12 个月进行,然后中长期随诊。

实施鼻腔扩容手术治疗后不能解决所有问题,应根据术后评估情况,进行包括 CPAP、H-UPPP 或减肥等综合治疗。

鼻腔扩大的方法还包括鼻腔支架植入,在鼻瓣区外侧切开,用自身软骨支架或赝复物植入,防止用力吸气时鼻翼塌陷。

六、阻塞性睡眠呼吸暂停相关变应性鼻炎的治疗

变应性鼻炎是特应性个体接触致敏原后导致的包含 IgE 介导的炎症介质的释放和多种免疫活性细胞、细胞因子参与的鼻黏膜慢性炎症性疾病。临床通常表现为鼻痒、阵发性喷嚏、流清涕、鼻塞,可伴有眼痒等症状,流行病学的研究表明约 30% 的变应性鼻炎同时合并哮喘,大于 50% 的哮喘患者同时患有变应性鼻炎。针对变应性鼻炎的治疗可以在一定程度上缓解支气管哮喘。

(一)变应性鼻炎的分类

依据变应原的性质和临床特点分为两类:常年性和季节性变应性鼻炎。

依据症状出现的时程,将变应性鼻炎分为间歇性变应性鼻炎(症状出现频率 <4 天 / 周或病程 <4 周)和持续性变应性鼻炎(症状出现频率 ≥4 天 / 周,且病程 ≥4 周)。由于变应性鼻炎对生活质量影响日益受到关注,依据患者是否出现睡眠异常、日间活动、休闲和运动受限、学习和工作受限,以及症状是否显著,将变应性鼻炎的严重程度分为轻度和中重度。

(二)变应性鼻炎的治疗

1. 避免接触变应原。

2. 药物治疗 变应性鼻炎的药物治疗主要是联合用药,主要包括:

(1)抗组胺药物:口服和鼻腔局部给药,作用机制主要是竞争性拮抗组胺 H_1 受体,缓解鼻痒、喷嚏、流涕症状。第一代抗组胺药物可引起中枢抑制已经几乎不用,第二代抗组胺药如氯雷他定、西替利嗪、咪唑斯汀等临床使用普遍,新一代抗组胺药物地氯雷他定和左西替利嗪因其剂量小,疗效安全而应用渐广。

(2)糖皮质激素:降低血管通透性、抑制炎症细胞、介质和细胞因子的生成,而在多个层面抑制炎症。给药方式主要以喷鼻为主,局部利用度高,全身不良作用少,代表如布地奈德、丙酸氟替卡松、糠酸莫米松等。不推荐鼻内注射糖皮质激素。

(3)鼻用减充血药:结合鼻黏膜内静脉壁表面的肾上腺能受体 α_1 和 α_2,缓解鼻塞,应限制时间使

用,一般不超过 7 天。

（4）抗胆碱药：主要抑制亢进胆碱能神经的分泌,用于减少分泌物,对鼻痒、喷嚏无效。常用药物为异丙托溴铵。

（5）肥大细胞稳定药：稳定肥大细胞,减少炎症介质释放,主要有色甘酸钠。

（6）白三烯受体拮抗药：通过阻断半胱氨酰白三烯受体而有效控制鼻部和眼部症状,包括孟鲁司特钠等。在控制季节性变应性鼻炎方面,白三烯受体拮抗剂与口服 H_1 抗组胺药物等效,但不及鼻用糖皮质激素。患者对治疗的耐受性好。

3. 免疫治疗　包括非特异性免疫治疗和特异性免疫治疗。

（1）非特异性免疫治疗：如注射卡介苗多糖核酸、分枝杆菌多肽、细菌 DNA 等,促进机体 Th1 细胞和细胞因子的生成,但缺乏特异性,治疗时间长,疗效尚待证实。

（2）特异性免疫治疗：采用纯化变应原浸液从极低浓度开始皮下注射,逐渐增加剂量和浓度,数周后至一定浓度改为维持量,适用于较单一变应原、药物治疗效果不佳、5 岁以上患者。特异性免疫治疗可改变疾病进程,预防哮喘,减少药物使用量,疗程需 3~5 年。目前有皮下和舌下两种给药途径。

4. 患者教育　包括充分知晓本病、避免接触变应原原则、治疗药物的使用和副作用、治疗期望等内容。

5. 外科手术　针对部分患者,以缓解症状、纠正解剖学异常为目的。

（1）手术适应证

1）药物治疗无效的下鼻甲肥大。

2）鼻中隔解剖变异导致功能障碍。

3）原发或继发的慢性鼻窦炎。

4）单侧鼻息肉样病变（后鼻孔息肉、孤立息肉和变应性真菌性鼻窦炎）或对药物治疗无效的双侧鼻息肉。

（2）手术方式

1）扁桃体和 / 或腺样体切除术：扁桃体和 / 或腺样体与儿童慢性鼻窦炎的发病有一定的关系,扁桃体和 / 或腺样体切除术可治愈部分慢性鼻窦炎患儿,其机制尚未阐明。对于药物治疗无效的儿童患者,可首先考虑扁桃体和 / 或腺样体切除,一般不考虑鼻窦手术。对于充分药物治疗和扁桃体和 / 或腺样体切除治疗后,仍不能缓解症状的重度患儿可考虑局限的鼻内镜鼻窦手术。

2）鼻内镜手术：经药物治疗无效的慢性鼻窦炎患者或存在明显解剖异常影响通气引流的患者可行鼻内镜鼻窦手术。需要指出的是,手术的成功不仅需要熟练的手术技巧,还要有正确的术前和术后药物治疗相配合。

术前药物治疗：术前应用针对所感染细菌的抗生素。常规应用鼻喷激素,鼻分泌物稠厚时使用黏液促排药,还可酌情使用减充血药和 / 或抗组胺药物。

术后药物治疗:原则同上述药物治疗。需定期清理术腔。

七、鼻腔手术与阻塞性睡眠呼吸暂停预后的关系

以上这些纠正鼻、鼻咽部解剖异常的手术是降低鼻阻力的有效手段,但关于这些手术对 OSA 的缓解作用各家报道不一。Dayal 等观察了 6 例 OSA 患者,经过手术解除鼻瓣区的阻塞,术后鼾声、AHI 及主观感觉均有明显好转,但其样本量较少,其结论是否可靠值得商榷。Fairbanks 观察 113 例有鼻塞症状的打鼾者,经鼻腔手术解除鼻塞后,有 77% 患者鼾声消失或明显好转,说明鼻塞与打鼾有关,鼻腔手术可以缓解打鼾。Series 等报道 20 例伴有鼻腔阻塞性疾病的 OSA 患者,分别经过鼻中隔偏曲矫正、下鼻甲部分切除、鼻息肉切除等手术治疗后,鼻阻力明显下降,但 AHI 和血氧饱和度下降无明显改善,但其中头部测量正常的 4 例患者 AHI 降至正常。Series 等观察了 14 例体重指数和 AHI 基本相当的伴有鼻腔阻塞性疾病的 OSA 患者,根据头部测量数据分为正常和异常组,手术后两组的鼻阻力均明显下降,头部测量正常组除 1 例外 AHI 全部降至正常,而异常组的 AHI 则无明显变化,说明鼻腔手术的治疗效果与头部测量是否正常有明显相关性,对头部测量异常患者的效果欠佳。Nakata 等观察了 12 例不能耐受持续 CPAP 治疗且鼻阻力增高的 OSA 患者,他们均接受了鼻腔手术治疗,术后其鼻阻力明显下降,最低血氧饱和度明显上升,但呼吸暂停的次数并没有减少;手术的另一效果是这 12 例患者术后均能耐受 CPAP 治疗。Virkkula 等对 40 例接受鼻腔手术的打鼾患者进行手术前后比较,发现手术后鼻阻力明显下降,但打鼾时间及强度、夜间呼吸和睡眠结构均无明显改善。

鼻腔狭窄是 OSA 的重要原因之一。要对打鼾、睡眠呼吸暂停低通气进行全面治疗,就一定要对鼻腔狭窄有正确的认识,并进行恰当的评估和处理。同时也应该清楚上气道整体治疗对于 OSA 的重要性,而不应该仅仅将关注点局限于鼻部或咽部。

若存在因鼻腔解剖结构异常和鼻腔炎性疾病引起的通气障碍,可依据病变部位行不同的鼻腔手术治疗。然而单独鼻腔手术并不能有效降低 AHI,故不推荐作为 OSA 的一线治疗;鼻腔手术有助于降低鼻腔阻力从而提高 CPAP 治疗依从性,但需注意保证鼻腔支架的稳定性,推荐术后再次行压力滴定调整相关参数后继续 CPAP 治疗。

目前,国内外越来越多的学者报道,通过手术纠正鼻腔结构的异常,改善鼻阻力应用于 OSA 的外科治疗。单纯鼻内镜手术对 OSA 的疗效是有争议的,特别是对于 OSA 的诊断金标准——多导睡眠监测各项参数的影响是多变的。目前,国内外学者的普遍观点是单纯鼻腔手术增加鼻部气流不能显著改善 AHI,但是可以改善 OSA 患者的部分症状,如打鼾、日间思睡等。

出现上述争议的核心点在于鼻腔手术应用于 OSA 的外科治疗存在很多待解决的问题。首先,目前研究缺乏前瞻性的大样本多中心的临床对照研究,研究的证据级别有待提高。其次,既往研究的鼻

腔手术的范围和方式不统一。部分研究采用单纯鼻中隔偏曲矫正手术；有的研究采用伴或不伴下鼻甲的部分切除；有的研究采用鼻窦开放术和息肉切除手术。而且，在一项研究中，这些术式多混合存在，影响了对鼻腔手术疗效的整体评价。再者，既往研究的鼻腔手术是否达到了鼻腔扩容的效果，即是否真正扩大了鼻腔通气的有效容积未做客观评价。另外，既往研究的患者选择多种多样，也对疗效的评价产生了很大影响。OSA 患者的严重程度，鼻腔和咽腔的堵塞状态，软腭舌体的肥大情况，是否存在鼻窦炎或鼻息肉，是否只存在鼻腔结构异常等等都是需要考虑的重要因素。最后，术后患者客观观察指标 AHI 改善不显著，而主观症状（如思睡）等明显改善。这种主客观指标分离的现象可能与缺乏更合理、科学的睡眠监测指标有关，如微觉醒、呼吸暂停时间、血氧饱和度与睡眠结构关系等，这方面的研究还有待进一步深入。

（李延忠）

第三节　扁桃体和腺样体切除术

对于扁桃体Ⅱ度及以上肥大的 OSA 患者，单纯扁桃体切除术可显著改善患者的客观及主观指标，短期（1~6 个月）手术有效率可达 85%，短期手术治愈率可达 57%。推荐术前 AHI<30 次 /h 的扁桃体肥大患者行单纯扁桃体切除术。建议对患者进行鼻咽喉镜检查，发现腺样体明显肥大时，建议同期行腺样体切除手术。肥胖、3 型及 4 型舌位可能会降低单纯扁桃体切除治疗成人 OSA 的手术成功率。

一、扁桃体切除术

扁桃体作为局部免疫器官，具有重要的生理功能。特别是儿童，咽部淋巴组织具有明显的保护作用。任意切除这些组织将削弱局部组织器官的抗病能力，甚至降低呼吸道局部免疫力，出现免疫监视障碍。故应正确认识扁桃体的生理功能，严格掌握手术适应证。传统的扁桃体切除术有剥离法和挤切法两种，现挤切法已很少使用，此处主要介绍传统扁桃体剥离术以及低温等离子扁桃体剥离术。

【手术适应证】

1. 慢性扁桃体炎经常反复急性发作者，或曾有咽旁隙感染、扁桃体周围炎以及扁桃体周围脓肿发作史者。

2. 扁桃体过度肥大，影响呼吸、吞咽、睡眠或语言等正常生理功能者。如伴有腺样体肥大可一并手术切除。

3. 慢性扁桃体炎并发邻近器官疾病，如慢性鼻炎、鼻窦炎、咽鼓管炎、慢性化脓性中耳炎伴听力下降、慢性咽炎以及慢性喉炎等。

4. 经确诊扁桃体为病灶致身体其他器官发生疾病，如风湿病、肾炎、心肌炎、关节炎、某些皮肤病或长期原因不明的低热、不明原因血尿等。

5. 扁桃体角化症及白喉带菌者，经保守治疗无效者。

6. 扁桃体良性肿瘤，可连同扁桃体一并切除；对恶性肿瘤则应慎重选择适应证和手术范围。

【手术禁忌证】

1. 急性扁桃体炎发作时，一般主张在急性炎症消退 2~4 周后手术。

2. 月经期和月经前期、妊娠期女性不宜手术。

3. 脊髓灰质炎或流行性感冒等急性传染病流行期间，不宜手术。

4. 严重全身性疾病，如心脏病、高血压、肾炎、关节炎、风湿病、肺结核活动期、糖尿病及精神病患者，病情尚未稳定时暂缓手术。

5. 患有造血系统疾病及有凝血机制障碍者，如长期、大剂量服用非甾体类或肾上腺皮质激素类药物者，使用活血、扩血管中成药者，一般不手术，如必须手术切除时，应与相关学科紧密合作，采取综合措施，行充分术前准备。

6. 有干燥性咽炎患者，除非扁桃体病变严重，最好不行手术，因在手术后症状可能加重。尤其是将扁桃体上窝内的 Weber 腺切除者，术后可引起咽干。

【手术方法】

1. 传统扁桃体剥离切除法

视频 5

传统扁桃体
剥离切除术

（1）麻醉与体位：现在多主张在全身麻醉下进行，因为局部麻醉或无麻醉手术对儿童可能会造成精神损伤。患者取平卧、头后仰下垂位，放入带压舌板的 Davis 开口器，充分暴露术野。切开前可在每侧腭舌弓上中下三点，将 1% 罗哌卡因注射于扁桃体周围，起到局部收缩血管的作用。

（2）切口：用扁桃体钳夹持扁桃体中部，向前、向内牵拉，沿扁桃体和腭舌弓交界边缘，用扁桃体弯刀，从上向下弧形切开黏膜，将扁桃体向前、向外牵拉，翻转刀刃，将切口上端延长，并沿腭舌弓半月皱襞，向下切开扁桃体和腭咽弓的黏膜（图 21-3-1A）。

（3）剥离：用扁桃体剪或弯血管钳，自切口处撑开，先上下分离腭舌弓，至上极时横行分离二三下，使扁桃体上极显露，并沿腭咽弓切口分离，继续使用扁桃体钳夹住扁桃体上极，用扁桃体剥离器凹面紧贴扁桃体被膜，将扁桃体向下压，撕脱，直至下极仅留一细蒂（图 21-3-1B）。

（4）套除：将扁桃体向内、向上提起，用扁桃体圈套器套至扁桃体根部，将圈套器钢丝圈平面向舌侧旋转 90° 即可将扁桃体下极套入，收紧钢丝圈，将扁桃体完整摘除（图 21-3-1C）。

（5）止血：用血管钳夹持棉球，擦拭扁桃体窝，检查扁桃体窝有无扁桃体残留及出血。若有残体则用圈套器再次套除。遇有血管断端或活动性出血，可用血管钳止血或手指打结止血，还可用电凝止血法。必要时可采用缝合封闭扁桃体窝以止血。

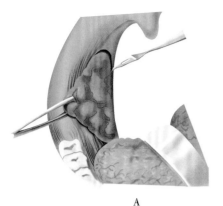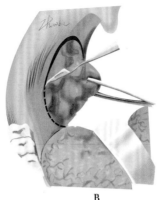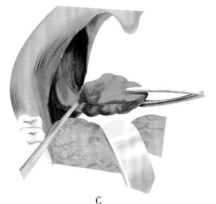

视频 6

低温等离子
扁桃体剥离
切除术

图 21-3-1　扁桃体剥离切除术示意图

A. 切开黏膜　B. 剥离扁桃体　C.套除扁桃体

2. 低温等离子扁桃体剥离切除法　低温等离子消融术是用等离子切除病变的一种新的微创手术。低温等离子工作原理是利用双极射频产生的能量,在射频头与靶组织之间以生理盐水为递质形成等离子场,在电压梯度作用下使等离子体中的带电粒子加速而获得足够的能量,使组织细胞的分子键被打开,在 40~70℃低温状态下,组织细胞裂解为简单的碳水化合物和氧化物,使得组织被消融,而对周边组织的热损伤极小。与扁桃体剥离术相比,等离子消融术有以下优点:①术中出血极少;②术后疼痛轻;③手术时间短。但术腔白膜形成较厚,脱落时间较单纯剥离术式晚,需要 10~14 天。由于该方法术后疼痛轻、恢复快,患者容易过早进食硬热的食物,应提前向患者家属讲明注意事项,术后应避免剧烈的咳嗽和进食硬性食物以防创面出血。

（1）麻醉与体位:同传统扁桃体剥离法（图 21-3-2）。

（2）切开与剥离:以扁桃体抓钳向内上牵拉扁桃体,用脚踏板控制低温等离子刀头,切割或凝血能量分别设置为切割 6~7 挡,凝血 3 挡。用离子刀头从上极开始消融,注意尽量减少腭咽弓、腭舌弓的损伤。充分暴露上极,紧贴扁桃体被膜切割,刀头方向朝向扁桃体,一遇出血则踩凝血脚踏板止血 2~3s,至完整切除扁桃体。术野始终用生理盐水冲洗并吸引,应尽可能以刀头准接触组织,防止堵塞刀头（图 21-3-3~ 图 21-3-5）。

（3）止血:完全切除后观察扁桃体窝创面,可反复搔刮创面,低温等离子电凝止血,止血后要反复冲洗并观察数分钟,至术区无出血为止。

【术后处理】

1. 术后体位　全身麻醉患者未清醒之前采取头部侧向一边,以使口咽部积血、唾液或呕吐物向外流出。

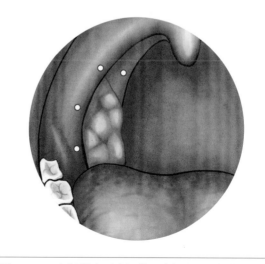

图 21-3-2　低温等离子扁桃体剥离切除法:麻醉注射点

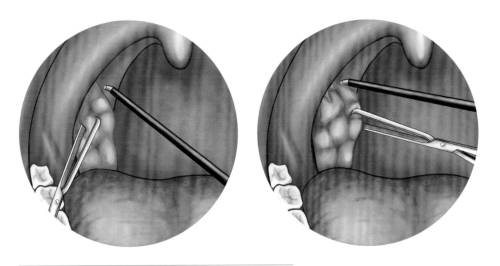

图 21-3-3　低温等离子扁桃体剥离切除法：剥离扁桃体上极

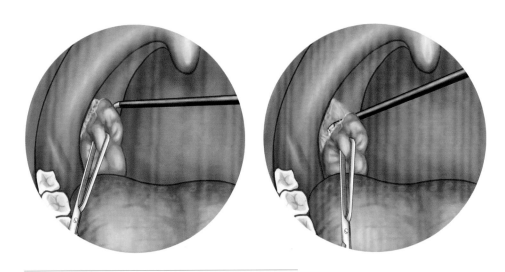

图 21-3-4　低温等离子扁桃体剥离切除法：剥离扁桃体中部

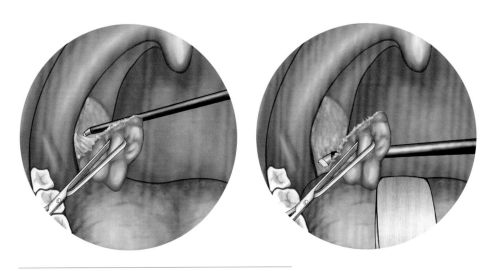

图 21-3-5　低温等离子扁桃体剥离切除法：剥离扁桃体

2. 注意出血　告诉患者随时将口腔内血性分泌物吐出,不要咽下,以免刺激胃部引起呕吐。若有鲜血和凝血块连续吐出应及时检查止血。一般术后 12h 内,应每 1~2h 观察 1 次。儿童术后应嘱家长观察有无呼吸困难、有无频繁吞咽动作,及时检查止血,如观察到患者面色苍白、脉搏细弱及血压下降,则提示有大量出血,应立即止血抢救。

3. 饮食　术后 4h 可进食冷流质,次日改半流质,3 天后可逐渐尝试进软食。并鼓励多食多饮。

4. 注意观察术后患者体温及创口白膜形成情况,以便及时发现感染、出血征象。

5. 术后应注意保持口腔清洁,餐后建议予复方氯己定漱口。

【并发症及处理】

1. 出血　发生在术后 24h 以内者为原发性出血,最常见的原因是术中止血不彻底、遗留有扁桃体残体、用肾上腺素的后作用、等离子手术层次把握不到位、凝血时间过短等所致,其次为术后咽部活动过甚,如咳嗽、吞咽等。继发性出血通常发生于术后 5~6 天,电刀、等离子手术发生在 10~14 天。此时白膜开始脱落,若进食不慎擦伤创面可致出血。发生出血时,应按下述方法处理:①查明出血部位,扁桃体窝内若有血凝块,应予清除,用纱布球加压至少 10~15min,或用凝血酶、止血粉、明胶海绵覆于出血处,再用带线纱布球压迫止血;②如见活动性出血点,可用双极电凝止血或用止血钳夹住出血点后结扎或缝扎止血;③弥漫性渗血,纱球压迫不能止血时,可用消毒纱球填压在扁桃体窝内,将腭舌弓及腭咽弓缝合 3~4 针,纱球留置 1~2 天;④失血过多,应采取补液、输血等措施积极治疗。

2. 伤口感染　手术后 3 天体温突然升高或术后体温持续在 38.5℃以上,检查可见腭舌弓和腭咽弓肿胀,创面不生长白膜或白膜生长不匀,口腔有异味,患者咽痛加剧,下颌角淋巴结肿大疼痛。应及时用抗生素治疗。

3. 肺部并发症　术中若有过多的血液或异物吸入下呼吸道,经 X 线检查证实有肺部病变时,可行支气管镜检查,吸除血液及取出异物,同时选用足量抗生素治疗。

4. 创伤　因操作时过度牵拉或损伤邻近组织,术后局部组织反应较重,以软腭及悬雍垂水肿比较多见,可有黏膜下淤血。一般情况下,水肿多于术后 4~5 天自行消退。

5. 扁桃体残留　可能与术者的技术熟练程度有关。如扁桃体残体导致化脓性扁桃体炎样发作或扁桃体周围炎(或脓肿)复发者,均应再次手术切除扁桃体残体。

二、腺样体切除术

【手术适应证】

1. 腺样体肥大,堵塞后鼻孔,致张口呼吸、打鼾等鼻咽气道狭窄或阻塞。

2. 常引起鼻窦、咽喉及气管炎症或慢性咳嗽。

3. 腺样体肥大影响咽鼓管功能,并发非化脓性中耳炎或化脓性中耳炎经久不愈,听力下降明显者。

【手术禁忌证】

1. 急性炎症期,一般主张在急性炎症消退2~4周后手术。

2. 有出血倾向及凝血功能异常者。

3. 急性传染病流行期间。

4. 有腭裂畸形者。

【手术方法】

1. 鼻内镜下腺样体吸切术

（1）儿童术中口腔置入Davis开口器打开口腔,用两根小号橡胶导尿管自双侧前鼻孔插入鼻腔,自口腔牵拉悬吊软腭并固定,充分暴露鼻咽部。

视频7

鼻内镜下腺样体吸切术

（2）在70°鼻内镜指引下观察鼻咽部腺样体全貌,吸除表面分泌物,辨清腺样体、咽鼓管圆枕、咽隐窝及咽鼓管咽口等结构,以免术中损伤。

（3）成人可用1%丁卡因肾上腺素棉片行双侧鼻腔、鼻咽部黏膜表面麻醉2次后取出棉片,鼻内镜自一侧鼻腔鼻底导入,另一侧鼻腔导入不同角度吸切器刀头。

（4）电视监视器下切除肥大的腺样体,术中首先棉球或纱布团压迫止血,不能控制的出血用双极电凝进行确切止血,少许出血双侧鼻腔内各置入膨胀止血海绵,并予抗感染治疗,1~2日后取出鼻腔内填塞物。

2. 低温等离子腺样体消融术 鼻内镜下低温等离子消融术是利用鼻内镜指引下用等离子切除病变的一种新的微创手术。

（1）同上,70°鼻内镜下暴露鼻咽部腺样体。

（2）用等离子刀头由腺样体下缘开始消融切除,采用"蚕食法"依次切除腺样体下方部分、中部隆起处、后鼻孔处及双侧咽鼓管旁腺样体组织,边消融边止血,彻底切除腺样体。

（3）术中刀头与组织最适距离为准接触,并保证刀头喷出和回吸生理盐水通畅以保证充分形成等离子场,以保持术野清晰。

（4）切除深度要适度,不宜切到椎前筋膜以免出现颈椎半脱位,损伤动脉,导致较大出血。检查术腔,止血充分,结束手术。

3. 腺样体刮除术

（1）将合适的腺样体刮匙放入鼻咽腔,刮匙的刮刀紧贴鼻咽顶与鼻中隔后端,自上而下刮除腺样体。使用刮匙时,刮刀应沿鼻咽顶壁的弧形曲线向下滑动,不可压得太紧,以免损伤颈椎筋膜、咽鼓管隆突及咽部黏膜。

（2）再偏左及偏右各刮一次,刮下腺样体顺势带出。

（3）纱布球或棉球压迫鼻咽腔止血。

【术后处理】

1. 一般处理 预防感染,此外可以用鼻腔生理盐水冲洗,术后6h恢复进食。

2. 糖皮质激素喷鼻剂喷鼻以改善鼻腔通气引流。

【并发症及处理】

1. 出血　原发性和继发性,轻者鼻腔滴入减充血药观察,对于活动性出血应全身麻醉探查止血,必要时输血补液。

2. 感染　术前体质弱,上呼吸道感染未愈,创面感染等,应对症治疗。

3. 周围组织损伤　手术操作粗暴,损伤鼻咽、咽鼓管咽口、圆枕及咽后壁黏膜损伤过多形成瘢痕狭窄,二期成形修复。

4. 窒息、颈痛　切除过深损伤或感染所致的颈椎前筋膜水肿造成寰枢关节半脱位。抗炎、理疗,愈后良好。

(叶京英)

第四节　腭咽层面手术

主要包括悬雍垂腭咽成形术(uvulopalatopharyngoplasty, UPPP)以及软腭前移术。适合于阻塞平面在口咽部、鼻咽部,强调对腭部生理功能保护。

一、悬雍垂腭咽成形术

UPPP 及其改良术式在我国开展较早,现已成为治疗 OSA 的常用外科技术之一,2000 年报道的保留悬雍垂的改良悬雍垂腭咽成形术(Han-uvulopalatopharyngoplasty, H-UPPP)治疗 OSA 具有较好的疗效,并较 UPPP 的并发症发生率显著降低,短期手术有效率(>6 个月)为 60%~70%。严格选择手术病例,是提高手术有效率的关键。

【手术适应证】

1. OSA 患者阻塞平面在口咽部,黏膜组织肥厚致咽腔狭小、悬雍垂肥大或过长、软腭过低过长,扁桃体肥大者。重度 OSA 患者术前行正压通气治疗或气管切开术,病情改善后可手术。

2. 单纯鼾症、上气道阻力综合征患者存在口咽部阻塞。

【手术禁忌证】

1. 气道阻塞不在口咽平面。

2. 急性扁桃体炎或急性上呼吸道感染发作后不超过 2 周。

3. 合并常规手术禁忌证。

4. 瘢痕体质。

5. 严重心、脑血管疾病。

6. 重叠综合征。

手术治疗的相对禁忌证：①伴有严重低氧血症的 OSA 患者；②对发音有特殊要求者；③过度肥胖者；④年龄 >65 岁或 <18 岁。

【术前准备】

对于拟接受 H-UPPP 手术治疗的阻塞性睡眠呼吸暂停患者，术前必须行多导睡眠监测（PSG）；在术前常规检查的基础上，重点注意血压、心功能、肝肾功能及凝血功能有无异常；应准确判断上呼吸道阻塞部位以及气道阻塞是否由结构性因素引起，对不能明确阻塞部位的病例，可同时进行 PSG 和食管压力监测，以便准确判定阻塞平面，观察患者整夜睡眠中阻塞平面的动态变化；对重度 OSA（呼吸暂停低通气指数 AHI ≥ 40 次 /h，或最低动脉血氧饱和度 ≤ 70%）患者术前应尽早给予 CPAP 治疗；合并高血压、糖尿病等疾病的患者术前应积极治疗并发疾病，使病情稳定在正常范围，单纯药物治疗效果较差者，可同时应用 CPAP 治疗。

H-UPPP 手术器械除常规的扁桃体切除器械外，可以应用 CO_2 激光切开软腭黏膜，以减少术中出血。

尽管部分 H-UPPP 可以在局部麻醉下完成，但是局部麻醉时由于紧张、疼痛等原因，患者难以很好地配合，使手术过程难以细致地完成，而且很可能会造成正常黏膜结构的损伤，影响手术的疗效，增加手术并发症的风险。所以在条件允许的情况下，主张全身麻醉下经鼻腔插管进行手术。

【手术方法】

视频 8
悬雍垂腭咽
成形术

1. 切除扁桃体　常规切除扁桃体及咽部两侧松弛的黏膜部分，以扩大口咽腔有效截面积。在术中即使扁桃体较小亦应切除，因缝合扁桃体窝时可以拉紧咽侧黏膜以扩大咽腔。

2. 软腭黏膜切口　分别于悬雍垂根部两侧倒 U 形切开软腭黏膜。软腭切线最高点应根据 OSA 轻、中、重度取不同位置，通常最高点应不超过软硬腭交界处软腭侧 1cm（图 21-4-1）。

3. 解剖腭帆间隙　切开软腭黏膜后钝性分离，切除黏膜下多余脂肪组织，注意保护腭帆张肌与腭帆提肌，沿悬雍垂两侧切开软腭咽面黏膜，切除咽侧壁与软腭相接处多余的黏膜（图 21-4-2）。

4. 成形　完整保留悬雍垂黏膜及肌肉，将两侧扁桃体窝和软腭黏膜分别端 - 端对位缝合，注意消除无效腔且尽量将软腭咽面黏膜及腭咽弓黏膜前拉缝合，以提高咽部组织张力，扩大咽腔，并修剪缝合悬雍垂尖端（图 21-4-3、图 21-4-4）。

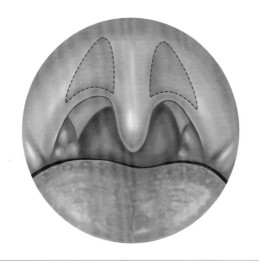

图 21-4-1　H-UPPP 软腭黏膜切口

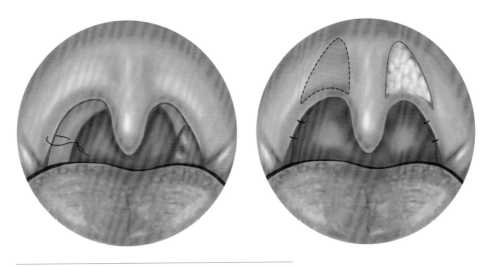

图 21-4-2　切除扁桃体后,封闭扁桃体窝,解剖腭帆间隙内软组织

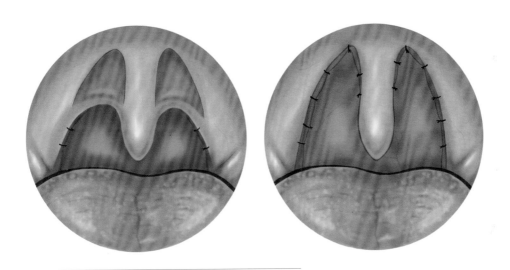

图 21-4-3　口咽腔成形:两侧软腭黏膜分别对位缝合

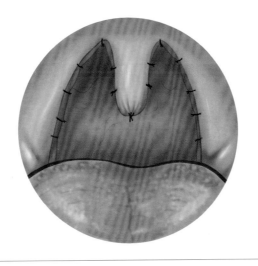

图 21-4-4　口咽腔成形:修剪缝合悬雍垂尖端

【术后处理】

术后应常规静脉给予预防性抗生素治疗,术中或术后短期使用肾上腺糖皮质激素可减轻术后早期黏膜肿胀和疼痛。应密切监测患者生命体征及术腔情况,及时去除术腔内的分泌物,防止因术后局部水肿、分泌物增多及麻醉药物的作用而引起的窒息发生,必要时做好气管切开的准备。对于血压较高的患者,应注意控制好血压,防止术后出血。术后应用中枢性镇痛药物时,应警惕呼吸中枢抑制而导致的呼吸暂停。符合以下标准的 OSA 患者需术后带气管插管转入重症监护病房(ICU):①最低动脉血氧饱和度≤70%;②呼吸暂停低通气指数≥40 次/h;③体重指数≥30.0kg/m²;④经内镜或头颅定位 X 线测量证实合并舌根平面阻塞;⑤既往史有高血压病Ⅱ期、心绞痛、凝血机制异常;⑥术前检查心电图示室性心律失常或 ST 段、T 波改变。带管期间使用咪达唑仑作为镇静药安全有效。术后 24h 无特殊情况可转回普通病房,对于上气道水肿严重、术中出血明显的病例可根据病情适当延长观察时间。术后应用 CPAP 可以提高血氧饱和度,降低呼吸暂停次数,纠正紊乱的睡眠结构,并对扩张咽腔起到积极的作用,对提高手术疗效有一定的意义,因此在病情允许的情况下,术后也应尽早接受 CPAP 治疗,一般至术后 1~2 个月。另外,手术后减肥,控制体重,减少饮酒量乃至戒酒,是保证手术远期疗效的重要措施。

【预后】

以术后 AHI 下降 50% 为标准,早期该手术的远期疗效一般在 50% 左右,而近年来经过术前各种检测手段严格选择手术适应证后,手术疗效可达到 60%~80%,甚至更高。

二、软腭前移术

软腭前移术是通过截除硬腭后缘部分骨组织,使软腭重新固定在截短的硬腭后缘上,从而前移软腭,扩大鼻咽腔及软腭后气道的手术方法。

【手术适应证】

选择手术适应证时需注意手术疗效的预测、手术风险、创伤的评估以及患者的意愿,具体如下:

1. 第一,确诊为 OSA 且无手术禁忌证的患者;第二,通过耳鼻咽喉专科检查、内镜检查及其他影像学手段评估,确诊为以腭咽平面阻塞为主的患者;第三,构成腭咽平面狭窄的原因,不是或不完全是肥大的扁桃体和肥厚低垂的软腭组织,而是骨性鼻咽腔狭窄,特别是上颌后缩形成的骨性鼻咽腔前后径明显狭窄的患者。

2. 评估骨性鼻咽腔的狭窄主要应用下述手段

(1)鼻咽镜检查:可观察到狭窄的腭后间隙呈扁椭圆形,前后径明显缩短,双侧咽鼓管圆枕间距明显缩短。

(2)X 线头影测量:SNA 角明显变小,后鼻棘距咽后壁的距离较小。

(3)螺旋 CT 检查:应用 CT 进行上气道三维重建可发现气道狭窄的部位以及形成狭窄的原因,

但目前临床应用较少。

【手术禁忌证】

1. 绝对禁忌证:①无骨性鼻咽腔狭窄的患者;②鼻炎、鼻窦炎发作期或急性上呼吸道感染发作后不超过2周;③合并常规手术禁忌证;④瘢痕体质;⑤严重心、脑血管疾病;⑥重叠综合征。

2. 相对禁忌证:①伴有严重低氧血症的OSA患者;②对发音有特殊要求者;③过度肥胖者;④年龄>65岁或<18岁。

【术前准备】

软腭前移术的术前准备同H-UPPP术。由于手术过程中需进行软硬腭分离和截骨等操作,故局部麻醉下难以完成,需在鼻腔插管全身麻醉下进行手术。

【手术步骤】

1. 常规经鼻腔插管,全身麻醉。

2. 可先行H-UPPP手术。

视频9
软腭前移术

3. 软腭前移手术切口为软硬腭交界处向软腭方向约0.5cm起,向前至距牙龈约1cm处转至对侧同部位止,U形切开黏骨膜达骨质,切口应在腭大孔内侧,以避免损伤腭大动脉(图21-4-5)。

4. 沿切口向软腭方向分离黏骨膜瓣至距软硬腭交界处软腭侧约0.5cm处,暴露腭腱膜(图21-4-6)。

5. 沿硬腭后缘切断腭腱膜,同时切断鼻底黏膜,暴露鼻中隔后缘及下鼻甲后端,以咬骨钳咬除硬腭后缘骨质约1cm,具体咬除长度根据软腭拟前移距离而定。

6. 于新形成的硬腭后缘前方0.2cm左右钻孔2~4处,以7号缝线将腭腱膜缝合至新形成的硬腭后缘,使软腭前移(图21-4-7)。

7. 复位硬腭黏骨膜瓣,剪除多余的黏骨膜瓣前缘,对位缝合(图21-4-8)。

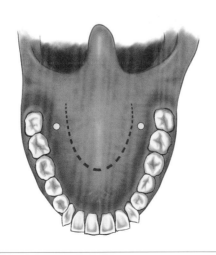

图21-4-5　软腭前移术:舌形切口

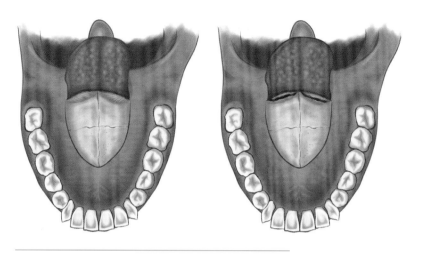

图 21-4-6　软腭前移术:分离黏骨膜瓣,切断腭腱膜

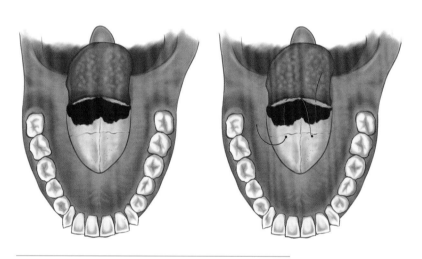

图 21-4-7　软腭前移术:咬除硬腭后缘骨质约 1cm,穿线缝合腭腱膜断端

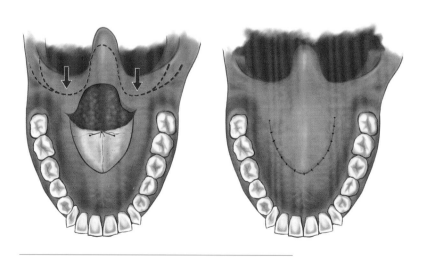

图 21-4-8　软腭前移术:复位硬腭黏骨膜瓣,修剪后对位缝合

【术后处理】

术后应注意观察术区有无出血及血肿的形成,口腔内清洁液含漱,8~9天拆除切口缝线。一旦出现切口感染或腭瘘,则需以碘仿纱条换药控制感染,并制作"上腭托",以固定碘仿纱条并分离口鼻腔,不能自行愈合者需二期修补。术后腭部有一定程度的麻木感和异物感,一般于术后3~6个月左右消失,无需特殊处理。由于重新固定的软腭运动尚不灵活,部分患者出现一过性腭咽关闭不全的症状,术后3~5天之内较为明显,一般于术后2~3个月恢复,一般也无需特殊处理。术后应嘱患者注意控制体重,少饮酒或不饮酒,并注意原发疾病和并发疾病的治疗。其他注意事项同 H-UPPP手术。

【预后】

由于硬腭曲度的关系,截短硬腭将软腭前移能直接扩大腭咽前后径以增大腭咽通气截面积。因此,对骨性腭后间隙狭窄的患者,联合应用软腭前移手术与 H-UPPP 手术,不仅提高了手术有效率,更主要的是提高了治愈率,使单纯腭咽平面阻塞的患者有望得到手术治愈。

(叶京英)

第五节　舌根及舌骨手术

舌咽区气道阻塞一直是 OSA 外科治疗的重点难点,而舌根及舌骨问题则是造成舌咽区气道阻塞最重要的原因,常见的有舌骨低位、舌体肥厚、舌扁桃体肥大、舌后坠等,其手术方式也有多种,指望使用一种手术方式解决所有的舌咽气道问题是不现实的。所以在确定了存在舌咽气道阻塞的基础上,进一步的工作应该是分析造成舌咽气道阻塞的具体原因。一般说来,需结合临床常规检查、内镜检查和影像学检查(X 线头影测量、CT 检查、磁共振等)资料综合分析确定,而手术方案则一定要根据造成舌咽气道阻塞的具体原因制订。造成舌咽气道阻塞的几种常见原因,分别是腭扁桃体下极肥大、舌扁桃体肥大、舌体肥厚和舌后坠(图 21-5-1)。其中腭扁桃体、舌扁桃体肥大和舌体肥厚都伴随有明确的气道形态学改变,诊断基本不存在困难;但舌后坠是造成舌咽气道阻塞的一种特殊情况,临床上诊断存在诸多困难,主要是难以对呼吸暂停发生时的舌位进行实时监控,所以早期难以明确舌后坠在舌咽气道阻塞中所占份额的大小。近年来随着整夜睡眠中阻塞定位诊断技术的进步,加之睡眠内镜和睡眠影像检查的应用,舌后坠诊断困难的问题已经得到部分解决,初步看,舌后坠在舌咽气道阻塞导致的呼吸暂停中并不少见。此类患者临床常规检查方面舌体舌根无明显肥厚、舌扁桃体无明显肥大,内镜和 CT 检查等均提示清醒时舌咽气道无明显狭窄,即舌咽气道解剖形态正常,但定位诊断系统或鼻咽通气管检查均提示软腭游离缘以下平面阻塞。虽然还不能除外睡眠中下咽侧壁向中线塌陷导致舌咽气道阻塞的可能性,这种解剖结构正常但存在睡眠中舌咽区气道阻塞的病例仍应高度怀疑舌后坠的可能性。当然,如果同期进行了睡眠内镜或睡眠影像检查,舌后坠的诊断不难确认。

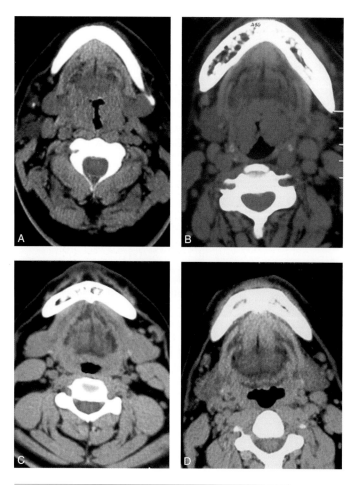

图 21-5-1　舌咽气道阻塞常见原因的 CT 表现

A. 可见腭扁桃体下极肥大　B. 可见舌扁桃体肥大　C. 可见舌体肥厚

D. 可见舌后坠

　　手术方式的选择：腭扁桃体下极肥大的患者，在进行 UPPP 手术时即可一并切除肥大的腭扁桃体下极，无须特殊处理，此处不再赘述。舌扁桃体肥大的患者进行舌扁桃体切除；舌体肥厚的患者可以进行舌中线部分切除术或者舌根舌体射频消融术，也可以进行舌骨悬吊治疗；对确诊的舌后坠的患者可以选择的手术方式则包括舌骨悬吊、颏舌肌前移和舌根悬吊固定（Repose 手术）等几种手术（颏舌肌前移详见本章第六节）。

一、舌扁桃体切除术

　　舌扁桃体肥大是造成舌咽气道呼吸道阻塞的主要原因之一，在舌咽气道阻塞病例中占 1/4 左右。舌扁桃体切除则是治疗此类情况的有效手段。

【手术适应证】

　　通过临床常规检查和内镜检查，或 CT/MRI 检查上显示肥大增生的舌扁桃体占据舌咽气道部分空间导致呼吸道狭窄者（图 21-5-2）。国内学者张庆翔等根据镜下参照舌扁桃体的毗邻结构将舌扁桃体肥大分为三度（表21-5-1）。手术适应证为：OSA患者存在舌咽气道狭窄或阻塞，伴有舌扁桃体肥大Ⅱ度或Ⅱ度以上。

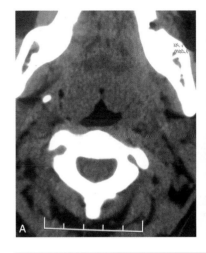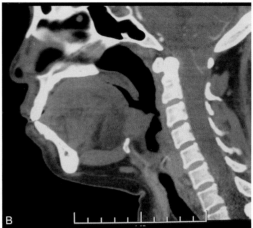

图21-5-2　舌扁桃体肥大CT表现

A. 水平位CT表现　B. 矢状位CT表现

表21-5-1　舌扁桃体肥大分度

分度	表现
Ⅰ度	舌扁桃体肥大占据部分会厌谷，在自然状态下会厌谷缩小但存在
Ⅱ度	舌扁桃体肥大占据全部会厌谷，在伸舌状态下会厌谷可暴露
Ⅲ度	舌扁桃体肥大占据全部会厌谷，在伸舌状态下会厌谷仍不能暴露

【手术价值评估】

Ⅱ度以上肥大的舌扁桃体占据会厌谷，甚至压迫会厌等结构，引起舌咽气道狭窄或阻塞，导致睡眠呼吸暂停或低通气发生。因此，对于确认存在舌咽气道阻塞的OSA患者，如果伴有舌扁桃体肥大，对其予以切除不仅可扩大舌咽气道横截面积或容积，且降低了舌根软组织的顺应性，对改善睡眠呼吸暂停或低通气无疑会起到积极的作用。

【术前准备】

（1）按全身麻醉术前常规准备，必要时调整条件，达到全身麻醉手术的要求。

（2）通过临床常规检查、内镜、CT或MRI检查确诊舌扁桃体肥大且需外科干预。

（3）综合评估患者的肥胖程度、舌扁桃体肥大程度及术中术后出血、窒息等并发症发生的风险。

（4）做好必要时气管切开的准备及风险交代。

【手术方法】

1. 口内法

（1）麻醉：全身麻醉。

（2）消毒：常规用75%乙醇消毒口周、鼻周及面颊部，需注意保护好眼睛，避免乙醇等流入而致角膜损伤。按要求包头、铺无菌手术单。

（3）术野暴露：以磨牙开口器撑开口腔，助手以纱布包绕舌尖或以舌钳将舌体向前方最大限度拉伸（图 21-5-3）。

（4）舌扁桃体切除：70° 鼻内镜下等离子刀经口进入，等离子刀自轮廓乳头后缘开始向后沿舌扁桃体表面由浅到深、由一侧到另一侧，逐步将舌扁桃体消融切除。期间如有出血，可用等离子刀电凝止血（图 21-5-4）。在性能良好的开口器辅助下，如能较好暴露舌扁桃体，也可以采用等离子切除腭扁桃体的手法整块切除舌扁桃体。

手术设备除了等离子射频消融外，亦有双极电凝、电刀、CO_2 激光等手术设备可以选用。其中 CO_2 激光切除手术具有简单易行、术野清晰、对周围组织损伤小等特点，但在术中必须借助支撑喉镜来完成，而舌扁桃体范围较大，完整切除常需要在术中反复多次的调整支撑喉镜方向；另一方面，由于支撑喉镜的支撑压迫作用可使舌根部变形明显，给病变范围和切除深度的判断亦带来一定的困难。另外，CO_2 激光凝固止血效果差，如遇出血须用高频电刀电凝止血。因此，支撑喉镜下激光切除增生肥大的舌扁桃体存在较多困难。双极电凝和高频电刀对于位置深在，暴露不良的舌扁桃体切除也有困难之处，而等离子刀的可弯曲到任意角度的特性给完美切除舌扁桃体创造了较好的条件。

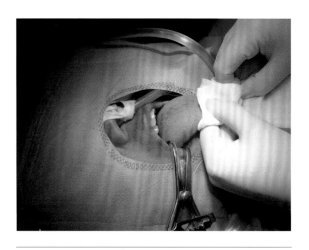

图 21-5-3　用开口器撑开口腔

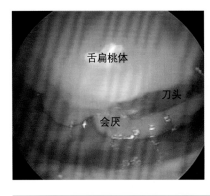
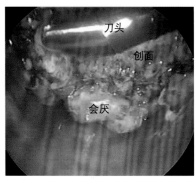
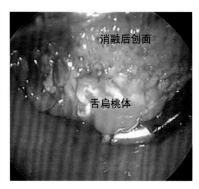

图 21-5-4　低温等离子舌扁桃体切除术中所见

（5）术毕检查：检查舌扁桃体是否切除彻底，同时仔细观察有无活动性出血。检查完毕后，撤除开口器。手术结束。

2. 口外法　颈部切口，下咽切开，暴露舌扁桃体，直视下切除，因创伤较口内法大，一般情况下应用不多。

【术后处理】

1. 全身麻醉后处理　送麻醉术后监护室，使患者平稳苏醒，避免出现躁动，增加术后出血、呼吸困难、窒息等风险。拔除气管插管前，应详细评估有无术区出血及拔管后出现呼吸困难风险。同时，拔除麻醉气管插管后，应严密观察患者呼吸情况，如出现呼吸困难，需立即再次气管插管或气管切开。如一切平稳，患者意识清醒，无术区出血及呼吸困难，可送回病房。

2. 围手术期术后处理　一级护理，心电及血氧饱和度监测，吸氧。术后24~48h内，需密切观察患者呼吸及术区出血情况。备好床旁气管切开包。予以抗生素预防感染，止血药预防术区出血及补液等对症治疗。对于镇痛药需慎用，避免出现抑制呼吸而导致呼吸困难或窒息。术后1周复查内镜，观察舌根假膜生长以及脱落情况。嘱患者进流食，避免术区感染或出血。按时间与切口恢复程度逐渐过渡到半流食、软食及普食。嘱患者加强漱口等。

【术后评估及随访】

切口或创面多在术后1个月基本愈合。远期随访复查舌扁桃体复发率较低。因OSA患者往往存在多平面阻塞，单纯行舌扁桃体切除术的患者较少，多数情况下常需与双侧扁桃体切除、UPPP联合进行。因此，对其手术疗效的评价常需综合分析判定。疗效和随访应遵循OSA外科治疗的疗效随访常规进行。Samutsakorn等对此进行系统综述及循证医学分析报道舌扁桃体联合UPPP手术，术后AHI、LSO$_2$、ESS评分均明显改善。

【并发症及预防】

1. 感染　术后手术区域局部黏膜屏障作用缺失，为口腔内存在的一些条件致病菌创造了感染的条件，所以术后应用抗生素和加强口腔卫生护理是预防术后感染的重要措施。

2. 术中止血困难　因为舌扁桃体切除后创面裸露，且为半球形创面，不能通过缝合等手段处理，如果创面巨大，凝血机制不好，可能导致激光、电凝等传统止血手段难以奏效，呈现持续出血的局面。笔者偶遇的2例此类情况，采用气管切开、留置胃管后下咽碘仿纱布填塞的方法妥善处置，数日后抽出填塞纱布，无继发性出血。

3. 原发性出血　多在术后24h以内发生，且多为术中止血不彻底或术后患者因疼痛、剧烈咳嗽、吞咽等导致术区创面出血。由于该手术创面无法缝合，因此需术中止血彻底，且原发性出血可导致呼吸困难、窒息等严重并发症的发生，术后围手术期应密切观察有无出血情况。

4. 迟发性出血　多在术后5~10天发生，多为创面伪膜脱落所致。应向患者及其家属详细交代相关注意事项，进半流食或软食，避免剧烈咳嗽、加强漱口等。多数情况下，迟发性出血数量较少,一般不会导致呼吸困难或窒息,对症处理可以止血,极个别的情况可能需要二次手术止血。

5. 呼吸困难、窒息　多由术后舌根肿胀或出血误吸所致。术中除应止血彻底外,尽量轻柔操作,减少对术区的影响,降低术后舌根肿胀的程度。必要时应行预防性气管切开。

6. 吞咽困难　多为轻度,常因术后疼痛等原因导致,且多于术后几周内完全消失。

7. 味觉障碍　多为切除过度,损伤轮廓乳头所导致。

8. 癔球症　极少数患者可发生,多可缓慢缓解或消失。

二、舌体射频消融术

【手术适应证】

在术前确定 OSA 患者存在舌咽气道阻塞的基础上,对于舌体肥厚的患者,尤其是轻度舌体肥厚的患者,采用舌体射频消融术可获得较好的临床疗效,对重度舌体肥厚的患者希望通过一次射频消融术显著减少舌体容积是不现实的,反复多次的射频消融可能有效。此外,舌体射频消融术也可作为其他上气道外科手术的辅助治疗手段。

【手术价值评估】

舌体射频消融术可以有效地减少舌体容积,等离子刀可通过加速的带电粒子使组织分子键离解,产生低分子量气体,达到组织消融的目的。其可使手术操作程序更加简化,治疗痛苦相对轻,且可多次重复治疗,但应尽量避免多次于同一部位进行。而通过对舌体解剖相关研究的深入,进一步加强了手术的安全性。

【术前准备】

1. 按全身麻醉术前常规准备,必要时调整条件,达到全身麻醉手术的要求。

2. 多种检查手段确定存在舌咽气道阻塞,且考虑或确认造成舌咽气道阻塞的原因是舌体肥厚。

3. 做好必要时气管切开的准备并交代舌体血肿、舌下神经损伤等风险。

【手术方法】

视频 11
舌体射频消融术

1. 麻醉　一般和腭咽部手术同步进行,采取全身麻醉,如为单纯舌根射频消融术,可局部麻醉。

2. 消毒　常规用 75% 乙醇消毒口周及面颊部皮肤,铺无菌手术单。

3. 射频消融　用纱布或舌钳将舌尖、舌体拉出口外,暴露舌根,治疗点选择在舌根轮廓乳头中线区域及两侧舌侧缘,舌打孔的孔间距以 10mm 为宜,总消融孔数以 10 个以内为宜,消融时间以 15s 为最佳。可见白色进针孔,若出血可用丝线八字缝扎止血。

【术后处理】

1. 全身麻醉后处理　送麻醉术后监护室,使患者平稳苏醒,拔管患者意识清醒后,无术区出血及呼吸困难,可送回病房。

2. 围手术期术后处理　一级护理,心电及血氧饱和度监测,吸氧。回病房后改为侧卧位或半坐位,尽可能避免仰卧位。术后24~48h内,需密切观察患者呼吸及舌体出血或血肿等情况。予以抗感染药物预防感染,补液等对症治疗,镇痛药依然需慎用。需术后进流食,视病情恢复情况逐步过渡到半流食、软食、普食,加强漱口。

【术后评估及随访】

舌体射频消融术往往亦与腭咽部手术共同完成。叶京英等研究发现,UPPP联合舌体射频消融术治疗OSA总的有效率可达71.9%,显著高于单独UPPP手术。目前多数学者报道,其疗效与适度体质量减少相同,长期随访表明仅轻微体质量增加即可导致AHI显著增长,临床症状复发频率增加。因此,目前舌体射频消融术多适用于舌体轻度肥厚患者,也可作为其他上气道外科手术的辅助治疗手段。

【并发症及预防】

1. 疼痛　吞咽时疼痛明显,多在术后3~5天内缓解。

2. 舌体肿胀或血肿　此情况常由射频刀头损伤舌动脉所致。情况严重者需行气管切开,同时进行止血处理等。

3. 呼吸困难、窒息　此情况仅极少数发生,多由术后舌体肿胀或血肿压迫呼吸道所致必要时应行气管切开。

4. 舌瘫　此为舌下神经损伤所致。

三、舌中线切除术

【手术适应证】

确诊存在舌咽气道阻塞且伴有中、重度舌体肥厚的OSA患者。

【手术价值评估】

舌中线部分切除术通过切除舌体舌根中线部分组织达到减少舌容积的目的,从而扩大舌咽区气道呼吸道的截面积,改善OSA临床症状。一般说来,在保证不损伤舌下神经和舌动脉等重要结构的基础上,中线切除的舌组织体积可达8cm³以上。与射频消融术比较,其能更有效地减少舌体容积,并扩大舌咽气道。

【术前准备】

1. 按全身麻醉术前常规准备,必要时调整条件,达到全身麻醉手术的要求。

2. 多种检查手段确定存在舌咽气道阻塞,且存在中重度舌体肥厚,Friedman分型Ⅲ级以上。

3. 术前进行舌动脉CTA成像或者超声检查,确认安全的舌中线手术区域(图21-5-5)。

4. 颈部备皮。

5. 做好必要时气管切开的准备及风险交代。

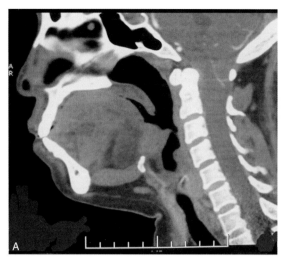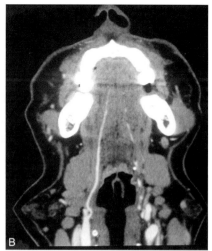

图 21-5-5 舌动脉 CTA 成像

A. 矢状位表现 B. 水平位表现

【手术方法】

1. 口内法

（1）麻醉：全身麻醉。

（2）消毒：常规用 75% 乙醇消毒口周及面颊部皮肤，铺无菌手术单。

（3）暴露术野：以磨牙开口器撑开口腔，助手以纱布包绕舌尖或以舌钳将舌体向前方最大限度拉伸（见图 21-5-3）。

（4）舌中线梭形切除：以舌盲孔为中心，平行舌体正中线做梭形切口，由前向舌根方向进行，逐步切除舌体表面及部分深层肌肉组织，切除范围参照舌动脉 CTA 检查测量结果，切除后，以 0 号可吸收线或 7 号丝线做间断缝合（图 21-5-6）。

需要特别注意的是，应根据术前舌动脉 CTA 的具体测量结果与数值，进行梭形范围大小的精准确定（深度与宽度），以防止损伤舌动脉和舌下神经，根据舌动脉与舌下神经走行规律，切开舌表面组织进入舌肌层组织，另外，在缝合舌根创面时，进针距创面组织深度不超过切除深度，这样切除和缝合时均可避免损伤舌动脉及舌下神经。

2. 口外法 横行依次切开皮肤、皮下、颈阔肌，纵行切开下颌舌骨肌及颏舌骨肌，钝性分离双侧舌动脉，并顺势向上解剖舌下神经。切除范围：以双侧舌下神经及其最靠近处为前界，以舌动脉为两侧界，以靠近舌骨处为后界。保护舌下神经及其表面的舌静脉，1 号可吸收缝合线缝合切口，于皮下、舌根处分别留置引流。

【术后处理】

1. 全身麻醉后处理 送麻醉术后监护室，使患者平稳苏醒，拔管患者意识清醒后，无术区出血及呼吸困难，可送回病房。

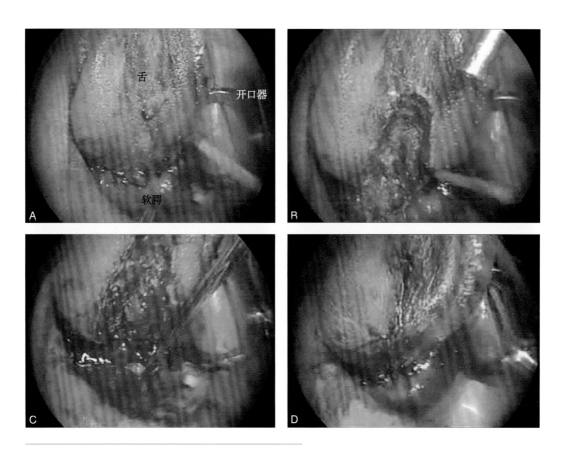

图 21-5-6 舌中线切除术中所见

A. 暴露舌根手术区域　B. 由前向后切除中线部分舌组织　C. 缝合手术切口　D. 手术完毕

2. 围手术期术后处理　一级护理,心电及血氧饱和度监测,吸氧。回病房后改为侧卧位或半坐位,尽可能避免仰卧位。术后 24~48h 内需密切观察患者呼吸及舌体出血或血肿等情况。予以抗感染药物预防感染,补液等对症治疗。对于镇痛药依然需慎用。需术后进流食,视病情恢复情况逐步过渡到半流食、软食及普食,加强漱口。1 周后出院。

【疗效评价及随访】

Woodson 等早期采用舌中线激光切除术使 42% 的患者 AHI 降低了 50%,后来应用舌中线激光切除成形术治疗 22 例严重鼾症患者(大多数为 UPPP 失败患者),获得了 77% 的成功率。近年来,除了 UPPP 治疗失败者外,多数是在完整术前评估的基础上,选择合适的病例联合应用 UPPP 和舌中线部分切除术,疗效较单纯 UPPP 治疗者有明显改善。

【并发症及预防】

1. 感染　术后抗感染对症治疗。

2. 疼痛　多在术后 1~2 周内逐渐缓解。

3. 出血　多为术中损伤舌动脉或止血不彻底导致,术中应缝扎确实。

4. 舌体肿胀或血肿　应予以消肿或探查止血等。

5. 呼吸困难、窒息　多由术后出血误吸,或舌体肿胀、血肿压迫呼吸道所致,因此,重者常需行术前预防性气管切开。

6. 吞咽困难　多为术后伤口疼痛所致,待切口愈合后多可逐渐缓解。

7. 缝扎线断裂　少数患者发生,多可于术后 2 周内逐渐愈合。期间需密切观察出血情况。

8. 舌瘫　舌下神经损伤所致。

四、舌骨悬吊术

【手术适应证】

舌骨悬吊术的首要适应证为在术前的评估中 OSA 患者存在舌咽气道阻塞(方法见"诊断篇")。在确定存在舌咽气道阻塞的基础上,术前舌骨位置较低的患者更有可能从舌骨悬吊手术中获益。

【手术价值评估】

舌骨悬吊术可通过聚丙烯缝线将舌骨及附着肌肉向前上或向前下方牵拉,使舌骨平面气道空间得到一定程度的扩大。其所提供的牵拉作用在夜晚睡眠舌体后坠时效果最明显,而对舌体运动本身及吞咽、发音等功能均影响不大。

【术前准备】

1. 按全身麻醉术前常规准备,必要时调整条件,达到全身麻醉手术的要求。

2. 多种检查手段确定存在舌咽气道阻塞,且高度怀疑或确认造成舌咽气道阻塞的原因是舌后坠。

3. 颈部备皮。

4. 做好必要时气管切开的准备及风险交代。

5. 交代颈部切口瘢痕及术后感染或缝线排异导致手术失败的可能。

【手术方法】

舌骨悬吊术存在两种手术方式:①舌骨甲状软骨悬吊术,使舌骨向前下移位;②舌骨下颌正中悬吊术,使舌骨向前上移位。两种手术方式均以使舌体向前移位扩大舌咽气道为主要目的,可以防止舌后坠发生或在发生舌后坠时不至于完全阻塞舌咽气道。其中,以第二种手术方式应用更为广泛,尤其舌骨低位者采用舌骨下颌骨悬吊固定可能获益更多。

1. 舌骨甲状软骨悬吊术

(1)麻醉:全身麻醉。肩部垫高,头向后仰。

(2)消毒:常规用 75% 乙醇或碘附消毒口底及颈部皮肤,铺无菌手术单。

(3)在舌骨与甲状软骨上缘之间正中行横行切口,长 3~5cm,依次分离皮下组织、颈阔肌及颈前带状肌,暴露甲状软骨上缘,勿损伤甲状软骨膜,再向上分离出舌骨下缘,切断舌骨下肌群,暴露舌骨。

(4)充分分离舌骨上肌群但可不切断,用 7 号丝线穿过甲状软骨板上 1/3 处,注意缝针穿过甲状软骨板时不能穿过喉内黏膜进入喉腔,然后向上绕过舌骨,从舌骨上出针,双侧各缝合 1~2 针,一同打结,牵拉舌骨向下最大限度向甲状软骨靠拢,将舌骨固定于甲状软骨板上缘。如果甲状软骨骨化不良,必要时可以将带状肌、甲状软骨膜一起缝合固定。最后,逐层缝合伤口,避免留有无效腔,切口皮内缝合或者间断缝合;视术中情况决定是否留置引流条。

(5)术中可在可视喉镜下观察舌咽增宽程度,若移动不够可向舌骨两侧分离,进一步扩大舌咽区气道,但不能越过舌骨小角以免伤及喉上动脉及神经。

2. 舌骨下颌骨悬吊术

(1)麻醉:全身麻醉。肩部垫高,头向后仰。

(2)消毒:常规用 75% 乙醇和碘附消毒口周及颈部皮肤,铺无菌手术单。

(3)切口有两种方式,第一种切口方式是单一切口,是在舌骨和下颌之间正中处行 4~5cm 的横行切口,然后向上分离至下颌下缘,向下分离至舌骨下缘,切断舌骨下肌群。第二种切口是先在舌骨表面行皮肤横切口为第一切口,长 4~5cm,分离皮下组织,分离暴露出舌骨,切断舌骨下肌群,后在下颌下缘正中做皮肤横切口为第二切口,长 2~3cm。

(4)分离舌骨上肌群,但不切断,用 2 根 7 号丝线或 0 号聚丙烯无创伤线自舌骨下缘进针,穿过舌骨,再从舌骨上出针,双侧各缝合 1~2 根备用。

(5)充分暴露下颌骨下缘后,在其正中上方两侧约 1cm 处用骨钻分别钻 2 个孔洞备用。

(6)如果为单一切口,将穿过舌骨的缝线分别穿过两侧下颌骨孔洞,牵拉结扎固定。如果为两个切口,则需要将第一切口中缝好舌骨的缝线从皮下穿至第二切口,其余操作基本同一切口操作方法。也可以采用 Repose 系统带聚丙烯线的钛钉植入下颌骨相应部位,聚丙烯线绕舌骨拉紧的方式完成舌骨悬吊。妥善止血后,消灭创面及无效腔,逐层缝合皮下组织、皮肤。视情况决定是否留置引流条。

(7)术中同样可在可视喉镜下观察下咽是否增宽。

【术后处理】

1. 全身麻醉后处理　送麻醉术后监护室,使患者平稳苏醒,避免出现躁动,增加术后出血、呼吸困难、窒息等风险。如一切平稳,拔管后,患者意识清醒,无术区出血及呼吸困难,可送回病房。

2. 围手术期术后处理　一级护理,心电及血氧饱和度监测,吸氧。术后 24~48h 内,需密切观察患者呼吸及术区出血或血肿等情况。予以抗炎药物预防感染,补液等对症治疗。对于镇痛药依然需慎用。因舌骨悬吊术常与 UPPP 联合进行,因此依然需术后进流食。每隔一日需行切口换药,观察切口愈合情况。1 周后拆线。

【疗效评价及随访】

由于单独存在舌咽气道阻塞的患者较少,因此,舌骨悬吊术在临床中单独使用的概率也较小,关于其有效性的研究也多以其与腭咽部手术相结合的多平面手术为基础。Handler 等总结了 UPPP、舌骨悬吊术相结合治疗 OSA 的 12 项研究,这些研究的有效率 18%~78%,总的有效率可达 61.1%,显著高于 UPPP 的手术疗效。因此,在存在多水平阻塞的患者中舌骨悬吊术与 UPPP 联合使用有助于提高手术治疗的效率。

【并发症及预防】

1. 感染 舌骨悬吊术本身为一类切口手术,如果和其他多平面手术联合应用,应先进行舌骨悬吊术,术中应保证无菌原则,术后抗感染对症治疗。

2. 出血或血肿 为颈部切口出血或血肿,术中应充分止血,术后需密切观察,如发生血肿,需尽快行探查止血。

3. 呼吸困难、窒息 多由术后血肿压迫呼吸道所致,术中除应止血彻底外,必要时应行气管切开。

4. 颈部切口瘢痕 尤其是瘢痕体质患者。

5. 吞咽困难 多为术后伤口疼痛所致,待切口愈合后多可逐渐缓解。

6. 对反复局部感染或缝线排斥反应,且抗感染无效患者,可能需二次手术切开将悬吊线取出。

7. 神经损伤 损伤喉上神经等。

五、舌根悬吊固定术

【手术适应证】

早期舌根悬吊固定术(Repose 手术)的主要适应证为术前评估中确定 OSA 患者存在舌咽气道阻塞(方法详见诊断篇)者,期望通过悬吊线使舌根组织前移,从而达到扩大舌咽气道的目的。但对存在明显舌体肥厚等解剖异常的患者,其扩大舌咽气道的作用有限。而用于舌后坠的患者则可以取得很好的疗效。如果没有睡眠内镜或睡眠影像检查确诊,一般选择阻塞定位诊断中确认存在舌咽气道阻塞且无明显解剖异常者,Woodson 等也提出在电子内镜下舌咽气道从仰卧位到坐位时如果明显扩大,其手术成功的可能性也较大。

【手术价值评估】

Repose 手术的治疗机制是通过置入舌体内的聚丙烯缝线向前牵拉舌体舌根,降低舌体的顺应性,在患者睡眠时可提供一个向外向前的牵引力以降低舌体的后坠程度,从而有助于降低舌咽区气道阻塞事件发生的频率及程度。文献报道,在严格掌握适应证的情况下,UPPP 联合应用 Repose 手术可以显著提高疗效。且该手术具有方便快捷、创伤小、无外部切口等优点,尤其是术后舌咽气道局部肿胀不明显,大大减少了术后严重并发症的发生,亦不需术前预防性气管切开。

【术前准备】

同舌骨悬吊术。

【手术方法】

1. 麻醉 全身麻醉。

2. 消毒 常规用 75% 乙醇或碘附消毒口周及面颊部皮肤,铺无菌手术单。

3. 切口 切口可有口内及口外两种。口内切口位于口底舌系带上,口外切口位于颏下距下颌骨下缘 1~2cm 处。

4. 在选定切口后,通过分离局部组织直至暴露下颌骨内面骨质,锚定点位于下颌骨内面中线部位的骨面,其位置必须低于正中牙齿的牙根最低点,通过 U 形的骨钉植入器植入带有聚丙烯缝线的钛钉(图 21-5-7)。

5. 在确认钛钉已固定在下颌骨正中内面骨质后,将附着于钛钉的聚丙烯缝线从锚定点朝向舌根一侧约舌盲孔水平穿出,穿出点位于距舌根正中线 1~1.5cm,之后将另一根双股引导丝线从口底锚定点向舌根另一侧穿出,穿出部分为环状末端,聚丙烯线穿出后固定于缝针末端,带线缝针于原位缝入舌根黏膜下并于另一侧双股引导线处出针,聚丙烯缝线穿入双股引导线环内,去除缝针,牵拉引导线牵引聚丙烯缝线由舌底钛钉处穿出,此时,聚丙烯线的两游离端即均位于口底处,主体形成环状位于舌体内(图 21-5-8)。牵拉两游离端使其具备一定紧张度后即可打结固定,此时,内置于舌体内的聚丙烯缝线可形成向钛钉固定处的牵引力牵拉舌根(图 21-5-9、图 21-5-10),最后可予以缝合局部切口。

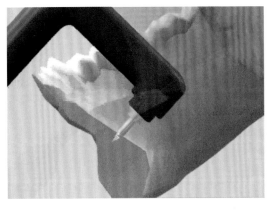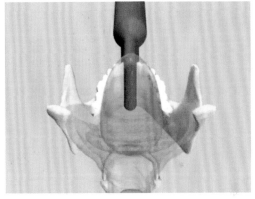

图 21-5-7　选定锚定点并植入骨钉示意图

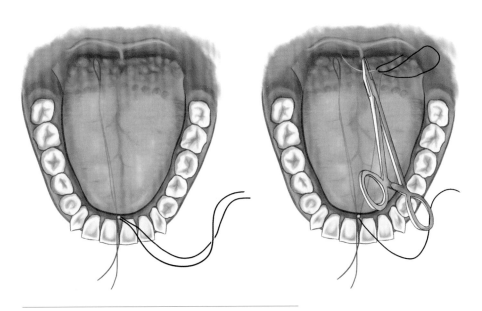

图 21-5-8　Repose 牵引线植入方法示意图

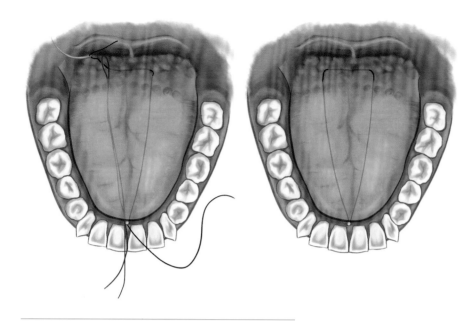

图 21-5-9　Repose 系统牵引固定舌根示意图

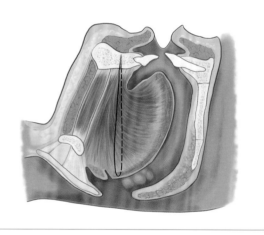

图 21-5-10　Repose 系统牵引固定舌根矢状位示意图

【术后处理】

1. 全身麻醉后处理　送麻醉术后监护室,使患者平稳苏醒,拔管患者意识清醒后,无术区出血及呼吸困难,可送回病房。

2. 术后处理　一级护理,心电及血氧饱和度监测,吸氧。术后 24~48h 内,需密切观察患者呼吸及舌体出血或血肿等情况。予以抗感染药物预防感染,补液等对症治疗。对于镇痛药依然需慎用。需术后进流食,视病情恢复情况逐步过渡到半流食、软食及普食。1 周后切口拆线。必要时为防止舌体肿胀压迫呼吸道,可酌情予以短期的激素治疗。

3. 疗效评价及随访　与舌骨悬吊术一样,由于单独存在舌咽气道阻塞的患者较少,因此,在临床中单独使用的概率也较小,关于其有效性的研究也多以其与腭咽部手术相结合的多水平手术为基础。Handler 等总结了既往 UPPP 与 Repose 手术相结合治疗 OSA 的 8 项研究,这些研究的有效率 20%~81%,总的有效率可达 62.3%,显著高于单独 UPPP 的手术疗效。

【并发症及预防】

1. 感染　术后抗感染对症治疗。

2. 舌体肿胀或血肿　对舌体牵拉过多,反复穿刺或穿针时损伤舌动脉所致,轻者可予以激素对症治疗,重者需行气管切开,同时探查止血等。

3. 呼吸困难、窒息　多由术后舌体肿胀或血肿压迫呼吸道所致必要时应行气管切开。

4. 吞咽困难　多为术后伤口疼痛所致,待切口愈合后多可逐渐缓解。

5. 少数患者会出现牙齿损伤、钛钉脱落,对于反复局部感染或缝线排异反应,且抗感染无效患者,可能需二次手术切开将悬吊线取出。

6. 舌瘫　舌下神经损伤所致。

(李树华)

第六节　颏 前 移 术

颏前移术(genioglossus advancement,GA)源自正颌外科中水平截骨颏成形术。作为现代正颌外科手术的三大重要组成术式(另外两个是上颌 LeFort Ⅰ型截骨术和双侧下颌升支矢状劈开截骨术)之一,水平截骨颏成形术既可以作为正颌手术的组成之一,也可以单独实施。其目的主要是提高正颌手术的美学效果,纠正颏部在三维方向的畸形,进一步提高面形的完美度,且不改变患者的咬合关系。

1942 年,Hofer 首次由口外颏下入路进行颏部水平截骨,使颏部骨段前移,增加了颏的突度。1950 年,Converse 又做了重要改进,由口内切口进路完成了颏部水平截骨,避免了皮肤瘢痕,达到了同样的效果。后来人们根据各类颏部畸形矫正的需要,设计了不同的截骨和移动的术式,并包括各种植骨术或人工材料的灵活运用,形成了系列的颏成形术,能够矫治颏部的各类畸形。针对广泛剥离软组织蒂造成血运障碍导致缺血性骨坏死的情况,Bell 提出了带有广泛软组织蒂的颏成形术。即可保留颏部骨段舌侧肌肉蒂以及颏下缘软组织的附着,又尽可能保留水平截骨线以下的软组织附着,从而保证了颏部骨段的血液供应,防止骨坏死的发生。

在颏部骨段的舌侧正中有颏舌肌和颏舌骨肌的起点——颏棘。若截骨前移颏部骨段,颏棘也随之前移,通过颏舌肌和颏舌骨肌的牵拉,肯定可以使得舌根和舌骨向前移动,从而使得舌根与咽后壁间距离增大,达到扩大上气道口径的目的。因此,水平截骨颏成形手术可以用于治疗适应病例的阻塞性睡眠呼吸暂停的治疗。

本节主要讨论由水平截骨颏成形手术派生的颏前徙术及其相应的改良手术的相关问题。

【手术价值评估】

正颌外科矫治牙颌面畸形时,一般采用水平截骨颏成形术矫治颏后缩、颏前突、颏过长与短小以及颏部偏斜等不对称等各种类型的颏部畸形。而当采用这种术式治疗 OSA 时,其主要目的就是尽可能前移颏舌肌与颏舌骨肌的附着点,已达到通过肌肉的牵拉作用使得舌根前移、扩大舌根水平的上气道口径的目的。

【手术适应证】

1. OSA 患者　经夜间多导睡眠监测,明确诊断为 OSA。经各项检查评估,全身情况允许接受全身麻醉下的手术,并已充分了解手术的风险,对于术中、术后可能发生的各种并发症能够理解和接受。

由于颏部处于下颌骨的前部,颏前移术治疗 OSA 时,颏部的前移只向前牵拉了颏舌肌、颏舌骨肌及少量口底肌肉,且为了保证截骨段能够顺利愈合,对颏部前移幅度也有一定的限制。因此,单纯采用颏前移术仅能治疗轻度至中度 OSA 患者,而如果联合双颌前移术治疗 OSA,则适合各种程度的OSA 患者。

2. 存在上气道结构异常致上气道狭窄　经 X 线头影测量、内镜以及包括 CT、MRI 等多种检查评估手段证实,舌根部存在上气道狭窄,或者舌根部气道狭窄是上气道多个狭窄、通气不畅的部位之一。

3. 颏部存在相应的畸形但咬合关系、上下颌骨位置基本正常　X 线头影测量评估颌骨位置应基本在正常范围之内,上下颌磨牙处于中性位置关系,且上下前牙覆𬌗覆盖关系基本正常。仅存在颏过小、后缩或短小畸形。若作为双颌前移术的联合式,上下颌骨的位置关系已经正颌外科手术矫正,颏前移术能够加强双颌手术的效果。

有些 OSA 患者,虽然存在上气道的狭窄,但面型基本正常,亦即上下颌骨位置和颏突度均在正常范围之内,也可以选择改良的颏前移术(详见后述),不使面型发生较大的改变而又扩大上气道口径。

4. 颏部的其他畸形　除了颏后缩畸形以外,颏前移术还可同时纠正颏部过长、过短或偏斜等各种畸形,使存在的颏部缺陷一并矫正。

【术前准备】

颏前移术属于中小型正颌外科手术,但因为是在全身麻醉下进行,应该按全身麻醉手术的术前准备进行。具体的必要准备项目包括:

1. 常规全身麻醉前准备　虽然早期的水平截骨颏成形术可在局部麻醉下进行,但随着全身麻醉技术的改进以及从患者舒适性角度考虑,目前的颏成形手术都在全身麻醉下进行。特别是 OSA 患者存在上气道狭窄、日间思睡等问题。全身麻醉手术更易控制术中患者的状态,也提高了手术的安全性。但是由于 OSA 的病理特点,全身麻醉的风险性还是要高于非 OSA 患者。因此,做好全身状态、上气道困难程度的评估,才能做到不打无准备之仗。

术前需评估患者的血常规、凝血功能检查和血清肝、肾功能,血糖水平等检查;心电图及心功能评估;胸片及肺功能检查等,便于医师了解重要生命器官在较长时间反复发生睡眠中低血氧状态情况下的代偿情况,使得麻醉师在术前心中有数。

术前多导睡眠呼吸监测对于诊断 OSA 和判断术后疗效必不可少,因此术前必须完成。

2. 口腔清洁　颏前移术在口内进行。由于口内手术无法达到无菌状态,必要的口腔清洁步骤有助于减少术后感染的发生,比如牙周洁治、口内龋病治疗及残根残冠处理,以及术前抗菌漱口水反复含漱等。

3. 术前应充分向患者及家属交待手术相关事项　包括术中、术后的过程,术后感觉,全身麻醉及手术风险,可能的并发症及处理等。OSA 患者麻醉及围手术期的风险应充分向患者和家属说明。术后事项应包括:术后留观,突然窒息及气管切开术的准备。有些患者术后可能需一段时间佩戴 CPAP 以消除手术反应。

4. X 线头影测量和术后面型分析 这一步骤是正颌外科手术术前设计的必经步骤,不仅可以诊断畸形的类型、决定颏部骨段前移的幅度、预测术后面型、便于与患者在术前交流,还可以发现上气道狭窄的部位,以除外上气道其他异常。

【手术方法】

正颌外科所使用的水平截骨颏成形术针对不同的颏部畸形而有多种式式,而用于治疗 OSA,多数仅前移颏部即可,手术方法相对简单。为了达到更为明显的治疗效果,还对基本术式进行了改良。

👤 视频 12
颏前移术

(一)颏前移术的基本式式

1. 麻醉 虽然水平截骨颏成形术可在局部麻醉下进行,但是术中动力系统的振动及组织的牵拉还是会给患者带来不同程度的不适感。由于 OSA 患者的特点,颏前移术均应该在经鼻气管插管全身麻醉下进行;而且最好在清醒状态下完成气管插管步骤,因为插管前的诱导过程可能会导致呼吸暂停的发生,加之插管难度相对较大,诱导插管易发生意外情况。做切口前,可使用 1% 利多卡因加入 1∶10 万肾上腺素行局部浸润麻醉,减少术中出血。

2. 软组织切口与显露 软组织切口位于唇颊黏膜上,为了便于缝合和手术操作,应距前庭沟 5mm 左右。切口长度一般沿一侧第一前磨牙根尖至对侧第一前磨牙根尖。先用钢刀切开黏膜,余切口可用高配电刀完成。切开时,刀刃应略向唇侧倾斜,以保留部分颏肌于下颌前部骨皮质表面,便于缝合时更好地对位,防止术后发生下唇外翻畸形。肌肉切开之后,水平切开颏部的下颌骨骨膜,见颏部骨质(图 21-6-1、图 21-6-2)。骨膜剥离向下方剥离至下颌下缘,并向两侧剥离暴露颏部手术区域的骨表面。应特别注意位于下颌第一、二前磨牙根尖之间下方的颏孔及其内穿出的颏神经血管束,并稍做游离。

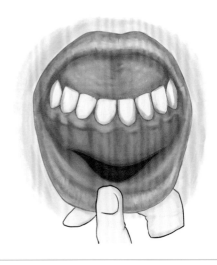

图 21-6-1 水平截骨颏成形术口内软组织切口

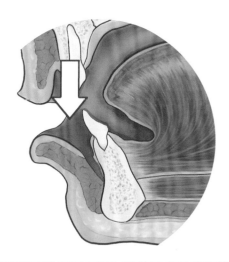

图 21-6-2 水平截骨颏成形术软组织切口矢状剖面

3. 颏部截骨　首先确定水平截骨线的高度，一般截骨线在颏中线的高度应该在10mm左右，两侧且应在颏孔下方5mm左右，逐渐达到下颌下缘（在下颌第一磨牙根尖）。在治疗OSA时，为了最大限度地保证颏肌的前移，中线及两侧（约至尖牙根尖区）的截骨线应尽量高一些，使得截骨线呈中央高，两侧较低的斜线或弧线。先使用细裂钻（#701）标记颏中线和欲行的截骨线（图21-6-3），再使用往复锯或摆动锯沿标记的截骨线将整个颏部骨段截开（图21-6-4），完成截骨，最后用薄刃骨刀插入截骨线中，适当用力撬动，将颏部骨段与下颌骨离断（图21-6-5）。

4. 颏部骨段的移位与固定　颏部骨段离断之后，应使之与其所附着的颏舌肌、颏舌骨肌及部分口底肌（主要是下颌舌骨肌）充分前移，颏部骨段的前移不仅要遵照手术之前的设计，还要保证与下颌骨的接触，以便术后骨愈合顺利。同时还要克服颏下区软组织的阻力，尽量减少术后的复发倾向。应反复牵拉移位颏部骨段，使其逐渐达到设计位置。颏部骨段内侧附着的肌肉和软组织不可剥离，因为这些软组织不仅是发挥治疗作用的主要部分，也是颏部骨段的血液供应之源。

为了保证颏部骨段充分前移，达到治疗OSA的目的、抵抗复发倾向，颏部骨段前移后，应采用钛板和钛钉坚固内固定技术固定，而不是使用钢丝结扎固定。坚固内固定具有较为良好的术后稳定性，且操作简单。可以使用两板4孔钛板在中线两侧固定颏部骨段，达到稳固的固定作用。国内外许多厂家还专门供应用于不同颏前移幅度的专用颏前移钛板，使用更加方便（图21-6-6）。

除了颏前移之外，若同时矫正颏部并发的其他畸形，可进行如下操作：

（1）颏部中线不正者：将颏部中线左右调整之后再进行固定。

（2）颏部较短者：在颏部骨段与下颌骨之间植入设计宽度的自体骨块（一般取自髂骨或颅骨外板），再行固定。

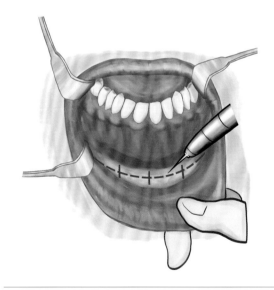 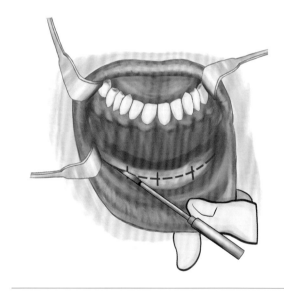

图21-6-3　颏部截骨示意图
做好水平截骨标记线（虚线）及对位标志线（三条短粗实线），然后可用裂钻进行截骨

图21-6-4　颏部截骨示意图
使用来复锯行颏部水平截骨

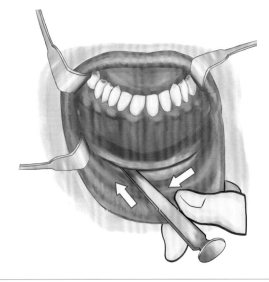

图 21-6-5　颏部截骨示意图

使用薄骨凿凿开截骨线两端的遗留骨连接

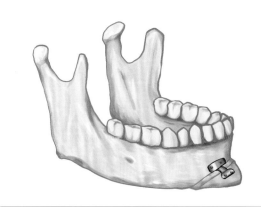

图 21-6-6　颏部骨段的移位与固定

（3）颏部较长者：应行两条平行的颏部截骨线,相当于截去了设计宽度的颏部骨段,再行固定。如果截去的骨段较宽,影响到颏舌肌的附着,应对肌肉附着做适当地悬吊处理,否则影响到口底肌肉的牵拉效果。

颏部骨段调整、固定完成后,大量生理盐水冲洗术区,完善止血。

5. 缝合　缝合步骤应保证颏肌和黏膜的两层缝合。颏肌的对位缝合应至少3针。可使用1号丝线或3-0可吸收缝线,黏膜的缝合使用3-0可吸收线行间断缝合。

6. 包扎　颏部加压包扎使用纱布和宽胶布,一方面可以压迫止血,另一方面有利于颏部软组织的再附着,使颏部外侧尽早恢复。加压包扎的敷料应保持干燥,时间应在术后1~2周。

（二）颏前移术的改良术式

经典颏前移术在该表颏部形态的同时,由于较大幅度地前移了颏部,使得附着于颏部骨段的口底肌肉也发生了前移,从而牵拉舌根前移,扩大了舌根水平的上气道口径,缓解患者的OSA,但也存在一些问题。比如,颏前移术为了达到OSA的治疗目的,其水平截骨线就被要求做的较高,这样能使尽量多的颏部骨段和口底肌肉被牵引向前,从而获得更好的治疗效果。但是这样一来,下颌前部所剩下的骨段就变得相对较少,不仅容易发生下颌前部的骨折,而且可能伤及下颌前牙根尖或者血运,造成前牙牙髓坏死;有些患者舌根气道狭窄,但颏后缩及面部畸形并不明显。大幅度颏部前移可能使其面型发生不利改变,使得患者不能接受。因此,为了更加安全有效,减少术后并发症的发生,颏前移术也进行了适当的改良。

1. 凸字形截骨颏前移术　所谓凸字形截骨就是在中间部分（约是两侧下颌侧切牙根尖之间）水平截骨较高而后方的水平截骨线同颏前移术的基本术式（图21-6-7）。既保证颏棘的充分前移,又降低了意外骨折的风险。

该种手术的麻醉、入路等同基本术式。颏部骨质经剥离显露之后，先使用细裂钻在两侧侧切牙根尖下 5mm 做一水平截骨线标记，其余水平截骨同基本术式。按照图 21-6-7 所示，使用往复锯和摆动锯按照所标记的截骨线完成"凸"字形截骨，后续步骤亦与基本术式相同。

2. 抽屉式截骨颏前移术　有些患者舌根部上气道比较狭窄，但面部外观、下颌骨和颏部并无明显后缩，或者经双颌前移术后，颏部突度已基本正常。这类患者若再行较大范围的颏部前移，会使颏部过凸，面型不能让人接受。所谓抽屉式截骨颏前移术，是在颏部正中做一个全层的类矩形截骨，连同其舌侧面的颏棘及所附着的颏舌肌和颏舌骨肌一并前移，再将这种类矩形骨段旋转 90°，去除其唇侧骨皮质和大部分骨松质，并将矩形骨块舌侧骨皮质固定在颏部（图 21-6-8）。这样做可是颏棘连同附着肌前移，颏部外形也未发生明显的改变，而且亦可防止下颌正中发生骨折。

下颌前部黏膜切口，暴露颏部骨质。颏棘的位置应在下颌正中高度约为 10mm。类矩形截骨应该以这一点为中心，长度在两侧侧切牙根尖之间。先用细裂钻标记类矩形截骨线，再使用裂钻或矢状锯完成全层截骨。在完成截骨之前，为了便于类矩形骨段的前移，可在该骨段上旋入一枚 9mm 长的 mini 钛钉。用薄刃窄骨刀完全游离类矩形骨段，通过牵引旋入的 mini 钛钉，将类矩形骨块牵出，并旋转 90° 使得类矩形骨块的舌侧骨皮质与下颌前部的唇侧骨皮质相接触。此时用力应谨慎。不可使附着于颏棘上的肌肉与类矩形骨块分离。取下 9mm 长的 mini 钛钉，使用磨钻去除类矩形骨块的唇侧骨皮质和骨松质，在类矩形骨段的上下两端各旋入一枚 7mm 长的 mini 钛钉以固定。有的仅在其下端以一枚钛钉固定，以免影响下颌前牙根尖的血运。

这种手术方法虽然防止了颏前移术可能发生的较为严重的并发症，但由于移动的幅度和影响的范围均较小，手术的效果亦有限。

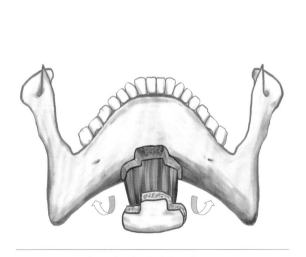

图 21-6-7　凸字形截骨颏前移术示意图

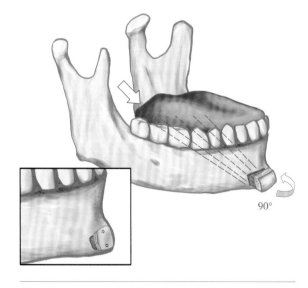

图 21-6-8　抽屉式截骨颏前移术示意图

【术后处理】

1. 全身麻醉术后应保留气管内插管 12h 左右。待麻醉药物完全代谢,创口无新鲜渗血,舌运动自如且口底肿胀不明显时方可拔管。拔除气管的插管后仍建议使用 CPAP 治疗,以使患者平稳度过术后早期。

2. 注意口腔卫生。术后 5 天内,建议以软食为主,并给予抗生素漱口液含漱。术后第 1 天就开始刷牙,但应避免触碰伤口。如果能在每日进行两次口腔冲洗,则清洁效果更好。

3. 常规预防性静脉输入抗生素,建议用至术后第 3 天。

4. 避免任何面部外伤。

【疗效评价与随访】

面部肿胀和上气道水肿约在术后 1 个月左右才能消退,骨的愈合和改建亦需要一定的时间。因此,如果没有特殊的情况,术后 1 个月、3 个月和 6 个月应请患者门诊复查,出现肿胀加重、伤口裂开等特殊情况,应及时复诊。常规复查时,一方面要观察软组织愈合情况;另一方面通过术后 3 个月和 6 个月的 X 线片观察骨愈合情况以及上气道口径的改变。患者睡眠呼吸情况及相关症状的改变应在每次复查时问及,术后多导睡眠监测的复查最好在术后 6 个月时进行为宜。

颏前徙术中置入的钛板和钛钉,可以终生不用取出。但若患者要求或者发生排异反应可在术后 6~12 个月拆除,在局部麻醉下即可完成该手术操作。

【并发症及其预防】

1. 出血 颏前徙术手术范围较小,发生出血的部位主要是在软组织切口和截骨断面上,口底软组织也可由于骨锯进入过深所造成的损伤而引起出血。软组织出血一般可以使用电凝止血,骨断面的出血一般采用压迫或者骨蜡止血。术者应熟悉解剖结构,避免在术中损伤由颏孔传出的颏神经血管束而引起较为严重的出血。

2. 下唇麻木 颏神经的损伤可能是由于术中操作的影响以及对局部解剖不够熟悉,术中谨慎的操作可以减少损伤。

周围神经纤维十分脆弱,对各种机械性损伤特别敏感。术中的剥离和牵拉等动作都可以造成颏神经的损伤致下唇麻木,这在大多数患者术后短期内发生率较高。神经纤维同时具有自我修复能力强的特点,绝大多数患者经过一段时间的恢复,会慢慢恢复下唇的感觉功能。

3. 意外骨折 截骨尚未完全就急于强行使用骨刀撬动骨段,可能发生意外骨折。在截骨时必须做到充分,特别是行各种改良式截骨时,截骨线复杂,各个截骨线转弯连接处容易发生截骨不全,应该特别留意。

(伊 彪)

第七节　颌骨牵引成骨术

牵引成骨术（distraction osteogenesis，DO）是通过截骨及程序性对截骨区施加机械牵引力，调动并激活机体自身抗损伤的再生能力，来修复骨缺损或延长骨骼的一种外科技术。早期的牵引成骨术由于缺乏严格的无菌操作以及有效的抗生素，术后常出现骨延迟愈合、骨不连、骨感染等许多并发症，从而影响其发展与推广。直至 1950 年，苏联骨科学者 Ilizarov 在前人经验的基础上，进行了一系列的实验和临床研究，成功治疗了大量四肢骨患者，而且提出了一系列临床应用的基本原则和技术细节，奠定了牵引成骨术的理论基础。这些基本原则至今仍是指导各国学者临床应用牵引成骨所遵循的基本准则。

颌骨牵引成骨术（jaw distraction osteogenesis）是由肢体长骨牵引成骨技术发展而来。1992 年 McCarthy 等首次利用牵引成骨术成功延长了半侧面部肢体发育不良患者的下颌骨，为颌面骨骼发育不良的外科矫治与骨缺损畸形的整复治疗打开了全新的窗口。1994 年 Moore 等首先报道应用牵引成骨术延长下颌骨，治疗 Treacher-Collins 综合征改善上气道狭窄状况并获得成功。相比传统的颌骨延长术（如下颌矢状劈开术），牵引成骨术可使下颌骨延长达到 20.0mm 以上，这样不仅有效的矫治此类患者严重的牙颌面畸形，而且对其伴发的 OSA 也具有良好的治疗效果。它通过前徙颌骨，利用软组织的牵拉作用增加气道口径，解除阻塞来达到治疗目的。因此，颌骨充分前移是治疗成功的关键。牵引成骨不仅促使骨组织的再生与生长，同时也能促使颌骨周围的软组织的再生与生长，这对术后减少复发、提高矫治效果有非常重要的意义。

【基本原理】

牵引成骨术的基本原理是在牵引力作用下，截开的骨断面之间产生持续缓慢的作用力（张力），这种作用力（张力）会促使骨组织和周围软组织的再生，从而在牵开的骨断面间隙内形成新骨并导致周围软组织的同步生长。牵引成骨术正是利用这一生物学原理，将切断后仍保留骨膜、软组织附着及血供的两骨段，通过安置牵引器而施以一定强度的牵引力，使两骨段逐渐分离；牵开的间隙则由新生骨组织所取代，从而使短小的骨骼延长、缩窄的骨骼变宽以及使骨缺损区为新生骨质所填充修复。

【临床分期】

颌骨牵引成骨术在临床上从截骨、安放牵引器到完成牵引成骨、再到拆除牵引器，一般还需经三个临床分期：间歇期、牵引期和稳定期。

1. 间歇期　间歇期是指从牵引器植入术后到开始牵引的时间，一般为 3~7 天。根据临床经验儿童患者为 3~5 天，成人患者为 5~7 天。

2. 牵引期　牵引期是指每天按照一定的速度和频率进行牵引，以达到设计的牵引幅度所需的时间。根据临床经验每天牵引 2~4 次，每次 0.25~0.5mm，根据患者情况不同可适当调整牵引速度和频率,但每天牵引距离不宜超过 1.5mm。

3. 稳定期　稳定期是指达到设计的延长距离后,需维持到牵引间隙内骨性愈合后再拆除牵引器这一时间段。通常下颌骨稳定期为 3~4 个月,上颌骨为 4~6 个月。

【颌骨牵引器的组成】

所有的牵引装置基本上都是由固定装置和牵引装置两部分组成,固定装置部分必须确保截骨线两端骨断面间具有良好的稳定性。固定装置又可分为牙支持式和骨支持式。牙支持式是通过粘接带环、唇弓、舌杆等装置将牵引装置固定于牙体之上,这一方式在牵引成骨过程中常易发生牙的倾斜移位,造成牙移动和骨移动的不等量,且稳定性较差,易复发;骨支持式即通过固定针、螺钉或种植体将牵引装置固定于颌骨,这种方式稳定性好、容易获得预期的牵引成骨效果。一些学者利用能产生骨结合的种植体,既可作为固定装置用于骨牵引延长,又可被日后的种植修复所利用。

牵引器的牵引部分一般由螺杆和螺旋轨道组成,按照预定的速度和频率旋转螺杆,牵引装置连同固定于牵引器上的骨段便会沿螺旋轨道移动,在截开的骨断面间产生张力,刺激骨组织的生长,同时骨周围软组织包括皮肤、肌肉、血管、神经同时被牵引延长,从而达至软硬组织同步延长的目的。

1. 外置式牵引器　1992—1995 年,欧美学者均采用外置式牵引器矫正颌骨畸形,在牵引成骨过程中,不可避免地会形成明显的皮肤瘢痕,影响美观。外置式牵引器的优点:①支抗强大;②二期手术时拆除方便;③牵引期可以适当调整牵引的方向;④可以适当调整咬合关系(图 21-7-1、图 21-7-2)。

2. 内置式牵引器　内置式牵引器避免了口外牵引器的局限,它一出现便引起人们的极大兴趣。首先推出的是适用于下颌骨体水平向延长的牵引器,随后又设计生产了适用于下颌支垂直向延长的牵引器。但是,无论是左右侧水平向或垂直上下向均为专用牵引器,这给临床医师的应用带来了不便。以后又设计推出了同样适合于左右侧下颌体及两侧下颌支部延长的牵引器。其优点是体积小,

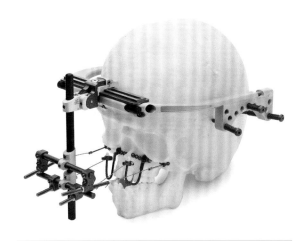

图 21-7-1　外置式牵引器固定位置

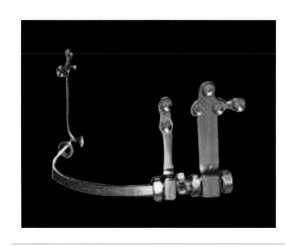

图 21-7-2　外置式牵引器

缺点是固定孔间距离太小,对医师截骨的准确性要求高。目前临床上用在颌骨的内置牵引器主要是传统的螺旋式牵引器,其体积小巧,大部分置于体内,只有旋转柄经皮或者黏膜露在体外,对患者生活影响较小,缺点是骨延长量较少且成骨方向单一,仅适用于轻度颌骨畸形的患者。随着牵引成骨适应证的逐渐扩大,自动化、连续化以及个体化等新型牵引器逐渐出现。其中包括自动牵引器、曲线牵引器、双向牵引器、三焦点式牵引器以及种植型牵引器等(图21-7-3、图21-7-4)。

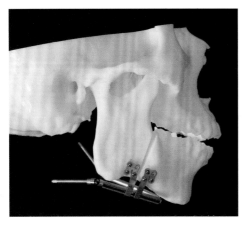

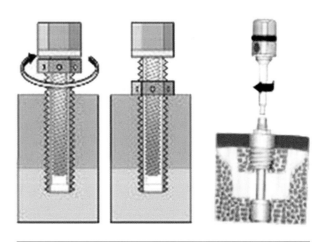

图21-7-3 内置式牵引器固定位置　　　　图21-7-4 牵引器固定方式示意图

3. 数字化设计个体化牵引器　对于畸形特别严重的患者,常规的手术方法或牵引器不能满足要求时,需设计使用个性化的牵引器。首先制作颅颌三维模型,可以非常直观地再现颌骨畸形的特征,通过模型或是计算机设计软件预测牵引后的三维形态改变,确定放置牵引器的最佳位置与方向,并以此为基础预先制作适合个体化的牵引器,使之贴合骨面并且牵引方向符合需要到达的位置,术中可以直接将预制的个体化牵引器固定在颌骨上,大大缩减术中调整牵引器的时间,并可取得令人满意的手术效果。

【手术适应证】

目前,行颌骨牵引成骨术负担的费用较高,疗程较长,因此对于OSA患者而言,只有采用其他方法无法矫治或矫治效果不能达到满意的治疗效果时,才选择颌骨牵引成骨术。目前牵引成骨术治疗OSA主要包括以下几方面的适应证:

1. 伴有下颌骨发育严重不足、必须早期治疗的患者　小下颌畸形综合征,包括有 Pierre Robin 综合征、Nager 综合征、Crouzen 综合征、Robin 综合征、Treacher Collins 综合征等,患者因下颌骨发育严重不足,只有下颌骨前移或者气管切开才能保持呼吸道通畅,对于如此综合征患儿,因其年龄小,传统正颌手术是不适用的。

2. 伴有小颌畸形、下颌骨需要延长10~15mm及以上的患者　由于正颌手术使颌骨延长8~10mm的距离都比较困难,因此对于下颌骨需要延长15mm以上者,采用牵引成骨术效果更理想(图21-7-5)。

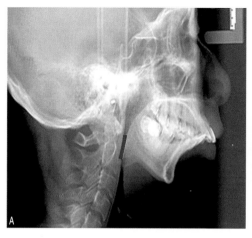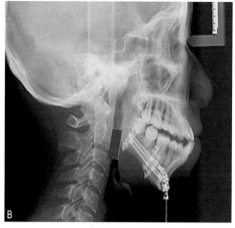

图 21-7-5　术前、后头颅 X 线侧位片

A. 术前头颅 X 线侧位片,见气道狭窄　B. 术后头颅 X 线侧位片,提示下颌明显前移、气道扩大

3. 伴有半侧面部肢体发育不全的患者　半侧面部肢体发育不全的患者伴有半侧软组织的发育不全,早期的牵引成骨矫治无疑会大大减轻畸形的程度,有利于患者的心理发育,同时也会给患者成年后的进一步矫治创造更好的条件。

4. 伴有颞下颌关节强直的患者　在幼儿或青少年发育期,因不幸发生了颞下颌关节强直而破坏了正常的颌面部生发中心,继而阻碍了整个颌面部的生长发育,导致小颌畸形并伴有重度 OSA 患者。

5. 上下颌牙弓重度狭窄　目前对于成人患者 OSA 患者,如有牙弓缩窄导致的鼻底狭窄、没有软组织冗余的高腭弓,可采用牙弓扩展的内置式牵引器,通常可使牙弓扩展达 15mm 以上。

6. 由于以往手术瘢痕,常规颌骨手术很难获得颌骨的足够前移以最大改善上气道的重度 OSA 患者。

【手术禁忌证】

除需排除全身情况外,还有:①颌骨骨髓炎;②严重颌骨骨质疏松症;③血液系统疾病。

【术前准备】

手术医师要有正颌外科、整形外科、颌骨坚强内固定以及正畸学的基本知识和技能,术前需准备充分,特别是截骨线的设计和牵引器的选择。

1. 完善术前各项检查　包括拍摄正侧位头影测量、全口曲面断层扫描、颌面部三维 CT 检查并行气道重建,术前还需行 PSG 检查以明确 OSA 诊断。部分患者还需打印 3D 头颅模型,以便于模型分析和个性化牵引器的设计和制作。

2. 截骨线的设计和牵引器的选择　术前应就牵引器安放位置及方向做好精确准备。先根据 X 线片行头影测量、颌面部 CT 三维重建等分析,以确认患者颌骨畸形的类别,根据畸形不同确定牵引器的数量,并在 X 线上仔细设计截骨的部位和截骨线的方向。对于部分复杂患者,可于打印的头颅模型上进行更直观的分析,设计截骨线、制作个性化牵引器。

3. 行计算机设计、虚拟手术　对于部分复杂患者,为明确截骨线及术后牵引方向是否理想,可行计算机虚拟手术模拟。将患者三维数据导入 Mimics 或 ProPlan 等软件中,行三维重建,诊断并模拟手术(图 21-7-6)。

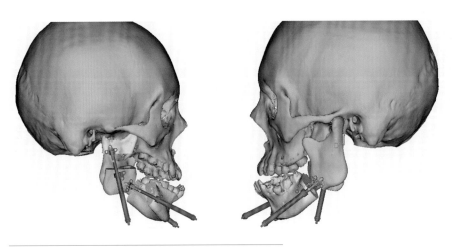

图 21-7-6　计算机模拟截骨线及术后牵引方向

【手术方法】

视频 13
颌骨牵引成
骨术

1. 颌下入路下颌骨牵引成骨术　对于颞下颌关节强直等张口受限患者,通常采用颌下入路牵引器植入术。由患侧颌下切口显露下颌骨升支部和体部,按术前设计的截骨线进行截骨。下颌骨截骨无论是在下颌骨开支部还是下颌体部,除下牙槽神经管所在部位仅做颊侧骨皮质截开外,其余部位均作全层骨皮质截开。下颌管所在部位的舌侧骨皮质则依靠轻柔的撬动使其裂开。注意保护好下牙槽神经血管束,最后在设计位安置牵引器。下颌骨牵引一般需过度矫正,术后对出现的咬合错乱需行正畸治疗,甚至正颌手术。

采用颌下皮肤切口入路,虽然会遗留皮肤切口瘢痕,且易损伤面神经下颌缘支,但是具有视野清楚、操作较易的优点。

2. 口内入路下颌牵引成骨术截骨　口内入路下颌牵引成骨术适用于没有张口受限的小颌畸形伴 OSA 患者,但应特别注意保护下牙槽血管神经束及保证下颌骨完全截断。但矫治小颌畸形时由于颌骨本身发育短小,加之为了保护患者牙列的完整,截骨与牵引器安放常在磨牙后区的下颌骨体上进行,这给口内入路的操作带来了困难。

3. 下颌多部位或两次牵引成骨术　近年来大量研究证实对于严重小颌畸形患者同期多部位牵引成骨或同部位多次牵引成骨治疗是可行的,如对下颌骨升支和体部均存在发育不足时,可同期进行下颌升支和下颌体的牵引成骨术,但第二次截骨线最好选择在新旧骨连接处,如此可降低新骨钙化不全对牵引器固位的影响(图 21-7-7、图 21-7-8)。

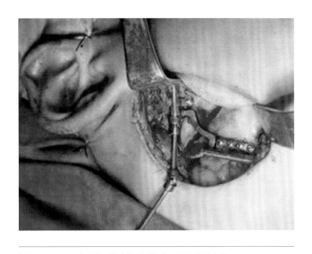

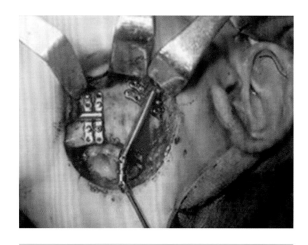

图 21-7-7　右侧下颌骨个性化牵张器植入 　　图 21-7-8　左侧下颌骨开支,体部牵张器植入,可同期行下颌开支和下颌体的牵张成骨

4. 上颌骨 LeFort Ⅰ型或Ⅲ型截骨 + 外支架牵引成骨术　对于上颌骨严重发育不足引起的 OSA 患者,可采用上颌骨颅外支架牵引成骨术。通过 LeFort Ⅰ型截骨术或 LeFort Ⅲ型截骨术牵引,以达到了大幅度前牵引目的,其中最大前牵引距离 35mm,彻底地解决了患者的颅面畸形和阻塞性睡眠呼吸障碍(图 21-7-9)。

完成截骨术、固定好牵引器后需试行牵引,对张力过大或截骨不充分的应行补充截骨。

【术后处理】

术后经过 3~7 天的间歇期后进行牵引:儿童患者间歇期为 3~5 天,成人患者为 5~7 天。间歇期需特别注意患者气道的监测与维护,避免因肿胀导致呼吸道梗阻。牵引时可根据患者情况不同可适当调整牵引速度和频率,如出现牵引时疼痛、下唇麻木等症状时,可适当减慢牵引速度,减少牵引频率。牵引结束、再经一段时间的稳定期后,复查术后的 X 线片,若骨质愈合良好,可行二期手术拆除牵引器。通常下颌骨稳定期为 3~4 个月,上颌骨为 4~6 个月。

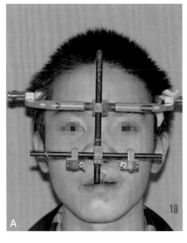
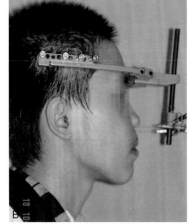

图 21-7-9　外置式牵引器固定位置

A. 正面观　B. 侧面观

【疗效评价及随访】

术后 6 个月进行随访,对比牵引前后患者的主观症状,包括夜间憋气、日间思睡、打鼾等;并行 PSG 检查、头颅正侧位片及颌面部 CT 三维重建(包含气道重建),通过客观的数据对治疗效果进行评价。宗春琳等对 10 例小颌畸形伴重度 OSA、行牵引成骨术治疗的患者进行的临床研究发现,全部患者在术后 6 个月随访时均自诉夜间憋气、日间思睡等主观症状消失,面型改善明显,最低血氧饱和度均升至正常范围内,9 例患者 AHI 均降低至 5 次 /h 以下,气道最狭窄处直径显著扩大,颏部平均前移距离为(15.72±2.94)mm。

【并发症及预防】

颌骨牵引成骨术是一种特殊的外科手术,它既具有与常规外科手术相似的并发症,又具有一些本身特点的并发症。口外入路的颌骨牵引延长技术不可避免的有皮肤瘢痕生成,影响美观,而且牵引器长时间的暴露于颜面,易导致感染并影响患者的日常社会生活。牵引成骨过程中也可能损伤面神经下颌缘支。内置式颌骨牵引成骨避免了上述缺点,但也存在感染及在牵引过程中的创口裂开等并发症。在牵引过程中牵引器脱落、断裂亦有报道。下颌骨牵引成骨过程中截骨不当、牵引的速度频率不当有可能损伤下牙槽神经血管束。过长距离的牵引也会由于肌肉、神经的过分牵拉而产生疼痛。

过早骨化(premature consolidation)和纤维连接(fibrous union)也是牵引成骨的常见并发症。过早骨化主要原因通常是牵引速度过慢,一般认为当每天牵引速度小于 0.5mm 时就容易出现过早骨化;纤维连接则是由于感染、固定不牢、牵引速度过快、缺血等原因而导致牵引局部骨化不良而形成纤维连接。过早骨化固定或者纤维连接出现后,应再次切开行牵引成骨手术。

牵引成骨还可以影响下牙槽神经及颞下颌关节。下颌骨牵引有可能对下牙槽神经(inferior alveolar nerve, IAN)产生不同程度的影响。在下颌骨牵引过程中应严格控制牵引的速度与频率,以避免对下牙槽神经产生不可逆性的损伤。在牵引过程中一旦出现下唇、颏部麻木应立即减慢牵引速度。下颌骨牵引成骨对颞下颌关节的影响是轻微的、可逆的。实验研究证明:颞下颌关节的损伤与牵引速率明显相关。如控制在每天牵引 1.0mm 以内,不会造成颞下颌关节明显损伤。

(于 擘)

第八节　单上颌 / 下颌前移术

上、下颌骨是组成上气道的主要框架,骨框架的大小、位置决定鼻腔和咽腔的形态。上颌骨决定鼻腔、鼻咽腔、腭咽腔的形态,下颌骨决定腭咽腔、口咽腔和舌咽腔的大小。上下颌骨的大小和相互关系决定口腔的形态,也影响舌的形态和位置。上颌骨或下颌骨的形态、位置是上气道相关区段大小形态的关键,对于相应区段的气道狭窄,可通过上颌或下颌的单颌移动解决。

【手术适应证】

上气道狭窄主要由单一颌骨形态或位置造成，是行单颌手术的适应证。但单颌的移动会改变咬合，所以该手术需要正畸的配合，以达成形态和功能的完美。

手术适应证：①成人上颌骨发育不足或后缩畸形；②成人下颌骨发育不足或后缩畸形。

【手术价值评估】

小颌畸形为主造成相应上气道区段狭窄，颌骨手术是一线治疗选择，单颌的移动能非常有效的拓宽相应气道，圆满的达到解决气道狭窄阻塞，且能解决咬合紊乱恢复牙颌面畸形和口颌功能。

【术前准备】

1. 病灶牙的处理　手术前对于诸如有龋齿、牙髓炎、根尖周炎和牙周病的牙进行处理。

2. 洁牙　口腔是个污染环境，牙列不齐者不易清洁多有牙结石，手术前须洁牙去除牙石、控制牙龈的炎症。

3. 术前正畸　为使颌骨移动后能有良好的上下牙咬合关系，手术前通常需要进行术前矫正，正畸的内容包括以下方面：①去代偿，即调整好因为上颌或下颌发育不足或后缩造成的牙适应性的角度改变。②排齐、整平牙列，单颌的发育不足，因为基骨的空间不足，牙排列多不齐拥挤，排列不齐的牙会给移动的颌骨带来干扰，也影响颌骨移动后的上下牙咬合。③调整 Spee 曲线，上下颌的牙在高低上是按曲线排列的，并不是一样高的，如此上下颌牙才能进行咬断、碾磨。手术前必须调整好这个曲线。④协调上下牙弓，上下颌牙必须在长度和宽度上匹配，才能有良好的咬合行使功能。单颌发育不足的患者都有牙弓大小不匹配的情况，需要正畸。

4. 术前手术方案数字化设计、模拟和 3D 𬌗导板的打印　颌骨是一个三维的结构，手术中把颌骨放在何处，以哪个角度放置，在手术中是很难精准的摆位的，所以需要一个 3D 的𬌗导板，术中把截下的颌骨与另一颌骨紧咬在𬌗导板上，就能使颌骨精准就位固定。

【手术方法】

1. 上颌发育不足的 LeFort Ⅰ 型截骨前移和中线劈开扩弓

（1）鼻插管降压全身麻醉，收缩压控制在 90mmHg，舒张压控制在 60mmHg 水平。

（2）体位与消毒：垫肩头圈固定头位、仰卧，消毒包头铺巾，口内消毒。

（3）清点和测量：测量鼻基底宽度并记录，清点正畸托槽、牵引钩数量并记录。

（4）含 1∶20 万肾上腺素生理盐水注射液行局部浸润注射：在上颌牙槽黏骨膜下注射含肾上腺素生理盐水。

（5）打牵引骨钉：在上下颌前后牙槽龈膜交界处打 8~10 枚牵引钉备用。

（6）切开显露：在上颌前庭沟顶外 2~3mm 处切开口腔黏膜，从一侧第一磨牙近段到另一侧第一磨牙近段，用电刀切至骨面，用骨膜剥离子剥离显露上颌骨前外侧面、颧牙槽嵴和后外侧面，剪断前鼻嵴剥离鼻底显露下鼻道底骨面和梨状孔边缘，在鼻梨状孔边缘鼻黏膜和骨之间插入脑压板、在颧牙槽嵴向后循上颌骨后外侧面插入脑压板隔开软组织。

（7）LeFort Ⅰ型截骨：循 LeFort Ⅰ型截骨线用往复锯先后锯开上颌骨前后外侧面，用 6mm 骨凿劈骨；用弯凿置于翼下颌连接，朝内下凿开；用鼻中隔骨凿循鼻底骨面从前向后凿开鼻中隔；如果需扩弓者，用往复锯循中线从前向后锯开上颌，用 6mm 骨凿劈开；用手折下上颌骨、用撑开器彻底松动，修整截骨断端去除移动干扰骨壁，游离保护上颌后血管神经束充分松动上颌骨块（图 21-8-1）。

（8）坚固内固定：戴入𬌗导板，使上下颌牙完全就位于𬌗导板，用细钢丝结扎固定，用手把下颌髁突抵于关节窝后位并旋上下颌结扎骨块向上到设计位，检查中线、切牙露齿和上颌𬌗平面平齐后用钛板于双侧梨状孔缘和颧牙槽嵴处作坚固内固定。

（9）检查：去除颌间结扎，抵下颌使髁突于关节窝后位，向上咬合，检查上下颌𬌗关系是否正确，检查上颌𬌗平面与眶平面是否平齐；检查牙中线与面中线是否一致，检查露齿程度等，均到设计位后准备关闭创口。

（10）关闭创口：冲洗创口，复位鼻中隔使之于正中位，于双侧鼻翼大脚处用 1-0 的丝线收紧松弛的前鼻孔至术前大小，用 3-0 可吸收线定位缝合中线，并关闭创口。术毕，再次检查上下颌咬𬌗关系、牙中线与面中线、露齿程度和上颌平面是否平。

2. 下颌发育不足的术前正畸或术中拔 34 和 44+33-43 根尖下截骨 + 下颌矢状劈开前移和 / 或颏前移成形术　小颌单颌的前移最好术前正畸拔 34、44，正畸内收前牙关闭拔牙间隙，使覆𬌗加大，为下颌尽可能多的前移做准备。直接手术者，因为下颌前移会造成上下牙弓宽度的不协调，需要加 33-43 根尖下截骨和中线截开缩弓术，如颏部后缩须行颏前移成形术。术前需经模型外科或数字化手术模拟和设计，并制作 3D 𬌗导板或打印 3D 𬌗导板。

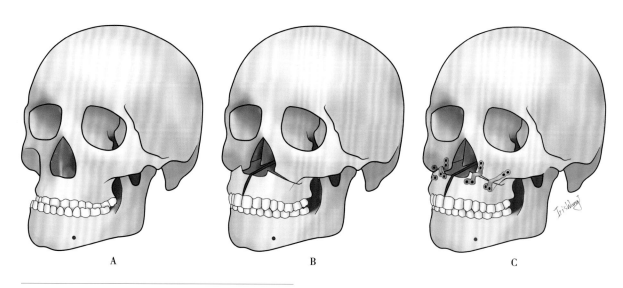

A   B   C

图 21-8-1　单上颌前移术示意图

A. 上颌发育不足　B. 单上颌前移：上颌 LeFort Ⅰ 截骨和中线矢状劈开　C. 单上颌扩弓 + 截骨前移坚固内固定

（1）单下颌前移方法一：术前正畸拔34、44内收＋双侧矢状劈开前移＋颏前移成形术步骤（图21-8-2）。

1）鼻插管降压全身麻醉，收缩压控制在90mmHg，舒张压控制在60mmHg水平。

2）体位与消毒：垫肩头圈固定头位、仰卧，消毒包头铺巾，口内消毒。

3）清点和标记：清点正畸托槽、牵引钩数量并记录，用亚甲蓝标记软组织颏中点。

4）含1∶20万肾上腺素生理盐水注射：在下颌牙槽黏骨膜下和咬肌间隙、翼颌间隙注射含肾上腺素生理盐水。

5）打牵引骨钉：在上下颌前后牙槽龈膜交界处打8~10枚牵引钉备用。

6）切开显露：在下颌前庭沟顶外2~3mm处切开口腔黏膜，从一侧升支前缘到另一侧升支前缘，直透骨面，用骨膜剥离子剥离显露下颌骨前外侧面和下缘、升支前缘和升支内侧，循下颌骨升支内侧插入脑压板隔开软组织。

7）下颌矢状劈开：从一侧下颌第1前磨牙区到升支前缘切开直透骨面，用骨膜剥离子剥离显露下颌骨前外侧面和下缘、升支前缘和升支内侧，循下颌骨升支内侧插入脑压板隔开软组织。循矢状劈开截骨线用往复锯锯开下颌骨升支内侧面、前缘和外斜线骨皮质至下颌下缘，用6mm骨凿劈裂，用撑开器离断下颌近心和远心骨块；游离保护下齿槽神经血管束，彻底游离松弛骨块。一侧完成再同样完成另一侧的矢状劈开。

8）坚固内固定：戴入𬌗导板，使上、下颌牙完全就位于𬌗导板，并用细钢丝颌间结扎固定，用升支剥离子后抵下颌近心骨块使髁突于关节窝后位，坚固内固定矢状劈开截骨段。完成一侧固定然后如法固定另一侧。

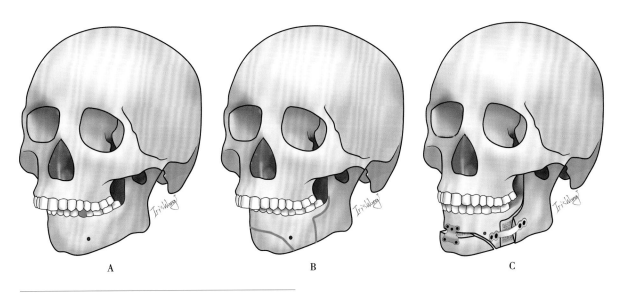

图21-8-2　单下颌前移示意图（方法一）

牙性下颌前突病例，术前拔34、44正畸内收，下颌矢状劈开前移＋颏部截骨前移，坚固内固定术

A. 术前拔34、44，正畸内收前　B. 下颌前牙正畸内收后，矢状劈开和颏部截骨示意图　C. 矢状劈开＋颏前移＋坚固内固定

9）检查：去除颌间结扎，抵下颌使髁突于关节窝后位，向上咬合，检查殆关系是否正确，检查下颌牙中线与上颌牙中线、面中线是否一致等，均到设计位后再作颌间结扎固定准备行颏前移术。

10）颏前移成形术：沿下颌前牙前庭沟底外2~3mm切开黏膜，用电刀切开肌肉，保护和游离颏神经，剥离肌肉到下颌下缘。用定位球钻在颏部骨面标记颏中点和颏截骨线，用往复锯锯开颏部，彻底止血，置颏部骨块于设计位并用颏成形钛板行坚固内固定。

11）检查：检查颏中线与面中线是否一致，检查颏部突度和左右颏部轮廓是否对称，检查面下1/3是否与面形和谐等。

12）关闭创口：冲洗创口，用3-0可吸收线定位缝合中线，并关闭创口。术毕，再次检查上下颌咬合关系、牙中线与面中线、面下1/3与面形、颏部突度和左右对称等，双侧矢状劈开创口置皮片或负压管引流，关闭创口。

（2）单下颌前移方法二：术中拔34和44+33-43根尖下截骨+下颌矢状劈开前移+颏前移术步骤（图21-8-3）。方法二适用于下颌前牙齿槽前突或Spee曲线高的患者，术中截骨内收下颌前牙段为下颌前移创造空间。

1）经鼻插管后全身麻醉。

2）体位与消毒：垫肩头圈固定头位、仰卧，消毒包头铺巾，口内消毒。

3）清点和标记：清点正畸托槽、牵引钩数量并记录，用亚甲蓝标记软组织颏中点。

4）含1：20万肾上腺素生理盐水注射：在下颌牙槽黏骨膜下和咬肌间隙、翼颌间隙注射含肾上腺素生理盐水。

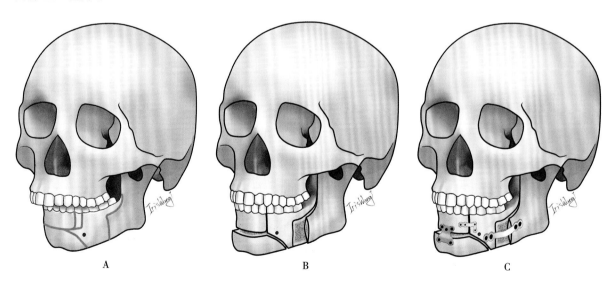

图21-8-3 单下颌前移示意图（方法二）

骨性下颌前突病例，术中拔34、44根尖下截骨内收，下颌矢状劈开+颏部截骨前移，坚固内固定术

A. 单下颌前移方法二截骨示意图 B. 34、44拔除+33-43根尖下截骨内收，双侧矢状劈开下颌和颏前移 C. 颏部截骨前移至设计位，坚固内固定

5）打牵引骨钉：在上下颌前后牙槽龈膜交界处打8~10枚牵引钉备用。

6）33-43根尖下截骨：拔除34、44，在下颌前牙和前磨牙区前庭沟顶外2~3mm处切开口腔黏膜，用电刀切开肌肉，保护和游离颏神经，剥离肌肉到下颌下缘。用定位球钻在颏部骨面和拔牙区标记颏中点和3-3根尖下截骨线，用往复锯锯开3-3骨块，并截开颏部，彻底止血，戴入𬌗导板作上下颌颌间结扎，用钛板作3-3截骨块坚固内固定。拆除颌间结扎，检查上下牙咬合关系。

7）下颌矢状劈开：从一侧下颌第一前磨牙区到升支前缘切开直透骨面，用骨膜剥离子剥离显露下颌骨前外侧面和下缘、升支前缘和升支内侧，循下颌骨升支内侧插入脑压板隔开软组织。循矢状劈开截骨线用往复锯锯开下颌骨升支内侧面、前缘和外斜线骨皮质至下颌下缘，用6mm骨凿劈裂，用撑开器离断下颌近心和远心骨块；游离保护下牙槽神经血管束，彻底游离松弛骨块。一侧完成再同样完成另一侧的矢状劈开。

8）坚固内固定：戴入𬌗导板，使上下颌牙完全就位于𬌗导板，用细钢丝结扎固定，用升支剥离子后抵下颌近心骨块使髁突于关节窝后位，以矢状劈开固定钛板做坚固内固定。完成一侧固定然后如法固定另一侧。最后把颏部骨块置设计位，用颏成型钛板作坚固内固定。

9）颏前移成形术：去除颌间结扎，抵下颌使髁突于关节窝后位，向上咬合，检查上下颌𬌗关系是否正确，检查下颌牙中线与上颌牙中线、面中线是否一致等，均到设计位后再做颌间结扎固定，并前移固定33-43根尖下截骨时截下的颏部骨块。

10）检查：检查颏中线与面中线是否一致，检查颏部突度和左右颏部轮廓是否对称，检查面下1/3是否与面形和谐等。

11）关闭创口：冲洗创口，用3-0可吸收线定位缝合中线，并关闭创口。术毕，再次检查上下颌咬𬌗关系、牙中线与面中线、面下1/3与面形、颏部突度和左右对称等，双侧矢状劈开创口置皮片或负压管引流，关闭创口。

【术后处理】

正颌术后处理包括围手术期的气道管理、血容量的维持，创口处理、饮食、𬌗关系的引导和维持等。

1. 创口处理　术后24h内可用冰袋外敷减轻肿胀和出血，当负压引流每天引流量少于25mL后拔除，皮片引流者视引流情况可在24~48h内拔除，需每天饮食后做口腔冲洗清洁保持口腔卫生。

2. 𬌗关系的引导和维持　麻醉清醒后由于肌张力恢复，𬌗关系可能会改变，需颌间做橡皮筋的弹性牵引并维持2~4周，拔除牵引钉前一天放开颌间弹性牵引，如咬合关系稳定不变，则牵引钉可卸除。如放开颌间弹性牵引后咬合关系改变，则即可恢复颌间弹性牵引1周再撤颌间弹性牵引，根据颌骨位置是否稳定，稳定即可卸除牵引钉转正畸医生做术后正畸细调和维护。

3. 饮食　术后因为疼痛、肿胀和上下颌颌间的弹性牵引固定，对饮食会造成影响，术后2周内肿胀疼痛明显，且颌间弹性牵引力大可给予注射流食；2周后肿胀、疼痛明显消退和减轻，颌间弹性牵引力量调弱能达到一定程度的张口，则可进半流或软食。术后1个月可进普食，3个月内忌咀嚼硬食。

【疗效评价及随访】

因颌骨骨框架大小不足导致的上气道狭窄或阻塞,颌骨前移和或横扩骨框架重建手术对OSA有显著的效果,如果没有软组织和或神经肌肉因素,我们只要恢复颌面部的骨框架结构就能治愈其导致的OSA。

正颌术后因为附着骨块上的肌肉牵拉、日常生活功能的行使都有可能导致骨块移位复发。通常术后需术后正畸和保持器维持6~12个月。术后6个月、12个月、24个月复查,并PSG评估睡眠呼吸状况。

【并发症及预防】

任何手术都存在风险。完美的手术需要在术前的充分准备、术中的精细操作和术后的精心维护三方面下功夫。单上颌或下颌前移术的常见并发症及预防如下:

1. 上气道梗阻窒息　OSA患者本身存在上呼吸道狭窄或堵塞问题,麻醉和手术使患者在围手术期有上气道梗阻窒息和血容量不足致休克的风险。对于上气道梗阻窒息,有以下预防措施:①术前对重度OSA患者常规使用正压通气治疗3~7天;②术前不用镇静药;③清醒插管麻醉;④重度患者术后保留插管1~2天,监护室密切观察;⑤拔管后视呼吸情况于体位调整、吸氧或无创正压通气治疗辅助;⑥如出现呼吸不畅,上述措施依然不能改善则再度插管或紧急气管切开;⑦舌牵引线预防舌后坠,颌间弹性牵引消除张口导致舌后气道变窄;⑧术后24h内冰敷减轻肿胀或出血;⑨术后拔管后第一天鼓励下床活动减轻和促进肿胀消退;⑩注射流食和口腔冲洗保持口腔卫生良好,预防创口感染。

2. 麻木　手术中截骨或移动颌骨可能损伤三叉神经分支,神经损伤后表现为支配区域的麻木或感觉消失。在上颌表现为眶下区、鼻侧、上唇和相应牙区的感觉障碍,在下颌则为下唇和相应牙区的感觉障碍。预防的措施在于术中精细操作防止离断神经或粗暴拉扯神经,如果不慎把神经离断可做端端吻合,术后出现麻木等可予神经营养药。

3. 面瘫或口角歪斜　发生率不高,系由于损伤面神经或分支造成,多见于下颌矢状劈开时不慎损伤面神经总干或下颌缘支,表现为全面瘫或口角和下唇歪斜。预防的措施是精细手术操作,矢状劈开时用劈而不用凿防止骨凿朝后过深损伤面神经总干,作下颌骨外斜线下缘锯开时用脑压板或长拉钩保护软组织防止损伤面神经下颌缘支。

4. 咬合紊乱　术后咬合紊乱原因有:①骨块松弛不够,强行固定;②术后颌间弹性不到位;③下颌和颏前移幅度大且术后未做弹性吊颌帽维持,下颌受强大舌骨上肌群牵拉发生顺时针旋转造成开拾;④颌间弹性牵引固定撤除过早;⑤牙周炎;⑥术后未使用保持器或时间不足等。术中彻底松弛截骨块、精准的坚固内固定和术后充足的弹性牵引维护和保持是预防关键。

5. 牙根损伤　打牵引骨钉时位置或角度问题、截骨时截骨线离牙根过近都会造成牙根的折断损伤,认真研读X线牙根间隙和牙根弯曲方向、设计好打钉位置、角度和截骨线是防止误伤牙根的关键。

6. 牙髓坏死牙变色　牙髓坏死变色是因为牙髓血供受损造成,这与截骨距牙根尖过近有关。手术中截骨需距牙根 5mm 之外以预防损伤牙髓血供。

7. 中线歪斜　发生的原因有:①设计出现骨块不正的错误;②术中固定骨块歪斜;③关闭创口时缝偏。精心设计和精细操作可预防此并发症发生。

8. 鼻孔增大　手术中因为剥离鼻底,鼻底的肌肉松弛会致前鼻孔扩大,手术结束时需缝合收缩复位。

9. 鼻中隔偏曲　上颌 LeFort 截骨时需离断鼻中隔与鼻道底壁,而上颌前移和上抬及鼻插管都会挤压鼻中隔使之偏曲,手术中需修整鼻中隔高度、术毕时需手法复位偏离的鼻中隔使之保持正位。术后万一发生偏曲,可在拆钛板时纠正。

10. 面部不对称畸形　发生的原因有:①设计错误或操作失误;②术前即存在左右颌骨外轮廓不对称畸形,颌骨前移后不对称畸形依然或放大;③术前即存在面部软组织的不对称畸形。精确设计和精准操作可预防原因①的发生,对于原因②需要加轮廓修整术,而后期的软组织的重塑可以解决原因③。所以,面部的畸形可能不是一期手术能完成的,完美需要反复的精雕细琢,对此术前需告知患者。

11. 钛板排异　钛板具有良好的生物相容性,但在临床上还是可见到钛板排异的发生,造成这种情况可见于 2 种原因:①术后出现真正的排异;②术后创口感染开裂造成钛板外露。对于上述情况,拆除钛板是唯一的选择,但拆除的时间需好好把握。通常需加强排异创口处理:抗感染、冲洗引流和保持口腔卫生等,维持 6 个月待骨块愈合后拆除钛板。

12. 截骨块坏死　这是严重的并发症,罕有发生,是术中损伤颌骨供血造成,特别是颌骨分块截骨时风险增加。手术中保护颌骨的供血血管和保证骨块附丽足够软组织是防止其发生的措施。

(卢晓峰)

第九节　双颌前移术

颌骨是颌面软组织的支架,行使支撑和相关的运动功能。当今的口腔正颌外科、口腔正畸技术能确保骨支架的精确延展、并在扩展后能继续正常行使功能、恢复和重建美的容貌。

双颌前移术(maxillomandibular advancement, MMA)系美国斯坦福大学 Riley 等于 20 世纪 80 年代中期首先把这项口腔正颌技术引入于重度 OSA 患者外科治疗中,其作为各种 OSA 手术失败后续治疗的终极手段、针对严重 OSA 患者的重要治疗方法得到该领域医生的广泛认可。但东方人的微凸面形与西方人具有的直面型不同,MMA 难以普遍适用于东方人群,笔者经十余年的临床研究和摸索,创立了双颌大幅度逆时针前旋(counterclockwise maxillomandibular advancement, CMMA)结合定量悬雍垂腭咽成形术（quantified uvulopalatopharyngoplasty，Q-UPPP/Q-UP3）的联合手术方法，临床实践证明其适合东方人群且效果显著。

【手术适应证】

1. 不能耐受正压通气治疗的上呼吸道多区段狭窄和阻塞的重度 OSA 患者。

2. 各种一期手术失败 OSA 患者。

3. 上下颌骨畸形继发 OSA 患者。

患者 BMI≥35kg/m²，或 BMI≥30kg/m² 且并发有糖尿病、脂肪肝、高血脂、高血压、动脉粥样硬化等代谢性疾病患者，建议先行减重代谢外科治疗。

【手术价值评估】

要通过软组织减容重塑上呼吸道，在软组织减容量与上呼吸道形态改变上很难加以把握，尤其对于无明显占位的患者，同时过度的软组织切除，会导致严重的功能障碍，如腭咽闭合功能不全、咀嚼吞咽障碍，术后出现开放性鼻音或进食反流致鼻腔、吞咽不畅等。故软组织减容手术类主要针对严重占位患者或只轻中度非占位 OSA 患者。

而颌面框架手术对其功能影响小，骨框架重建不但能达到阻塞性睡眠呼吸障碍的显著治疗效果，且安全、效果长期稳定，同时也能改善患者的颌面形态，一举多得。颌骨框架重建主要应用于颌骨先天畸形者、各种原因造成的颌骨缺损患者、肥胖伴重度 OSA 患者和作为其他各种手术失败患者的治疗手段。

【术前准备】

同本章第八节"单上颌或下颌前移术"中相应部分。

【手术方法】

1. 麻醉　鼻插管降压全身麻醉，麻醉后自体抽血 200~400mL 备用，以胶体补充循环血量；收缩压控制在 90mmHg，舒张压控制在 60mmHg 水平。

2. 体位与消毒　垫肩头圈固定头位、仰卧，消毒包头铺巾，口内消毒。

3. 清点和测量　测量鼻基底宽度并记录，清点正畸托槽、牵引钩数量并记录。

4. 定量悬雍垂软腭腭咽成形术（Q-UPPP/Q-UP3）　根据患者腭咽闭合功能具体状况设计腭垂、软腭的切除量。具体步骤如下（图 21-9-1）：

（1）术前检查：评估患者腭咽闭合功能，拍摄持续发 i 音的头颅定位侧位片，测量腭咽闭合口腔点和咽腔点连线到腭垂顶点的距离。

（2）腭垂修整：按测量数值的 80% 设计切除腭垂。

（3）软腭和侧咽手术：于双侧翼下颌韧带中点向腭弓联合和循舌腭弓向扁桃体下极做切口设计，切开黏膜、黏膜下组织，显露扁桃体上极，沿扁桃体被膜摘除扁桃体，彻底止血，离断腭咽弓上端，上提、侧转腭咽弓黏膜肌瓣覆盖扁桃体窝创面，做肌层和黏膜层双层缝合关闭侧咽创面。

视频 14
双颌逆时针
大幅度前旋
手术动画

视频 15
OSA 双颌前
移手术动画

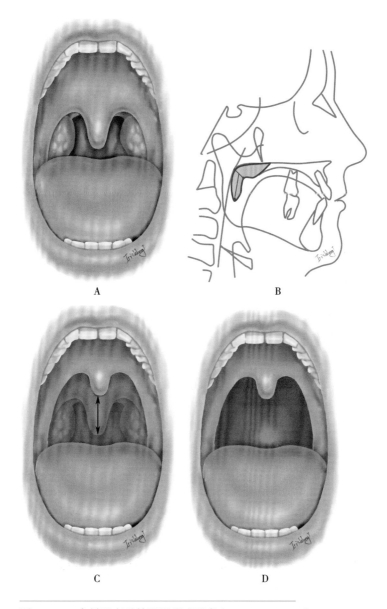

图 21-9-1　定量悬雍垂软腭腭咽成形术（Q-UPPP/Q-UP3）

A. Q-UPPP/Q-UP3 术前　B. 悬雍垂切除量测量：拍持续发 i 音的头颅定位侧位片，测量腭咽闭合点以远悬雍垂量　C. 按测量结果的 80% 切除　D. 悬雍垂软腭定量切除后

　　5. 含 1 : 20 万肾上腺素生理盐水局部浸润注射　在上颌牙槽黏骨膜下注射含肾上腺素生理盐水。

　　6. 打牵引骨钉　在上下颌前后牙槽龈膜交界处打 8~10 枚牵引钉备用。

　　7. 下颌矢状劈开大幅度前移和固定　下颌矢状劈开下颌体前移幅度≥12mm，手术方法同前下颌前移术。

　　8. 上颌 Lefort Ⅰ 型截骨逆时针前旋和固定　上颌前移幅度控制在 4~6mm，上旋 5°~13°。切开、剥离显露、截骨、折断上颌骨块、前移、戴入殆导板和上下颌颌间结扎同前。然后修剪鼻中隔，切开下鼻道底壁黏膜,显露下鼻甲,修除部分下鼻甲后缝合下鼻甲创面,折断下鼻甲骨外移,缝合关闭下鼻道底壁黏膜创口。于双侧颧牙槽嵴处对应的上颌骨块上做凹槽、在梨状孔处的上颌前外面后磨除上颌窦内侧骨壁,朝后抵上颌和下颌结扎骨块,使髁突位于关节窝后位,并逆时针旋转上下颌骨,利用在双侧颧牙槽嵴和梨状孔处上颌前外侧面处制作的卡槽,卡入上颌骨的眶下,在双侧梨状孔边缘和颧牙槽嵴处用钛板做坚固内固定,固定上颌骨块(图21-9-2)。

　　对于上下颌牙性前突明显的患者,可术前拔上、下颌4,正畸内收,然后再行双颌前移术(图21-9-3)。对于上下颌骨性前突明显的患者,则宜术中拔上、下颌4作上下颌前牙根尖下分块截骨,上颌分块截骨,相对控制上颌骨前份骨块前移幅度,大幅度前移上颌骨后份骨块(图21-9-4)。

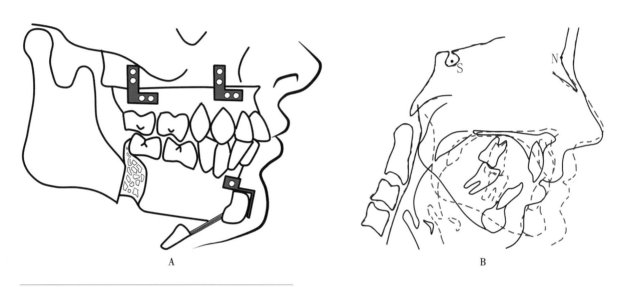

图 21-9-2　双颌前移术示意图

A. 传统双颌前移(MMA)　B. 双颌大幅度逆时针前旋(CMMA)

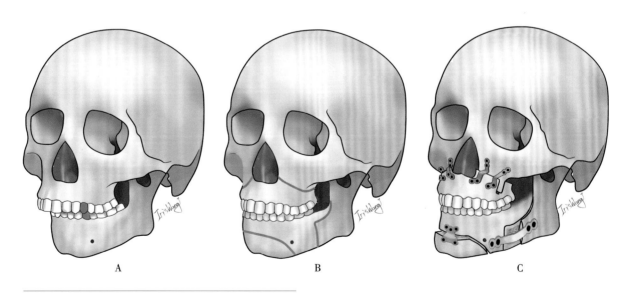

图 21-9-3　双颌前牙牙性前突病例双颌分块截骨前移、颏成形术示意图

A. 上下颌牙性前突病例,术前拔上、下颌4　B. 双颌截骨线示意　C. 双颌大幅度逆时针前旋 + 坚固内固定

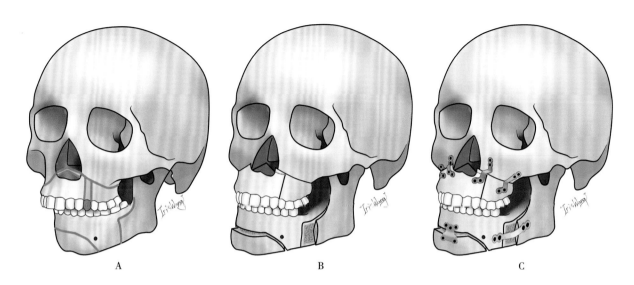

图 21-9-4　双颌前牙骨性前突病例双颌分块截骨前移、颏成形术示意图

A. 术中拔 14、24，根尖下截骨　B. 前移上颌骨后份骨段　C. 逆时针大幅度前旋 + 坚固内固定

9. 术毕检查　去除颌间结扎，抵下颌使髁突于关节窝后位，向上咬合，检查上下颌𬌗关系是否正确，检查上颌𬌗平面与眶平面是否平齐；检查牙中线与面中线是否一致，检查露齿程度等，均到设计位后再次结扎上下颌，准备行颏前移术。

10. 颏前徙术　同本章第六节。

11. 关闭创口　冲洗创口，复位鼻中隔使之于正中位，于双侧鼻翼大脚处用 1-0 的丝线收紧松弛的前鼻孔至术前大小，用 3-0 可吸收线定位缝合中线，并关闭创口；定位缝合下颌中线，关闭下颌创口，同前于矢状劈开处置引流。术毕，再次检查上下颌咬𬌗关系、牙中线与面中线、露齿程度和上颌平面是否平；检查面下 1/3 与面形、颏部突度和左右对称等。

【术后处理】

同本章第八节"单上颌 / 下颌前移术"中相应部分。

【疗效评价及随访】

双颌前移术治疗重度 OSA 效果稳定持久，目前已作为外科治疗 OSA 重要手段，为业界广泛认可。国内外对其治疗效果报道不一，手术成功率为 60%~95%，这主要是因为各研究的患者选择、评判标准不一等因素造成。Riley 等于 1987 年报道手术成功率为 95%。Helman 等报道，BMI>32kg/m^2 或 AHI>70 次 /h 患者 MMA 手术成功率只有 60%，而 BMI<32kg/m^2 并且 RDI<70 次 /h 患者手术成功率可达 90% 以上，笔者的研究提示 CMMA 的远期效果为 90%。

随访同本章第八节"单上颌 / 下颌前移术"中相应部分。

【并发症及预防】

1. 创口出血　因为无裸露创面和双层缝合，术后创口出血发生率极低。

2. 一过性腭咽闭合功能不全　少数患者可能会有一过性腭咽闭合功能不全表现，在大口饮水时可能发生呛入鼻腔。

3. 舌麻木　系侧咽手术或缝合时损伤舌神经所致。

4. 创口感染开裂。

5. 吞咽不畅　软腭缩短增加口咽腔空间的同时也减弱了软腭在吞咽时下推食物的作用,一部分患者可能会出现食物难以咽下现象,对于这些患者需进行吞咽加强训练。

6. 腭部收缩感或异物感　各患者反应程度不同,系手术瘢痕产生,一般于术后 3~6 个月最显著,半年后逐渐减轻,1 年左右多消失。

7. 部分效果或复发　对于严重患者、多区段狭窄阻塞患者、重度肥胖患者该手术单独使用常显效果欠缺,严格把握手术指征和适应证,高选择性的手术是提高治疗成功率的关键。

双颌大幅度逆时针前旋并发症及预防见本章第五节"单上颌或下颌前移术"中相应部分。

（卢晓峰）

第十节　外科减重治疗

随着肥胖症发病率越来越高,特别是包括中国在内的整个亚太地区肥胖人群的逐年增多,减重代谢手术逐渐走进人们的视野。减重代谢手术不仅是目前国际公认的、唯一长期有效减轻体重的方法,而且对肥胖合并 OSA 疗效同样显著;与此同时,OSA 反过来也是减重代谢手术围手术期风险的极大隐患,是围手术期致死致残的最重要因素之一。

一、肥胖概述及标准

本节所描述的肥胖,是指没有特殊病因的肥胖,即单纯性肥胖。单纯性肥胖是肥胖中最常见的一种,约占肥胖人群的 95%。这类患者全身脂肪分布比较均匀,其家族往往有肥胖病病史。单纯性肥胖主要由遗传因素和营养过度引起,所谓营养过度是指摄入的热卡在某些条件下,远远超过消耗的热卡,这种不平衡最后导致脂肪堆积而成肥胖。造成这种状况的原因无外乎以下三方面:持续过多摄入高脂肪高能量食物、各种原因造成的体力活动减少以及以上两种情况兼而有之。

（一）肥胖概述

什么是超重和肥胖? 世界卫生组织(World Health Organization, WHO)将超重和肥胖定义为"可损害健康的异常或过量脂肪累积"。早在 1948 年,WHO 就已将"肥胖"定义为疾病。来自其官方网站的数据表明,1975 年至 2016 年,世界肥胖人数已增长近 3 倍。至 2016 年,18 岁及以上的成年人中逾 19 亿人超重(其中男性 39%,女性 40%),其中超过 6.5 亿人肥胖(其中男性 11%,女性 15%);另外,估计有 4 100 万 5 岁以下儿童超重或肥胖(近半数生活在亚洲);超过 3.4 亿名 5~19 岁儿童和青少年超重或肥胖，5~19 岁儿童和青少年的超重和肥胖流行率从 1975 年的仅 4% 大幅上升到 2016 年的 18% 以上。肥胖已经成为全球性的、严重的社会公共卫生问题，是 21 世纪危害全人类健康的重要因素，是继心脑血管疾病和癌症之后威胁人类健康的第三大敌人，与酗酒、吸毒、艾滋病并列为新四大社会医学难题，是全球引起死亡的第六大风险。每年，至少有 340 万成人死于超重或肥胖及肥胖相关疾病。国务院新闻办公室 2020 年发布的《中国居民营养与慢性病状况报告》指出，中国成年居民超重肥胖率超过 50%（18 岁及以上居民超重率和肥胖率分别为 34.3% 和 16.4%），6~17 岁的儿童青少年超重肥胖率接近 20%（超重率和肥胖率分别为 11.1% 和 7.9%），6 岁以下的儿童达到 10%（超重率和肥胖率分别为 6.8% 和 3.6%）。城乡各年龄组居民超重肥胖率继续上升，能量摄入和能量支出小半衡是导致个体超重肥胖的直接原因。

体重过重或肥胖对健康具有严重影响（表 21-10-1）。据 WHO 数据，随着体重指数升高，肥胖者 OSA 患病率比体重正常者高 4~5 倍。

表 21-10-1　WHO 关于超重和肥胖相关的疾病相对危险度

相对危险度显著增高 （RR>3）	相对危险度中等增高 （RR 为 2~3）	相对危险度轻度增高 （RR 为 1~2）
2 型糖尿病、胰岛素抵抗	冠心病	绝经后乳腺癌、子宫内膜癌、结肠癌
胆囊疾病	高血压	性激素异常
高脂血症	骨关节炎（腰、膝）	多囊卵巢综合征
代谢综合征	高尿酸血症和痛风	生育受损
呼吸困难		背部疼痛
睡眠呼吸暂停		手术麻醉风险

（二）肥胖标准

虽然用 BMI 评判肥胖严重程度仍存争议，但目前 BMI 依然是国内外通用的肥胖衡量尺度，仅标准各异（表 21-10-2）。BMI 标准最早是由 WHO 肥胖咨询委员会于 1998 年在瑞士日内瓦制订，将体重正常范围、超重（肥胖前期）、1 度肥胖、2 度肥胖和 3 度肥胖分别定为 18.5~24.9kg/m^2、25~29.9kg/m^2、30~34.9kg/m^2、35~39.9kg/m^2 和 ≥40kg/m^2。

由于亚洲人肥胖属于腹型肥胖，又称"苹果型肥胖"，有别于欧美人的"梨形肥胖"，且腹型肥胖更易导致肥胖相关的诸多并发症，因而 2000 年 WHO 西太平洋区域肥胖研究国际组织制订了更加适合亚洲人的肥胖标准（简称 WHO 亚太标准），将体重正常范围、超重、1 度肥胖、2 度肥胖分别定为 18.5~22.9kg/m^2、23~24.9kg/m^2、25~29.9kg/m^2 和 ≥30kg/m^2。2004 年，WHO 专家咨询委员会在 Lancet 发布，另将 BMI 的 23kg/m^2、27.5kg/m^2、32.5kg/m^2 和 37.5kg/m^2 作为今后临床研究的切入点。

我国卫生部于 2003 年制订了《成人体重判定标准》并在 2013 年修订，将体重正常范围、超重和肥胖分别定为 18.5~23.9kg/m²、24~27.9kg/m² 和≥28kg/m²,此标准未就肥胖的严重程度分度。目前,国内内科、营养科等相关指南均遵循此版本标准。2007 年,由中华医学会外科学分会内分泌外科学组、腹腔镜与内镜外科学组、胃肠外科学组和外科手术学学组共同制订的《中国肥胖病外科治疗指南》中,参照 WHO 亚太标准将成人体重正常范围、超重、1 度肥胖、2 度肥胖和 3 度肥胖分别定为:18.5~22.9kg/m²、23.0~24.9kg/m²、25.0~29.9kg/m²、30.0~34.9kg/m² 和≥35.0kg/m²,并于 2014 年和 2019 年就有关内容分别进行了更新,但关于肥胖分度未做更改。目前,凡与减重外科相关的指南和共识均沿用此标准。

表 21-10-2　各种肥胖 BMI 标准比较　　　　　　　　　　　　　　　　　　　单位:kg/m²

	WHO 标准	WHO 亚太标准	中国内科标准	中国减重外科标准
正常	18.5~24.9	18.5~22.9	18.5~23.9	18.5~22.9
超重	25.0~29.9	23~24.9	24~27.9	23.0~24.9
1 度肥胖	30.0~34.9	25~29.9	≥28	25.0~29.9
2 度肥胖	35.0~39.9	≥30	≥28	30.0~34.9
3 度肥胖	≥40	—	≥28	≥35.0

二、肥胖与阻塞性睡眠呼吸暂停概述

2019 年,发表于《柳叶刀》子刊的全球流行病学调查显示,中国 OSA 发病人数估算值为 1.76 亿,其中中重度以上为 6 千 6 百万。随着中国人口老龄化和肥胖化进展,肥胖人群中 OSA 发病率会大幅增加。由于亚洲人属于腹型肥胖,OSA 与肥胖的关系更为密切,其发生的可能性是非肥胖者的 3 倍;成年肥胖男性约 50% 以上有可能发生 OSA;体重超过标准体重 20% 者中,有 2/3 患者有 OSA;反过来,大多 OSA 患者有肥胖的表现。

肥胖患者脂肪堆积,颈部相对来说短粗,上气道口径小,同时气道松弛,使上气道易于闭塞、塌陷,当呼吸气流通过狭窄的气道时,引起咽壁的颤动,发生鼾声,鼾声的大小和舌的位置有关,且受体位的影响,卧位时软腭和舌根后坠,打鼾最易发生,且与呼吸暂停交替出现。睡眠时上气道狭窄可导致阻塞性睡眠呼吸暂停发生,同时不可避免地出现打鼾。OSA 可发生在任何年龄,以 40~60 岁多见。大多数患者在打鼾许多年以后才出现阻塞性睡眠呼吸暂停。

高度肥胖患者由于体重增加,作用于胸廓和腹部,使胸壁顺应性减低,从而增加呼吸系统的机械负荷,结果使得功能残气量(如呼气末肺容量)降低,特别是卧位时明显。低肺容量通气的一个重要后果是某些气道(尤其是位于肺底部的气道)在部分或甚至整个潮气量呼吸时处于闭合状态,如果导致肺底部肺泡通气不足,动脉氧分压降低,二氧化碳分压增加。然而,大多数肥胖患者中枢性呼吸驱动代偿性增加,可维持正常的 PaO_2 和 $PaCO_2$,少数肥胖患者可出现慢性高碳酸血症、低氧血症,最终导致红细胞增多、肺动脉高压、右心室肥大,甚至右侧心力衰竭。肥胖患者有日间思睡,则称之为肥胖

通气不足综合征,阻塞性睡眠呼吸暂停是这些患者的特征,有些人即使没有睡眠呼吸暂停,但睡眠时的通气不足可促使其病程发展。

随着世界范围的肥胖人群急剧增长,到2016年,中国25%成年人超重,已成为世界第一大肥胖国。肥胖导致的睡眠呼吸障碍的患病率逐年增加,减重代谢外科也加入了由呼吸内科、耳鼻咽喉头颈外科、口腔科、麻醉科、儿科、神经内科、心血管内科、精神科和老年科等诸多学科组成的睡眠呼吸障碍诊治多学科协作主力军。国际方面,2012年美国减重代谢外科学会(American Society for Metabolic and Bariatric Surgery, ASMBS)发布了《阻塞性睡眠呼吸暂停围术期处理》的共识性文件,减重外科第一次开始对减重手术围术期的操作进行规范;2017年,针对减重手术围术期安全的诸多问题,来自各国多学科15位专家于2017年发布了首部《国际减重代谢外科围手术期阻塞性睡眠呼吸暂停诊治共识性指南》,对术前筛查、治疗、术后监测、麻醉护理和术后随访五个方面共形成了9项声明,49项推荐。在我国,由叶京英教授牵头的中国医师协会睡眠医学专业委员会成立于2009年,2014年更名为中国医师协会睡眠医学专业委员会,原卫生部副部长殷大奎先生任第一届主任委员,2015年中国医师协会睡眠医学专业委员会成立了第一届肥胖合并OSA减重外科学组,正式将减重代谢外科列入OSA多学科诊治的序列中;2016年人民卫生出版社出版第1版全国高等学校教材《睡眠医学》,将减重代谢手术写入了睡眠呼吸障碍的治疗中;2018年中国医师协会睡眠医学专业委员会发布了《成人阻塞性睡眠呼吸暂停多学科诊疗指南》,第一次将减重代谢外科写入该疾病的多学科协作诊治指南中。

三、手术适应证和禁忌证

文献报道BMI每增长1%,OSA的发病率将增加1.14%,因此美国2013版《减重手术患者围手术期营养、代谢和非手术支持临床实践指南》中已经明确推荐接受减重代谢外科治疗的患者需进行OSA的筛查;而2017版《国际减重代谢外科围手术期阻塞性睡眠呼吸暂停诊治共识性指南》再次强调了术前筛查OSA的重要意义。目前OSA的常规治疗如持续气道内正压通气、口咽腔和颅颌面手术以及骨性结构畸形矫正等,对于肥胖合并OSA者,上述疗效相对较差,因此在2013年美国以指南性质建议BMI>30kg/m^{2}的OSA患者接受减重代谢手术。

根据指南,建议手术前建议多学科讨论,明确阻塞部位和阻塞原因,确定减重手术是否适宜,以提高术后疗效。

1. 手术适应证

(1)BMI≥27.5kg/m^2(男性腰围≥90cm、女性腰围≥85cm者)且PSG提示为轻度OSA者,经其他学科治疗无效或不能耐受者综合评估后可考虑手术。

(2)BMI≥27.5kg/m^2(男性腰围≥90cm、女性腰围≥85cm者)且PSG提示为中重度OSA者,积极手术准备后推荐手术。

（3）当 $25kg/m^2 < BMI < 27.5kg/m^2$ 且 PSG 提示为中重度 OSA 者，综合评估可行性及风险，充分告知及知情同意后谨慎开展。

（4）手术年龄建议为 16~65 岁。对于年龄 <16 岁的患者，须经营养科及发育儿科等多学科讨论，综合评估可行性及风险，充分告知及知情同意后谨慎开展；对大于 65 岁者应积极考虑其健康状况、合并疾病及治疗情况，充分评估心肺功能及手术耐受能力，知情同意后谨慎实施。

2. 手术禁忌证

（1）对于 $BMI < 25.0kg/m^2$ 者不推荐手术。

（2）妊娠。

（3）滥用药物、酒精成瘾者。

（4）罹患精神疾病药物未很好控制者。

（5）智力障碍或智力不成熟，行为不能自控者。

（6）对手术预期不符合实际者。

（7）不愿承担手术潜在并发症风险者。

（8）不能配合术后饮食及生活习惯的改变，依从性差者。

（9）全身状况差，难以耐受全身麻醉或手术者。

四、手术价值评估和方法概述

经过国内外多年的探索和发展，减重手术术式趋于多样化，按手术作用原理，可分为三种：限制摄入型、吸收不良型和混合型手术。根据《中国肥胖及 2 型糖尿病外科治疗指南（2019 版）》，指南中规定的手术方式有三种：即腹腔镜胃袖状切除术（laparoscopic sleeve gastrectomy，LSG）、腹腔镜 Roux-en-Y 胃旁路术（laparoscopic Roux-en-Y gastric bypass，LRYGB）和胆胰转流十二指肠转位术（biliopancreatic diversion with duodenal switch，BPD/DS）。2019 版更新后，删除了 2007 版和 2014 版中的胃绑带术。其他探索性手术有胃袖状切除术（sleeve gastrectomy，SG）加空肠旷置术、SG 加十二指肠和空肠旁路术、SG 加胃底折叠术、简化的迷你胃旁路术（亦称为单吻合口的旁路术）、保留胃幽门的胃肠减重手术（stomach intestinal pylorus sparing，SIPS）、胃镜下胃袖状切除、胃水球术（可通过胃镜放置或吞服）和胃微创造瘘术等，这些术式和方法仍处于探索阶段，需要进行高质量的临床研究以证实其短期和长期疗效以及安全性。

（一）腹腔镜胃袖状切除术

1. 手术价值评估　腹腔镜胃袖状切除术（laparoscopic sleeve gastrectomy，LSG）是限制摄入型手术，以缩小胃容积为其手术方式，手术切除了胃底大部和胃大弯侧胃组织，该术式既保持了原胃肠道解剖结构，又改变了部分胃肠激素水平。临床应用显示不仅对肥胖合并 OSA 改善程度较好，同时，对肥胖患者的糖代谢及其他代谢指标疗效同样显著。

此术顺着胃大弯走向切除大部分胃,使残留胃呈袖套状,容积约为原来的15%左右,此术式明显减少了胃容积,但不改变胃肠道的生理通道,主要用于轻中度肥胖和重度肥胖的先期手术,绝大多数单纯肥胖患者,以及合并阻塞性睡眠暂停的代谢综合征患者可以选择行LSG。特别对于BMI≥40kg/m²,尤其BMI≥45kg/m²者,往往由于腹腔空间有限而须先行LSG。由于LSG术后最常见的并发症为胃食管反流病(gastroesophageal reflux disease,GERD),而术前合并GERD的患者术后可能导致症状加重,故术前须进行充分评估。如合并食管裂孔疝,术中须同期修补食管裂孔疝。

2. 操作要点　完全游离胃底和胃大弯,应用32~36 Fr胃管作为胃内支撑,距幽门2~6cm处作为胃大弯切割起点,向上切割,完全切除胃底和胃大弯。为防止损伤贲门括约肌,胃底止点应距离左His角至少1cm左右(图21-10-1)。

(二)腹腔镜Roux-en-Y胃旁路术

1. 手术价值评估　腹腔镜Roux-en-Y胃旁路术(laparoscopic Roux-en-Y gastric bypass,LRYGB)是同时包含限制摄入与减少吸收的混合型手术方式,除减重效果显著外,既可显著缓解OSA,又可改善糖代谢及其他代谢指标。对于合并中重度反流性食管炎或代谢综合征严重的肥胖患者,可考虑优先选择LRYGB。由于LRYGB旷置的大胃囊与食管不相连,胃镜检查较难实施,因此,对于有胃癌前期病变的患者,或者有胃癌家族史的患者,须慎重选择。

2. 操作要点　在胃近端、贲门下方建立容积为15~30mL的胃小囊,旷置全部胃底;食物支与胆胰支长度之和>200cm;胃空肠吻合口直径<1.5cm,关闭系膜裂孔和Petersen间隙,防止术后发生内疝(图21-10-2)。

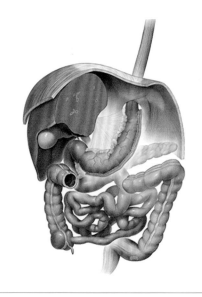

图21-10-1　腹腔镜胃袖状切除术示意图

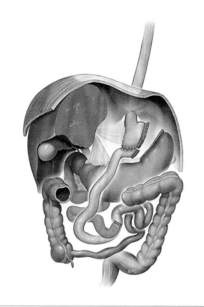

图21-10-2　腹腔镜Roux-en-Y胃旁路术示意图

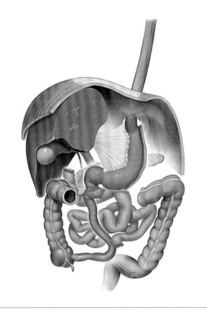

图 21-10-3 腹腔镜胆胰转流十二指肠转位术示意图

（三）胆胰转流十二指肠转位术

1. 手术价值评估 胆胰转流十二指肠转位术（biliopancreatic diversion with duodenal switch, BPD/DS）是以减少营养物质吸收为主的术式，在减重和代谢指标控制方面优于其他术式，操作相对复杂，主要用于超级肥胖患者（BMI>50kg/m^2），但术后有发生营养缺乏的风险，并发症发生率及病死率均高于其他术式。

2. 操作要点 先行 LSG，袖状胃容积为 100~200mL，保留胃幽门并在十二指肠上段将其横断，在距离回盲瓣约 250cm 处将小肠横断。十二指肠横断远端以吻合器闭合，十二指肠横断近端与小肠远端吻合，将小肠横断近端与回肠在距离回盲瓣 50~100cm 处进行吻合（图 21-10-3）。

（四）修正手术

随着减重代谢手术例数的快速增加，减重效果不佳以及恢复肥胖和术后发生并发症的患者也逐渐增多，因而修正手术（revision surgery）应用越来越多。修正手术可分为恢复（reversal）手术（修正为正常解剖结构）、修改（conversion）手术（从一种术式修改为另一种术式）、修复（repair）手术（在原术式基础上进行修正，术式不变）。主要用于减重效果不佳、恢复肥胖和术后发生并发症的患者。在修正手术前，须经多学科诊疗评估，并正确评价减重代谢手术失败原因，慎重选择修正手术方式。

五、肥胖合并阻塞性睡眠呼吸暂停减重手术的围术期管理

由于 OSA 这一疾病复杂，涉及的相关学科较多，因而在治疗中需要相关科室的协助和合作。需要耳鼻咽喉头颈外科、口腔颌面外科、呼吸内科等相关科室共同参与、商讨和制订治疗策略和流程，才能保证患者接受安全而有效的治疗。

对于接受减重代谢手术的 OSA 患者，由于腹腔空间有限、手术难度增加和手术时间相对较长，手术和麻醉风险较高，因此完善的围手术期管理必不可少。完善的围手术期管理包括术前筛查评估、麻醉管理、术后镇痛和术后监测等环节。

（一）术前筛查与评估

OSA 是病态肥胖最常见的并发症之一。14 项前瞻性研究结果表明，OSA 发病率在 35%~94%；其中 11 项研究中 OSA 的发病率超过 60%。OSA 筛查和治疗的必要性主要体现在三个方面：一是可以缓解诸如思睡和认知功能障碍等临床症状；二是可以降低远期心脑血管疾病的风险；三是可以降低交通事故等意外事件的发生率。除此之外，合并 OSA 的病态肥胖患者在全身麻醉后更容易出现临床并发症,因此,术前筛查和治疗还可以降低围手术期风险。

目前,诊断 OSA 的金标准是多导睡眠监测(polysomnography,PSG)。PSG 准确记录了整夜睡眠中呼吸暂停和低通气的次数与持续时间,由此计算出呼吸暂停低通气指数(apnea hypopnea index,AHI)。AHI 可以反映每小时上气道部分或全部塌陷的次数,因此可用于 OSA 严重程度的分级。OSA 的定义是成年人 AHI≥5 次/h。国际通用的严重程度分级为:轻度 OSA 为 5~14.9 次/h,中度 OSA 为 15~29.9 次/h,重度 OSA 为≥30 次/h。

除了 AHI,还存在其他反映 OSA 严重程度的指标。氧减指数(oxygen desaturation index,ODI)的获得是无创的,它既可以精确地筛查 OSA,还可以用来衡量 OSA 的严重程度;其他诸如呼吸暂停时长、呼吸暂停占比和血氧饱和度 <90% 比例尚需进一步评估。有一项研究发现,如果术前患者夜间平均血氧饱和度 <92.7%,或者 ODI>28.5 次/h,或者血氧饱和度 <90% 比例超过 7.2%,则术后发生不良事件的风险较高。

在缺乏多导睡眠监测设备的基层医院,可以使用筛查问卷进行初筛。STOP-Bang 是一种有效的常用筛查问卷,它的分数可对病态肥胖患者中 OSA 的风险进行评估;柏林问卷也可以用来评估 OSA 的风险,其灵敏度和特异度分别为 86% 和 77%。然而,Epworth 思睡量表(Epworth sleepiness scale,ESS)是临床症状严重程度的评分量表,不应该作为肥胖人群中 OSA 筛查的工具。

麻醉科医师应当与外科医师合作,在术前对疑似 OSA 的患者进行详细的评估,包括:病史回顾、与患者或家属了解患者睡眠情况、体格检查等,应进行 PSG 睡眠监测。应根据临床印象(夜间打鼾、频繁体动、多次憋醒、日间思睡)和睡眠研究确定存在 OSA 的严重程度、致病原因,以及手术部位、创伤程度和术后镇痛等情况,来确定其围手术期风险性,制订详细的麻醉、监测和术后镇痛方案。重度 OSA 患者需要全身麻醉时,术后使用镇痛药物会增加围手术期风险,对此应明确告知患者及家属。

对于肥胖患者,困难气道的存在可能性大大增加。肥胖患者面罩通气困难和插管困难的发生率高于非肥胖患者,有文献报道其困难插管的发生率高达 13%。OSA 患者围手术期的最主要危险是不能确保呼吸道通畅,麻醉诱导后插管困难、通气困难,甚至不能维持有效通气;拔管后立即出现呼吸道部分或完全梗阻;术后给予镇痛药和/或镇静药后加重原有的 OSA,导致严重缺氧和高碳酸血症、脑缺氧性损害,甚至死亡。合并 OSA 的肥胖患者,通常伴有上呼吸道解剖结构异常,给气管插管操作带来很大困难。全身麻醉诱导及给予肌肉松弛药后可使肌张力下降,上呼吸道塌陷,导致声门暴露非常困难,使气道管理的困难程度进一步加剧。对此必须有充分的认识。麻醉医师在麻醉前需对 OSA 患者气道进行全面细致地评估,了解有无困难气道;有无颜面部畸形,如小颌畸形、下颌后缩畸形、舌骨位置异常等;有无上呼吸道解剖异常,如口咽腔狭小、扁桃体腺样体肥大、舌体肥大等,并注意结合 Mallampati 分级、直接或间接喉镜检查、影像学检查等结果综合判断。

颈围 >43cm 和 Mallampati 分级 > Ⅲ级是预测肥胖患者困难气道的独立敏感指标。BMI 虽然也和困难气道发生率存在一定相关性，但单纯 BMI 并不是预测困难气道的有效指标。如果患者的 Mallampati 分级、甲颏间距、颈部活动度等其他困难气道预测指标均正常，即使 BMI 值很高，其发生直接喉镜插管困难的风险也较小。

从严格意义上讲，对所有 OSA 患者，均应将其视为困难气道患者。对拟行气管插管全身麻醉的患者，应精心设计气道处理方案，了解双侧鼻腔的通畅情况，并准备好相应的气道管理器具（经鼻异型气管导管、视频喉镜、纤维喉镜、喉罩、特殊气管插管设备、紧急气管切开装置等）。术前会诊时应做好充分地解释，让患者理解和配合可能要在清醒镇静状态下完成气管内插管。

OSA 患者病情越重，心、脑、肾等重要脏器受累的可能性与严重程度越大，围手术期的潜在危险也越大。应注意对心、脑血管系统（合并高血压、心律失常、冠心病及脑动脉疾病等）、呼吸系统（呼吸储备功能下降，右心室肥厚、肺动脉高压等）和肾脏功能等严重程度进行评估，同时进行相应的治疗，使受损器官达到最佳功能状态。

（二）术前术后无创呼吸机纠正

已经证实在围手术期中，CPAP 对降低围手术期肺部并发症是行之有效的，可将其用于 OSA 的常规治疗。因此，对术前 AHI >15 次 /h（即中重度 OSA 患者）的减重代谢手术（metabolic & bariatric surgery, MBS）患者推荐围手术期使用 CPAP。CPAP 治疗需要数周的适应期，因此患者应尽量在术前开始接受治疗。患者在入院时应自备 CPAP 呼吸机和面罩。鼻罩或面罩的选择，应基于舒适度和疗效。除了 CPAP 外，也可以考虑在患者可耐受下术前使用下颌前移矫正器、口腔矫治器。对 CPAP 反应不佳的患者，可考虑睡眠时使用经鼻罩无创正压通气（NIPPV）或双水平正压通气（BiPAP）。通常经 3 个月的 CPAP 或 NIPPV 治疗，就能够缓解 OSA 导致的心血管功能紊乱和代谢异常。

术前曾使用 CPAP 或 NIPPV 者，或重症 OSA 患者（即使术前没有使用 CPAP 或 NIPPV），如果拔管后出现呼吸道梗阻或频发低氧血症，应该经鼻给予 CPAP 或 NIPAP。

（三）肥胖合并 OSA 麻醉管理的特点

1. 术前用药　镇静催眠药、麻醉性镇痛药和肌肉松弛药均能够加重上呼吸道梗阻，甚至引起呼吸暂停。此外这些药物能抑制低氧和高碳酸血症诱发的通气反应，从而加重 OSA，抑制 OSA 患者对窒息的唤醒能力，使患者可能有生命危险，故术前应慎用。应用镇静药时应在已做好气管插管准备后，给予小剂量且需密切监测 SpO_2 和通气状态。

2. 麻醉前监测和气管插管技术的特点　诱导过程、术中、拔管过程和术后早期均须持续监测 SpO_2，确保氧合正常。气管插管后须持续监测呼气末 CO_2，以确保导管在气管内并通气正常。围手术期应持续监测心电图，及时诊断和处理心肌缺血，并常规监测无创血压。全身麻醉下施行手术，应考虑行有创动脉压监测。必要时可考虑行特殊血流动力学监测等。

OSA 患者均应考虑存在困难气道。清醒经鼻插管的安全性比较突出。完善的表面麻醉（鼻腔、口咽和气管内表面麻醉）是顺利施行经鼻腔气管插管的关键。应选择患者感觉通气较好一侧的鼻腔施行此操作,如两侧通气相同则以左侧为首选。所用导管应使用管径较细、质地较软的经鼻异型导管。适时的伸屈颈部,旋转导管使导管斜面朝向咽后壁有利于其通过鼻道及减少组织损伤。导管通过后鼻孔后,嘱患者闭口用鼻深呼吸,根据导管内的气流声,分次推进以接近声门,当气流声最大时,表明导管口已对准声门口,随即在吸气期顺势将导管送入气管内。气管导管进入气管内的重要标志之一是导管末端骤然增大的呼气气流,以及患者可能伴随的呛咳反应。此时应立即推注丙泊酚使患者意识消失,连接麻醉机的呼吸回路和 $P_{ET}CO_2$ 监测,如有肺泡平台压力波形出现,即可肯定气管导管位置在气管内,然后方可根据手术需要使用非去极化肌肉松弛药。

遇经鼻气管插管困难时,应尽早使用纤维光导喉镜或气管镜引导。为减轻患者的紧张和恐惧心理,常辅用适当的镇静药。但此类患者对镇静药比较敏感,用量一定要控制,建议咪达唑仑（0.5~1mg）分次给药,保持清醒镇静水平,同时可辅助适量芬太尼（1μg/kg）。如患者使用镇静药后出现缺氧、挣扎、牙关紧闭,应立即给予丙泊酚、非去极化肌肉松弛药控制患者,同时使用可视喉镜或喉罩,尽快建立人工通气道切忌犹豫不决、抱侥幸心理等待患者苏醒。

3. 术后拔管特点　应根据患者 OSA 的严重程度、BMI、麻醉诱导时面罩通气和气管插管的难易程度、手术时间及手术结束时患者的恢复等来决定患者术后是否需要带管进行一段时间的机械通气。拔管时应准备好合适的口咽或鼻咽通气管,并做好面罩通气的准备。如果不能确定患者在拔管后是否能良好地通气且对重新插管没有把握时,应预先放置气管插管引导导管再行拔管。如拔管早期患者自主呼吸欠佳,可考虑采用 CPAP 通气以确保上呼吸道开放,逐步降低吸入氧气浓度直至过渡到吸入空气维持。对此类患者,均应常规做好再次气管插管的准备。

凡重症 OSA 患者,或轻中度 OSA 患者但具有明显困难气道表现,建议保留气管内导管,直至患者完全清醒,并确保没有大量分泌物和上呼吸道水肿等情况下,在侧卧位、半坐位或其他非仰卧位下拔管,拔管后若有可能,应保持半直立体位。尽可能避免仰卧位,以利于改善患者潮气量,减轻拔管后舌后坠的程度。

（四）术后镇痛

OSA 患者使用阿片类药物后发生上呼吸道阻塞和呼吸抑制的危险性很大,镇静药物（苯二氮䓬类、巴比妥类）与阿片类药物的联合使用更会使呼吸抑制和气道梗阻的风险增加。多模式镇痛减少了阿片类药物的使用。阿片类药物镇痛的替代治疗包括应用对乙酰氨基酚、非甾体抗炎药、局部麻醉、硬膜外镇痛和外周神经阻滞。故如有可能,应在切口周围注射长效局部麻醉药镇痛,并推荐首选非甾体抗炎药镇痛,必要时再复合给予少量的阿片类镇痛药。采用外周神经阻滞镇痛和患者硬膜外自控镇痛是 OSA 患者术后镇痛的理想方法。患者自控静脉镇痛或患者硬膜外自控镇痛给予背景量持续输注需十分慎重或完全不用。凡接受术后自控镇痛的 OSA 患者,均需要进行严密监测打鼾、镇静水平、呼吸频率和 SpO_2 等。

（五）术后监测

为了减少围手术期风险,术中和术后的监测是必不可少的。监测指标取决于手术方式和患者的合并症。合并 OSA 的 MBS 患者有较高的并发症发生率,特别是男性、年龄超过 50 岁、BMI≥60kg/m² 者,术后应持续监测生命体征,直至呼吸抑制的风险消除。血氧饱和度是 MBS 术后最基本的监测,对于术后使用镇痛药者尤其重要,除此之外还应监测心率、血压、呼吸频率和呼气末二氧化碳浓度。

延长在麻醉苏醒室（post anesthesia care unit，PACU）的观察时间有助于识别高危患者并制订相应后续治疗方案。外科病房至少应具备监测血氧饱和度的能力。OSA 患者没有必要常规转入重症监护室（intensive care unit，ICU）。监测通常从手术日持续到术后 2 天,监测时间长短取决于是否使用阿片类药物等因素。

（六）术后随访

尽管 OSA 会增加 MBS 围手术期风险,但从长期看,OSA 在 MBS 术后能得以改善。对于大多数（80%）的 OSA 患者,MBS 术后 OSA 的症状会随着体重的下降而好转。OSA 的治愈标准是指术后 AHI<5 次/h,轻度 OSA 的治愈率更高（轻度/重度为 54%/18%）。此外,随访发现,术前 AHI≥15 次/h 的患者中,约 3/4 以上术后 AHI 可降至 15 次/h 以下,而这些患者可在术后最终摆脱 CPAP。停止 CPAP 前,患者必须重新接受评估。目前,除 PSG 外尚无其他可靠工具来评估术后 OSA 残余,因此,复查时推荐使用全导联 PSG。复查时间的选择取决于患者的体重减轻和症状改善程度。此外,CPAP 压力需求的降低也有一定参考价值。在患者 OSA 缓解之前,应持续进行治疗。如果患者术后 OSA 未见好转,则应采取其他常规疗法进行治疗。

依从性差是术后随访的一大问题。据报道,50%~60% 的中重度 OSA 患者术后未复查 PSG 或便携式监测仪,多达 70% 的患者未长期坚持 CPAP 治疗。

为了提高患者术后随访的依从性,术前应充分进行随访宣教和随访测试,特别是充分告知患者 CPAP 治疗的必要性。医护人员对患者术前充分宣教,可以纠正患者对疗效过高的期望值。

虽然越来越多的临床证据证实减重代谢手术术后大多数 OSA 患者可以得到缓解甚至治愈,但是达到理想的疗效需要一定的时间,因此出院后应推荐患者继续接受无创呼吸机治疗。

为了提高患者的依从性,建议在确诊 OSA 后就开始充分的临床宣教,并提供患者术后治疗相关咨询和随访的渠道。

建议合并 OSA 的减重代谢手术患者术后每 3 个月接受睡眠监测以判断 OSA 病情缓解程度。随着患者 OSA 病情的缓解,最终停止使用无创呼吸机治疗前,建议接受睡眠监测以明确是否适合终止治疗。若术后随访发现 OSA 不缓解,应建议患者前往相关科室就诊。

（王　兵）

第十一节　神经起搏器治疗

神经起搏器治疗（neural pacemaker therapy）又名舌下神经刺激（hypoglossal nerver stimulation，HNS）治疗或上气道刺激（upper airway stimulation）治疗，是近年来新出现的一种有效的阻塞性睡眠呼吸暂停治疗方式。上气道刺激治疗通过手术植入刺激电极并选择性电刺激舌下神经分支，从而提高睡眠过程中颏舌肌的张力，有效预防上气道的塌陷阻塞。植入 HNS 手术方法通过将舌下神经刺激器植入右侧中间锁骨下区肋间肌，而刺激器的第一根导线向上穿入患者的颈部，与 3 个植入到同侧舌下神经的刺激电极连接；当电极接收到舌下神经刺激器的信号时，可通过刺激舌下神经将舌向前推，从而预防上气道肌肉发生塌陷和引起吸气时平面阻塞。这种手术不是针对解剖结构的气道重建，而是针对上气道生理功能不足的补偿性治疗。

一、上气道刺激治疗的发展历史

上气道刺激治疗的产生是源于早期的动物实验，研究人员发现外源性刺激舌下神经可以有效提高上气道的张力及稳定性，增加呼吸流量，而舌下神经没有因为慢性刺激而出现明显的损伤表现。因此，研究人员设计了三种上气道刺激的方式进行了早期的人体实验。

1. 颏下经皮电刺激　这种刺激方式虽然可以改善呼吸气流，降低睡眠呼吸暂停的严重程度，但是会明显增加微觉醒，治疗效果也不稳定，因此没有被应用到临床。

2. 直接刺激颏舌肌　研究人员通过经口底黏膜和细线微电极直接插入肌肉内两种方式对颏舌肌进行刺激，结果显示，颏舌肌刺激治疗的效果取决于肌肉刺激的部位及强度，存在很大的变异性。

3. 植入式舌下神经刺激　1997 年 Eisele 及其同事首次报道了通过在舌下神经上安装袖状电极刺激舌下神经治疗 OSA，研究结果显示此种治疗方式可以明显提高呼吸气流，降低呼吸暂停发生频次，为舌下神经刺激治疗系统的研发提供了基础资料。但是由于早期电极出现大比例断裂的情况，设计人员进行了多年的改进。2011 年澳大利亚科学家首次报道了"Apnex HGNS"舌下神经刺激设备的临床实验结果，显示出良好的 OSA 治疗效果及患者耐受性。但该设备没有完成相关的临床试验，也未能获得临床商业化使用许可。目前获得临床商业化使用许可的上气道刺激治疗设备是"Inspire Ⅱ"，自 2012 年起，应用该设备进行的临床实验结果被陆续发表，2014 年该设备被美国 FDA 正式批准成为 OSA 临床治疗设备，其 5 年的随访结果显示，上气道刺激治疗可以有效降低呼吸事件，提高患者的生活质量。

二、设备构成与治疗原理

由于"Inspire Ⅱ"是目前唯一获得临床商业化使用许可的上气道刺激治疗设备，因此，本部分以"Inspire Ⅱ"为例进行介绍。上气道刺激治疗设备主要包括：植入式脉冲电刺激发生器，探测电极，

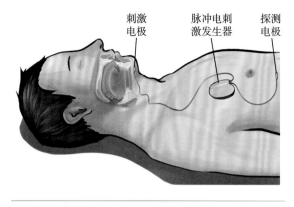

刺激电极　脉冲电刺激　探测电极
　　　　　发生器

图 21-11-1　上气道刺激治疗设备

刺激电极以及医生、患者的调控器。其中，IPG、探测电极以及刺激电极均是植入体内的部分（图 21-11-1）。

1. 植入式脉冲电刺激发生器　植入式脉冲电刺激发生器（implantable pulse generator，IPG）主要由编程软件、信息处理器以及电池组成，IPG 通过电极线直接与探测电极以及刺激电极相连，从而完成接受探测电极信息 - 信息处理 - 发送刺激参数的过程。并可以通过医生调控装置读取 IPG 相关信息，调整相关的设置参数，而患者的调控装置只能实现对 IPG 的开关控制及有限的单向调整。IPG 通过锁骨下方切口固定于胸肌筋膜的表面。

2. 探测电极　探测电极（sensing lead）是一个精细的压力传感器，通过探测胸膜的压力来反映呼吸过程中胸腔的压力变化。探测电极一般通过腋窝中线的切口放置在右侧第 4~5 肋间的肋间内肌与肋间外肌之间，从而避免心脏跳动带来的伪迹。

3. 刺激电极　刺激电极（stimulation lead）包括 3 个可塑形的袖状装置，以此固定于舌下神经表面，刺激电极可以根据 IPG 的指令完成不同的神经刺激模式。刺激电极通过下颌下方的切口暴露舌下神经后固定于特定的舌下神经分支。

上气道刺激治疗的基本原理是通过探测电极探测呼吸周期的变化，并向 IPG 传输相关信号，由 IPG 进行信号处理识别后，向刺激电极发送一定参数的刺激信号，刺激电极在吸气相开始前向舌下神经发送一定强度的电刺激，从而引起舌根部的前移。上气道刺激治疗可以有效扩大口咽以及舌咽腔的前后径，舌咽前后径的扩大来源于颏舌肌的收缩引起的舌根部前移。而引起口咽腔扩大的具体机制尚不明确，推测可能与腭舌肌介导的舌根软腭偶联作用有关，此外，舌根前移减少了其与软腭的接触推挤作用，使软腭游离缘自然前移也可能是其原因之一。

三、适应证与禁忌证

上气道刺激治疗的开展时间较短，病例资料较少，因此其适应证和禁忌证目前也处于不断探索的过程中。基于现有的研究资料，上气道刺激治疗目前推荐的适应证与禁忌证如下：

1. 适应证　①持续正压气道通气治疗失败患者；②年龄≥22 岁；③15 次 /h≤AHI≤65 次 /h；④BMI≤32kg/m^2。

2. 禁忌证　①睡眠监测显示中枢性和混合性呼吸暂停超过总暂停数的 25%；②药物诱导睡眠内镜（DISE）显示腭咽平面呈向心性塌陷阻塞（concentric palatal collapse）；③无操作该治疗设备能力的患者；④妊娠期患者；⑤存在神经变性疾病；⑥有 MRI 检查需求的患者。

需要说明的是，以上手术适应证与禁忌证并非强制性的，目前已有针对高 BMI 重度 OSA

患者上气道刺激治疗的相关报道,其结果显示,BMI>32kg/m²(34.37±2.08)患者的治疗效果与≤32kg/m²患者的治疗效果无统计学差异。既往行咽腔成形手术治疗OSA失败但符合现行适应证的患者仍然可以选择上气道刺激治疗,而新型的上气道刺激治疗设备也可以耐受头及四肢的MRI检查。

四、上气道刺激治疗的注意事项

1. 避免在患者身上使用短波、微波及超声波等具有电热效应的诊断及治疗设备。

2. 由于上气道刺激治疗设备具有电磁不兼容性,因此应避免电凝、放射治疗、体外震波碎石、射频消融、荧光透视、电除颤等治疗措施,以免造成设备的损害。

3. 切口处尽量不使用引流以降低感染风险。

4. 术后尽快行X线检查以明确电极放置的位置是否合适以及有无气胸的发生。

5. 术后1~2天限制IPG侧肩臂的活动防止电极移位或损坏。

6. 术后1个月进行设备开机调试,2~3个月内滴定调试设备到合适的参数,每6~12个月检查设备与伤口处情况,必要时行相关参数的调整。

五、上气道刺激治疗的疗效评价

上气道刺激治疗OSA的效果主要取决于手术操作与患者特质两方面因素。患者因素主要是指患者的病情特点、解剖结构特征以及上气道塌陷的形式,其中,腭咽区向心性塌陷目前被认为是最重要的手术失败的预测因素,向心性塌陷被认为是咽旁脂肪过多沉积引起腭后气道塌陷性增高所导致的,很难被单纯的上气道刺激所克服。

手术操作上主要是注意准确辨识支配舌体前伸的舌下神经分支,通常支配舌体前伸的舌下神经分支为其中间支,中间支负责支配颏舌肌斜行肌纤维、颏舌肌水平肌纤维、舌横肌以及舌垂直肌,颏舌肌的有效收缩可以使舌体向前,而舌横肌与垂直肌的收缩可以使舌体变窄变薄,这些肌肉的协同作用使咽腔的空间有效扩大。如果将刺激电极放置于支配茎突舌肌与舌骨舌肌的舌下神经外侧分支,则有可能加重患者气道塌陷阻塞的程度,因为茎突舌肌与舌骨舌肌的收缩会造成舌体向后移动。目前,通过术中神经监测系统可以较好地探测辨识舌下神经的不同分支,提高了手术的成功率。

上气道刺激治疗可以有效降低AHI,降低夜间氧减指数(ODI),改善日间思睡症状,提高生活质量。关于上气道刺激治疗疗效的研究,目前病例数量最多、随访时间最长的是STAR(Stimulation Therapy for Apnea Reduction)研究,其5年的随访结果显示,以AHI降低50%以上且≤20次/h作为手术有效的标准,其手术有效率为75%,其中有44%的研究对象AHI<5次/h,中位AHI从29.3次/h降至6.2次/h,中位ESS评分从11降至6,睡眠功能性结果量表(functional outcomes of sleep questionnaire,FOSQ)中位数评分从14.6升高至18.7,并且其5年的随访结果与短期结果保持了很好的一致性,而

大部分的其他相关研究结果也与之相似。此外，上气道刺激治疗具有良好的患者依从性，绝大多数的患者能够每天使用，舌下神经电刺激也未引起患者微觉醒的增加从而影响睡眠质量，相反由于呼吸事件的减少而使微觉醒数量减少，从而改善了睡眠质量。

上气道刺激治疗目前最大的不足是治疗过程中需三个手术切口来完成相关设备的植入，创伤相对较大。此外，设备价格昂贵也是其不足之一。其总体的并发症发生率较低，且大部分并发症在术后1年之内都能获得缓解或消失，主要包括手术与设备相关并发症。手术相关并发症主要包括切口处或周围不适感、舌体无力、头痛、血肿以及感染。最常见的设备相关并发症是电刺激引起的不适感；其次是舌体与牙齿频繁接触造成的磨损，短时佩戴牙齿保护套可以有效减少舌体的磨损；其他的并发症包括口干、疼痛以及感染等，极少数患者由于舌体运动的不适或电极绝缘等原因需要重新调整或更换设备的安放位置。

（尹国平）

第十二节　气管切开术与气管造瘘术

气管切开术（tracheotomy）和气管造瘘术（tracheostomy）是最早的 OSA 治疗方式，1969 年德国医生 Kuhlo W 等首次对气管造瘘术成功治疗 OSA 进行了病例报道，其后很多年一直被作为 OSA 主要的治疗手段。但由于气管切开术后造瘘口护理不便、发音障碍等原因，此种治疗方式难以被大多数患者接受，早期接受此种治疗方式的患者多为重度 OSA 或者存在重度肥胖、心肺功能降低等严重的并发症的患者。早期的随访资料显示，气管切开术后可以有效减少患者的睡眠呼吸事件，提高夜间血氧饱和度、改善白天症状、降低严重心脑血管并发症的发生率，显示出良好的 OSA 治疗效果。虽然气管切开术后的严重并发症发生率很低，但造瘘口肉芽形成、反复感染、造瘘口再狭窄等并发症的发生率却较高，因此造成一些患者的情绪障碍。20 世纪 80 年代以后，随着各类上气道重建手术的开展以及无创正压通气治疗的使用，使用气管切开术治疗 OSA 的情况越来越少，但由于上气道重建成形手术对不同患者的疗效存在很大差异，上气道正压通气治疗存在很高的患者不耐受等情况，气管切开术仍应作为 OSA 治疗的一种必要手段。

目前气管切开术治疗 OSA 尚无统一的适应证标准，但在以下情况下应将气管切开术作为重要的治疗选择予以考虑：

1. 上气道重建手术预期疗效不佳或手术失败，且不能耐受气道正压通气治疗的重度 OSA 患者。

2. 重度肥胖或合并严重心肺功能障碍，气道正压通气治疗不能有效改善病情或不能耐受的 OSA 患者。

3. 存在严重颌面结构发育异常、神经肌肉病变、多系统萎缩等严重并发症，气道正压通气治疗无效或不耐受的 OSA 患者。

4. 存在先天性颌面或心肺功能发育异常等各类综合征的儿童患者。

5. 行创伤较大的各类上气道重建手术预期气道肿胀阻塞发生率较高的患者或术后出现气道阻塞征象的患者。

严格来讲,气管切开术是仅气管前壁切开,而不作任何前壁的切除,而气管造瘘术又称气管开窗术,需把气管前壁切除一小部分,呈窗口样。气管切开术与气管造瘘术的选择取决于患者的预后,如预期患者需长期接受此种治疗,气管造瘘术因造瘘口再狭窄的风险较低,应作为首选;如仅是短期气道旁路支持,气管切开术则相对操作更方便,且后期造瘘口处理更容易。对术前存在大量中枢性呼吸暂停或心肺功能代偿不足的患者,应警惕术后 PCO_2 降低引起的呼吸驱动力下降问题,做好辅助机械通气的准备。这类患者呼吸驱动力或心肺功能的改善通常需要几个月的时间。

（尹国平）

第十三节　阻塞性睡眠呼吸暂停手术麻醉及围术期并发症

一般来说,OSA 手术需在全身麻醉下完成。麻醉医师经鼻或经口气管插管后,手术医师置入开口器,充分暴露腭咽及双侧扁桃体窝,双侧软腭行 U 形切口,剔除腭帆间隙多余的脂肪组织,切除双侧扁桃体或腺样体,这是 OSA 常见术式。规范的围术期管理,比如术前改善患者的基本情况、术中优化手术和麻醉管理、术后加强监护等一系列措施,可有效控制 OSA 手术风险,提高安全性。但尽管如此,OSA 围术期相并发症仍有发生。

围术期并发症是指术中或术后 1 周内出现的与手术相关的不良事件,主要包括呼吸系统和循环系统的功能障碍。本节将详细讨论术中和术后并发症,以及防治措施。

一、术中并发症及其预防

OSA 术中并发症主要包括气管插管失败、气管导管移位、低氧血症和二氧化碳潴留。

（一）气管插管失败

1. 原因　美国麻醉医师协会（American Society of Anesthesiologists, ASA）认为 OSA 患者均应视为潜在困难气道。这类患者多有颏舌肌无力,睡眠时舌极易后坠,上呼吸道狭窄,同时对缺氧和二氧化碳潴留不敏感,阿片类药物镇静或全身麻醉诱导之后极易发生气道危象,既无法确保呼吸道通畅,也无法完成气管插管,进而导致缺氧、脑缺氧性损害,甚至发生死亡。

2. 防治措施

（1）评估面罩通气困难程度:目前认为,年龄 >55 岁、BMI>26kg/m^2、无牙、打鼾、络腮胡是面罩通气困难的 5 个危险因素。OSA 患者平时需要 10cm H_2O CPAP 治疗强烈提示可能存在较严重的面罩通气困难。部分 OSA 患者还合并面罩通气困难同时气管插管困难,需要引起警惕。

（2）评估气管插管困难程度：通常情况下口腔和气管之间存在三条解剖轴线，分别为口轴、咽轴和喉轴线（图21-13-1）。当三条轴线重合或接近重合时，可在直接喉镜暴露声门明视下完成气管插管。任何原因导致直接喉镜无法置入口腔内、三条轴线无法重合以及插管操作途径上的阻挡均可导致声门的暴露和气管插管困难。OSA患者常见原因包括颜面畸形或上呼吸道解剖异常（如颈围大、小颌、下颌后缩、下颌骨发育不良、口咽腔狭小、舌体位置异常、舌体肥大等）。

（3）预防反流和误吸：肥胖的OSA患者腹部脂肪堆积，腹内压增加，胃食管反流的危险升高。为了避免麻醉诱导期间出现反流和误吸，术前应给与H_2受体拮抗药、质子泵阻滞药或食管促动药。

（4）延长插管时限：麻醉诱导前头抬高25°，吸纯氧3min以上，可以将PaO_2升高近82mmHg。若给予10cm H_2O CPAP 5min，面罩通气时在给予10cm H_2O呼气末正压（PEEP），则可将PaO_2升高140mmHg，延长插管时限达1min以上。

（5）设备准备：完善插管设备及技术，如纤维支气管镜、视频喉镜、插管型喉罩。与传统的直接喉镜不同，视频喉镜（图21-13-2）利用其前端的高清晰度摄像头将声门影像传递并放大至液晶显示器上，因此暴露声门无需三条轴线重合，是处理困难插管的最有效插管工具。完善麻醉和监护设备，如麻醉机、呼气末二氧化碳分压、脉搏血氧饱和度、无创血压及心电监护仪。

（6）成人困难插管处理：对于普通的OSA患者，在确保患者意识消失后仍能有效通气时，可常规麻醉诱导下采用视频喉镜经口或经鼻气管插管。然而对于面罩和插管困难的高危患者，推荐清醒镇静和充分的表面麻醉下气管插管术，这样能有效杜绝麻醉诱导后发生的无法插管、无法通气，但要避免浅镇静和不完善的表面麻醉下强行气管插管。插管前必须征得患者的理解和配合。术前需用抗胆碱类药物，目的是干燥气道黏膜，保证表面麻醉的效果。表面麻醉常用1%丁卡因或2%~4%利多卡因10mL喷雾舌根、咽后壁及梨状窝。气管内表面麻醉可经环甲膜穿刺注入上述局部麻醉药3~5mL。通过静脉给予适量的镇静、镇痛药物使患者达到清醒镇静的理想状态。最后使用视频喉镜或纤支镜完成气管插管。

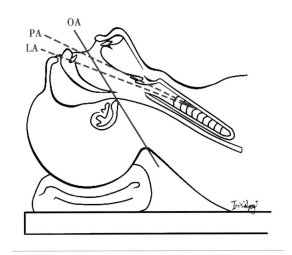

图21-13-1　口轴（OA）、咽轴（PA）和喉轴（LA）线

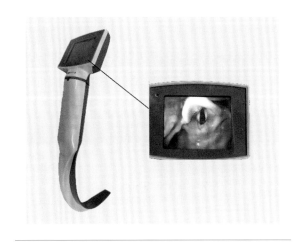

图21-13-2　视频喉镜

（7）儿童困难插管处理：OSA患儿一般无法配合清醒插管。腺样体和扁桃体肥大是引起儿童OSA的最常见病因。除非明显的下颌骨发育不全或下颌骨退缩，一般很少面罩通气困难，因此全身麻醉诱导后插管多是安全的。如果患儿睡眠时严重气道梗阻，吸气时出现三凹征，同时伴有下颌骨发育不全，则尽量保留自主呼吸。可以通过七氟烷吸入诱导方式使患儿进入睡眠状态，在保留自主呼吸下使用儿童视频喉镜或纤维支气管镜完成气管插管。

（8）插管失败后的处理：当首选插管设备失败后，可尝试备用视频喉镜或纤维支气管镜插管。但要记住，插管失败不会引起死亡，而无法通气才会。当发生插管失败，首先要解决通气问题，切不可盲目多次插管尝试。多次尝试插管可能导致咽喉部水肿、出血，反而恶化了再次插管条件和面罩通气条件。

（9）面罩通气失败的处理

1）喉罩治疗：近20年来，喉罩（laryngeal mask airway，LMA）已成功用于大量困难气道的成人和儿童。LMA目前也是ASA所推荐的应用于"无法插管、无法通气"情况的非外科处理措施之一。特别值得一提的是插管型喉罩（图21-13-3）的应用在较大程度上同时解决了麻醉诱导后气道通畅和困难气管插管两大问题。当然，LMA技术也需要经常训练，这样在紧急情况下才能保证安全。

2）外科建立气道：包括经皮环甲膜穿刺和经皮扩张气管切开术。但毕竟是创伤性操作，一般用于病情危急，需立即抢救者。

（二）气管导管移位

1. 原因　气管导管移位包括导管脱出声门以及导管误入支气管，原因主要有气管插管固定不妥，麻醉螺纹管受重力牵拉。气管导管深度不够，后仰过度与头部搬动致导管扭曲脱出。气管导管偏深误入一侧支气管。麻醉深度不足，患者躁动甚至不自主拔管动作。

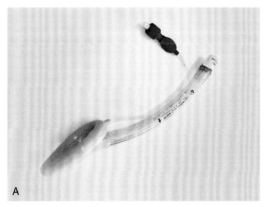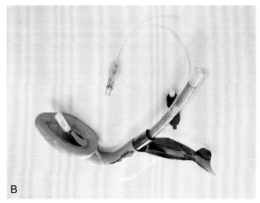

图21-13-3　不同类型喉罩

A. 普通型喉罩　B. 插管型喉罩

2. 防治措施

（1）采用 BIS 监测麻醉深度，特别是全凭静脉麻醉下，以避免麻醉药物过量。建议术中采用肌肉松弛监测。及时追加麻醉药物。

（2）妥善固定气管导管，避免因吸痰、连接管的重力牵拉，头部不自主活动等情况出现气管导管移位。

（3）定期检查气管导管距门齿刻度，防止导管深度改变。

（4）术中监测呼吸参数，及时发现导管的移位。

（三）低氧血症和二氧化碳潴留

OSA 手术中各种原因如气管、支气管、肺病变引起通气和 / 或换气功能障碍都会导致低氧血症和 / 或二氧化碳潴留。

1. 原因　肥胖的 OSA 患者此类肺容积相对减小，功能残气量减少，肺表面活性物质缺乏，肺顺应性下降，整体的呼吸储备功能下降。机械通气过程中模式和参数设置不当，导管的移位、扭曲，气道分泌物增多，最终造成肺泡通气量不足和通气血流比值失调，因而导致术中低氧血症和二氧化碳潴留的发生。

2. 防治措施

（1）整个手术过程中密切监测脉搏血氧饱和度、呼气末二氧化碳分压，以及动脉血气分析。

（2）肥胖患者采用保护性通气策略，潮气量设为 6~8mL/kg（按理想体重计算），适当加用 10~15cm H_2O PEEP，吸入气氧浓度为 40%~80%。

（3）在保证后血流动力学和血容量稳定状态下，适时实施手法肺复张。

（4）和外科医师沟通，必要时采用头高脚低位。

二、术后并发症及其预防

OSA 术后并发症主要包括上呼吸道梗阻、肺不张、出血、心脑血管并发症、深静脉血栓。

（一）上呼吸道梗阻

1. 原因　手术后 24h 内 OSA 患者发生气道梗阻和通气不足的风险极高。OSA 患者长期处于低氧、高碳酸血症状态，中枢呼吸驱动力明显下降。手术虽然切除了咽喉部阻塞气道的过多肥厚组织、扁桃体等，但手术导致咽喉部组织水肿、出血等都会造成咽喉腔变小和呼吸道狭窄。术后在残存麻醉药的作用下患者仍然处于半清醒状态，此时仍可发生舌后坠。局部分泌物的增多，患者可因疼痛不敢下咽致使分泌物存留在咽喉部均可以造成术后上呼吸道梗阻。

2. 防治措施

（1）体位：尽量避免平卧位，采用侧卧位或头高卧位。

（2）严格掌握拔管指征：患者神志清醒，肌力恢复（自主抬头 5s 以上，能够完成指令动作），自主呼吸条件下能维持动脉血氧合的情况下方可安全拔管,拔管前应吸净胃内容物。做好双人面罩通气和再插管的准备。无把握时,可考虑采用交换导管或纤维支气管镜拔管。对于重症OSA或同期进行鼻腔手术和悬雍垂腭咽成形术(uvulopalatopharyngoplasty, UPPP),术后可延迟拔管。

(3)加强吸氧和监护:术后应给予吸氧,心电及血氧饱和度监测至少24h。密切观察呼吸道梗阻情况。对于插管困难或通气困难的患者,麻醉医生应在麻醉记录单中详细描述病情及处理方法,并和病房医师交班。床旁须准备好各种急症气道处理设备,以备紧急抢救之用。

(4)应用鼻咽通气管:如果无禁忌证,术后重度OSA患者可使用鼻咽通气管,以保持其气道通畅。无论成人还是儿童,鼻咽通气管都解决了可能由于手术水肿和OSA本身解剖异常双重因素引起的上气道阻塞,而患者都能很好耐受。

(5)术后持续氧疗:以维持术前脉搏血氧饱和度水平。若不能维持氧合,则恢复CPAP治疗。术后24~48h内预防性应用BiPAP(12cm H_2O 吸气压,4cm H_2O 呼气压)可以显著改善通气和氧合。

(6)合理使用类固醇激素:类固醇激素是一种有效减轻上气道水肿的治疗手段。常用的药物是地塞米松,优势在于其引起水钠潴留的作用较弱。一般术前1次、术后分次给予,成人剂量为地塞米松 10~15mg/d,儿童剂量为 0.1~0.3mg/(kg·d)。

(7)局部冰袋冷敷或含漱,可明显减轻软组织水肿和疼痛。术后慎用镇静药及阿片类药物。

(8)开放气道:一旦发生上呼吸梗阻需及时开放气道,清除上气道分泌物、血块等异物,提下颌解除舌后坠,必要时置入口咽或鼻咽通气管。严重上呼吸道梗阻无法缓解,紧急外科建立气道。

(二)肺不张

肺不张系指由于肺泡内气体吸收导致的一个或多个肺段或肺叶的容量或含气量减少,影像学表现为受累区域的透光度降低,邻近结构(支气管、肺血管、肺间质)向不张区域聚集,有时可见肺泡腔实变,其他肺组织代偿性气肿。肺不张可分为先天性或后天获得性两种。

1. 原因 OSA患者肺不张是术后早期常见的并发症之一,表现为支气管被堵塞,使肺组织含气量过少,肺泡不能完全张开。常发生于全身麻醉、手术时间较长、年老或身体衰弱及长期吸烟或有呼吸道慢性疾病者,如不及时处理可引起严重的肺部并发症,如肺部感染、胸腔积液、呼吸衰竭等。正常人全身麻醉后85%~90%发生肺不张,而肥胖OSA患者术前已存在一定面积的肺不张,插管后肺不张面积迅速扩大,术后24h肺不张面积仍无明显缩小。

2. 防治措施

(1)麻醉过程中避免长时间高浓度的吸氧,机械通气时加用 5~10cm H_2O PEEP,间断鼓肺治疗。

(2)术后鼓励患者深呼吸和咳痰,用手掌拍打患者胸背部,帮助其排出分泌物。超声雾化治疗有助于使痰液变稀薄而易于咳出。支气管镜可帮助气管内排痰。

（3）全身应用广谱抗生素以防进一步形成肺脓肿或败血症。

（三）出血

1. 原因　OSA 患者术后出血常见，可于术后即刻发生，也可出现于术后几天。术后大出血多见于双侧悬雍垂动脉出血、腭扁桃体下极出血。主要由于手术止血不彻底，而术中血管收缩药逐渐失效，血管扩张，加上患者苏醒躁动，血压回升，引起出血。有时候术后组织水肿会临时压迫出血点，但随着水肿消退压迫作用减弱，引起出血。拔管速度过快，气囊套管皱褶切割尚未愈合的咽部下端伤口也会引起大出血。而术后超过 24h 的延迟出血常为进食不当或感染所致。

2. 防治措施

（1）术中彻底止血是预防术后出血的关键。手术要求充分暴露、规范操作、缝合严密、止血彻底。对重要的血管最好用缝扎的方式止血。

（2）气管插管拔除过程应保持头部正位，拔除速度不能太快。

（3）延迟拔管的患者给予充分的镇静，将血压控制在正常范围（收缩压低于 160mmHg，舒张压低于 90mmHg）。

（4）规范合理使用抗生素，注意饮食情况，防止伤口感染。

（四）心脑血管并发症

1. 原因　重度 OSA 患者由于长期缺氧，与高血压、心脏病关系十分密切。据统计，30% 的高血压伴有 OSA，而 45%~48% 的 OSA 患者同时患有高血压。OSA 与脑血管病也具有共同的危险因素，比如诱发糖和脂代谢紊乱，增加颈动脉粥样硬化，存在彼此互为因果的关系。因此，OSA 术后的心脑血管并发症并不罕见。有报道 UPPP 术后心脑血管并发症为 6.2%~10.9%，术后高血压也是术后出血的独立危险因素，这些应引起足够重视。

2. 防治措施

（1）合并原发性高血压或心脏病的高危患者术后持续心电血氧监护，密切监测呼吸、血压、心率、心律，及时发现各种危险征象并及时处理。

（2）对于 OSA 合并原发性高血压的患者，术前应积极控制血压，必要时请内科医师协助调整抗高血压药物，目的将血压控制在正常范围（收缩压低于 160mmHg，舒张压低于 90mmHg）。

（3）术前、术后应用经鼻腔持续正压通气治疗，可以改善高血压和脑供血、供氧，减少卒中的发生。

（4）术后积极控制血压，适当应用抗高血压药。如果出现脑血管意外，则积极请相关学科会诊治疗。

（五）深静脉血栓

深静脉血栓（deep vein thrombosis，DVT）是指血液非正常地在深静脉内凝结，可分为腘静脉以及腘静脉以上的近端深静脉血栓形成，和腘静脉以下的远端深静脉血栓形成。深静脉血栓形成后血栓破碎脱落可引起急性肺栓塞,小块血栓脱落可导致肺动脉高压,而大块血栓可致患者猝死。

1. 原因　致病因素有血流缓慢、静脉壁损伤和高凝状态三大因素。既往研究显示年龄大于50岁、肥胖、妊娠、高脂血症、糖尿病病史、家族性高凝状态、充血性心力衰竭等都是深静脉血栓形成的危险因素。

2. 防治措施　深静脉血栓一旦形成,处理棘手,因此防重于治。

（1）物理治疗:让患者尽早活动下肢,抬高下肢,使用压力弹性长袜可加速下肢血液流动。使用足底静脉间歇充气压力泵可使下肢血流增速240%,有助于预防 DVT。

（2）药物治疗:以使用抗凝血酶药物为主,低分子肝素和华法林。目前临床上主要使用低分子肝素,术前12h 或术后 12~24h 皮下注射。

（3）对症治疗:手术后出现不明原因、难以解释的呼吸困难、胸痛不适、低氧血症,应高度怀疑急性肺栓塞。配合超声检查和螺旋 CT 检查以及肺动脉造影检查进行确诊。治疗以溶栓为主,同时肝素抗凝。必要时积极碎栓或取栓治疗。

（姜　虹）

参考文献

1. 李延忠.睡眠呼吸障碍性疾病.济南:山东科学技术出版社,2005:220-230

2. 叶京英,韩德民,张永杰,等.阻塞性睡眠呼吸暂停综合征患者上气道的形态学研究.中华耳鼻咽喉科杂志,2000,35（4）:278-281

3. 赵忠新.睡眠医学.北京:人民卫生出版社,2016

4. 中国医师协会睡眠医学专业委员会.成人阻塞性睡眠呼吸暂停多学科诊疗指南.中华医学杂志,2018,98（24）:1902-1914

5. 韩德民.鼻内镜外科学.2 版.北京:人民卫生出版社,2001

6. 韩德民.睡眠呼吸障碍外科学.北京:人民卫生出版社,2006

7. 韩德民.关注上呼吸道阻塞性疾病的源头性作用.中华耳鼻咽喉头颈外科杂志,2008,43:161-162

8. 付指辉,周鹏,马强,等.鼻阀功能不良的诊治进展.中国耳鼻咽喉颅底外科杂志,2019,25（2）:219-224

9. 韩东一,肖水芳.耳鼻咽喉头颈外科学.北京:人民卫生出版社,2016

10. GONCALVES S C, MARTINEZ D, GUS M, et al. Obstructive sleep apnea and resistant hypertension:a case-control study. Chest, 2007, 132（6）: 1858-1862

11. MCNICHOLAS W T, BONSIGORE M R. Sleep apnoea as an independent risk factor for cardiovascular disease:current evidence, basic mechanisms and research priorities. Eur Respir J, 2007, 29（1）: 156-178

12. 韩德民,臧洪瑞.鼻腔扩容技术.中国医学文摘 - 耳鼻咽喉科学,2009,24（3）:197-198

13. 韩德民,王彤,臧洪瑞.三线减张鼻中隔矫正手术.中国医学文摘-耳鼻咽喉科学,2009,24:103-105

14. YAGGI H K, CONCATO J, KERNAN W N, et al. Obstructive sleep apnea as a risk factor for stroke and death. N Engl J Med, 2005, 353:2034-2041

15. NAGAI T, IMAMURA M, IWASAKI Y, et al. Obstructive sleep apnea syndrome accompanied by diabetes mellitus. J Med, 2003, 34:23-30

16. WANG T, HAN D, ZHANG L, et al. A modified septoplasty with three high tension lines resection. Acta Otolaryngol, 2010, 130:593-599

17. NAKATA S, NODA A, YASUMA F, et al. Effects of nasal surgery on sleep quality in obstructive sleep apnea syndrome with nasal obstruction. Am J Rhinol, 2008, 22:59-63

18. 黄谦,周兵,韩德民,等.鼻气道狭窄与阻塞性睡眠呼吸暂停低通气综合征症状相关性.北京医学,2004,26(2):106-108

19. 李晓明,杜宝东,郭晓峰,等.鼻部气道的气流感觉.中华耳鼻咽喉科杂志,1997,32(2):109-111

20. 钟刚,孔维佳,乐建新,等.阻塞性睡眠呼吸暂停综合征与不同体位下鼻阻力的关系.临床耳鼻咽喉科杂志,2003,17(6):351-353

21. LOFASO F, COSTE A, D'ORTHO M P, et al. Nasal obstruction as a risk factor for sleep apnoea syndrome. Eur Respir, 2000, 16(4):639-643

22. 曹洁,陈宝元,朱宝玉,等.阻塞性睡眠呼吸暂停综合征患者鼻阻力的变化.中华结核呼吸杂志,2000,23(12):725-726

23. FRIEDMAN M, IBRAHIM H, JOSEPH N J. Staging of obstructive sleep apnea/hypopnea syndrome:a guide to appropriate treatment. Laryngoscope, 2004, 114(3):454-459

24. 李树华,石洪金,吴大海,等.舌腭关系分型对阻塞性睡眠呼吸暂停低通气综合征患者舌后区气道呼吸道狭窄的预测意义.中华耳鼻咽喉头颈外科杂志,2007,42(12):910-914

25. 韩德民,叶京英,李彦如,等.上气道持续压力测定预测悬雍垂腭咽成形术的疗效.中华耳鼻咽喉头颈外科杂志,2006,41(10):753-758

26. NERUNTARAT C. Genioglossus advancement and hyoid myotomy under local anesthesia. Otolaryngol Head Neck Surg, 2003, 129(1):85-91

27. VERSE T, BAISCH A, HORMANN K, et al. Multi-level surgery for obstructive sleep apnea. Preliminary objective results. Laryngorhinootologie, 2004, 83(8):516-522

28. BOWDEN M T, KEZIRIAN E J, UAEY D, et al. Outcomes of hyoid suspension for the treatment of obstructive sleep apnea. Arch Otolaryngol Head Neck Surg, 2005, 131(5):440-445

29. BETTEGA G, PEPIN J, VEALE D, et al. Obstructive sleep apnea syndrome:Fifty-one consecutive patients treated by maxillofacial surgery. Am J Respir Crit Care Med, 2000, 162(2 Pt 1):641-649

30. HSU P P, BRETT R H. Multiple level pharyngeal surgery for obstructive sleep apnoea. Singapore Med J, 2001, 42(4):160-164

31. GILLESPIE M B, AYERS C M, NGUYEN S A, et al. Outcomes of hyoid myotomy and suspension using a mandibular screw suspension system. Otolaryngol Head Neck Surg, 2011, 144(2):225-229

32. MILLER F R, WATSON D, MALIS D. Role of the tongue base suspension suture with the Repose System bone screw in the multilevel surgical management of obstructive sleep apnea. Otolaryngol Head Neck Surg, 2002, 126(4):392-398

33. OMUR M, OZTURAN D, ELEX F, et al. Tongue base suspension combined with UPPP insevere OSA patients. Otolaryngol Head Neck Surg, 2005, 133(2):218-223

34. KUHNEL T S, SCHURR C, WAGNER B, et al. Morphological changes of the posterior airway space after tongue base suspension. Laryngoscope, 2005, 115(3):475-480

35. VIEENTE E, MARIN J M, CARRIZO S, et al. Tongue-base suspension in conjunction with uvulopalatopharyngoplasty for treatment of severe obstructive sleep apnea:long-term follow-up results.

Laryngoscope, 2006, 116（7）: 1223-1227

36. WOODSON B T, STEWARD D L, MICKELSON S, et al. Multi-center study of a novel adjustable tongue-advancement device for obstructive sleep apnea. Otolaryngol Head Neck Surg, 2010, 143（4）: 585-590

37. MADANI M, MADANI F. The Pandemic of obesity and its relationship to sleep apnea. Atlas Oral Maxillofacial Surg Clin North Am, 2007, 15（2）: 81-88

38. LI K K, POWELL N B, RILEY R W, et al. Temperature-controlled radiofrequency tongue base reduction for sleep-disordered breathing: long-term follow-up. Otolaryngol Head Neck Surg, 2002, 127（3）: 230-234

39. 李树华, 石洪金, 吴大海, 等. 舌动脉CT血管造影成像测量及舌中线手术安全性研究. 中华耳鼻咽喉头颈外科杂志, 2009, 44（10）: 831-836

40. LAHAV Y, ROSENZWEIG E, HEYMAN Z. Tongue base ultrasound: a diagnostic tool for predicting obstructive sleep apnea. Ann Otol Rhinol Laryngol, 2009, 118（3）: 179-184

41. LIK K, RILEY R W, POWELL N B, et al. Obstructive sleep apnea surgery: patients' perspective and polysomnographic results. Otolaryngol Head Neck Surg, 2000, 123（5）: 572-575

42. LI K K, POWELL N B, RILEY R W, et al. Long-term results of maxillomandibular advancement surgery. Sleep Breath, 2000, 4（3）: 137-139

43. 张庆翔, 周维国, 李光飞, 等. 鼻内镜辅助等离子射频治疗舌扁桃体肥大的初步研究. 临床耳鼻咽喉头颈外科杂志, 2013, 27（14）: 787-789

44. SAMUTSAKORN P, HIRUNWIWATKUL P, CHAITUSANEY B, et al. Lingual tonsillectomy with palatal surgery for the treatment of obstructive sleep apnea in adults: a systematic review and meta-analysis. Eur Arch Otorhinolaryngol, 2018, 275（4）: 1005-1013

45. HANDLER E, HAMANS E, GOLDBERG A N, et al. Tongue suspension: an evidence-based review and comparison to hypopharyngeal surgery for OSA.

Laryngoscope, 2014, 124: 329-336

46. 肖水芳. 舌与舌骨悬吊术. 中国医学文摘-耳鼻咽喉科学, 2015, 30（3）: 135-138

47. WOODSON B T. A minimally invasive technique for tongue base stabilization. In: Friedman M. Sleep apnea and snoring: surgical and non-surgical therapy. Philadelphia: W.B. Saunders Company, 2009: 258-264

48. 刘剑勇, 李梦琳, 陆建, 等. 改良悬雍垂腭咽成形术联合舌根射频消融治疗阻塞性睡眠呼吸暂停低通气综合征的对照研究. 中华耳鼻咽喉头颈外科杂志, 2018, 53（4）: 276-280

49. 王宇, 刘至玄, 王效军, 等. 经颈外进路舌根部分切除术联合腭咽成形术治疗阻塞性睡眠呼吸暂停低通气综合征. 中华耳鼻咽喉头颈外科杂志, 2018, 50（8）: 657-660

50. 李树华, 暴继敏, 石洪金. 阻塞性睡眠呼吸暂停低通气综合征围手术期严重并发症的处理及预防. 中华耳鼻咽喉头颈外科杂志, 2018, 45（5）: 359-363

51. WU D, QIN J, GUO X, et al. Analysis of the difference in the course of the lingual arteries caused by tongue position change. Laryngoscope, 2015, 125（3）: 762-766

52. 李树华, 吴大海. 阻塞性睡眠呼吸暂停低通气综合征舌后区阻塞定位及术式选择. 山东大学耳鼻喉眼学报, 2011, 25（5）: 1-6

53. LI S, WU D, BAO J, et al. Nasopharyngeal tube: a simple and effective tool to screen patients indicated for glossopharyngeal surgery. Journal of Clinical Sleep Medicine, 2014, 10（4）: 385-389

54. LI S H, WU D H, BAO J M, et al. The nasopharyngeal tube: a simple and effective tool to indicate the need for uvulopalatopharyngoplasty. Laryngoscope, 2014, 124（4）: 1023-1028

55. LI S H, WU D H, BAO J M, et al. Outcomes of upper airway reconstructive surgery for obstructive sleep apnea syndrome based on polysomnography after nasopharyngeal tube insertion. Chinese Medical Journal, 2013, 126（24）: 4674-4678

56. LI S H, WU D H, SHI H. Treatment of obstructive sleep

apnea hypopnea syndrome caused by glossoptosis with tongue-base suspension. Eur Arch Otorhinolaryngol, 2013, 270（11）: 2915-2920

57. 宗春琳, 马秦, 苏忠平, 等. 牵张成骨术治疗小下颌畸形伴重度 OSAHS 效果的回顾性研究. 中国临床新医学, 2018, 11（11）: 1078-1081

58. KHAN M N, ASIM M A, SHAH I. Management of Obstructive Sleep Apnea Syndrome Associated with Severe Micrognathia. J Coll Physicians Surg Pak, 2018, 28（9）: 184-186

59. SHILO D, EMODI O, AIZENBUD D, et al. Controlling the vector of distraction osteogenesis in the management of obstructive sleep apnea. Ann Maxillofac Surg, 2016, 6（2）: 214-218

60. BALAJI S M. Bilateral pediatric mandibular distraction for micrognathia with temporomandibular joint ankylosis and sleep apnea. Indian J Dent Res, 2017, 28（5）: 588-591

61. 周炼, 王兴, 梁成, 等. 阻塞性睡眠呼吸暂停低通气综合征的正颌外科及牵引成骨治疗. 中国医学科学院学报, 2005, 27（3）: 357-362

62. 唐觊昀, 李继华, 祝颂松, 等. 联合运用牵张成骨及颏成形术矫治颞下颌关节强直继发小下颌畸形伴 OSAHS. 实用口腔医学杂志, 2013, 29（5）: 678-681

63. FAIRBANKS D N F. Snoring and obstructive sleep apnea. 2nd ed. New York: Raven Press, 1987

64. RILEY R, POWELL N B, GUILLEMINAULT C. Current surgical concepts for treating obstructive sleep apnea syndrome. J Oral Maxillofac Surg, 1987, 45（2）: 149-157

65. 卢晓峰, 邱蔚六, 唐友盛, 等. TMJ 强直伴 OSAHS 治疗的进一步探讨. 上海口腔医学, 1998, 1: 12-16

66. 卢晓峰, 邱蔚六, 唐友盛, 等. 计算机辅助设计的定量 UPPP 手术及其评价. 中国口腔颌面外科杂志, 2003, 1（3）: 39-43

67. 卢晓峰, 唐友盛, 袁文化, 等. 肥胖伴 OSAHS 患者计算机辅助设计的手术治疗. 中国口腔颌面外科杂志, 2003, 4: 200-204

68. 卢晓峰, 唐友盛, 袁文化, 等. 悬雍垂腭咽成形术与双颌前徙术联合治疗阻塞性睡眠呼吸暂停低通气综

合征的初步报告. 中华口腔医学杂志, 2007, 42（4）: 199-202

69. 卢晓峰, 王猛, 于雯雯, 等. 重度 OSAHS 上气道骨框架重构 - 双颌逆时针大幅度前旋治疗. 中国口腔颌面外科杂志, 2014, 12（3）: 247-252

70. YU W, WANG M, HE J, et al. Combined counterclockwise maxillomandibular advancement and UPPP surgeries for severe obstructive sleep apnea. J Craniofac Surg, 2017, 28（2）: 366-371

71. LU X F, ZHANG H, WEI S L, et al. Counterclockwise maxillomandibular advancement: a choice for Chinese patients with severe obstructive sleep apnea. Sleep and Breathing, 2017, 21（4）: 853-860

72. WOODSON B T, STROHL K P, SOOSE R J, et al. Upper airway stimulation for obstructive sleep apnea: 5-year outcomes. Otolaryngol Head Neck Surg, 2018, 159（1）: 194-202

73. SCHWARTZ A R, THUT D C, RUSS B, et al. Effect of electrical stimulation of the hypoglossal nerve on airflow mechanics in the isolated upper airway. Am Rev Respir Dis, 1993, 147（5）: 1144-1150

74. EISELE D W, SCHWARTZ A R, HARI A, et al. The effects of selective nerve stimulation on upper airway airflow mechanics. Arch Otolaryngol Head Neck Surg, 1995, 121（12）: 1361-1364

75. VAN DE HEYNING P H, BADR M S, BASKIN J Z, et al. Implanted upper airway stimulation device for obstructive sleep apnea. Laryngoscope 2012, 122: 1626-1633

76. GODING G S, TESFAYESUS W, KEZIRIAN E J. Hypoglossal nerve stimulation and airway changes under fluoroscopy. Otolaryngol Head Neck Surg, 2012, 146（6）: 1017-1022

77. STROLLO P J, SOOSE R J, MAURER J T, et al. Upper-airway stimulation for obstructive sleep apnea. N Engl J Med, 2014, 370（2）: 139-149

78. WOODSON B T, SOOSE R J, GILLESPIE M B, et al. Three-year outcomes of cranial nerve stimulation for obstructive sleep apnea: The STAR trial. Otolaryngol Head Neck Surg, 2016, 154（1）:

181-188

79. GREEN K K, WOODSON B T. Upper airway stimulation therapy. Otolaryngol Clin North Am, 2016, 49（6）: 1425-1431

80. KOMPELLI A R, NI J S, NGUYEN S A, et al. The outcomes of hypoglossal nerve stimulation in the management of OSA: A systematic review and meta-analysis. World J Otorhinolaryngol Head Neck Surg, 2018, 5（1）: 41-48

81. GUPTA R J, KADEMANI D, LIU S Y. Upper airway （hypoglossal nerve） stimulation for treatment of obstructive sleep apnea. Atlas Oral Maxillofac Surg Clin North Am, 2019, 27（1）: 53-58

82. LI C, BOON M, ISHMAN S L, et al. Hypoglossal nerve stimulation in three adults with down syndrome and severe obstructive sleep apnea. Laryngoscope, 2019, 129（11）: 402-406

83. VASCONCELLOS A P, HUNTLEY C T, SCHELL A E, et al. Dysfunctional hypoglossal nerve stimulator after electrical cardioversion: A case series. Laryngoscope, 2019, 129（8）: 1949-1953

84. STEFFEN A, ABRAMS N, SUURNA M V, et al. Upper-airway stimulation before, after, or without uvulopalatopharyngoplasty: a two-year perspective. Laryngoscope, 2019, 129（2）: 514-518

85. DEDHIA R C, SHAH A J, BLIWISE DL, et al. Hypoglossal nerve stimulation and heart rate variability: analysis of star trial responders. Otolaryngol Head Neck Surg, 2019, 160（1）: 165-171

86. HUNTLEY C, STEFFEN A, DOGHRAMJI K, et al. Upper airway stimulation in patients with obstructive sleep apnea and an elevated body mass index: a multi-institutional review. Laryngoscope, 2018, 128（10）: 2425-2428

87. KUHLO W, DOLL E, FRANCK M C. Successful management of Pickwickian syndrome using long-term tracheostomy. Dtsch Med Wochenschr, 1969, 94（24）: 1286-1290

88. HAAPANIEMI J J, LAURIKAINEN E A, HALME P, et al. Long-term results of tracheostomy for severe obstructive sleep apnea syndrome. ORL, 2001, 63（3）: 131-136

89. CAMPANINI A, DE VITO A, FRASSINETI S, et al. Temporary tracheotomy in the surgical treatment of obstructive sleep apnea syndrome: personal experience. Acta Otorhinolaryngol Ital, 2003, 23（6）: 474-478

90. GUILLEMINAULT C, SIMMONS F B, MOTTA J, et al. Obstructive sleep apnea syndrome and tracheostomy long-term follow-up experience. Arch Intern Med, 1981, 141（8）: 985-988

91. THATCHER G W, MAISEL R H. The long-term evaluation of tracheostomy in the management of severe obstructive sleep apnea. Laryngoscope, 2003, 113（2）: 201-204

92. RIZZI C J, AMIN J D, ISAIAH A, et al. Tracheostomy for Severe Pediatric Obstructive Sleep Apnea: Indications and Outcomes. Otolaryngol Head Neck Surg, 2017, 157（2）: 309-313

93. CAMACHO M, CERTAL V, BRIETZKE S E, et al. Tracheostomy as treatment for adult obstructive sleep apnea: a systematic review and meta-analysis. Laryngoscope, 2014, 124（3）: 803-811

94. 安增喜, 李筱勇, 孙忠亮, 等. 阻塞性睡眠呼吸暂停低通气综合征患者围手术期并发症的处理. 山东大学耳鼻喉眼学报, 2005, 19（6）: 396-397

95. 叶进, 方平, 张革化, 等. UPPP 术后并发症发生率及危险因素分析. 临床耳鼻咽喉头颈外科杂志, 2008, 22（9）: 393-396

96. 韩宇丹, 王越, 胡丽君, 等. OSAHS 合并高血压患者术中及术后出血的预防和处理. 中国临床研究, 2011, 24（6）: 480-481

97. 张华, 张庆泉. UPPP 手术的并发症及其防治. 山东大学耳鼻喉眼学报, 2012, 26（1）: 12-14

98. 程蕾蕾, 许凤, 周光耀. 改良悬雍垂腭咽成形术围手术期手术风险分析. 中国耳鼻咽喉头颈外科杂志, 2018, 25（6）: 321-325

99. MICKELSON, SAMUEL A. Preoperative and postoperative management of obstructive sleep apnea patients. Otolaryngologic Clinics of North America,

2007, 40(4): 877-889

100. COTÉ C J. Anesthesiological considerations for children with obstructive sleep apnea. Current Opinion in Anesthesiology, 2015, 28(3): 327-332

101. LIPFORD M C, RAMAR K, SURANI S R. Obstructive sleep apnea in the perioperative setting: compli-cations and management strategies. Hosp Pract (1995), 2015, 43(1): 56-63

102. RAVEENDRAN R, WONG J, SINGH M, et al. Obesity hypoventilation syndrome, sleep apnea, overlap syndrome: perioperative management to prevent complications. Curr Opin Anaesthesiol, 2017, 30(1): 146-155

第二十二章 氧 疗

氧疗（oxygen therapy）是通过吸入氧气来治疗或缓解疾病状态所导致的各种缺氧的一种简便易行治疗手段。尽管在临床上应用十分普遍，但过高浓度或过多给氧不仅可能影响治疗效果，加重疾病严重程度，甚至可能危及患者生命。目前认为吸入氧浓度超过 50% 为吸入氧浓度过高，但评价高氧的实际标准是动脉血氧分压大于 120mmHg，而对机体造成损害的高氧是指机体动脉血氧超出患者自身需求和承受能力的水平，尤其是对慢性严重低氧患者，相对高的血氧即可造成机体的不适并危害机体生理功能。因此，国内外指南均要求临床规范实施氧疗。

夜间低氧血症是睡眠呼吸障碍（sleep-disordered breathing, SDB）的一个重要特征，纠正低氧血症是治疗 SDB 的重要目标。在不存在高碳酸血症 SDB 患者，推荐目标血氧饱和度（SaO_2）维持在 94%~98%，伴有高碳酸血症的患者，推荐目标 SaO_2 维持在 88%~92%。对于 SDB 患者的氧疗方法主要包括普通鼻导管给氧和经鼻高流量湿化给氧（HFNC）。尽管单纯氧疗在 SDB 治疗中的地位不如持续气道正压通气（CPAP）重要，但对于单纯氧疗这一简便易行的方法在 SDB 中的应用一直在临床上进行探讨，在此将分别介绍氧疗在阻塞性睡眠呼吸暂停（OSA）、中枢性睡眠呼吸暂停（CSA）和睡眠相关低通气疾病（SRHD）中的应用。

第一节 阻塞性睡眠呼吸暂停的氧疗

一、单纯氧疗

间歇低氧是 OSA 直接导致的结果。在过去，单纯氧疗（simple oxygen therapy）常被用于对 CPAP 治疗依从性较差的 OSA 患者，以改善睡眠期间的间歇低氧。多项研究证明氧疗可有效改善呼吸暂停低通气指数、觉醒指数、夜间睡眠中氧减水平以及最低血氧饱和度，但氧疗并不能降低 OSA 相关心血管疾病和心血管事件的危险因素，并可延长睡眠呼吸暂停时间和导致二氧化碳蓄积。一项包括 14 项研究、共 359 例 OSA 患者的荟萃分析显示，氧疗能显著改善患者血氧饱和度，但也增加呼吸暂停事件的持续时间。一项以健康相关生活质量为评价目标的前瞻性研究，观察氧疗对 318 例 OSA 患者生活质量的影响，发现氧疗虽能在一定程度上改善 OSA 患者的身体功能，但在改善精神状况、社会功能及睡眠质量方面不如 CPAP。对 36 例 OSA 患者采取单盲、随机对照方法进行氧疗和多导睡眠监测，认为对氧疗反应较好的 OSA 患者，如果不能耐受 CPAP，可以给予氧疗。

总之，氧疗可以改善 OSA 患者氧合水平、提高夜间平均血氧饱和度、减轻 OSA 严重程度和改善思睡症状,但不能消除 OSA,且可延长睡眠呼吸暂停时间,因此目前并未将单纯氧疗推荐应用于 OSA 的治疗中。对于慢性阻塞性肺疾病合并阻塞性睡眠呼吸暂停(重叠综合征)患者,2L/min 氧疗可以减少氧减次数、增加睡眠时间,但不能降低呼吸暂停次数和呼吸暂停时间,对此类患者,建议将氧疗(2L/min)与无创通气联合使用,以纠正缺氧和避免二氧化碳潴留,并在氧疗过程中持续监测血氧饱和度和二氧化碳水平。

二、经鼻高流量湿化氧疗

由于单纯氧疗(尤其是高浓度氧疗)具有可降低中枢呼吸驱动和产生二氧化碳潴留等不利因素,近年来一些研究探讨了经鼻高流量湿化氧疗(high-flow nasal cannula oxygen therapy, HFNC)在睡眠呼吸疾病中的效果。与常规氧疗相比,该方法可提供加湿加温,设定准确的吸入气氧浓度,气体流速调节范围大,患者的舒适度明显提高,并能通过持续提供鼻咽部气道正压、解除上气道阻塞以达到治疗 OSA 的目标。美国约翰霍普金斯医院睡眠中心曾对 11 名轻至重度 OSA 患者给予 HFNC 治疗,以多导睡眠监测为观察手段,发现治疗后患者的 AHI 和觉醒指数明显降低,提示 HFNC 对各种程度 OSA 均有效。另一项研究对 56 名轻至重度 OSA 患者给予 HFNC 治疗,以呼吸紊乱指数(RDI)<10 次 /h、总睡眠呼吸事件下降大于 50% 作为治疗有效的标准,结果 HFNC 对 27% 患者有效,这些治疗有效者的呼吸事件以阻塞性低通气、呼吸努力相关微觉醒、快眼动睡眠期相关事件为主,而以阻塞性或中枢性呼吸暂停为主患者的治疗效果不佳。对 10 名轻 - 中度 OSA 患者分别给予 HFNC 及 CPAP 各 2 周,比较患者对 HFNC 及 CPAP 的依从性,评价主观(睡眠质量量表、睡眠日志)及客观(PSG 睡眠效率、觉醒指数、治疗时间)治疗效果,结果发现,虽然客观评价显示患者对 CPAP 与 HFNC 的依从性相当,每晚使用时间分别为(3.5±2.5)h 及(3.6±1.6)h,但在主观评价上患者对 CPAP 治疗的依从性远高于客观评价中对 HFNC 的依从性。因此,HFNC 对 OSA 具有一定疗效,但更适合轻至中度 OSA,特别适合不耐受 CPAP 的患者。对其远期效果尤其是对生命质量的影响,需要通过多中心、大样本、对照性研究来评价,包括长时间 HFNC 治疗的作用有待进一步明确。

第二节　中枢性睡眠呼吸暂停的氧疗

一、CSA 伴陈 - 施呼吸的氧疗

慢性心力衰竭患者常发生伴陈 - 施呼吸的 CSA。约 60% 慢性心力衰竭患者存在不同类型睡眠呼吸事件,其中 CSA 发生率 25%~40%,对 CSA 的治疗也主要来自对心力衰竭 CSA 的研究。早期的一项双盲交叉对照性研究对 11 例慢性心力衰竭伴陈 - 施呼吸患者在夜间分别给予氧疗或呼吸空气 4 周,以 Epworth 思睡量表和多导睡眠监测评估主、客观指标,以测定尿液中儿茶酚胺浓度评估交感神经兴奋性,结果显示,夜间氧疗可以减轻 CSA 和陈 - 施呼吸时间,降低交感神经兴奋性,但不能

改善睡眠质量和患者症状。随后多项研究认为,夜间氧疗(2~3L/min)可良好改善慢性心力衰竭患者CSA,疗效与CPAP相当,其中一项包括51例NYHAⅡ~Ⅲ级、合并CSA心力衰竭患者的随机对照性研究结果显示,无论是长期还是短期夜间氧疗都能明显降低AHI、降低血浆心房钠尿肽及儿茶酚胺水平,提高血氧饱和度,增加左室射血分数并改善生活质量。我们也曾对14例慢性心力衰竭伴陈-施呼吸患者,比较氧疗和CPAP对陈-施呼吸的影响,发现氧疗(4L/min)及CPAP可作为心力衰竭陈-施呼吸的有效治疗方法。

目前自适应伺服通气(ASV)并不被推荐应用于低射血分数慢性心力衰竭伴CSA的治疗中,而对夜间氧疗在CSA中的治疗作用又重新进行了审视。目前指南推荐夜间氧疗和CPAP为慢性心力衰竭伴陈-施呼吸CSA的标准治疗。

二、系统性疾病相关CSA不伴陈-施呼吸的氧疗

此类CSA常继发于神经系统各种疾病包括血管性、肿瘤性、退化性、脱髓鞘性病变,或因创伤造成脑干功能障碍、导致呼吸调控机制受损而发生。常见病因包括Chiari畸形、脑血管意外、脑干肿瘤以及多系统萎缩等。针对CSA的治疗上,除对原发疾病外,应以CPAP为主,辅以氧疗或HFNC治疗。

三、高海拔周期性呼吸伴CSA的氧疗

当上升到海拔4 000m以上的高原地区时,机体因高海拔低氧而发生适应性生理变化。高海拔低氧增加呼吸驱动,引起周期性呼吸(循环长度12~34s)、睡眠呼吸紊乱和CSA。CSA主要发生于非快速眼动睡眠期。大多数机体随时间而逐渐适应高海拔。对16名存在伴CSA周期性呼吸、生活于高海拔地区1~4年的矿工给予夜间氧疗,可明显减少周期性呼吸。对18名从海平面到3 800m高原地区、有着CSA的健康受试者随机进行ASV和氧疗,发现ASV对于高原CSA的作用并不明显,而氧疗可以消除CSA。因此,对于高海拔发生的伴CSA周期性呼吸,除可使用乙酰唑胺治疗外,氧疗也是一种行之有效的方法。

四、其他类型CSA的氧疗

其他类型CSA包括药物或毒物所致CSA、原发性CSA、婴儿原发性CSA、早产儿原发性CSA、治疗后CSA,应当以正压通气治疗为主,氧疗为辅,确保机体的氧合水平正常。

第三节　睡眠相关低通气疾病的氧疗

SRHD是一系列主要发生在睡眠中、以肺泡通气功能障碍为特征的疾病,包括肥胖低通气综合征、先天性中枢肺泡低通气综合征、迟发性中枢低通气伴下丘脑功能障碍、特发性中枢肺泡低通

气、药物或毒物所致睡眠低通气以及疾病相关睡眠低通气，以肥胖低通气综合征（OHS）及疾病相关睡眠低通气更为常见。

一、肥胖低通气综合征的氧疗

OHS 是病态肥胖的严重并发症之一，患者在清醒状态下存在二氧化碳潴留，且约 90% 合并 OSA。主要治疗策略为减肥及正确使用无创正压通气。应当注意的是，单纯高浓度氧疗对 OHS 患者可增加发生高碳酸血症的风险，恶化睡眠质量，甚至引发夜间窒息。因此，对于存在夜间低氧血症的 OHS 患者，可给予低流量氧疗，并建议与无创正压通气同时应用。澳大利亚一项随机对照性研究结果认为，虽然高浓度氧疗可增加 OHS 患者的二氧化碳分压，但对 OHS 仍主张进行氧疗，不过需要进行滴定使 OHS 患者血氧饱和度保持在 88%~92% 之间。另一项随机对照性研究将 302 名 OHS 患者分别给予双水平正压通气、持续气道正压通气和生活方式干预治疗，并对分组随机进行 2 个月低流量氧疗或不氧疗，发现 2 个月低流量氧疗联合正压通气并不增加 OHS 患者的不良事件和医疗资源的利用，且能降低血压、稳定睡眠和使 AHI 下降。

总之，目前的研究显示，低流量氧疗可以改善 OHS 患者的氧合水平，但需密切监测。同时，宜进一步评价低流量氧疗对 OHS 患者心血管疾病的远期影响。

二、全身疾病相关睡眠低通气的氧疗

SRHD 与呼吸系统和全身多种疾病相关联，例如慢性阻塞性肺疾病、重叠综合征、神经肌肉疾病及胸廓畸形等。识别睡眠低通气需要整夜监测血氧饱和度，检测傍晚至次日清晨动脉血气，并尽可能同时以无创方法连续监测二氧化碳水平。无创通气是 SRHD 的主要治疗手段，而单纯高流量氧疗可能进一步加重二氧化碳潴留。持续低流量氧疗既可迅速改善动脉血氧分压，又可避免高流量氧疗引起 CO_2 潴留的风险。因此，对于 SRHD，必须氧疗时应与无创通气同时进行。患者在进行无创通气时，如果 $SaO_2<90\%$ 则需要给氧，控制吸入气氧浓度在 40% 以下、SaO_2 在 88~92% 之间；并宜同时监测经皮或呼气末 CO_2。对于神经肌肉疾病相关性睡眠低通气患者，吸氧虽可改善低氧状态，但不能改善患者的通气，建议氧疗与无创通气联合进行，并进行人工压力滴定，以选择合适设置，达到保持夜间良好氧合的最佳压力水平。

总之，对于 SDB，单纯氧疗虽可迅速改善缺氧状态，但有增加发生二氧化碳潴留的风险。因此，建议以无创正压通气治疗为主，辅以氧疗，同时密切监测经皮二氧化碳水平或动脉血气。

（胡　克）

参考文献

1. MEHTA V, VASU T S, PHILLIPS B, et al. Obstructive sleep apnea and oxygen therapy: A systematic review of the literature and meta-analysis. J Clin Sleep Med, 2013, 9（3）: 271-279

2. LEWIS E F, WANG R, PUNJABI N, et al. Impact of continuous positive airway pressure and oxygen on health status in patients with coronary heart disease, cardiovascular risk factors, and obstructive sleep apnea: A Heart Biomarker Evaluation in Apnea Treatment（HEARTBEAT）analysis. Am Heart J, 2017, 189: 59-67

3. HU K, LI Q Q, YANG J, et al. The role of high-frequency jet ventilation in the treatment of Cheyne-Stokes respiration in patients with chronic heart failure. Int J Cardiol, 2006, 106（2）: 224-231

4. SANDS S A, EDWARDS B A, TERRILL P I, et al. Identifying obstructive sleep apnea patients responsive to supplemental oxygen therapy. Eur Respir J, 2018, 52（3）: 1800674

5. 胡嫣, 韩芳. 经鼻高流量湿化氧疗在睡眠呼吸疾病中的临床应用. 中华结核和呼吸杂志, 2018, 41（2）: 130-132

6. TERZIYSKI K, DRAGANOVA A. Central sleep apnea with Cheyne-Stokes breathing in heart failure-from research to clinical practice and beyond. Adv Exp Med Biol, 2018, 1067: 327-351

7. 黄金莎, 王涛. 中枢性睡眠呼吸暂停治疗方法进展. 中华神经科杂志, 2017, 50: 74-78

8. MORAGA F A, JIMÉNEZ D, RICHALET J P, et al. Periodic breathing and oxygen supplementation in Chilean miners at high altitude（4200m）. Respir Physiol Neurobiol, 2014, 203: 109-115

9. ORR J E, HEINRICH E C, DJOKIC M, et al. Adaptive servoventilation as treatment for central sleep apnea due to high-altitude periodicbreathing in nonacclimatized healthy individuals. High Alt Med Biol, 2018, 19（2）: 178-184

10. 罗金梅, 肖毅. 肥胖低通气综合征: 需要早期诊断和正确的治疗. 中华结核和呼吸杂志, 2016, 39（8）: 585-587

11. MASA J F, CORRAL J, ROMERO A, et al. The effect of supplemental oxygen in obesity hypoventilation syndrome. J Clin Sleep Med, 2016, 12（10）: 1379-1388

第二十三章 药物治疗

CPAP是治疗睡眠呼吸障碍性疾病(SDB)的主要方法,但疗效与使用者的依从性密切相关。许多患者拒绝使用或仅部分夜间使用CPAP,成为影响治疗效果尤其是合并疾病的重要因素,这促使人们不断努力开发新的非CPAP治疗手段。药物作为使用最为方便的方法,一直受到重视。然而,有几方面问题需要指出:第一,由于SDB是涉及多种主要病理生理学特征的异质性疾病,目前尚未鉴定出能真正成功治疗SDB的药物,且对药物的安全性和有效性存在争议,需要进一步研究;第二,在临床上需根据SDB的表型选择用药,针对不同机制进行个体化治疗;第三,目前主要推荐药物大多是针对病因或危险因素进行的干预治疗,如控制心力衰竭药物、减肥药物等;第四,大多药物不推荐单独使用,建议与CPAP等治疗方法联用,并需严密监测药物不良反应。

第一节 阻塞性睡眠呼吸暂停的药物治疗

1. 减轻日间思睡的药物 对与OSA相关过度思睡或CPAP治疗后残余思睡,可考虑使用药物治疗。

莫达非尼常用来减轻OSA患者的日间思睡。虽然CPAP被认为是治疗大多数OSA患者日间思睡的有效手段,但仍有15%~20%患者存在残余思睡。莫达非尼通过促进单胺的释放和提高下丘脑组胺水平而促进觉醒,已被广泛用来治疗发作性睡病患者的思睡,也被用于治疗OSA患者的日间思睡和CPAP治疗后的残余思睡。由于莫达非尼可能引起严重皮肤不良反应(尤其是儿童),并具有精神和心血管系统不良反应,从而限制了在思睡之外的使用。同时,部分患者只服用2周并不能减轻思睡,需延长到4个月才出现较好疗效。

阿莫达非尼是莫达非尼的右旋异构体,与莫达非尼相比,有着更高的生物利用度及峰浓度,剂量仅为后者的一半。美国FDA已经批准该药作为促觉醒药物在临床上使用。

索安非托(solriamfetol)是一种去甲肾上腺素/多巴胺再摄取抑制剂,可以较好地减轻OSA和思睡,也已被美国FDA批准用来治疗日间思睡,并已完成对发作性睡病和睡眠呼吸暂停的Ⅲ期临床试验和对思睡的Ⅱ期临床试验。

2. 减体重药物 至少有50%肥胖患者存在中至重度OSA,且约50%OSA患者伴有肥胖,体重指数(BMI)与OSA严重程度之间存在正相关。BMI大于$25kg/m^2$、合并OSA的患者都应减轻体重。对于改变生活方式难于控制体重的患者,可以使用药物。有研究表明,对男性肥胖OSA患者使用西布曲明,能使睡眠呼吸障碍下降 35%(AHI 从 46.0 次 /h 下降至 16.3 次 /h),体重下降 8.5%,并改善代谢指标如胰岛素抵抗、高密度脂蛋白胆固醇、内脏和皮下腹部脂肪和肝脏脂肪的聚积,而心率和血压无变化,但对睡眠呼吸障碍的疗效不如 CPAP。

奥利司他(脂肪酶抑制剂)和利莫那班(大麻素受体拮抗剂)已用于对体重的管理中,但尚未探讨对 OSA 的作用。给予 3mg 长效胰高血糖素样肽 -1 受体激动剂利拉鲁肽 32 周,可使体重下降 5.7%、AHI 由 49.2 次 /h 降至 12.2 次 /h,伴收缩压和糖化血红蛋白下降。对 OSA 肥胖患者联合给予芬特明及托吡酯(碳酸酐酶抑制亚奥)后,体重下降 10.3%、AHI 下降 69%,并可改善血压、片段睡眠和睡眠质量。

总之,对肥胖 OSA 患者使用药物来减轻体重是可行的。

3. 降血压药物　超过 50% 成人 OSA 患者存在高血压。反之,30%以上高血压和 80 % 顽固性高血压患者存在中至重度 OSA。有实验研究发现,血压急剧变化可对颏舌肌活性产生不良影响。因此,对于使用降血压药物是否影响睡眠呼吸暂停,已受到关注。尽管早期的双盲研究显示,血管紧张素转换酶抑制剂西拉普利和 β 受体阻滞剂美托洛尔能在一定程度上减少睡眠呼吸暂停次数,但随后的多项研究发现,与安慰剂相比较,西拉普利对 AHI 没有影响。另一项研究的结果是,西拉普利可降低非快速眼动睡眠期而不是快速眼动睡眠期 AHI,但这一发现并没有在 CPAP 与血管紧张素Ⅱ受体拮抗剂缬沙坦的对照性研究中得到证实。一项比较阿替洛尔、氨氯地平、依那普利、氢氯噻嗪和氯沙坦对伴高血压 OSA 患者的随机性研究中发现,无论药物对血压的降低程度如何,都不对睡眠呼吸障碍产生影响。包括 11 项评估降血压药物对 OSA 严重程度影响的荟萃分析的结果显示,降血压药物在总体上对 AHI 的影响较小,但利尿剂对 OSA 的影响更明显,表明通过促进利尿或抑制醛固酮分泌的降血压药物对于伴高血压 OSA 患者更重要。

4. 镇静剂　OSA 的基本特征是在睡眠期间上气道发生部分或完全塌陷。觉醒一直被认为有保护性作用,可以防止睡眠期间的窒息。然而,觉醒会激活心血管系统并干扰睡眠,增加 OSA 不良后果;此外,觉醒后的过度通气更易使个体发生呼吸暂停。因此,能增加觉醒阈值的镇静剂可能有益于 OSA 患者。镇静剂(如地西泮、艾司唑仑、米氮平、氟西汀)可减轻 OSA 严重程度,但结果并不一致,且增加体重,因而限制了在 OSA 中的使用。匹克隆仅能降低部分中、重度 OSA 患者的 AHI,部分无效甚至恶化,这可能与 OSA 存在不同表型有关。影响镇静剂治疗 OSA 效果的主要因素包括上呼吸道可塌陷性、上气道扩张性肌肉对药物的反应性、觉醒阈值、改变觉醒阈值所需镇静剂的剂量,以及觉醒后机体的通气反应性等因素。镇静剂对 OSA 患者具有潜在风险,可引起不良事件。此外,有关镇静剂对 OSA 作用的研究结果不尽相同。因此,确定哪些人可能从镇静剂中受益至关重要。可能从镇静剂治疗中获益的患者,必须具有轻至中度上气道可塌陷、上气道扩张性肌的反应性良好、低至中度觉醒阈值,且镇静剂能增加觉醒阈值。需要进一步评估镇静剂作为 OSA 治疗选择的可行性,包括能预测 OSA 相关表型的标志物。

5. 减少快速眼动睡眠的药物　由于大多数 OSA 患者的睡眠呼吸事件发生在快速眼动睡眠期，因此能够缩短快速眼动睡眠的药物就可能减少 AHI。普罗替林是一种三环类抗抑郁药，可以抑制 5-羟色胺和去甲肾上腺素的再摄取，并具有抗胆碱能作用，可以抑制快速眼动睡眠。多项 RCT 研究显示该药可以改善思睡症状及降低 AHI，但不同研究之间的差异较大，研究结果尚不支持普罗替林能作为 OSA 的主要治疗方法。米氮平是另一种三环类抗抑郁药物，也被用于治疗 OSA，但大多数使用米氮平的患者出现严重思睡，且长期使用显著增加体重，进而增加 OSA 的风险。因此，不推荐米氮平用于 OSA 的治疗。

6. 抗胃食管反流药物　胃食管反流病在 OSA 患者中很常见，两者之间相关性除与肥胖和饮酒有关外，尚与睡眠期间 OSA 引起胸内压周期性下降有关。反流的酸性内容物不仅引起觉醒和夜间窒息，且可刺激咽部组织肿胀，加剧睡眠期间上气道阻塞。有报道，短期联合使用西沙必利和奥美拉唑可使 AHI 下降 50%；使用尼扎替丁 1 个月，可以降低觉醒指数但并不能降低 AHI；奥美拉唑可使呼吸暂停指数和 AHI 分别下降 31% 和 25%。另有研究发现，雷贝拉唑可以显著改善胃食管反流病 OSA 患者的睡眠质量，但不能降低 AHI。因此，抗反流药物可以改善 OSA 患者的反流症状，但对 OSA 本身的作用尚待进一步评价。

7. 甲状腺素　甲状腺功能减退症患者发生 OSA 的比例很高。甲状腺素替代治疗 3~12 个月，可以显著降低 AHI 和改善 OSA。需注意的是，要将甲状腺功能补充到正常可能需要较长时间，且治疗期间可能增加基础代谢率和耗氧量，引发夜间心绞痛和心律失常。因此，建议在补充甲状腺素的同时，应使用 CPAP 来纠正 OSA 和缺氧。并定期进行睡眠监测，以确保睡眠呼吸障碍完全消除。

8. 生长抑素　13%~39% 肢端肥大症患者存在 OSA，生长激素抑制药可改善这些患者的 OSA。奥曲肽是一种常用来治疗肢端肥大症的生长抑素，使用该药 6 个月可使 AHI 下降约 50%，同时舌体缩小。需注意的是，由于患者上气道骨骼和软组织异常，仍需通过 CPAP 来治疗持续存在的睡眠呼吸事件。

9. 性激素　流行病学及试验性研究均提示雌性激素对 OSA 起一定保护作用，但来自临床研究的结果并不一致。例如，随机对照性研究中，每天给予甲羟孕酮 30mg 仅缩短最长呼吸暂停时间而不是减少事件数量；对绝经后女性补充雌激素 1 个月可使 AHI 下降 25%，联合孕激素则可提高到 50%，也有认为黄体酮的作用更强。每天 60mg 醋酸甲羟孕酮不能改善男性 OSA 患者的睡眠呼吸障碍；以雄激素拮抗剂氟他胺治疗男性 OSA，不能显著改善睡眠呼吸障碍。此外，性激素替代疗法具有潜在副作用，包括增加冠心病、卒中、乳腺癌和血栓栓塞性事件的风险性。

10. 鼻用药物　存在变应性鼻炎的 OSA 患者可以使用鼻用激素进行治疗。氟替卡松鼻喷剂可以降低伴变应性鼻炎的 OSA 患者的鼻腔气流阻力及 AHI，效果优于鼻黏膜减充血剂。有认为经鼻吸入糖皮质激素联合体位治疗对 OSA 的疗效可能更佳，而鼻黏膜减充血剂伪麻黄碱与多潘立酮联合使用的效果优于单一使用时，可以减轻打鼾和呼吸暂停，改善思睡和降低氧减指数。

11. 其他药物　由于氧化应激参与OSA发病机制,因而抗氧化剂可能对OSA具有一定治疗作用。我国学者完成的一项随机对照性研究发现,40例中重度OSA患者每天口服1 500mg羧甲司坦片,仅可轻微改善睡眠呼吸障碍。

乙酰唑胺可以通过降低AHI和增加夜间血氧饱和度来改善高海拔睡眠呼吸暂停,且健康受试者的获益多于OSA患者。

甲基黄嘌呤(茶碱类)具有兴奋呼吸的作用,也曾被用于治疗OSA。但该药物对于阻塞性睡眠呼吸事件无明显作用,而且降低睡眠效率和减少睡眠时间,增加心脏不良事件的风险性,因而不推荐用来治疗OSA。

阿片类药物、多沙普仑、烟碱对OSA可能具有一定作用,但相关研究均未发现能使OSA患者有较大获益,对这些药物的疗效及安全性仍有待进一步评价,因而目前尚不推荐用来治疗OSA。

第二节　中枢性睡眠呼吸暂停的药物治疗

1. 镇静剂　镇静剂可以通过诱导稳定的非快速眼动睡眠、减少微觉醒以及因觉醒导致的过度通气和CSA。苯二氮䓬类药物(如三唑仑、氯硝西泮、替马西泮),以及非苯二氮䓬类药物(如唑吡坦、右佐匹克隆)都可减少患者的微觉醒、稳定睡眠和改善CSA。但要注意药物的副作用,尤其可能抑制呼吸。因此,唑吡坦和三唑仑并非CSA的优先治疗方法,仅在其他治疗方法失败后才考虑应用。同时,对使用者须密切随访。

2. 碳酰酐酶抑制剂　乙酰唑胺是一种碳酰酐酶抑制剂,可有效减轻高原性CSA。对高原性睡眠呼吸障碍患者给予乙酰唑胺治疗(250mg,1天2次),几乎可以完全消除CSA并明显改善血氧饱和度。同时,乙酰唑胺对于原发性CSA以及心力衰竭患者CSA也有效,可使CSA下降约50%,并改善夜间氧合水平和睡眠质量。但要注意该药的副作用,包括皮肤感觉异常、耳鸣、胃肠道症状、代谢性酸中毒、电解质紊乱等。目前推荐乙酰唑胺作为其他治疗方法无效时的一种替代治疗,且在使用期间需严密观察副作用。

3. 茶碱和氨茶碱　茶碱类药物可以通过拮抗腺苷对中枢的抑制作用而改善通气和降低CSA。一些小规模对照性试验(包括笔者自己的研究)显示,茶碱可使心力衰竭患者的中枢性呼吸事件下降约50%,并缩短睡眠期间的氧减时间。因此,对于无法接受其他治疗、伴潮式呼吸CSA的心力衰竭患者,可以考虑使用茶碱类药物。

4. 抗心力衰竭药物　对于合并CSA/陈-施呼吸的心力衰竭患者,CPAP治疗是首选,但应积极治疗原发病,宜合理应用血管紧张素转换酶抑制剂、β受体阻滞剂、螺内酯等利尿剂,尽可能改善心功能。也有研究显示他汀类药物可以改善合并CSA慢性心力衰竭患者的血脂水平、心功能指标以及睡眠呼吸障碍。

第三节　肥胖低通气综合征的药物治疗

虽然无创正压通气是治疗肥胖低通气综合征（OHS）的主要手段，但减重对于 OHS 极其重要，可以改善患者的整体健康状况，改善肺泡通气和夜间血氧饱和度水平，减少呼吸事件，降低肺动脉压，改善左室功能和肺功能。因此，所有 OHS 患者都应积极通过改变生活方式进行减重，必要时使用减肥药物（如奥利司他）以阻止脂肪消化和吸收，达到减重目的。

呼吸兴奋剂（如甲羟孕酮和乙酰唑胺）可以改善 OHS 的肺泡低通气，但需注意药物的副作用。

如果 OHS 患者存在周围性水肿，可以使用利尿剂进行治疗。但过多使用袢利尿剂可加重代谢性酸中毒，继而引起日间低通气和恶化低氧状态。

（胡　克）

参考文献

1. HEDNER J, ZOU D. Drug therapy in obstructive sleep apnea. Sleep Med Clin, 2018, 13（2）: 203-217

2. JORDAN A S, O'DONOGHUE F J, CORI J M, et al. Physiology of arousal in obstructive sleep apnea and potential impacts for sedative treatment. Am J Respir Crit Care Med, 2017, 196（7）: 814-821

3. WU K, SU X, LI G, et al. Antioxidant carbocysteine treatment in obstructive sleep apnea syndrome: a randomized clinical trial. PLoS One, 2016, 11（2）: 0148519

4. 彭辉, 李涛平, 黄福美. 慢性充血性心力衰竭患者中枢性睡眠呼吸暂停的治疗进展. 广东医学, 2014, 35（16）: 2618-2622

5. 黄金莎, 王涛. 中枢性睡眠呼吸暂停治疗方法进展. 中华神经科杂志, 2017, 50（1）: 74-78

第二十四章 非持续气道正压通气内科治疗策略介绍及展望

虽然临床上持续气道正压通气（CPAP）通常是中重度阻塞性睡眠呼吸暂停（OSA）的首选疗法，但仍然存在着依从性不够理想等不利因素，近年来多种试图替代或作为CPAP治疗的补充疗法不断被发掘。

一、颏舌肌兴奋疗法

近年来通过兴奋颏舌肌防止舌根后坠扩张上气道来治疗OSA正在国内外积极开展并已取得长足的进展。该技术主要用于治疗舌根平面阻塞的OSA。

目前刺激颏舌肌治疗OSA有三种方法：一种是经皮下连续刺激颏舌肌（图24-0-1），一种是以神经袖套电极刺激舌下神经（图24-0-2），还有一种最新的方法是经舌下静脉刺激舌下神经。虽然三种方法均取得了一定的疗效，但各有利弊。经皮下刺激颏舌肌为无创性，可连续进行，但刺激电流量较大，易于干扰睡眠结构引起微觉醒。经神经袖套电极刺激舌下神经需要手术分离出舌下神经轴突，且袖套电极长期使用易于造成神经的损伤。经舌下静脉刺激舌下神经为微创，不须分离神经和不会损伤神经，可长期使用，是最有前景的刺激颏舌肌治疗OSA的方法。

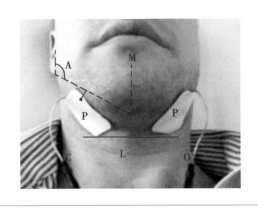

图 24-0-1　经皮下刺激颏舌肌

将刺激电极贴于双侧下颌下方，经刺激电源导线连接外置刺激仪，于睡眠期使用

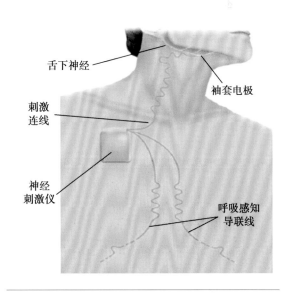

图 24-0-2　植入式舌下神经刺激仪

睡眠期当呼吸感知导联线感知到有呼吸暂停发生时，由埋藏于胸大肌上的神经刺激仪发放刺激脉冲，经刺激连线到舌下神经轴突的袖套电极，刺激兴奋舌下神经，使颏舌肌兴奋，扩张上气道并防止舌根后坠

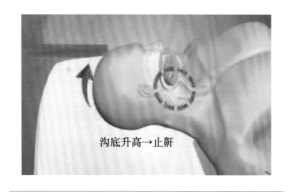

图 24-0-3 智能止鼾枕示意图
出现鼾声时头部侧转可使得上呼吸道增宽

目前需要努力的是扩大临床试验样本量,从临时电极刺激过渡到植入式永久型刺激器的安装和刺激治疗时避免对睡眠的干扰。估计在今后若干年内会取得较快进展。

二、止鼾枕

【原理】

研究发现 OSA 患者在打鼾时如改变头颈部位置,往往可以使上气道通畅度改善从而使打鼾和呼吸暂停明显减轻或消退。

【使用方法】

通过止鼾枕内的麦克风持续监测鼾症患者睡眠期发出的声音及时变动患者头部在枕头上的位置,使患者的舌后咽喉间隙扩大,而启动止鼾和改善 OSA 的功能(图 24-0-3)。

【适应证】

①单纯性鼾症;②轻度 OSA 患者;③因打鼾严重影响床伴或其他家人;④因打鼾和 OSA 诱发心脑血管病变者;⑤对 CPAP 不依从的 OSA 患者。

三、鼻咽通气管

鼻咽通气管是于睡眠期临时实施经鼻孔插入的尼龙软支架,插入的尼龙软支架到达咽部上气道

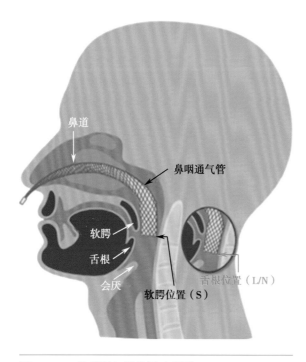

图 24-0-4 鼻咽通气管使用示意图

可自行弹开,起到对抗睡眠期上气道塌陷的作用(图 24-0-4)。此方法还在临床试验阶段,还需要解决对咽部异物刺激感等问题,尚未进入普及使用。

四、呼气相鼻阻力塞

呼气相鼻阻力塞是于睡眠期塞在鼻出口处的一小型薄而软的硅胶塞,具有活塞式功能,即不影响吸气,但呼气时可产生鼻腔乃至上气道的轻度内源性 PEEP,从而对 OSA 发生时的上气道塌陷有一定的对抗作用(图 24-0-5)。主要适合于单纯性鼾症和轻度 OSA 患者,是否能改善 OSA 引起的高血压等并发症尚有待进一步观察。

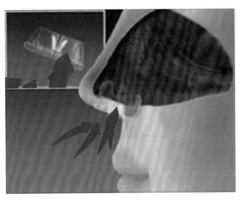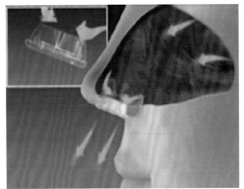

图 24-0-5　呼气相鼻阻力塞示意图

五、口腔负压装置

通过一负压泵可在口腔内产生最强达约 $-50cmH_2O$ 的牵引负压使睡眠期舌体和软腭产生前移,从而使舌后和软腭后间隙扩大,达到减轻 OSA 的作用(图 24-0-6)。虽然可以降低 AHI,由于存在一些副作用,如口腔内不适、刺激唾液腺分泌等,该临床研究还处于初期探讨阶段,其对于能否改善 OSA 引起的高血压等并发症尚有待观察。

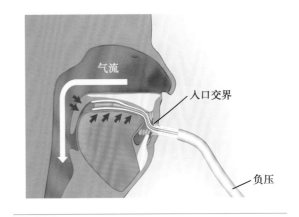

气流
入口交界
负压

图 24-0-6　口腔负压装置示意图

（张希龙）

参考文献

1. CERTAL V F, ZAGHI S, RIAZ M, et al. Hypoglossal nerve stimulation in the treatment of obstructive sleep apnea: a systematic review and meta-analysis. Laryngoscope, 2015, 125(5): 1254-1264

2. IACONETTA G, SOLARI D, VILLA A, et al. The hypoglossal nerve: anatomical study of its entire course. World Neurosurg, 2018, 109: 486-492

3. CAZAN D, MEHRMANN U, WENZEL A, et al. The effect on snoring of using a pillow to change the head position. Sleep Breath, 2017, 21(3): 615-621

4. DIBRA M N, BERRY R B, WAGNER M H. Treatment of obstructive sleep apnea: choosing the best interface. Sleep Med Clin, 2017, 12(4): 543-549

5. OKUNO K, ONO MINAGI H, IKAI K, et al. The

efficacy of nasal airway stent (Nastent) on obstructive sleep apnoea and prediction of treatment outcomes. J Oral Rehabil, 2019, 46 (1): 51-57

6. TRAXDORF M, HARTL M, ANGERER F, et al. A novel nasopharyngeal stent for the treatment of obstructive sleep apnea: a case series of nasopharyngeal stenting versus continuous positive airway pressure. Eur Arch Otorhinolaryngol, 2016, 273 (5): 1307-1312

7. KUMAR A R, GUILLEMINAULT C, CERTAL V, et al. Nasopharyngeal airway stenting devices for obstructive sleep apnoea: a systematic review and meta-analysis. J Laryngol Otol, 2015, 129 (1): 2-10

8. HUNG TC, LIU TJ, HSIEH WY, et al. A novel intermittent negative air pressure device ameliorates obstructive sleep apnea syndrome in adults. Sleep Breath, 2019, 23 (3): 849-856

第二十五章　阻塞性睡眠呼吸暂停的行为治疗

阻塞性睡眠呼吸暂停的行为治疗（behavioral therapy）是指通过个人的行为改善上气道阻塞,治疗或协助治疗 OSA 的行为。行为治疗包括睡眠体位治疗、非外科减重治疗和改变生活方式,其中非外科减重治疗和改变生活方式是 OSA 治疗的基石。改变生活方式包括健康饮食、运动锻炼、戒烟、戒酒等方面。

一、睡眠体位治疗

随着体位变化而观察到的上气道塌陷的差异使一些个体被归类为一个亚型,总体 AHI 大于5 次 /h,仰卧位 AHI 大于非仰卧位的 2 倍为仰卧位相关阻塞性睡眠呼吸暂停（supine position related obstructive sleep apnea, SpOSA）。有研究报告显示,超过 50% 的 OSA 仰卧位 AHI 至少是非仰卧位的 2 倍。SpOSA 可归因于不利的气道构型、肺体积缩小和气道功能障碍（扩张肌无力）,然而,唤醒阈值和仰卧位通气控制不稳定的作用尚未确定。SpOSA 患者与非 SpOSA 相比更年轻,其体重指数（BMI）及 AHI 较低。有 16 名 SpOSA 患者（所有患者拒绝或不能耐受持续气道正压通气）参加的一项研究,每晚使用体位定位装置,治疗 3 个月。通过放置在定位装置内的活动记录仪监测每夜使用情况,16 名患者中有 10 名使用该装置超过 80% 的夜晚。与基线（诊断）夜晚相比,使用定位装置后平均 AHI 从（26.7±17.5）次 /h 降至（6.0±3.4）次 /h（$P<0.000\ 1$）,氧减指数从（18.4±11.1）次 /h 降至（7.1±5.7）次 /h（$P=0.001$）,仰卧时间百分比从（42.8%±26.2%）下降到（5.8%±7.2%）（$P<0.000\ 1$）,Epworth 嗜睡量表评分从（9.4±4.5）显著下降至（6.6±4.7）（$P=0.02$）。

有学者报道了 38 名 SpOSA 患者（在基线多导睡眠图上确定）参与的研究,受试者年龄为（49±12）岁、体重指数为（31±5）kg/m^2,他们被随机分配到睡眠体位治疗组和 CPAP 治疗组。治疗后两组受试者 AHI<5 次 /h 的百分比分别为 92% 和 97%（$P=0.16$）。AHI 中位数从 11 次 /h 下降至2 次 /h,治疗前后具有显著差异（$P<0.001$）。两组的睡眠效率、自发觉醒指数和睡眠结构均未发生变化,由此表明对 SpOSA 患者进行体位治疗的疗效可与 CPAP 有类似的效果。

多项短期研究发现,多体位改变装置在减少仰卧位时间和 AHI 方面是有效的,但在患者舒适度和依从性方面因所应用的设备不同而表现各异。随着新型复杂振动体位治疗装置的发明,新技术的进步使得睡眠体位治疗重回学者关注热点,这些治疗装置在提高患者治疗依从性上仍有着巨大潜力。

二、非外科减重治疗

肥胖与 OSA 之间的相互作用机制复杂:肥胖引发和加重 OSA,反过来 OSA 患病率随着肥胖率的增加而增加。可能的机制：脂肪沉积在咽侧脂肪和舌根，导致气道狭窄；压迫胸壁和腹壁降低了气管张力；肺活量也会随着肥胖而下降；瘦素抵抗引起的呼吸控制改变；更大的二氧化碳负荷。美国威斯康星州的睡眠队列发现，体重增加 10% 会导致发展为中重度 OSA 的概率增加了 6 倍，呼吸暂停低通气指数（AHI）增加 32%。而 OSA 也可能导致肥胖。许多患者报告在 OSA 症状出现后和诊断前 12 个月内体重大幅增加。肥胖率还受到高脂肪、碳水化合物和单糖食物能量摄入增加的影响。一些研究表明，与健康对照组相比，OSA 患者更倾向于能量密集的食物。因此，鉴于生活方式或非外科治疗的减重，是 OSA 的基本治疗。多项研究显示，包括运动和饮食诱导的体重减轻，可以使轻、中、重度 OSA 患者不同程度获益，降低 AHI，改善夜间氧饱和度。

三、健康饮食指导

人们对饮食摄入在阻塞性睡眠呼吸暂停（OSA）中的作用知之甚少。目前的证据表明，低碳水化合物或地中海饮食对超重和肥胖个体的益处超出了减肥的公认益处。此外，运动对血管健康具有独立的保护作用，这可能抵消 OSA 患者中发生的氧化应激、炎症和交感神经激活的增加。一项横断面研究招募了 75 名面临 OSA 风险的志愿者。多导睡眠图用于 OSA 的诊断。睡眠质量评估采用匹兹堡睡眠质量指数。测定血压、血糖参数（空腹血糖、糖耐量试验）和脂质代谢（TC、LDL-C、HDL-C、TG）。采用 24 小时膳食回顾和食物频度问卷对膳食摄入量进行评价，采用序贯 Logistic 回归模型将背景特征和饮食摄入与 OSA 严重程度联系起来。调查表明，摄入膳食纤维与 OSA 严重程度降低有关（OR 为 0.84；95%CI 为 0.71~0.98），严重 OSA 患者膳食纤维摄入量明显降低，临床饮食咨询具有重要意义。

四、运动锻炼

流行病学研究表明，与少活动的人相比，体力活动的人患 OSA 的风险更低。在美国威斯康星州的睡眠队列研究中，成年人每 4 年进行一次夜间睡眠研究，并在基线和 10 年随访中完成运动调查。独立于体重指数等干扰因素，运动时长等与轻、中度 OSA 的发生率降低有关，运动持续时间的缩短与 OSA 的恶化有关。此外，实验研究表明，单独运动可以改善睡眠呼吸暂停的严重程度。这些改善被观察到独立于体重减轻，提示运动改善 OSA 可能有其他的机制。一种假说是适度的运动可以减少腿部体液的积累和夜间体液的移动。夜间躺下时，体液会重新分配到颈部，导致上呼吸道周围组织压力增加，上呼吸道体积缩小，增加其可塌陷性。另一种假说是，无减轻体重的运动训练可能因其对中心性肥胖的明显影响而减轻睡眠呼吸暂停的严重性。有研究表明，没有减重的运动训练可以显著减少中心脂肪。值得注意的是，为期 6 个月的运动训练可使腹部总脂肪减少 12%。中心性肥胖的积极变化是代谢综合征标志物改善的最有力的预测指标。运动可增强冠心病患者的血管内皮依赖性血管舒张功能，可以降低收缩压中位数以下的肥胖成年人的动脉硬化度。

五、戒烟

目前多项研究都得出了一个共同的结论——吸烟是打鼾的一个独立危险因素。吸烟引起并加重打鼾及 OSA 的机制包括：①吸烟可导致慢性黏膜炎症，表现为细胞的肥大，黏膜的水肿，纤毛功能受损使鼻部阻力增加；②吸烟可诱发小气道的重塑，造成肺功能降低。由于睡眠时通气功能进一步下降，通气血流比例失调加重，从而造成动脉血氧饱和度的显著变化；③吸烟产生的另一个显著的改变是血液中一氧化碳血红蛋白的增高，导致了氧化血红蛋白解离曲线左移，血红蛋白与氧气结合更紧密，使组织用氧更加困难；④长期暴露在吸烟的环境会减弱组织对缺氧的敏感性，使机体因缺氧觉醒的能力变差，当呼吸暂停发生时这些病理改变削弱了机体的自主恢复能力，造成呼吸暂停时间增加、与之相伴的长时间的血氧饱和度的下降；⑤吸烟造成的气道炎症、对上气道肌肉的影响及夜间尼古丁撤退所致的"反弹效应"等都是 OSA 的不利影响因素。

Kashyap 等对 108 名 OSA 患者及 106 名对照组人群进行调查，发现 OSA 患者中吸烟者百分比为 35%，而对照组仅为 18%。据 Conway 等报道，每年吸烟包数大于 15 的人群更可能出现睡眠期血氧饱和度小于 90% 的时间占总睡眠时间的比例大于 5%。此外，吸烟人群更易出现反复夜间觉醒，会进一步加剧睡眠片段化。一项研究回顾性分析了 30~65 岁 OSA 患者和健康对照组共 1 340 例，分别将轻度吸烟未戒烟组、重度吸烟未戒烟组、轻度吸烟戒烟组和重度吸烟戒烟组作为研究组，非吸烟人群为对照。发现吸烟组（特别是重度吸烟未戒烟组）人群患 OSA 风险明显增高。未戒烟的 OSA 患者较非吸烟的 OSA 患者夜间低氧血症的时间更长且程度更重。

六、戒酒

OSA 的发病和饮酒之间存在密切联系，有研究表明，酗酒者的 OSA 发病率是非酗酒者的 1.33 倍。一项研究报道了 6 名 OSA 患者和 6 名健康受试者 2 晚的睡眠监测。第一晚没有给予乙醇，5 名患者出现轻度、1 名患者出现重度的 OSA，并且出现低于 92% 动脉血氧饱和度下降（缺氧事件）。第二天晚在睡前摄入 0.085kg 乙醇，与未摄入乙醇夜相比，所有患者表现出缺氧事件的数量和 / 或严重程度显著增加，最严重的缺氧事件发生在睡眠后 80~160 分钟内，睡眠潜伏期显著短于未摄入乙醇夜晚。相反，健康受试者在摄入乙醇后在睡眠期间没有发生缺氧事件或呼吸异常事件。一项研究纳入 OSA 患者 1 017 例，在控制了年龄、性别、BMI、职业后的相关回归分析显示 AHI 与总乙醇量及饮酒年限相关。摄入乙醇加重 OSA 的机制：乙醇抑制舌下神经、自主神经、舌咽神经导致呼吸道上皮细胞肿胀以及口咽部肌肉张力降低；乙醇可降低呼吸功能，直接作用到延髓；乙醇还可以抑制低碳酸血症对颈动脉窦化学感受器的刺激；也可能导致大脑皮质的神经元受到抑制。

（刘建红）

1. GADOTH N, OKSENBERG A. Positional therapy in obstructive sleep apnea: for whom and for whom not.// Positional Therapy in Obstructive Sleep Apnea. New York: 2015, 383-394

2. JOOSTEN S A, O'DRISCOLL D M, BERGER P J, et al. Supine position related obstructive sleep apnea in adults: pathogenesis and treatment. Sleep Med Rev, 2014, 18(1): 7-17

3. PERMUT I, DIAZ-ABAD M, CHATILA W, et al. Comparison of positional therapy to CPAP in patients with positional obstructive sleep apnea. J Clin Sleep Med, 2010, 6(3): 238-243

4. HEINZER R C, PELLATON C, REY V, et al. Positional therapy for obstructive sleep apnea: an objective measurement of patients' usage and efficacy at home. Sleep Med, 2012, 13(4): 425-428

5. LIM D C, PACK A I. Obstructive sleep apnea: update and future. J Annu Rev Med, 2017, 68(14): 99-112

6. DOBROSIELSKI D A, PAPANDREOU C, PATIL S P, et al. Diet and exercise in the management of obstructive sleep apnoea and cardiovascular disease risk. Eur Respir Rev, 2017, 26(144): 160110

7. STELMACH-MARDAS M, MARDAS M, IQBAL K, et al. Dietary and cardio-metabolic risk factors in patients with obstructive sleep apnea: cross-sectional study. Peer J, 2017, 5: 3259

8. PEPPARD P E, YOUNG T. Exercise and sleep-disordered breathing: an association independent of body habitus. Sleep, 2004, 27(3): 480-484

9. QUAN S F, O'CONNOR G T, QUAN J S, et al. Association of physical activity with sleep-disordered breathing. Sleep Breath, 2007, 11(3): 149-157

10. ARAGHI M H, CHEN Y F, JAGIELSKI A, et al. Effectiveness of lifestyle interventions on obstructive sleep apnea (OSA): systematic review and meta-analysis. Sleep, 2013, 36(10): 1553-1562

11. REDOLFI S, BETTINZOLI M, VENTUROLI N, et al. Attenuation of obstructive sleep apnea and overnight rostral fluid shift by physical activity. Am J Respir Crit Care Med, 2015, 191(7): 856-858

12. ROSS R, DAGNONE D, JONES P J, et al. Reduction in obesity and related comorbid conditions after diet-induced weight loss or exercise-induced weight loss in men. a randomized, controlled trial. Ann Intern Med, 2000, 133(2): 92-103

13. STEWART K J, BACHER A C, TURNER K L, et al. Effect of exercise on blood pressure in older persons: a randomized controlled trial. Arch Intern Med, 2005, 165(7): 756-762

14. STRADLING J R, CROSBY J H. Predictors and prevalence of obstructive sleep apnoea and snoring in 1001 middle aged men. Thorax, 1991, 46(2): 85-90

15. BLOCK A J, BOYSEN P G, WYNNE J W, et al. Sleep apnea, hypopnea and oxygen desaturation in normal subjects. a strong male predominance. N Engl J Med, 1979, 300(10): 513-517

16. FEWELL J E, SMITH F G. Perinatal nicotine exposure impairs ability of newborn rats to autoresuscitate from apnea during hypoxia. J Appl Physiol, 1998, 85(6): 2066-2074

17. KASHYAP R, HOCK L M, BOWMAN T J. Higher prevalence of smoking in patients diagnosed as having obstructive sleep apnea. Sleep Breath, 2001, 5(4): 167-172

18. 全志豪,刘建红,谢宇萍,等.吸烟与阻塞性睡眠呼吸暂停低通气综合征的相关性.中华医学杂志,2014,94(10):733-736

19. SCRIMA L, BROUDY M, NAY K N, et al. Increased severity of obstructive sleep apnea after bedtime ingestion: diagnostic potential and proposed mechanism of action. Sleep, 1982, 5(4):318-328

20. 刘建红,雷志坚,王武,等.饮酒对阻塞性睡眠呼吸暂停低通气综合征的影响.中华保健医学杂志,2011,13(2):92-94

第二十六章 阻塞性睡眠呼吸暂停合并其他类型睡眠障碍的诊疗策略

第一节 阻塞性睡眠呼吸暂停合并失眠

阻塞性睡眠呼吸暂停（obstructive sleep apnea，OSA）和失眠障碍（insomnia）是两种最常见的睡眠障碍。临床上两者的共病率高。由于 OSA 和失眠共病对日间功能损害和生活质量下降的影响比任何单一情况更为严重，故已成为临床诊疗和科学研究关注的热点。

【定义和流行病学】

失眠是以频繁而持续的入睡困难或睡眠维持困难并导致睡眠满意度不足为特征的睡眠障碍。尽管"失眠合并 OSA 综合征"的概念早在 1973 年就提出，但后续几乎没有研究调查它的流行病学或临床意义。2001 年，Krakow 发现在临床诊断的 OSA 患者中，约 50% 也伴有明显的失眠症状，遂提出睡眠障碍性呼吸$^+$（SDB-plus）的概念。直到 2010 年"OSA 共病失眠（comorbid insomnia and OSA，CIO）"的概念才得以确立。已有的证据显示 OSA 患者中 25%~57% 同时伴有失眠（症状）。反之，在失眠患者中约 50% 的患者存在符合诊断标准的 OSA。欧美洲地区的 OSA 患者比西太平洋地区的患者更易伴发失眠。

【病因和发病机制】

OSA 和失眠共病率高的原因可能源于彼此的相互影响。一方面，OSA 患者夜间睡眠出现反复呼吸暂停及低通气伴随低氧血症和吸气努力增加。这易造成患者频繁觉醒和微觉醒，进而导致睡眠破碎和皮质兴奋性增加。在部分 OSA 患者，夜尿次数的增多也可能加剧其失眠。另一方面，失眠患者中普遍存在的睡眠剥夺及睡眠片段化会影响颏舌肌功能，进而诱发或加重上呼吸道阻塞而引起 OSA。此外，失眠本身造成的睡眠片段化即可造成 NREM 期的延长和 REM 期的缩短，并影响上呼吸道肌肉的正常节律，进而引起或加重 OSA。联系 OSA 和失眠两种情况的机制之一可能是下丘脑 - 垂体 - 肾上腺轴（the hypothalamic-pituitary-adrenal axis，HPA）功能亢进及相关代谢综合征。由于 OSA 和失眠的任一种情况都可导致患者的交感神经系统和 HPA 功能亢进，这可诱发失眠和促进睡眠片段化，从而启动和维持了 OSA 患者严重的失眠。

【临床表现】

失眠的表现包括睡眠困难（夜间入睡困难、睡眠维持困难、比期望时间过早醒来）和日间功能损害两组症状。后者包括疲劳、情绪障碍、认知（记忆、注意、反应速度）损害、工作（社交、家务、职业、学业）效率下降、事故率增加、日间困倦、精力和主观能动性下降以及对失眠的痛苦感。病程超过3个月时称慢性失眠，病程为1~3个月时称短期失眠。诊断失眠除需要满足时间标准外，还要满足频度标准（睡眠困难每周至少出现3次）和严重度标准（睡眠主观潜伏期和睡眠发生后醒来：儿童和青年 >20min；中老年 >30min）。随年龄的增加发病率增加，女性多于男性。

CIO 患者在 50~60 岁最易出现。理论上，CIO 患者的临床表现是 OSA 和失眠两类症状及其后果的叠加。但是，CIO 的临床表现和 PSG 监测的结果更多体现的是失眠特征。女性 OSA 患者更易出现 CIO、疲劳和早晨头痛。与单纯 OSA 患者相比，CIO 患者睡眠感降低（单纯 OSA 者的睡眠感正常），睡眠紊乱和睡眠相关性日间功能损害更重，生活质量更差，共患精神疾病、心血管疾病、代谢性疾病和肺部疾病也更多见。在 CIO 者中，中重度 OSA 患者的失眠程度较轻度 OSA 或单纯失眠者轻。CIO 患者的失眠症状以睡眠维持困难亚型最多，其次是混合性亚型。在西太平洋地区，CIO 患者的单纯入睡困难性失眠很少见（9%，欧美地区为 20%~24%）。在非肥胖患者，OSA 患者共病起始失眠和末段失眠时很难依从 CPAP 治疗。与普通失眠者相比，CIO 患者精神类药物或催眠药物的使用率增加。

【诊断】

一方面，对于 OSA 患者需要关注其夜间睡眠质量和日间功能，尤其在日间思睡不明显或出现抑郁和头痛症状时。另一方面，对失眠患者需要排除 OSA，尤其在对应当有效的药物治疗效果不好时或日间思睡明显时。有关 OSA 的诊断标准可参见第四篇第十五章。根据《中国失眠障碍诊断与治疗指南》，失眠的诊断标准参见表 26-1-1。

常用评定患者失眠严重程度的量表有失眠严重性指数量表和匹茨堡睡眠质量指数量表。

1. 失眠严重程度指数量表　失眠严重程度指数量表（insomnia severity index，ISI）用于评估失眠严重程度及治疗效果等，评估最近两周的睡眠情况。包含 5 个条目，共 7 个问题。每项评分均分为无（0）、轻度（1）、中度（2）、重度（3）和非常严重（4）五个等级，总分 28 分。评定标准：0~7 分为无临床意义的失眠；8~14 分为亚临床失眠；15~21 分为临床失眠（中度）；22~28 分为临床失眠（重度）。

2. 匹兹堡睡眠质量指数量表　匹兹堡睡眠质量指数量表（Pittsburgh sleep quality index，PSQI）主要用来评估器质性或非器质性睡眠障碍患者最近 1 个月的睡眠质量。包括入睡时间及总睡眠时间、失眠症状、打鼾、服药、日间清醒状态等。量表由 23 个题目构成，分为 7 个成分，即主观睡眠质量、入睡时间、睡眠时间、睡眠效率、睡眠障碍、催眠药物、日间功能障碍。每个成分按 0（很好）、1（较好）、2（较差）和 3（很差）计分。PSQI 总分为 0~21 分。总分 ≥7 分者提示存在睡眠质量差。总分越高，睡眠质量越差。

这两个量表在 OSA 环境下的研究少见。一项研究表明，在 OSA 患者，PSQI 区分睡眠好坏的分数截点是 9.5 分，而不是通常的 7 分（我国）或 5 分（欧美）。

表 26-1-1　失眠的诊断标准

必须同时符合 A~E 项标准

A　存在以下 1 条或多条睡眠异常症状（患者报告，或患者的父母或保育者观察到）：

　　1. 睡眠起始困难

　　2. 睡眠维持困难

　　3. 比期望时间过早醒来

　　4. 在合适的作息时间点不愿上床

　　5. 没有父母或保育者干预入睡困难

B　存在以下 1 条或多条与失眠相关的症状（患者报告，或患者的父母或保育者观察到）：

　　1. 疲劳或全身不适感

　　2. 注意力不集中或记忆障碍

　　3. 社交、家务、职业或学业能力损害

　　4. 情绪紊乱、烦躁

　　5. 日间瞌睡

　　6. 出现行为问题，如活动过度、冲动、攻击

　　7. 精力和体力下降

　　8. 易发生错误和事故

　　9. 因过度关注睡眠而焦虑不安

C　失眠不能单纯用无合适的睡眠时间或不恰当的睡眠环境来解释

D　每周至少出现 3 次睡眠紊乱和相关日间症状

E　睡眠紊乱和相关日间症状不能由其他类型睡眠障碍解释

【治疗】

CIO 患者的治疗需要针对 OSA 和失眠两个方面。但两方面治疗的先后顺序没有明确规定。可以是治疗 OSA 的症状在先，也可以是治疗失眠的症状在先，还可以同时进行。选择的因素包括失眠和 OSA 的各自程度、患者主要关切的症状和其对治疗的优先倾向。对于男性、OSA 处于中度或以上、失眠症状相对较轻、日间打盹频繁和惯常睡眠时间偏短的 CIO 患者可以先针对 OSA 进行治疗。有效的持续性正压通气（continuous positive airway pressure，CPAP）治疗可以使这类患者的睡眠时间增加半小时以上，睡眠效率、睡眠破碎、日间思睡和频繁打盹都可改善。对于女性、OSA 处于轻度、失眠症状较重、有显著的焦虑或敏感气质、频繁使用催眠药和惯常睡眠时间偏长的 CIO 者建议先进行针对失眠的治疗（尤其是催眠药使用者），因为若先进行 CPAP 治疗可使这类患者的睡眠时间减少 11~48（中位数 23）min。

CIO 患者针对 OSA 的治疗首选是 CPAP，也可以使用体位限制、口腔矫治器治疗、舌下神经刺激，乃至手术治疗。CPAP 的长期疗效已得到证实。总体而言，CPAP 治疗对日间思睡明显的患者在思睡、失眠相关和呼吸暂停症状的改变比症状轻微者或睡眠紊乱者的效果大（中 - 大效应），尤其是比

前者。

失眠和对睡眠的不满意可降低 CPAP 治疗的依从性。至于哪种失眠亚型（起始型、中段型和末段型）更加与降低的依从性有关尚无定论。但无论如何，治疗失眠可提高 CIO 患者对 CPAP 的依从性及适应性，尤其是认知行为治疗（cognitive behavioral therapy of insomnia，CBT-I）。

对于 CIO 患者的失眠治疗得到较多探索的是 CBT-I。通常，CIO 患者经 CBT-I 治疗后的疗效与纯失眠患者接受 CBT-I 治疗后的效果相当，即显著改善失眠症状、总体失眠程度和其他日间功能。OSA 的存在和程度并不关联失眠的缓解和治疗抵抗。这提示在治疗 OSA 之前，CIO 患者应当接受 CBT-I 治疗。在我国，由于具有 CBT-I 治疗资质的人员少、生活节奏快、文化因素等多种因素限制，有机会接受 CBT-I 治疗的 CIO 患者少。所以，药物治疗是目前治疗 CIO 患者失眠不可或缺的方法。

苯二氮䓬类睡眠药物因能干扰上呼吸道肌肉的正常节律，对低氧的反应下降，所以有潜在加重 OSA 病情甚至诱发急性呼吸衰竭作用的风险。因此，在治疗 CIO 患者时，应避免使用苯二氮䓬类药物。目前可用于 CIO 患者失眠的药物包括：①非苯二氮䓬受体激动药（non-benzodiazepine receptor agonists）；②褪黑素受体激动药；③促食欲素（orexin）受体拮抗药；④抗抑郁药。常见的 CIO 患者失眠治疗药物见表 26-1-2。在这些药物中，比较有效而安全的是右佐匹克隆、唑吡坦和曲唑酮。它们适合于 OSA 为轻中度的 CIO 患者。

表 26-1-2　CIO 患者常见失眠治疗药物

类型	药品名	催眠机制	半衰期 /h	T_{max}/h	催眠剂量 /mg	适应证	常见不良反应
非苯二氮䓬类	扎来普隆	结合 $GABA_A\alpha_1$	1（0.8~1.3）	1（0.5~2）	成人 5~10，老人 2.5~5	入睡难（7~10 天）	头晕、眼痛、共济障碍、食欲缺乏
	唑吡坦	调节 $GABA_A\alpha_1$	2.5（1.5~4.5）	0.25（0.25~1.5）	男性 10，女性和老人 5	入睡难和睡眠维持难（7~10 天）	头晕、头痛、遗忘、言语含糊、朦胧觉醒、偶尔睡行等行为异常
	佐匹克隆	结合 $GABA_A$ $\alpha_{1-3,5}$	5.3（3.5~6.5）	0.5（0.25~2）	3.75~7.5	入睡难或维持睡眠难（7~10 天）	停药反应、宿醉
	右佐匹克隆	结合 $GABA_A$ $\alpha_{1-3,5}$	6（5~8）	0.5（0.25~2）	成人 2~3，老人 1~2	入睡难和睡眠维持难	苦味、影响呼吸、头晕、头痛、胃部不适、协调障碍
褪黑素受体激动药	雷美尔通	激动 MT_1、MT_2	2（1~2.6）	0.75	8	入睡困难	疲乏、头晕、恶心、呕吐、失眠恶化、幻觉
	褪黑素缓释片	激动 MT_1、MT_2	6		2	>55 岁，睡眠维持难	无明确描述

类型	药品名	催眠机制	半衰期 /h	T_{max}/h	催眠剂量 /mg	适应证	常见不良反应
orexin 受体拮抗药	苏沃雷生	拮抗 OX_1R 和 OX_2R	约 12		10~20	成人睡眠起始和 / 或维持困难	常见思睡、疲劳；偶见头痛、头晕、转氨酶升高
抗抑郁药	多塞平	拮抗 H_1	17（10~50）	1.5~4	老人 3，成人 6	睡眠维持困难	思睡 / 镇静、头痛
	曲唑酮	拮抗 5-HT_{2C}、α_1 和 M_1	9（7~15）		25~100	睡眠维持困难	体位性低血压、头晕、口干

（陈贵海）

第二节　阻塞性睡眠呼吸暂停合并发作性睡病

发作性睡病是以难以控制的思睡、发作性猝倒、睡瘫症、入睡幻觉及夜间睡眠紊乱为主要临床特点的睡眠障碍。OSA 合并发作性睡病（comorbid narcolepsy and OSA，CNO）常见，但由于两者的突出症状之一都是日间思睡，故患者往往只诊断了其中的一种而忽略另外一种疾病，其中发作性睡病因其发病率较低，而常常被漏诊。因未得到正确诊断和处理的患者其症状无法很好缓解，近年来日益得到关注。

日间思睡（excessive daytime sleepiness，EDS）是普通人群中常见的主诉。不分病因的 EDS 罹患率难以获得，为 9%~28%。在导致日间思睡的疾病中，阻塞性睡眠呼吸暂停最常见，发作性睡病（narcolepsy）居其次（表 26-2-1）。

表 26-2-1　日间思睡的常见原因

分类	亚类	常见原因
睡眠障碍	睡眠剥夺 / 不充足睡眠	行为因素 / 不良睡眠卫生、昼夜节律性睡眠障碍（轮班工作睡眠障碍、倒时差、睡眠时相延迟、睡眠时相提前）、失眠
	睡眠破碎 / 紊乱	睡眠呼吸障碍（如 OSA）、睡眠相关运动障碍（不宁腿综合征、周期性肢体运动障碍）、异态睡眠（如梦魇）、胃食管反流
	睡眠驱动增加 / 原发性中枢性睡眠过度	发作性睡病（伴或不伴猝倒发作）、特发性睡眠过度、异态睡眠、Kleine-Levin 综合征、经期相关性睡眠障碍
其他原因	神经科疾病	神经系统变性疾病（如帕金森病）、多发性硬化、卒中、癫痫、中枢神经系统肿瘤、脑结构性疾病、脑炎后遗症
	精神科疾病	抑郁、焦虑、精神分裂症、创伤后应激障碍
	内科疾病	心力衰竭、慢性肾功能不全、肝功能不全、癌症、肥胖 / 低通气综合征
	药物	苯二氮䓬类、苯巴比妥类、乙醇、阿片类、抗癫痫药、抗抑郁药、抗精神分裂症药、心境稳定剂、抗组胺药、某些内科用药（如可乐定）

【流行病学】

研究起始诊断为 OSA 的患者其合并发作性睡病的发病率资料极少。在 33 例 OSA 患者中,23 例同时诊断了 OSA 和发作性睡病(CNO),但有 10 例起始仅诊断为 OSA,延迟(6.1±7.8)年才有发作性睡病存在(由于尽管接受了有效 CPAP 治疗,依然有残留 EDS)。另一方面,发作性睡病合并 OSA 的比例也很高。诊断为发作性睡病的患者满足 CNO 诊断者达 20%~30%。美国一项大样本研究提示成人发作性睡病患者 5 年内合并 OSA 的比例达 51.4%,是合并一般疾病概率的 18.7 倍。丹麦的研究也提示成人发作性睡病合并 OSA 的概率是普通人群的 19.2 倍。在一项 15 年的社区研究中,诊断时发作性睡病比健康对照者发生 OSA 的风险增加了 69 倍(经约 10 年随访降至 13.6 倍)。

【病因和发病机制】

发作性睡病的病因不明。患者第一代直系亲属的患病率为普通人群的 20~70 倍,25%~31% 的单卵双生子共患发作性睡病。这提示遗传因素在其起病过程中有重要作用。在我国,发作性睡病 1 型患者人类白细胞抗原 *DQB1*0602* 基因阳性率近 100%。这既支持遗传病因假说,又提示可通过免疫机制诱发疾病。病毒感染特别是 H1N1 甲型流感病毒感染可能会诱发发作性睡病。联系发作性睡病和 OSA 易共存的因素有肥胖、遗传因素。

【临床表现】

CNO 的发生与年龄和 BMI 正相关,主要在男性。其症状是两种疾病各自症状的结合。发作性睡病分为两型(NT1 和 NT2)。发作性睡病 1 型(narcolepsy type 1, NT1)的症状包括 EDS、猝倒、夜间睡眠紊乱、睡瘫症、睡前幻觉。这些统称为发作性睡病的经典表现。此外还可能表现性早熟、情感障碍、肥胖。NT2 可表现除无猝倒发作外的所有 NT1 症状。猝倒发作、睡眠瘫痪症和睡前幻觉可能是在觉醒状态下发生了不适当的快速眼动期睡眠所致。表 26-2-2 比较了 OSA 和发作性睡病的关键流行病学和临床特征。

表 26-2-2　OSA 和发作性睡病的流行病学和临床特征

特征	发作性睡病	OSA
罹患率	普通人群为 0.03%~0.18%	男性 14%、女性 5%
EDS 为首发症状(%)	100%(寻求诊断)	15%~45%,取决于疾病程度和年龄
ESS 分数范围	10~24 分	6~16 分
首发年龄	中位数 23 岁,最常出现在青少年,高峰年龄为 15~35 岁	中年(30~40 岁),发病率随年龄而增加,老年(≥65 岁)的发病率是中年(30~65 岁)的 2~3 倍,至 65 岁达平台期
性别分布	男性稍多于女性	男女之比 2:1
最常见症状	EDS、猝倒、夜间睡眠紊乱、睡瘫症、睡前幻觉	可见证的呼吸暂停、打鼾、夜间憋气/窒息、EDS、无恢复感性睡眠、早晨头痛、失眠

特征	发作性睡病	OSA
主要危险因素	*HLA-DQB1*06：02* 基因型。特异性风险包括：季节性链球菌感染、H1N1甲型流感、H1N1疫苗、儿童肥胖	肥胖、老年、男性、绝经、颅面和上气道结构性异常、2型糖尿病、充血性心力衰竭、心房纤颤、难治性高血压
常见共病	其他睡眠障碍（OSA、RBD、PLMD和RLS）、糖尿病、肥胖、焦虑和抑郁障碍、COPD、ADHD、关节炎、下背痛	肥胖、高血压、糖尿病、冠心病、心肌梗死、充血性心力衰竭、卒中、慢性肾病、其他睡眠障碍（包括周期性肢体运动障碍）

发作性睡病患者发生OSA主要在REM睡眠期。NT1患者比NT2患者可能更易合并OSA。发作性睡病诊断延迟的主要因素包括患者不能同时报告猝倒发作、医师病史漏采。在CNO患者，发作性睡病在EDS的病理生理和严重度方面所起的作用比OSA大。例如，在起始接受CPAP治疗的20例患者中，仅3例（15%）报告EDS有改善。OSA患者尽管接受了CPAP治疗仍有持续性EDS者为12%~65%。临床易将CNO者的发作性睡病漏诊。一方面，日间思睡、夜间睡眠的紊乱、疲劳、注意力不集中及体重增加是OSA、发作性睡病的共同症状。另一方面，OSA患者的多次睡眠潜伏期试验（MSLT）也可能偶尔出现两三个入睡期始发的REM睡眠（sleep onset REM period，SOREMP）。发作性睡病因其发病率低（0.02%~0.18%）而易被忽视。

【诊断】

对于OSA患者，当年轻且EDS重而OSA较轻时，或者当日间思睡的程度难以用OSA解释、思睡症状早于打鼾出现，经有效的CPAP治疗后思睡症状改善不明显时，应高度怀疑有发作性睡病的可能，具有评估发作性睡病（单独或与OSA共病）的适应证。

诊断CNO只能选择标准的PSG进行评估，不能选择家庭睡眠呼吸暂停监测（home sleep apnea testing，HSAT）。建立发作性睡病的诊断需要进行临床评估，并以PSG和MSLT作为思睡和REM睡眠压力的客观指标。尽管发作性睡病和OSA的主要临床症状都是EDS，但在发作性睡病几乎所有患者都出现EDS且要求诊断，而OSA患者并非所有都报告EDS。特别支持发作性睡病的症状和临床特征包括：猝倒发作（患者报告或医师诱发）、年龄较轻、无心血管疾病、严重思睡（ESS>16分）以及存在其他症状如睡瘫症、入睡前幻觉、夜间睡眠紊乱（表26-2-3）。

近期资料提示NT1型患者MSLT阳性结果的重复性是NT2型患者的10~14倍。此外，诊断猝倒发作（NT1的特征）可能困难，原因可能包括：患者不愿意报告症状（窘迫或误解猝倒发作以及猝倒发作与EDS的关系）、医师病史漏采（患者存在的EDS）以及猝倒发作易误认为是其他情况，如晕厥、癫痫、过度惊骇、跌倒、假猝倒发作。值得注意的是，OSA患者也可表现为猝倒样发作，可满足MSLT发作性睡病的阳性结果。严重的AHI和对CPAP的良好反应可资鉴别。

表 26-2-3　ICSD-3 中发作性睡病的诊断标准

发作性睡病 1 型诊断标准：必须同时满足 A 和 B
A　白天存在难以遏制的困倦和睡眠发作,时间 >3 个月
B　满足以下 1 项或 2 项条件： 　　1. 猝倒发作伴 MSLT 平均睡眠潜伏期≤8min,出现≥2 次 SOREMP（MSLT 检查前夜 PSG 出现睡眠起始 　　　15min 内的快速眼球运动睡眠可替代 MSLT 中的一次 SOREMP） 　　2. 脑脊液免疫反应法测定 Hcrt-1 浓度≤110pg/mL 或 < 正常参考值的 1/3

发作性睡病 2 型诊断标准：必须同时满足 A~E
A　白天存在难以遏制的困倦和睡眠发作,时间 >3 个月
B　标准 MSLT 平均睡眠潜伏期≤8min,且出现≥2 次 SOREMP（MSLT 检查前夜 PSG 出现睡眠起始 15min 内的 　　快速眼球运动睡眠可替代 MSLT 中的一次 SOREMP）
C　无猝倒发作
D　脑脊液中未测到 Hcrt-1,或免疫反应法测量值 >110pg/mL 或 > 正常参考值的 1/3
E　思睡症状和 / 或 MSLT 结果无法用其他睡眠障碍如 OSA、睡眠时相延迟障碍或药、物质应用等解释

注：Hcrt-1. 下丘脑分泌素 1.

此外,CNO 病例也见于先诊断为发作性睡病且经适当治疗后报告 EDS（治疗开始或经治疗几年之后）的情况。例如,患者 A 在少年和青年期诊断为发作性睡病且得到有效治疗,但随着年龄增长、体重增加和其他影响睡眠期呼吸的因素,最终可发展为 CNO,导致残留 EDS。这类患者支持 CNO 的临床因素包括：呼吸暂停、打鼾和睡眠呼吸障碍的其他症状；中年、$BMI>35kg/m^2$、男性、绝经、颅面和上呼吸道结构异常、2 型糖尿病和心血管疾病（见表 26-2-2）。此时（即在发作性睡病患者临床因素表明有高度可能合并中 - 重度 OSA）用 HSAT 进行 OSA 的评估可能合适。

【治疗】

CNO 患者的治疗需针对 OSA 和发作性睡病两个方面。OSA 的治疗首选 CPAP。对于发作性睡病的治疗主要是药物。这些药物主要是控制 EDS 和猝倒发作（表 26-2-4）。羟丁酸钠（GABA 受体激动药）和替洛利生（Pitolisant, H_3 受体拮抗和反向激动药）是一线推荐药物,可同时改善 EDS 和猝倒发作症状。在最大推荐剂量时两药对 EDS 和猝倒的疗效类似。羟丁酸钠对睡眠紊乱、睡瘫症和睡前幻觉也有效,但可能恶化发作性睡病常伴随的周期性肢体运动障碍、不宁腿综合征和 REM 睡眠中的行为异常,耐受性不确定。使用羟丁酸钠时不能合用镇静药、呼吸抑制药和肌肉松弛药。替洛利生的作用机制独特,耐受性通常好于其他制剂。其对 EDS 的效应与莫达非尼类似。莫达非尼已获美国批准作为治疗 EDS 的一线用药。莫达非尼（其右旋体称阿莫达非尼）对 OSA 和发作性睡病各自导致的 EDS 均有效,≥12 个月的治疗疗效可持续、耐受性好。因增加觉醒,莫达非尼具有轻微改善猝倒发作作用。文拉法辛可抑制去甲肾上腺素和 5- 羟色胺再摄取,在低于抗抑郁剂量时既有抗猝倒作用,还有一定的促觉醒作用。文拉法辛虽然未获适应证批准,在美国已作为一线用药推荐。临床上还有可能选择氟西汀、西酞普兰、度洛西汀、瑞波西汀、氯米帕明来抗猝倒发作,但也需要警惕恶化发作性睡病常伴随的周期性肢体运动障碍、不宁腿综合征和 REM 睡眠中的行为异常的可能。

表 26-2-4　发作性睡病的常用药物

药物	推荐日剂量	副作用	推荐等级	批准适应证国家
针对 EDS				
莫达非尼	100~400mg	头痛、恶心、紧张	一线	美国
哌甲酯	10~60mg	紧张、失眠、厌食、心悸	二线	美国
右苯丙胺	10~60mg	心悸、心动过速、紧张、失眠、厌食	二线	美国
针对猝倒发作				
文拉法辛	37.5~300mg	性功能障碍、睡眠紊乱、恶心、便秘、口干	一线	否
氟西汀	20~60mg	性功能障碍、睡眠紊乱、恶心	二线	否
西酞普兰	20~40mg	性功能障碍、恶心	二线	否
氯米帕明	10~150mg	便秘、尿潴留、口干、头晕、体位性低血压、镇静	二线	德国
同时针对 EDS 和猝倒发作				
羟丁酸钠	3~9g	成瘾、头痛、恶心、呕吐、头晕、思睡	一线	美国
替洛利生	20~40mg	头痛、失眠、恶心	一线	美国、欧盟国家

（陈贵海）

第三节　阻塞性睡眠呼吸暂停合并不宁腿综合征

不宁腿综合征(restless legs syndrome,RLS)是常见的慢性感觉 - 运动性神经科疾病,若有持续性症状则显著损害患者的生活质量和睡眠质量。普通人群 RLS 罹患率为 1.9%~15%,女性多于男性。RLS 可分为原发性和继发性两种,与周期性肢体运动障碍(periodic limb movement disorder,PLMD)关联度高。OSA 患者与 RLS/PLM 共病率高。

【流行病学】

关于 OSA 患者 RLS/PLM 发生率的研究很少。小样本前瞻性研究表明 PSG 确诊的 OSA 患者有临床意义的 RLS(通过问卷获得,按国际 RLS 标准诊断,要求 RLS 症状每周至少 2~3 次)发生率为8.3%(普通人群 2.5%)。大样本横断面研究(基于 ICSD 标准)报告有 OSA 可预测 PLM 和 RLS。回顾性研究发现 92% 的 PSG-OSA 和 48% 的新诊断 OSA 患者有 PLM,且 OSA 是 PLM 的预测因素。

PLM 也见于其他类型的 SDB。心力衰竭患者的 PLM 可能与陈 - 施呼吸密切相关,通过 CPAP 解决陈 - 施呼吸后消失,而多巴胺能药物无效。另一方面,RLS 患者发生 OSA 的机会也增大。研究提示 RLS 患者诊断 OSA 的百分比达 32%~55.4%。

【发病机制】

多年前,临床上已观察到 RLS 和 OSA 间有联系,但尚不知这两种疾病之间是否存在因果关系。根据一项双生子的大样本研究,OSA 和 RLS 受遗传因素的影响都高达 50%。故不能排除遗传因素桥接了 OSA 和 RLS。有研究结果显示,PSG 诊断的 OSA 合并 PLM 患者铁离子水平下降、铁蛋白水平增加,这种铁状态的改变与 OSA 和 PLM 程度正相关。脑干中枢的功能失调可能是这两种病理情况的原因之一。总体和腹部肥胖增加发生 RLS 的可能性。肥胖患者纹状体 D2 受体的可利用性降低可能贡献于 RLS 和 OSA 间的联系,因为多数 OSA 患者有肥胖。OSA 导致 RLS 增加的可能因素还包括睡眠紊乱和破碎、代谢的增加、间歇性缺氧(多巴胺通路功能失调相关)、外周微血管功能不全,甚至自主神经系统功能失调。

【临床表现】

RLS 的特征是急切想活动腿,往往伴随难受而不愉快的感觉,在静止或不活动时明显。其症状具有昼夜节律性,即傍晚和 / 或夜间明显,故多数患者常有睡眠起始和 / 或维持困难,发生焦虑和抑郁的风险也增加。RLS 的发病率随年龄的增加而增加。大部分 RLS 患者症状可在 2 年内自然消失,但约 40% 的患者症状持续 2 年以上,且症状越频繁病程可能越持续。联系 RLS 发作的因素包括高龄、肥胖、高血压、鼾声大、饮酒、吸烟(每天 20 支以上)、使用抗抑郁药。RLS 密切联系睡眠期间 PLM 数量增加(是 RLS 支持性诊断标准)。在妊娠妇女,RLS 家族史、肥胖和肌肉痛性痉挛可预测 RLS 的发生。2 个 OSA 症状(呼吸暂停、日间疲劳)与 RLS 相关。在妊娠早期和中期打鼾的妇女在妊娠晚期 RLS 发生率较高。在 OSA 患者,存在 RLS 可预测 CPAP 治疗后会残留疲劳。

未治疗的 OSA 有许多心血管不良后果(高血压、冠心病、卒中),而 RLS 也可能是发生心血管疾病的危险因素。大型研究表明 RLS(尤其是中 - 重度 RLS)患者有高冠心病和脑血管病风险。RLS 患者有更高的睡眠紊乱和唤醒指数。增加的夜间唤醒和不充足睡眠增加外周交感神经张力和血压。已有提示来自 RLS 或 PLM 的睡眠紊乱可能贡献 RLS 患者夜间高血压的发生。RLS 和 OSA 的联合可能增加和恶化每种疾病,增加不良心血管事件的易感性。

在 OSA 伴 RLS 患者,CPAP 治疗可使 EDS 改善,但效果不如单纯 OSA 患者。研究发现 OSA 伴 PLM 患者经 CPAP 治疗时思睡消失或无效。PLM 和 RLS 并不贡献某些 OSA 患者经有效的 CPAP 治疗后残留的 EDS。虽经 CPAP 治疗依然有日间思睡的 OSA 患者可分 3 类。一类非常肥胖但较年轻。他们的平均 SaO_2 低、PLM 少、对 CPAP 依从性好。另一类体重正常且较年老。他们的平均 SaO_2 正常,对 CPAP 依从性差,存在大量 PLM。第三类介于前两种类型之间。他们中等肥胖、中间平均

SaO$_2$、中等数量的 PLM、CPAP 依从性不定。

CPAP 治疗期间存在 PLM 可能提示 OSA 患者呼吸异常未完全控制。研究提示 CPAP 治疗甚至诱导或恶化 PLM。27% 的 OSA 患者在诊断性 PSG 期间 PLM 数量增加（PLM 指数 16.9/h），但在 CPAP 滴定期间增加至 39.3/h，甚至在延长 CPAP 使用后增至 42.9/h。严重的 OSA 患者在 CPAP 治疗期间 PLM 数量增加，而轻度患者降低。故推测 CPAP 治疗期间的 PLM 有不同病因：有些可能自发存在，而在 CPAP 治疗时显示出来，而另一些可能因 OSA 诱发，因而 CPAP 治疗可改善。

【诊断】

在 RLS 患者应该评估 OSA，因为当 OSA 和 RLS 共病时，治疗 OSA 可减轻 RLS 症状。RLS 的诊断依然是根据临床表现，其诊断标准见表 26-3-1。发现 PLM 对 RLS 诊断有支持作用，但 PLM 的诊断必须基于 PSG 评估。PLM 必须与每次呼吸暂停终止时的唤醒期间产生的非周期性肢体运动障碍鉴别。按照目前的标准，确立 PLM 必须排除与呼吸相关的肢体运动障碍（respiratory-related leg movement, RRLM），即由呼吸相关性唤醒诱发的腿动。由于阻塞性呼吸事件的周期性，RRLM "模拟" 了 PLM。尽管如此，OSA 伴 RRLM 患者还是会表现更多的 PLM，尤其在 NREM 期。对所有出现 RRLM 的 OSA 患者的整个睡眠期，非呼吸相关腿动的数量逐渐减少，但都有伴随典型的 "真" PLM。RRLM 见于遗传决定的素质或对表达 PLM 易感的个体，且与 OSA 程度（AHI）相关。

表 26-3-1　ICSD-3 关于不宁腿综合征的诊断标准

必须同时符合 A、B、C 项诊断标准
A　有想活动腿的强烈欲望，常伴有腿部不适或由腿部不适而导致。这些症状必须符合以下条件： 　　1. 这些症状在休息和不活动时出现或加重，比如躺下或坐着的时候 　　2. 可在活动后部分或完全缓解，比如走路或伸展腿部 　　3. 症状可仅出现在傍晚或夜间，或即使在白天出现，但与白天相比夜间症状更明显
B　以上这些特征要除外由药物或行为习惯导致，如腿部痉挛、不适的姿势、肌痛、静脉曲张、腿部水肿、关节炎或习惯性的腿部抖动等
C　以上症状引起担心、情绪低落、睡眠障碍、以及导致身心、社交、职业、受教育、行为或其他重要的功能损害

【治疗】

OSA 合并 RLS 患者要积极治疗 OSA 本身。CPAP 治疗在改善 OSA 症状的同时可改善 RLS 症状。在有临床意义的 RLS 患者，同时治疗 OSA 可显著改善 RLS 症状，使一半以上患者减少药物治疗。

患者的 RLS 是否需要治疗取决于症状的频度和损害的程度。对于间歇性症状，生活方式改变和简单措施（如适当锻炼、戒咖啡、腿部按摩、冷或热浴）可能有效。长期的药物治疗（表 26-3-2）的指征是症状每日或频繁出现且损害生活质量和睡眠效率。

表 26-3-2　常用于治疗不宁腿综合征的药物

药物	推荐日剂量	有效时间	说明
普拉克索	2~3.5mg	半年内有效，1 年内可能有效，少数患者有效期可达 10 年	建议短期使用
罗匹尼罗	0.25~0.75mg	半年内有效，1 年内可能有效	建议短期使用
左旋多巴 - 苄丝肼	0.125~0.25g	2 年内可能有效	建议短期使用，主要用于诊断性治疗
普瑞巴林	75~300mg	1 年内有效	建议短期使用
铁剂	0.1~0.6g		可以长期使用

靶向 D2 和 D3 受体的多巴胺能激动药是一线治疗 RLS 的药物，可缓解 90% 患者的 RLS 症状。普瑞巴林可用于多巴胺能药物无效时，但需警惕思睡和体重增加的副作用。苯二氮䓬类，如氯硝西泮，已用于治疗 RLS，但未获适应证批准。它们应谨慎用于 OSA 患者，因为有恶化 OSA 的潜在风险。阿片类也用于治疗 RLS，但可促进中枢性睡眠呼吸暂停的发生。RLS 患者虽然 PLM 数量非常高，但似乎并不增加 CPAP 治疗后残留的 EDS。因此，在普通 OSA 患者，PLM 可能没有必要治疗。在陈 - 施呼吸伴 PLM 患者，首先应当考虑 CPAP，因为多巴胺能药物无效。

（陈贵海）

参考文献

1. LICHSTEIN K L. Co-occurring insomnia and obstructive sleep apnea. Sleep Med, 2013, 14: 824-829

2. ZHANG Y, REN R, LEI F, et al. Worldwide and regional prevalence rates of co-occurrence of insomnia and insomnia symptoms with obstructive sleep apnea: A systematic review and meta-analysis. Sleep Med Rev, 2019, 46（9）: 162-163

3. BAHR K, CÁMARA R J A, GOUVERIS H, et al. Current treatment of comorbid insomnia and obstructive sleep apnea with CBTI and PAP-therapy: A systematic review. Front Neurol, 2018, 9: 804

4. EYSTEINSDOTTIR B, GISLASON T, PACK A I, et al. Insomnia complaints in lean patients with obstructive sleep apnea negatively affect positive airway pressure treatment adherence. J Sleep Res, 2017, 26（2）: 159-165

5. ROSENBERG R, HIRSHKOWITZ M, RAPOPORT D

M, et al. The role of home sleep testing for evaluation of patients with excessive daytime sleepiness: focus on obstructive sleep apnea and narcolepsy. Sleep Med, 2019, 56: 80-89

6. SILVA C, PERALTA A R, BENTES C. The urge to move and breathe e the impact of obstructive sleep apnea syndrome treatment in patients with previously diagnosed, clinically significant restless legs syndrome. Sleep Med, 2017, 38: 17-20

7. BIANCHI M T, GOPARAJU B, MORO M. Sleep apnea in patients reporting insomnia or restless legs symptoms. Acta Neurol Scand, 2016, 133(1): 61-67

8. ROUX F J. Restless legs syndrome: Impact on sleep-related breathing disorders. Respirology, 2013, 18(2): 238-245

9. THEORELL-HAGLÖW J, MILLER C B, BARTLETT D J, et al. Gender differences in obstructive sleep apnoea, insomnia and restless legs syndrome in adults: What do we know? A clinical update, Sleep Med Rev, 2018, 38: 28-38

10. MANCONI M, ZAVALKO I, BASSETTI C L, et al. Respiratory-related leg movements and their relationship with periodic leg movements during sleep. Sleep, 2014, 37(3): 497-504

第四节　阻塞性睡眠呼吸暂停合并快速眼动睡眠行为障碍

快速眼动睡眠行为障碍(REM sleep behavior disorder, RBD)是临床上常见的一种异态睡眠,以REM睡眠期间伴随梦境出现肢体活动为特征,发作时常出现暴力行为,并可造成自身及同床者伤害,同时破坏睡眠。PSG监测提示REM睡眠肌张力失弛缓(REM sleep without atonia, RWA),表现为下颌或肢体的肌电活动呈时相性或紧张性增高。这与REM睡眠中对延髓以下的随意肌运动神经元的抑制作用减弱或消失有关。

【流行病学】

RBD以男性居多(男女患病比例约为4∶1),通常在50岁以后起病,老年人(60岁以上)的患病率为0.4%~1.0%。RBD与OSA常互为共病,据报道34%~61%的RBD患者合并OSA。

【病因和发病机制】

根据病因,可将RBD分为继发性(由其他疾病或药物所引起)和特发性两大类。RBD的发病机制与脑干调控REM睡眠的区域及相关通路受损,使REM睡眠中对延髓以下的随意肌运动神经元的抑制作用减弱或消失有关。RBD与神经变性病(neurodegenerative disorders)密切相关。它是多种α-突触核蛋白病(α-synucleinopathies)的前驱期表现,包括帕金森病、路易体痴呆、多系统萎缩等。据报道,超过80%的特发性RBD患者在14年的随访期内可进展为上述神经变性病。

RBD与OSA常互为共病,这可能与它们存在共同的危险因素(如年龄增加、男性)有关。然而二者之间的关系较为复杂,RBD可能是OSA的保护因素,这可以从两种疾病的发病机制角度来解释。OSA的主要发病机制为睡眠时咽部气道塌陷,这与颏舌肌等维持气道开放的肌肉张力降低有关,尤其是在REM期。而RBD的标志性特征之一是REM期肌电活动增加(肌张力失弛缓),这可能在一定程度上对OSA的发生具有保护作用。

【临床表现】

RBD 主要表现为生动、恐怖或暴力的梦境及与之相关的梦呓、喊叫、肢体动作和暴力行为，可伤及自身或同床者。症状常发生于后半夜。患者容易唤醒，事后可回忆梦境内容，但无法回忆异常行为。

对于 OSA 合并 RBD 的患者，除具有二者各自的临床表现外，两种疾病之间的相互关系较为复杂。一方面，合并 OSA 的 RBD 患者似乎表现出更多的非运动症状，如日间思睡、认知功能损害、自主神经系统功能损害（如流涎等消化道症状、夜尿频多等泌尿系症状），但也有研究得出不同的结论。另一方面，RBD 似乎是 OSA 的保护因素。有研究表明，合并 RBD 的 OSA 患者的呼吸相关指标（如最低氧饱和度、氧减指数、呼吸暂停低通气指数及持续时间等）较单纯 OSA 患者轻，在仰卧位时尤为明显。然而也有的针对帕金森病患者的研究未发现这种保护作用。

【预后】

在预后方面，RBD 的肌电活动增加对 OSA 导致的心血管和代谢方面的不良影响有无保护作用尚不明确。有研究发现，OSA 作为一般人群中过早死亡的危险因素，却未增加 RBD 患者的死亡风险。另一方面，合并 OSA 对特发性 RBD 患者神经变性的影响尚不明确。既往的研究针对 OSA 是否会加速或延缓 RBD 神经变性的进展结论不一。鉴于有研究发现 RBD 合并 OSA 的患者表现出更多的日间思睡，而日间思睡与发生神经变性病的风险相关，因此仍须警惕此类患者进展为神经变性病。

【诊断】

OSA 合并 RBD 的诊断，需分别满足 OSA 和 RBD 的诊断标准。ICSD-3 中 OSA 的诊断标准见第四篇第十五章，RBD 的诊断标准见表 26-4-1。

表 26-4-1　快速眼动睡眠行为障碍 ICSD-3 诊断标准

诊断标准
A　睡眠中反复出现发声和 / 或复杂的动作行为
B　这些行为经 PSG 证实发生于 REM 睡眠，或者根据病史中的梦境演绎行为推测其发生于 REM 睡眠
C　PSG 提示 RWA
D　上述异常情况不能由其他睡眠障碍、精神障碍、药物或物质使用所更好地解释

注：RBD 的诊断标准必须同时满足 A~D 四项。

RWA 作为 RBD 的 PSG 特征，美国睡眠医学学会制定了相关判读标准存在以上任一项时，可判读 RWA：①REM 期睡眠存在下颌多发持续肌电活动；②REM 期睡眠存在下颌或肢体多发短暂肌电活动；③至少 50% 的 3 秒小帧包含任何颌肌电活动或肢体肌电活动（爆发性肌电活动持续 0.1~5s，振幅至少高于 R 期肌电迟缓水平的 2 倍或如 R 期肌电无迟缓，振幅至少为 NREM 睡眠期最低振幅）。

在 OSA 合并 RBD 的患者中，严重的 OSA 可使 RBD 的诊断复杂化。ICSD-3 中 RBD 的诊断标准要求排除可引起 RBD 样症状的其他诊断。严重的 OSA 患者在一次呼吸事件结束时可出现 RBD

样症状,称为"假性 RBD",可经持续气道正压通气(continuous positive airway pressure,CPAP)治疗而消除。因此,对于诊断不明确或存在严重 OSA 的患者,必要时可进行试验性 CPAP 治疗以明确或排除 RBD 的诊断。同时,需强调 PSG 所示 RWA 在 RBD 诊断中的重要性。对 PSG 中的紧张性和时相性肌电活动进行量化评估,有助于准确识别 OSA 患者中合并的 RBD。总之,对肌电活动的量化分析以及对 OSA 的处理(CPAP 治疗)对于明确 RBD 诊断、排除由严重 OSA 导致的假性 RBD 至关重要。

【治疗】

在治疗方面,OSA 合并 RBD 的治疗需针对 OSA 和 RBD 两种疾病同时进行有效治疗,且针对某一疾病的疗法不应对另一种疾病产生不良影响。具体来说,针对 OSA,最有效的治疗手段是 CPAP 治疗,它也能够在一定程度上改善 RBD 症状(改善率为 45.8%),这可能与减少睡眠片段化有关。然而针对单纯 RBD 的一线治疗药物——氯硝西泮,却因其可降低呼吸肌张力、加重 OSA 症状(即使是小剂量)而在合并 OSA(尤其是严重 OSA)患者中应格外谨慎,而且合并 OSA 也使氯硝西泮对 RBD 的疗效欠佳。针对单纯 RBD 的第二常用药物——褪黑素(睡前 3~12mg),则有助于 OSA(尤其是严重 OSA)合并 RBD 患者的治疗,同时不影响 OSA 症状。因此,对于 OSA 合并 RBD 的患者,相对有效且安全的方法是采用 CPAP 和褪黑素分别控制 OSA 和 RBD 的症状。

值得注意的是,CPAP 治疗起始时可出现 REM 睡眠反弹,可能使 RBD 症状暂时加重,为此应提前告知患者这种短暂的不良反应,并叮嘱其坚持治疗。另外,RBD 中的梦境演绎行为是否会影响 CPAP 治疗的依从性以及 OSA 的疗效,尚需进一步的研究。

此外,为患者提供安全的睡眠环境,如在床栏、墙壁和地板上放置软垫,将家具棱角用软物包裹,同床者分居在不同的卧室等,是针对 RBD 重要的非药物治疗手段,可使患者及同床者避免伤害,也有助于改善患者对 CPAP 治疗的依从性。

(张　斌)

参考文献

1. BERRY R B. 美国睡眠医学学会睡眠及其相关事件判读手册:规则、术语和技术规范.2.3 版.高和,殷光中,译.北京:人民卫生出版社,2017
2. 刘亚平,李阳华,马文彬,等.快速眼动睡眠行为障碍与帕金森病发病及防治的关系.中华医学杂志,2018,98(29):2299-2302
3. 美国睡眠医学学会.睡眠障碍国际分类.3 版.高和,译.北京:人民卫生出版社,2017
4. 张斌.中国睡眠研究会继续教育培训教程:睡眠医学新进展.北京:人民卫生出版社,2018
5. 赵忠新.睡眠医学.北京:人民卫生出版社,2016
6. 中国医师协会睡眠医学专业委员会.成人阻塞性睡

眠呼吸暂停多学科诊疗指南.中华医学杂志,2018,98(24):1902-1914

7. BUGALHO P, MENDONCA M, BARBOSA R, et al. The influence of sleep disordered breathing in REM sleep behavior disorder. Sleep medicine, 2017, 37: 210-215

8. GABRYELSKA A, ROGUSKI A, SIMPSON G, et al. Prevalence of obstructive sleep apnoea in REM behaviour disorder: response to continuous positive airway pressure therapy. Sleep Breath, 2018, 22(3): 825-830

9. HUANG J, ZHANG J, LAM S P, et al. Amelioration of obstructive sleep apnea in REM sleep behavior disorder: implications for the neuromuscular control of OSA. Sleep, 2011, 34(7): 909-915

10. JO S, KIM H W, JEON J Y, et al. Protective effects of REM sleep without atonia against obstructive sleep apnea in patients with idiopathic REM sleep behavior disorder. Sleep Medicine, 2019, 54: 116-120

11. ZHANG J, LI S X, LAM S P, et al. REM sleep behavior disorder and obstructive sleep apnea: does one "evil" make the other less or more "evil"? Sleep medicine, 2017, 37: 216-217

第六篇　特殊人群篇

第二十七章 儿童阻塞性睡眠呼吸暂停的诊断及治疗

第一节 儿童阻塞性睡眠呼吸暂停诊断的特殊性

儿童阻塞性睡眠呼吸暂停是指在睡眠过程中频繁发生部分或全部上气道阻塞,扰乱儿童正常通气和睡眠结构而引起的一系列病理生理变化。

【流行病学】

目前国内外有关儿童 OSA 患病现状的研究,绝大多数仍是基于问卷基础上获得的睡眠打鼾信息,不同国家基于问卷获得的儿童习惯性打鼾的患病率从 4.1% 到 27.6% 不等。美国儿科学会 2012 年公布的新版《儿童阻塞性睡眠呼吸暂停综合征诊治指南》在参考 1999—2010 年间发表的 3 166 篇文献中的 350 篇文献相关数据基础上指出,采用多导睡眠监测(polysomnography,PSG)诊断儿童 OSA 的研究中,儿童 OSA 的患病率为 0.7%~5.7%。由于 OSA 的诊断标准、目标人群选取的年龄段以及人群抽样方法的不同,导致患病率的报道有所不同。在青春期前,OSA 儿童男女性别分布没有差异,在青春期后,与成人 OSA 患者相似,青年男性 OSA 患者比例开始占优势。OSA 的发病率存在两个高峰:第一个高峰发生在 2~8 岁,主要由于腺样体、扁桃体肥大;另一个高峰出现在青春期,主要由于体重增加。

【病因学】

各种原因导致的解剖结构异常或神经肌肉调控异常,引起上气道梗阻,是 OSA 的主要发病机制。

1. 上气道梗阻 造成上气道梗阻的主要危险因素如下:上气道解剖结构狭窄、咽部扩张肌和气道壁的神经调控异常、局部肌肉无力以及呼吸中枢对低氧和高碳酸血症的调控异常。不同于成人 OSA 的病因机制,儿童 OSA 中腺样体和 / 或扁桃体肥大是造成上气道慢性阻塞的主要原因,另外,还包括喉软化、小下颌、鼻中隔偏曲等。此外,各种综合征及遗传代谢病,如唐氏综合征、颅面骨发育不全综合征、眼下颌面综合征、软骨发育不良综合征、甲状腺功能减退、Pierre-Robin 综合征、贝 - 维综合征(脐疝 - 巨舌 - 巨大发育综合征)、Treacher-Collins 综合征等,也容易出现上气道梗阻。神经肌肉调控异常则主要包括:神经肌肉疾病、各种肌病、脊肌萎缩症、大脑性瘫痪、脊髓脊膜膨出等。

2. 系统和局部炎症 有研究表明系统和局部炎症在 OSA 的发生发展中起重要作用。OSA 的间歇缺氧及睡眠片断化是机体产生系统炎症反应的基础。OSA 的反复缺氧 - 再通气过程,可以使机体产生过多的活性氧（reactive oxygen species，ROS），而 ROS 可以活化核因子 kappaB（NF-κB），最终上调系统循环中炎症因子的表达，如 C 反应蛋白、白三烯（leukotrienes，LTs）、白介素（IL-1、IL-6）、肿瘤坏死因子（TNF-α）等。循环中的炎症因子不仅逐渐加重了系统性炎症的发展，也同时维持着上气道局部炎症的进行，导致上气道淋巴组织的增生。OSA 患儿的上气道淋巴组织及呼出气冷凝液中均检测出了高浓度的 LTs，并且发现 LTs 含量与疾病严重程度呈正相关；OSA 患儿的扁桃体组织中 LTs 的水平及 LTs 受体表达均明显升高，LTs 可以促进离体的腺样体和 / 或扁桃体肥大细胞增生复制，尿液中 LTs 水平也明显高于对照组，均提示全身及局部炎症反应在 OSA 发病中的作用。

3. 肥胖　美国心脏病学会在 2005 年指出，和成人一样，肥胖可能是儿童发生 OSA 的危险因素。肥胖患儿的气道狭窄来源于脂肪组织的沉积，颈部的脂肪沉积加速了咽腔的萎陷，胸腹部的脂肪堆积限制了横膈的运动幅度，进而增加了整体呼吸负荷。当睡眠时上气道的阻力增加，致使其不能维持正常开放，导致 OSA。另也有研究表明，肥胖本身即是一种低度炎症状态，脂肪组织可以诱发多种炎症因子的产生，故肥胖还可能通过促发炎症反应的通路间接参与了 OSA 的发病。

4. 其他因素　遗传因素也在 OSA 的发病中起作用。已有证据表明，家族中如果有睡眠呼吸障碍者，则其他家庭成员患病的危险性就会增高。此外，环境中烟草、烟雾暴露与打鼾和 OSA 有关。

【诊断】

儿童 OSA 的诊断主要根据临床症状、体征和多导睡眠监测数据。

（一）临床症状

1. 儿童 OSA 的典型症状包括打鼾、呼吸困难、张口呼吸、多动或生长发育迟缓以及家长观察到异常睡眠行为和姿势，异常行为包括睡眠不安、胸腹矛盾运动等，OSA 儿童典型的睡眠姿势为俯卧位，头转向一侧，颈部过度伸展伴张口。

2. OSA 的儿童在睡眠中可能表现出以下三种呼吸模式。一些儿童有典型的阻塞性呼吸暂停，类似于成人的症状。然而，一些患者，尤其是年龄较小的儿童，表现为阻塞性低通气的呼吸模式，包括长时间的持续性上气道部分阻塞，伴有高碳酸血症、血氧饱和度降低或两者兼有。一些儿童可能表现出一种与成人相似的上气道阻力综合征的模式，即有打鼾，但没有可识别的气流阻塞，如果行食管压力监测，可见食管压力波动越来越大，此外可有较多的觉醒。在儿童 OSA 中，即使短暂的阻塞性呼吸暂停也可能与严重的低氧血症有关。

3. 儿童 OSA 可引起生长发育迟缓。国内研究发现 OSA 儿童中生长发育迟缓率为 8%，显著高于城市儿童的 3.8%~4.1%，且病情越严重，影响越重。其可能的机制为 OSA 造成的低氧、高碳酸血症会影响下丘脑 - 垂体 - 生长激素 -IGF、IGFBP 轴，睡眠结构紊乱影响生长激素分泌，夜间反复呼吸道阻塞使能量消耗增多，同时腺样体和 / 或扁桃体肥大造成梗阻引起摄入减少等。

4. 学习能力差在学龄期 OSA 儿童中比较常见,其原因可能与低氧及睡眠片段化对大脑神经细胞损害造成的注意力不集中、反应能力低下和 / 或记忆力减退相关。已有研究证实不同严重程度的 OSA 都可造成儿童神经认知功能的损害,包括智商、注意力、执行力、对图片学习记忆能力等。

5. 遗尿也是儿童 OSA 的一种表现,这可能与大脑皮质缺氧,对排尿的控制减弱相关。也有报道指出儿童 OSA 还可以表现出晨起头痛、早上迟醒、情绪上的改变(包括挫折耐受力降低、抑郁、焦虑、情绪不稳定)等。与成人不同的是,OSA 儿童日间嗜睡的发生率较低。

6. 反复、间歇性缺氧可造成儿茶酚胺、肾素 - 血管紧张素、内皮素分泌增加,可以引起 OSA 儿童高血压或血压调节异常,同时上述原因可导致肺血管收缩,从而进一步引起肺动脉高压,并可逐渐发展成右心功能不全。

7. 由于儿童正处于脑、神经系统的生长发育期,而此期正是 OSA 的高发年龄,如果 OSA 诊断和治疗不及时,可能对儿童神经系统和心血管功能造成不利影响。

（二）体征

诊断儿童 OSA 时,还要注意特殊的体征。应注意有无腺样体及扁桃体的肥大,以及有无中面部发育不良、下颌后缩、小颌等可能导致上气道梗阻的其他因素。儿童处于生长发育阶段,长期张口呼吸会影响颌面发育出现所谓的 "腺样体面容",即上唇短厚翘起、下颌骨鼻唇沟消失、硬腭高拱、牙列不齐、上切牙突出、咬合不良等。儿童的胸廓顺应性非常好,所以长期的矛盾呼吸可导致漏斗胸或胸廓内陷。尤其对具有发生 OSA 高危因素的患儿,如颅面畸形、唐氏综合征、Crouzon 综合征等的儿童,还应注意其相应的体征。

（三）多导睡眠监测

儿童睡眠监测也有独特的特点,睡眠监测判读呼吸事件时,成人每次呼吸暂停或低通气持续的时间需≥10s 认为是一次呼吸事件,但儿童呼吸频率较成人快,且不同年龄呼吸频率不同,因而在儿童,通用的标准是判读呼吸暂停和低通气的持续时间≥2 个呼吸周期。混合性睡眠呼吸暂停的判读,在成人是指在 1 次呼吸暂停过程中,先出现中枢性呼吸暂停,后出现阻塞性呼吸暂停,而在儿童不分先后。此外,儿童在呼吸暂停事件后可能不出现 EEG 觉醒,特别是幼儿中,但可发生皮层下 / 自发觉醒(表现为体动、心动过速、脉搏传导时间或血管紧张度变化)。

目前国内外儿童 OSA 的睡眠监测诊断标准并不统一。2007 年中华医学会耳鼻咽喉科学分会制定了《儿童阻塞性睡眠呼吸暂停低通气综合征诊疗指南草案》。指南草案中指出每夜睡眠过程中阻塞性呼吸暂停指数(obstructive apnea index, OAI)>1 次 /h 或 AHI>5 次 /h 为异常。最低血氧饱和度低于 92% 定义为低氧血症,满足以上两条可以诊断 OSA。2014 年美国睡眠研究会发布的 ICSD-3 指出儿童 OSA 的诊断标准见表 27-1-1。

但国内已有学者指出,临床表现介于 ICSD-3 和国内儿童 OSA 诊断标准之间的儿童,其夜间症状、日间行为表现均与符合 OSA 诊断的儿童类似。

表 27-1-1　ICSD-3 中儿童 OSA 的诊断标准

诊 断 标 准

A　具备以下 1 条以上：

　　1. 打鼾

　　2. 睡眠中出现呼吸困难、矛盾呼吸或阻塞性呼吸

　　3. 思睡、多动、行为异常或学习能力异常

B　PSG 至少满足以下 1 条：

　　1. 阻塞性呼吸暂停、混合性呼吸暂停或低通气指数（OAHI）≥1 次 /h

　　2. 阻塞性低通气呼吸模式，即 $PaCO_2$≥50mmHg，持续时间≥总睡眠时间的 25%，并同时伴有打鼾、吸气波扁平或者胸腹矛盾运动

注：需要同时满足 A+B。

2020 年，中国儿童 OSA 诊断与治疗指南制订工作组联合中华医学会耳鼻咽喉头颈外科学分会儿童学组、中华医学会小儿外科学分会、中华医学会儿科学分会呼吸学组共同发布了基于循证医学证据的《中国儿童阻塞性睡眠呼吸暂停诊断与治疗指南（2020）》，与 2007 版指南相比，新指南在制订方法、儿童 OSA 的诊断和治疗方面都有了更新。指南制订工作组结合循证依据，经过专家反复论证，将儿童 OSA 的诊断标准由既往的"AHI>5 次 /h"更新至"OAHI>1 次 /h"，新指南对诊断标准的更新有利于儿童 OSA 的早期、及时诊断和干预，也有助于和国际睡眠医学界接轨。

【鉴别诊断】

1. 原发鼾症　原发鼾症指有打鼾症状但未观察到呼吸暂停、日间行为问题、思睡或其他 OSA 症状。多导睡眠监测可鉴别。原发鼾症儿童的 PSG 没有呼吸暂停、气体交换异常或频繁的觉醒。

2. 中枢性睡眠呼吸暂停　该病患儿夜间睡眠中也会出现呼吸暂停，但无鼾声、呼吸费力等表现，呼吸事件主要以中枢性呼吸暂停事件为主。多导睡眠监测有助于两者的鉴别。

3. 发作性睡病　该病患儿的特征是日间思睡，有时需与 OSA 鉴别。但发作性睡病患儿夜间无打鼾，病史中有发作性猝倒、睡瘫症、睡眠幻觉等，多次小睡潜伏期试验有助于思睡程度的判断以及发现异常的快速眼动睡眠。根据临床病史、体格检查及多导睡眠监测可鉴别。

【治疗】

儿童 OSA 的治疗方法主要包括手术、控制体重、口腔矫治器、药物、无创正压通气（noninvasive positive pressure ventilation，NPPV）等。儿童 OSA 最主要的原因是腺样体、扁桃体肥大，《中国儿童阻塞性睡眠呼吸暂停诊断与治疗指南（2020）》指出手术切除肥大的腺样体和 / 或扁桃体是治疗儿童 OSA 的首选方法。2016 年我国制订的《白三烯受体拮抗剂在儿童常见呼吸系统疾

病中的临床应用专家共识》指出,对于腺样体和 / 或扁桃体肥大的 OSA(轻 - 中度为主)儿童,可选择白三烯受体拮抗剂即孟鲁司特和 / 或鼻用激素治疗,疗程不少于 12 周。治疗后临床症状明显改善的患儿,可随访观察,对于药物治疗无效者宜行手术治疗。对于腺样体和 / 或扁桃体切除术术后 OSA 残存患儿,可选择孟鲁司特和鼻喷激素治疗 12 周。对于肥胖儿童来说,建议控制体重。口腔矫治在儿童中尤为重要,可促进牙颌面协调发育,如果儿童期不治疗,就会造成不可逆的骨性畸形,延续至成人期。

（许志飞）

第二节　儿童阻塞性睡眠呼吸暂停治疗的特殊性

由于儿童 OSA 的病因与成人有明显的不同,因此儿童 OSA 的治疗也与成人不同,尤其在治疗的选择及治疗策略方面有其特殊性。成人 OSA 的病因较复杂,一般首选 CPAP 治疗或口腔矫治器等治疗,不耐受的患者再根据阻塞平面的不同选择不同的手术治疗;而儿童 OSA 的发病危险因素大多数为扁桃体、腺样体肥大,其次是先天性发育性疾病(颅颌面发育畸形、喉软化症),因此多首选手术治疗,手术治疗后仍有残留 OSA 的患儿及存在高危因素暂不适宜手术治疗的患儿选择 CPAP 等其他相应治疗。儿童处于生长发育期,OSA 不仅影响患儿的身体的发育(发育停滞、腺样体面容等),还会影响患儿的智力及认知功能的发育(注意力缺陷、性格行为异常等),因此早期诊断、早期治疗尤为重要。

一、手术治疗

（一）扁桃体、腺样体切除术

由于儿童 OSA 的主要病因是扁桃体肥大和 / 或腺样体肥大,因此扁桃体、腺样体切除术是儿童 OSA 的首选治疗方法。其适应证是无手术禁忌证的伴有扁桃体、腺样体肥大的儿童 OSA。其绝对禁忌证是无扁桃体腺样体组织,相对禁忌证是非常小的扁桃体 / 腺样体、病态肥胖伴小扁桃体 / 腺样体、难治性出血性疾病、黏膜下腭裂、影响手术的其他疾病。对于扁桃体、腺样体肥大的 OSA 儿童患者,建议扁桃体及腺样体同期切除,单独切除扁桃体或腺样体影响手术疗效。扁桃体、腺样体切除可明显改善患儿睡眠呼吸暂停症状、白天行为表现及生活质量,但对患儿的认知执行功能没有明显改善。扁桃体、腺样体切除术对于 OSA 的治愈率(AHI<1 次 /h)为 59.8%,即约 40%(19%~73%)的患儿仍残留 OSA(AHI≥1 次 /h)。影响手术疗效的主要因素是重度 OSA、青少年、肥胖、颅颌面发育畸形、哮喘、神经发育异常。扁桃体、腺样体切除术的主要并发症有咽痛、进食减少、摄入减少或呕吐导致的脱水、术区出血、腭咽闭合不全、鼻咽狭窄、麻醉意外、术后气道并发症,极少发生死亡。发生气道并发症的高危因素包括小于 3 岁、重度 OSA(AHI≥24 次 /h,

或最低血氧饱和度 <80%，或呼吸末峰 $PCO_2 \geq 60mmHg$ ）、心脏合并症、发育迟缓、肥胖、颅颌面发育畸形、神经肌肉功能障碍、呼吸道感染。对存在这些高风险因素的患儿需术前充分准备，术后密切观察，必要时给予皮质醇类激素以减轻气道水肿或无创通气治疗。对合并呼吸道感染的患儿应考虑待呼吸道感染控制后再行手术。术后 6~8 周重新评估 OSA 相关的症状及体征以决定是否需要进一步检查和治疗。

（二）舌扁桃体切除术

对于儿童 OSA，扁桃体、腺样体切除术可获得较好的治愈率，但仍有部分患儿术后残留 OSA，其常见的一个原因是舌扁桃体肥大，特别是合并唐氏综合征的患儿。因此对于扁桃体、腺样体已切除但仍存在 OSA 的患儿应首先评估舌扁桃体是否肥大，可以通过 MRI 和或药物诱导睡眠内镜检查明确舌扁桃体肥大是否为导致上气道阻塞的主要原因。Meta 分析表明，舌扁桃体切除术可以平均减少 AHI6.64 次 /h，最低血氧饱和度平均提高 4.17%，总体成功率为 52%（AHI<5 次 /h）。并发症发生率为10.6%，主要包括出血、舌根水肿、舌感觉异常、肺炎等。中重度 OSA、肥胖、颅颌面畸形、肌张力过低及遗传性疾病的患儿术后需 ICU 监护和气道管理，予以皮质醇和或呼吸机辅助通气，预防气道并发症的发生。

（三）声门上切除成形术

声门上切除成形术适用于喉软化症导致的婴幼儿 OSA 或睡眠状态相关的隐匿性喉软化症儿童。喉软化症的诊断依靠临床症状及纤维喉镜或电子喉镜检查，主要表现为吸气时声门上结构塌陷。根据检查情况分为三型：Ⅰ型，杓状软骨黏膜脱垂；Ⅱ型，杓会厌襞缩短；Ⅲ型，会厌后移。根据不同的分型选择不同的手术方法。声门上切除成形术治疗伴有喉软化症的儿童 OSA 的成功率为58%~72%。

（四）正颌外科手术

正颌外科手术适用于伴有颅颌面发育畸形的儿童 OSA。与儿童 OSA 有关的颅颌面发育畸形主要是 Pierre-Robin 综合征及综合征性颅缝早闭。Pierre-Robin 综合征主要表现为下颌骨短小、舌后坠、腭裂、气道阻塞及喂养困难等。气道阻塞可首选侧卧位、俯卧位、鼻咽通气道或持续正压通气等治疗。如保守治疗无效或不耐受者则需要手术治疗。舌后坠者常用唇舌粘连术以前移舌根以改善气道阻塞。下颌骨发育不良者行下颌骨牵引成骨术以延长下颌骨同时前移舌根，成功率可达 82%~100%。综合征性颅缝早闭主要表现为面中部发育不良，进而导致颅内高压、突眼、错殆及鼻咽气道阻塞。近半数的综合征性颅缝早闭的患儿存在 OSA，这类患儿一般需要多次颅颌面手术，考虑在不影响患儿的颅颌面生长发育的情况下尽早行正颌外科手术或牵引成骨术以扩大颅脑腔，改善面中部发育不良及气道阻塞。

（五）减重手术

肥胖是儿童 OSA 一个重要危险因素，也是影响儿童 OSA 手术疗效的重要影响因素。肥胖儿童扁桃体、腺样体切除术后 50% 残留 OSA，而非肥胖儿童为 10%~20%。对于肥胖的儿童可首选饮食及运动减肥或药物减肥，如上述治疗效果不佳的中重度肥胖慎重选择减重手术。美国代谢及减重外科儿童协会建议如二级肥胖（BMI>35kg/m² 或 >120% 儿童年龄、性别匹配 BMI 的 95 百分位）合并糖尿病、OSA、心血管疾病等；或三级肥胖（BMI>40kg/m² 或 >140% 儿童年龄、性别匹配 BMI 的 95 百分位数）可以选择减重手术。减重手术不仅明显减轻了体重，减少糖尿病及心血管疾病的发生，还有效地减轻了 OSA，提高了生活质量。主要可能的并发症是微量元素或维生素缺乏。

二、非手术治疗

（一）药物治疗

药物治疗适用于轻度儿童 OSA，主要治疗药物为鼻喷皮质类固醇（糠酸莫米松鼻喷雾剂、丙酸氟替卡松鼻喷雾剂或布地奈德鼻喷雾剂等）和白三烯受体拮抗剂（孟鲁司特）。研究表明每天口服孟鲁司特 4mg（<6 岁）或 5mg（>6 岁），共 12 周，OSA 症状获得明显改善，腺样体体积缩小，成功率（AHI 下降大于 50%）为 65.2%。最近的 Meta 分析表明口服孟鲁司特可平均减少 AHI2.65 次 /h；提高最低血氧饱和度 2.23%。鼻喷皮质类固醇联合口服孟鲁司特可平均减少 AHI4.18 次 /h，平均提高最低血氧饱和度 4.76%，非肥胖及年龄较小的儿童可获得更好的疗效。口服孟鲁司特对于扁桃体、腺样体切除后仍残留轻度 OSA 的患儿也有一定的疗效。抗炎药物治疗儿童轻度 OSA 获得了较好的短期疗效，但目前尚缺乏长期疗效及安全性的数据。

（二）无创通气治疗

无创通气治疗可应用于有手术禁忌，扁桃体、腺样体无明显肥大或手术后仍残留较严重的阻塞性睡眠呼吸暂停的儿童以及有较严重合并症儿童的围手术期处理或长期治疗，如伴有肥胖症、颅面或胸廓发育畸形、先天性综合征、遗传代谢性疾病等。根据患儿的具体情况可选择持续正压通气治疗或双水平正压通气治疗，但效果及依从性无明显差异。主要副作用包括鼻面部皮肤损伤、鼻充血、流涕、反复鼻出血等。儿童 OSA 正压通气治疗的依从性 41%~72%，在睡眠实验室由专家或有丰富经验的技师进行人工压力调试、选择合适的治疗模式和面罩、加温加湿、延长压力上升时间、家长行为及认知教育、并发症的及时处理、定期压力调整及长期密切随访可提高其依从性。如依从性仍然不佳，则需要考虑其他代替治疗。

（三）非外科减重治疗

肥胖儿童中 46%~59% 同时患有 OSA，肥胖是 OSA 最显著的危险因素，其危险度比值比为 4.59（95% 可信区间 1.58~13.33）。对于肥胖的 OSA 儿童减肥治疗可明显改善其 OSA 相关症状，降低 AHI 并提高最低血氧饱和度。非手术减重包括改变生活方式（运动、饮食控制）和减肥药物。但临床经验表明，通过改变生活方式很难达到减重目标，即使成功减重也很难保持，并且减重是个缓慢的过程,因此需要多学科合作,制定一个详细的减重计划。年龄较小的儿童(<10~12岁)短期内可获得有临床意义的减重效果,但生活方式干预则对年龄较大的青少年减肥效果不佳,合并症可能发生进展,因此必要时联合药物减肥,并适时慎重选择代谢减重手术。儿童肥胖症的药物减肥治疗纳入标准:①BMI≥95百分位数标准(或BMI≥30kg/m²),并存在至少一种与肥胖相关的合并症;或BMI≥120%×95百分位数标准(或BMI>35kg/m²),无论是否有合并症,无BMI上限值;②以前的生活方式干预治疗或初次医疗干预尝试记录足以作为以往生活方式干预无效的证据;③Tanner分期没有下限,除非有证据表明特定药存在影响发育风险;④达到减肥手术的标准,但手术不合适或药物被推荐作为辅助治疗;⑤如果最佳剂量服药12周时,BMI较基线减少≥5%,或增重停止,或体重缓慢增加,可认为是合理的临床结果,则应继续服药。如果调整剂量,患者仍不能耐受或发生有危险的副作用,则应停药。接受药物减肥治疗的患儿应多学科评估,密切随访,注意药物副作用及对青春期发育的影响。

(四)快速扩弓治疗

部分腺样体肥大的儿童OSA,由于长期张口呼吸,导致腺样体面容,表现为硬腭高拱,牙弓狭窄。对于这类患儿,除尽早行腺样体切除及纠正张口呼吸外,还应进行上颌骨快速扩弓治疗(rapid maxillary expansion,RME)以增宽上颌牙弓宽度,降低硬腭高度,增加鼻腔容积,降低鼻腔阻力,抬高舌休息位,前移下颌骨,进而改善睡眠呼吸暂停。快速扩弓治疗的最佳时机是乳牙期晚期及替牙期早期,扩张速度一般为0.25~0.5mm/d,达到扩张目标后需戴保持器3~12个月防止反弹。Meta分析表明RME可将AHI减低70%,总体治愈率为26.3%,扁桃体大小是影响疗效的重要因素。

(五)口面肌功能训练

口面肌功能训练(myofunctional therapy,MFT)适用于4岁以上无扁桃体腺样体肥大或已行扁桃体、腺样体切除,但残留AHI>1次/h或仍存在张口呼吸习惯的儿童OSA。主要是通过训练口腔(唇、舌)及口咽部(软腭、咽侧壁)肌肉,增强唇、舌及口咽部肌肉功能,提高上气道扩张肌的肌张力,进而改善呼吸、语言及咀嚼等功能。主要训练内容包括软腭训练、舌训练、面部肌肉系统训练及口颌功能训练。对于儿童可以简化为鼻呼吸重建训练、唇颊部肌肉训练及舌姿势训练,要求每天在家训练3次,每次每个动作重复10~20次,至少连续训练2~3个月。通过口腔肌肉功能训练,AHI降低58%,唇舌肌张力增加,张口呼吸改善,64.4%~83.3%的患儿恢复正常的鼻呼吸。儿童MFT治疗成功的关键在于其依从性及家长的参与程度,因此密切随访,定期指导及家长教育尤为重要。

(六)口腔矫正器治疗

口腔矫正器治疗的主要器械为下颌前伸器及功能性口腔矫治器,其应用于儿童OSA的治疗获得了较好的疗效。研究发现下颌前移型口腔矫治器对于轻度至重度的儿童OSA均有一定的疗效,建议在青春发育期前采取治疗,半年及以上的长期疗效优于短期疗效。目前尚缺乏青春发育期后的数据。

(殷善开　易红良)

第三节　儿童阻塞性睡眠呼吸暂停的口腔矫治

一、下颌前导治疗

经口呼吸及睡眠呼吸障碍的患儿时常伴有下颌后缩表现,一些先天性下颌发育不良也可造成上气道狭窄,所以需要及时处置。而治疗下颌后缩的口腔矫治手段是较为成熟的,甚至成人 OSA 的"阻鼾器"许多是出自这些促进儿童下颌生长的矫治器。下颌前导的主要作用是诱导下颌髁突以及下颌骨进行生长与改形,达到下颌向前的位移及骨增量。

(一)适应证

1. 存在需要矫治的下颌后缩　这个需要鉴别正常生长发育过程中,上下颌发育的不同步和不一致。由于颅面发育方向是从上到下先后完成,所以儿童青少年存在下颌发育滞后于上颌,也即存在一定程度的下颌后缩。这一点可以通过 X 线头影测量进行甄别和判定,对于超过正常值,影响颜面美观,或影响咀嚼及呼吸功能的下颌后缩要及时关注和治疗。

2. 有生长发育潜力　在正畸矫形原则中,凡抑制生长者宜在生长发育快速期前开展,凡促进生长者宜在生长发育高峰期进行。所以促进下颌生长的下颌前导装置,建议在下颌生长发育进发期应用,以达到事半功倍的作用。当下颌生长发育完成,生长诱导即不可能进行,下颌前导就不适宜使用,需要转换成下颌前徙手术。

3. 符合矫治需要的咬合条件　一些下颌前导装置需要在基牙上安装,如果因龋齿、外伤、氟斑牙等原因无法满足,则不适宜应用该种下颌前导装置。另外下颌前导会伴随下切牙前移,所以如果存在前牙闭锁等覆盖不充裕的情况,也不适宜前导下颌创造出医源性反𬌗。

4. 患儿的精神心理发育能够配合矫治的进行　下颌前导矫治器属于功能矫治,需要患儿每天佩戴使用达到一定时间比例才可见效。如果患儿因神志发育、心理水平不能保证每日戴用时间,则没有必要制作矫治器。

(二)禁忌证

前牙不存在深覆盖:刺激下颌发育不可以造成医源性前牙反𬌗,以至影响上颌发育。可用其他疗法替代,或者解除前牙闭锁等情况后再开展下颌前导。

那些不能保证疗效的其他情况,如:患儿不配合,固位基牙不够数目或不够强壮,非最佳生长发育时期,不是下颌前导的禁忌证但则亦不适宜采用下颌前导疗法。

(三)下颌前导矫治器的种类

下颌前导矫治器种类很多。

1. 功能矫治器 常见的功能性矫治器,如 Activator 系列的Ⅱ型(图 27-3-1)、Twin-Block 矫治器(图 27-3-2)、Herbst 矫治器(图 27-3-3)、Fronkel 系列的Ⅱ型等。

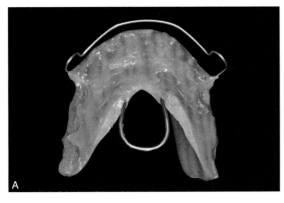 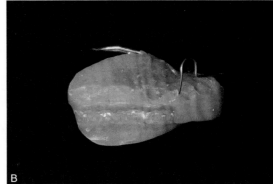

图 27-3-1　Activator 矫治器

A. 矫治器上面观　B. 矫治器侧面观

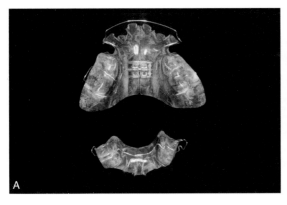 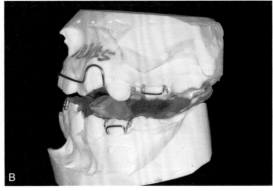

图 27-3-2　Twin-Block 矫治器

A. 矫治器　B. 口内相

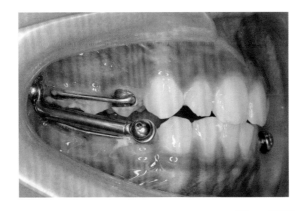

图 27-3-3　Herbst 矫治器

(由姜若萍医师供图)

2. 简单功能矫治器　上颌斜面导板等（图 27-3-4）。

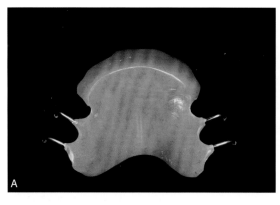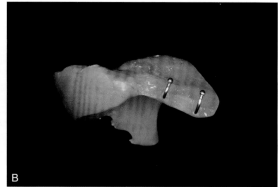

图 27-3-4　上颌斜面导板

A. 矫治器底面观　B. 矫治器侧貌

3. 固定矫正器　2X4 矫治器配合Ⅱ类牵引、多用途弓、Forsus 矫治器等。固定矫治器需要至少为替牙期，在恒牙上完成粘接。

（四）下颌前导矫治器的疗效

循证医学证据表明，下颌前导矫治儿童 OSA，在轻度至重度表现的患儿中均有一定疗效，AHI 按 <5 次 /h、5~10 次 /h、>10 次 /h 进行分组比较，轻度组减少 50%，中度组减少 57%，重度组减少 76%。相对于安慰剂组，最低血氧饱和度、睡眠问卷及生活质量和行为表现均有提高。

循证医学研究同时发现，低龄组（6~9.5 岁）和大龄组（9.5~13 岁），均有下颌前导疗效；基于治疗周期的亚组分析表明，治疗后 3 周的效果较长期治疗（6 个月及 10~12 个月）效果差。

有关儿童 OSA 使用下颌前导矫治器进行矫治，有以下几个特点：

1. 在各种不同种类的下颌前导矫治器之间，没有明显的疗效区别。

2. 各种下颌前导矫治器的选择、制作与临床应用和正畸学的要求相同。

3. 不管使用哪种矫治器，都要充分评估患儿的生长趋势与潜力，不能破坏颜面美观与咀嚼功能。

4. 对于每个患儿都要进行个性化分析，相比成人 OSA 更少存在"批量化"诊治；随着生长发育，随时调整治疗方案和措施；治疗儿童比治疗成人更加重视多学科诊疗思维与技术。

（五）下颌前导矫治器的临床路径及操作

首先，明确诊断，罗列问题清单。患儿区别于成年患者的重要一环是评估生长发育。全身体格发育、脏器及心理认知等有无损伤、颅面生长发育和该阶段正常水平是否相符，标志着治疗的必要性和迫切性。在问题清单中存在下颌迟缓于正常值、前牙覆盖满足前导空间、后牙咬合保证矫治器设计要求，则可以考虑采用下颌前导矫治器。建议通过多导睡眠监测评估睡眠呼吸状况和病情轻重，通过纤维鼻咽镜评估腺样体占位情况，通过头影测量评估颅面发育及骨龄。

其次，个性化评估，建立治疗方案。结合患儿家族遗传、现状表现、病情程度、发育阶段，决定下颌定位。常规制取咬合印模，翻制石膏阳模，在患儿口内采集下颌前导殆蜡记录。下颌定位与正畸学要求相同，前移量＋垂直打开量约10mm，其中前移量受到覆盖正常值的限制，前移不足由垂直打开量补充，前移量过大则分两次下颌前导完成。临床确定的带下颌定位的模型送交技工中心加工制作。

随之进行治疗和随访。对患儿生长发育诱导是一个较为长期的过程，患儿一般需要多次复诊。初次戴用下颌前导矫治器，教导患儿及家长摘戴方式和注意事项。之后各次复诊中需评估治疗进展、患儿戴用情况、颜面及牙列的生长发育变化等。对见效时间、见效程度影响最大的是患儿每日戴用时间，一般要求每日累积戴用12小时以上，睡眠必戴。患儿采用下颌前导治疗，积极治疗期平均为6~12个月，效果初步稳定后需夜间保持1年左右。其间针对新的情况出现，随时调整矫治器类型和增减辅件。如矫治器难以满足缓解睡眠呼吸障碍，则需及时考虑更换或添加其他学科治疗干预。

二、上颌扩弓治疗

上颌扩弓治疗是利用腭板这一解剖组织的特殊性，即是口腔顶部组织，也是鼻腔底部组织，可以凭借牙齿为支抗，通过上颌扩弓器，扩大鼻腔甚至鼻咽部容积，减小气流阻力，改善上气道通气。上颌扩弓的主要作用部位是腭中缝，增加骨缝之间的宽度，刺激新骨沉积将其固定下来。

（一）上颌扩弓矫治器的适应证和禁忌证

儿童OSA上颌扩弓矫治的适应证：

1. 存在睡眠呼吸障碍，主要病因中有变应性鼻炎、鼻甲肥大、重度鼻中隔偏曲、腺样体肥大等与鼻腔鼻咽部位相关的因素。

2. 后牙覆盖宜小，存在后牙对刃、反覆盖最适宜。如果同时进行下颌前导，可以根据下颌前导后的后牙覆盖决定是否存在扩弓余地。如果同时进行上颌前牵，可以反复扩缩以增大骨缝的反应能力，以牵引后的后牙覆盖决定扩弓器最终停留在扩还是缩的位点。

3. 腭中缝尚未闭合。关于腭中缝闭合的时间，在不同个体之间差异较大，低龄为好，年龄越大越难于达到预期扩弓量。一般认为18岁以后不再具有扩弓潜能，女性更是早一两年停止考虑扩弓设计。25岁以上腭中缝完全骨性融合，倘有扩弓需求则需配合骨皮质切开术缓解骨性应力。腭中缝在幼儿发育早期由前腭骨及左右腭板形成Y形的表现，随年龄增长，前腭骨与左右腭板相对于腭后部会较早发生融合，所以随年龄增长腭中缝渐渐变成后部的I形，也就是说后部的扩弓潜力会高于前部。综合考虑扩弓潜力和患儿的配合能力以及牙齿支抗能力，一般在6~12岁较适宜开展扩弓治疗。

4. 患儿有良好的配合能力。活动扩弓器需要患儿佩戴一定的时间,固定扩弓需要患儿一定的适应性和使用保护,对患儿的心理发育成熟程度均有一定要求。

儿童上颌扩弓矫治的禁忌证:

1. 后牙深覆盖　如果没有其他措施可以缓解(如配合下颌前导等),过大的后牙覆盖会限制上颌扩弓的程度,影响后牙咀嚼功能。

2. 腭中缝已经闭合　上颌扩弓主要作用区域是腭中缝,低龄期腭中缝之间充满交错的骨小梁结构和具备多分化能力的纤维组织,受到扩弓力之后,纤维组织牵张,骨小梁增生,达到腭板加宽的目的。如果骨质已经融合成一块骨板,则扩弓只能导致支抗牙的牙周膜反应,造成牙弓的扩宽而不是骨板的扩宽。

如果患儿心理发育不足以配合矫治,或者牙齿咬合因为龋损、替换无法保证矫治器固位,则也不适宜采用上颌扩弓矫治。

(二)上颌扩弓矫治器的种类

上颌扩弓器的分类标准很多,根据部位固位方式可以分成活动扩弓器和固定扩弓器;根据矫治周期可以分成快速扩弓和慢速扩弓;根据加力方式可以分为扩大簧和螺旋扩弓器。

这些分类之间可以交换组合,例如螺旋扩弓器一般为快速扩弓方式,但是也可以加在活动基托上进行慢速扩弓。一般乳牙期考虑到支抗,多选活动扩弓器;恒牙早期结合固定矫治,多采用带环粘接螺旋扩弓器。

常见扩弓器有:Hass 扩弓器、Hyrax 扩弓器、带环式螺旋扩弓器(图 27-3-5)、扩大基托(图 27-3-6)、四角簧(图 27-3-7)等。双颌狭窄的情况下,除了上颌扩弓,还需要同时进行下颌扩弓(虽然下颌扩弓较为难以实现,参见图 27-3-8)。

(三)上颌扩弓矫治器的疗效

截至目前的 Meta 分析表明,上颌扩弓器可能使 1/4 的患儿达到正常 AHI 水平,一般可致 AHI 降低 70% 左右,同时伴有最低血氧饱和度的提升。腺样体和扁桃体无论是经手术去除或是先天较小,

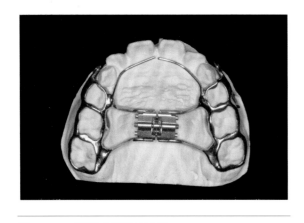

图 27-3-5　带环式螺旋扩弓器

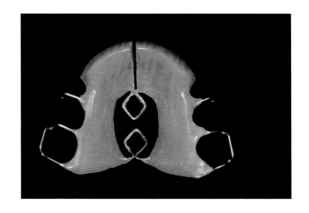

图 27-3-6　活动扩弓器 - 扩大基托

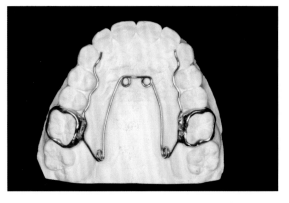

图 27-3-7　慢速扩弓器 - 四角簧　　　　　　　　　　图 27-3-8　下颌扩弓器

只要腺样体和扁桃体越小,扩弓效果越好。长期追访发现 AHI 随着年龄增加虽有进一步降低,但是尚不能除外腺样体和腺样体自然转归的结果。另一篇系统分析发现快速扩弓对鼻上颌结构形态学的影响,在青春期后的患儿中逊色于青春期前。

（四）上颌扩弓矫治器的临床操作及路径

1. 明确诊断,罗列问题清单　患儿需存在治疗的必要性,其存在睡眠呼吸障碍且不能被机体代偿,建议进行多导睡眠监测进行确诊。如伴随明显的体格发育滞后、脏器损伤、认知功能发育滞后、情绪控制和心理发育受限,则具有治疗的迫切性。患儿需以鼻部病因为主,在咬合上满足扩弓条件,发育成熟程度既能保证配合又不至于错过生理期。若各种指征符合上颌扩弓的适应证,则纳入上颌扩弓矫治。

2. 综合分析,制订个性化设计方案　对患儿常规采集咬合印模,制取石膏阳模。模型上评估后牙覆盖情况,并可模拟上颌前牵引或下颌前移后后牙覆盖情况,确定扩弓终点。选择扩弓器类型,设计固位方式。将模型和方案送交技工中心进行加工制作。

3. 加力调整,随访维护　患儿初戴时,若是活动扩弓器则学习摘戴方式,和家长一起掌握注意事项;若是快速扩弓器则需监护人学习加力方式,掌握注意事项。活动扩弓器通常 2~4 周复诊由医生加力并调整固位;快速扩弓器则每日由监护人加力,以加力钥匙转动螺簧孔距,一般每日扩展 0.5~1mm,7~10 天复诊。随着腭中缝打开,可以观察到中切牙之间出现缝隙,之后由于前腭缝的生长可能自行闭合。活动扩弓器要求患儿每日戴用 12h 以上。快速扩弓以日或周计达到扩弓量,慢速扩弓以月计达到扩弓量,后牙扩展到位后均需一定时间保持扩弓效果。螺旋扩弓器则用树脂封闭螺距防止回旋,扩大簧则保持最终开张度,患儿继续戴用 3 个月以上,以等候骨缝的生长改形。

（高雪梅）

1. 许志飞,李蓓,张亚梅,等.无创通气治疗儿童阻塞性睡眠呼吸障碍.中华实用儿科临床杂志,2015,30(4):250-253

2. 许志飞,吴云肖,冯国双,等.儿童阻塞性睡眠呼吸暂停综合征多道睡眠监测诊断界值的探讨.中华耳鼻咽喉头颈外科杂志,2016,51(11):806-811

3. 赵忠新.睡眠医学.北京:人民卫生出版社,2016

4. 中华医学会儿科学分会呼吸学组睡眠协作组,《中华实用儿科临床杂志》编辑委员会.无创正压通气治疗儿童阻塞性睡眠呼吸暂停综合征专家共识(草案).中华实用儿科临床杂志,2016,31(19):1451-1455

5. 中华耳鼻咽喉头颈外科杂志编委会,中华医学会耳科学分会.儿童阻塞性睡眠呼吸暂停低通气综合征诊疗指南草案(乌鲁木齐).中华耳鼻咽喉头颈外科杂志,2007,42(2):83-84

6. American Academy of Sleep Medicine. International classification of sleep disorders. 3rd ed. Darien, IL: American Academy of Sleep Medicine, 2014

7. 中国儿童OSA诊断与治疗指南制订工作组,中华医学会耳鼻咽喉头颈外科学分会小儿学组,中华医学会儿科学分会呼吸学组,等.中国儿童阻塞性睡眠呼吸暂停诊断与治疗指南(2020).中华耳鼻咽喉头颈外科杂志,2020,55(8):729-747

8. TAN H L, GOZALD, LEILA KHEIRANDISH-GOZAL L. Obstructive sleep apnea in children: a critical update. Nature and Science of Sleep, 2013, 5: 109-123

9. MARCUS C L, BROOKS L J, DRAPER K A, et al. Diagnosis and management of childhood obstructive sleep apnea syndrome. Pediatrics, 2012, 130(3): 576-584

10. LEBOULANGER N, FAUROUX B. Non-invasive positive-pressure ventilation in children in otolaryngology. Eur Ann Otorhinolaryngol Head Neck Dis, 2013, 130(2): 73-77

11. O'DRISCOLL D M, HORNE R S, DAVEY M J, et al. Increased sympathetic activity in children with obstructive sleep apnea: cardiovascular implications. Sleep Med, 2011, 12(5): 483-488

12. TAPIA I E, MARCUS C L. Newer treatment modalities for pediatric obstructive sleep apnea. Paediatr Respir Rev, 2013, 14(3): 199-203

13. TEO D T, MITCHELL R B. Systematic review of effects of adenotonsillectomy on cardiovascular parameters in children with obstructive sleep apnea. Otolaryngol Head Neck Surg, 2013, 148(1): 21-28

14. XU Z F, AN J Q, LI Y C, et al. A case-control study of obstructive sleep apnea-hypopnea syndrome in obese and nonobese chinese children. Chest, 2008, 133(3): 684-689

15. MARCUS C L, BROOKS L J, DRAPER K A, et al. American Academy of Pediatrics. Diagnosis and management of childhood obstructive sleep apnea syndrome. Pediatrics, 2012, 130(3): 714-755

16. LEE GS, KATWA U. Pediatric tongue base surgery. Atlas Oral MaxillofacSurg Clin North Am, 2019, 27(1): 77-81

17. BROCKBANK J C. Update on pathophysiology and treatment of childhood obstructive sleep apnea syndrome. Paediatr Respir Rev, 2017, 24: 21-23

18. PRATT J S A, BROWNE A, BROWNE N T, et al. ASMBS pediatric metabolic and bariatric surgery guidelines, 2018. SurgObes Relat Dis, 2018, 14(7): 882-901

19. RIVERO A, DURR M. Lingual tonsillectomy for pediatric persistent obstructive sleep apnea: a systematic review and meta-analysis. Otolaryngol Head Neck Surg, 2017, 157(6): 940-947

20. SEDAGHAT S, FREDES F, TAPIA M. Supraglottoplasty for laryngomalacia: The experience from Concepcion, Chile. Int J Pediatr Otorhinolaryngol, 2017, 103: 113-116

21. WHITLA L, LENNON P. Non-surgical management of obstructive sleep apnoea: a review. Paediatr Int Child Health, 2017, 37(1): 1-5

22. CAMACHO M, CHANG E T, SONG S A, et al. Rapid maxillary expansion for pediatric obstructive sleep apnea: a systematic review and meta-analysis. Laryngoscope, 2017, 127(7): 1712-1719

23. DE FELÍCIO C M, DA SILVA DIAS F V, TRAWITZKI L V V. Obstructive sleep apnea: focus on myofunctional therapy. Nat Sci Sleep, 2018, 10: 271-286

24. LIMING BJ, RYAN M, MACK D, et al. Montelukast and nasal corticosteroids to treat pediatric obstructive sleep apnea: a systematic review and meta-analysis. Otolaryngol Head Neck Surg, 2019, 160(4): 594-602

第二十八章　老年人阻塞性睡眠呼吸暂停

阻塞性睡眠呼吸暂停的发病率随着年龄增加呈上升趋势,尤其是60岁以上的患者,常合并高血压、卒中、冠心病、代谢综合征等多系统损伤,甚至造成夜间猝死,成为影响老年人健康的问题之一。有研究发现,与青壮年患者不同,老年人的生理功能减退,上气道结构及功能发生变化,且常常患有失眠、阿尔茨海默病、帕金森病等疾病,其OSA的发病机制、临床表现及诊疗手段都有区别于中青年人,掌握老年人OSA疾病的特点对该病的诊治有十分重要的意义。

一、流行病学及发病机制

（一）流行病学

随着对OSA认识程度的提高,其发病率被报道有日益升高的趋势,据报道,在普通人群中,男性发病率在17%~31%,女性发病率在6.5%~9%。性别、体重指数（BMI）、年龄等是影响OSA发病的主要危险因素。随着年龄的增加,OSA的发生率显著上升,老年OSA发病率在50%以上,甚至有研究发现,以AHI≥5次/h为诊断标准,60-85岁人群的发病率高达84%,显著高于中青年患者,且平均每10年OSA患病风险增加2.2倍。

（二）发病机制

1. 肥胖因素　肥胖因素对老年OSA的影响相对较弱,早期研究认为BMI作为预测睡眠呼吸暂停的危险因素,对老年人的影响与对青年人的影响相似,但同等严重程度的OSA患者,老年患者的BMI明显低于年轻人,并且,是否中心性肥胖与老年人罹患OSA无明显相关性。

2. 性别因素　在中青年患者中,男性OSA患病率显著高于女性,而性别差异在老年OSA患者中不再显著。研究发现,50岁以上老年女性呼吸紊乱的发生率与男性并无显著差别,这可能与绝经后失去雌激素的保护作用有关。其他因素,如老年患者肺容积、肺顺应性下降,老年患者催眠药物使用增多,以及老年人情绪因素及社会因素（如医疗负担等）,均导致性别差异对患病率的影响不大。

3. 上气道解剖结构及功能的改变　这是老年人OSA最重要的病理生理机制。近年来的研究热点——OSA发病机制的PALM模型,包括上气道塌陷性、环路增益、觉醒阈值及上气道肌肉反应性等四个重要生理参数,可反映上气道解剖及功能的变化。老年患者PLAM模型有以下特点:

（1）更易塌陷的上气道:随着年龄的增加,老年人口咽部肌肉老化、丢失,肌张力减弱,上气道容易塌陷。

（2）更低的觉醒阈值:老年患者比年轻患者存在更多的夜间觉醒及更低的觉醒阈值,频繁的觉醒增加通气不稳定性,导致呼吸事件的发生。

（3）环路增益（loop gain）相对稳定:呼吸通气控制系统的敏感性可以通过通气控制反馈环路的增益来量化,即环路增益,不稳定或过度敏感的通气控制系统（高环路增益）可以促发呼吸波动而产生呼吸暂停或低通气。研究发现,老年患者环路增益升高不明显,更接近健康人,呼吸控制系统较中青年 OSA 患者相对稳定。

（4）上气道肌肉反应性下降:颏舌肌是上气道主要的扩张肌肉之一,与上气道塌陷性及气道阻力增加密切相关。研究表明,老年 OSA 患者存在颏舌肌的结构和功能障碍,颏舌肌反应性下降,肌紧张难以维持,导致更多的呼吸事件发生。

二、临床表现与多系统并发症

（一）临床表现

老年人 OSA 的临床表现由于病情严重程度不同存在个体差异,除打鼾、日间思睡、夜间呼吸中断等常见的 OSA 表现外,老年 OSA 患者需注意其他一些特点,如夜尿增多、失眠症状、夜间异常肢体动作等。

1. 打鼾　打鼾和 OSA 的患病率都随年龄的增长而增加,但亦有一些研究报道,高龄人群打鼾发生率有所下降,鼾声有所减轻,这可能也与老年人听力下降或睡伴减少有关。

2. 日间思睡　老年 OSA 患者 ESS 量表评价的主观嗜睡评分并不高,与健康对照组老人并无明显差异,即使校正了总睡眠时间后,老年患者日间思睡与 OSA 严重程度无相关性。老年人常同时服用多种药物,必须关注正在服用的药物能否导致思睡;另外,老年人的日间思睡与疲倦不易鉴别,除失眠外,多种疾病、神经因素、心理状态都可表现为疲倦,而治疗潜在的疾病和心理问题是关键所在。

3. 夜间异常腿动　周期性肢体运动障碍（PLMS）和不宁腿综合征（RLS）在老年 OSA 患者中合并率较高,影响患者睡眠结构,加重日间嗜睡程度。多数 PLMS 患者自己并未察觉,可能主诉为踢被子、醒来后腿部疼痛或同床者发现;而 RLS 则表现为夜间静息性腿痛加剧,疼痛干扰了睡眠、甚至夜间要反复下床走动。这些症状需行在院的 PSG 检查,结合视频监测,来明确合并症。

4. 夜尿增多　夜尿次数增多是老年 OSA 患者较为特征性的夜间表现,据报道与 OSA 严重程度相关,是老年重度 OSA 的一项独立预测指标,中重度 OSA 患者比轻度患者有更多的夜尿症现象。

5. 失眠　约 1/2 首诊主诉失眠的老年患者存在未诊断的 OSA。老年人常服用镇静催眠剂来改善失眠,但这些药物可能会加重潜在的睡眠呼吸障碍。失眠患者对 CPAP 治疗的接受程度和依从性较差,可考虑联合认知行为治疗等非药物性方法。药物的选择上,推荐非苯二氮䓬类药物（non-BZDs）,如唑吡坦和右佐匹克隆,常规剂量可改善失眠症状而不恶化患者的 AHI 和最低脉氧。

（二）多系统并发症

随着 OSA 病程的延长,多系统疾病的发病风险增加,老年 OSA 患者心脑血管疾病并发症多,认知功能损害甚至痴呆的发病率高,合并其他神经系统疾病如癫痫、帕金森病的比例高,临床医生需熟悉其相关特征,多加关注并及时诊治,能提高老年患者的生活质量。

1. 老年 OSA 与心血管疾病　目前已经证实 OSA 是老年患者高血压病的独立危险因素,且常常表现为难治性高血压。老年 OSA 患者合并冠心病的长期预后不佳,更容易合并卒中、心肌梗死甚至心源性猝死。但也有研究对老年 OSA 患者的随访发现,心血管死亡风险主要与年龄有关,而与 OSA 之间没有明确的关联;老年重度 OSA 患者的生存率甚至优于年轻的 OSA 患者,而年轻重度 OSA 死亡率高于一般人群,其确切机制尚待研究,可能与夜间反复间歇低氧激活心血管的部分保护通路有关。

2. 老年 OSA 与卒中　卒中是老年人好发的血管性疾病之首,有充分证据表明,50%~70% 卒中患者存在睡眠呼吸障碍,其中 90% 患者为 OSA。OSA 是卒中的危险因素,而卒中导致的呼吸驱动依赖的化学感受器及支配上气道的神经反射活动减弱,舌根松弛、咽喉软腭功能失调,易并发及加重 OSA。2011 年美国心脏及卒中协会已将睡眠呼吸障碍列为卒中一级预防的危险因素。积极进行 OSA 干预可促进卒中的恢复,降低卒中复发风险。睡眠体位指导及气道正压通气(PAP)治疗是卒中合并 OSA 的一线治疗方法,需注意患者可能存在 CSA,此时 PAP 模式选择需要重视。

3. 老年 OSA 与认知功能障碍及阿尔茨海默病(Alzheimer disease,AD)　老年 OSA 患者夜间睡眠片段化、白天经常打盹,这可形成恶性循环,加重睡眠的不连续性,与年轻 OSA 患者相比有更严重的认知功能损伤。而 AD 是老年人多发的神经退行性疾病,以睡眠障碍及进行性认知功能障碍为主要表现,老年 OSA 人群罹患 AD 风险是健康对照组的数倍,且痴呆严重程度与 AHI 正相关。OSA 促进 AD 发生的机制可能与夜间缺氧促进淀粉样蛋白($A\beta$)的异常增高、促进 Tau 蛋白磷酸化,以及 OSA 导致的氧化应激与炎症,导致的神经毒性反应有关。

4. 老年 OSA 与其他神经系统疾病　难治性癫痫患者中约有 1/3 患者存在 OSA,老年癫痫患者较年轻患者 OSA 发病率更高,合并 OSA 是造成癫痫患者发作频繁、药物控制不佳的可能原因,而 CPAP 治疗有助于患者癫痫的控制。OSA 患者夜间反复发作的低氧、频繁的微觉醒,大脑的兴奋性改变,皮层放电增加,是诱发癫痫频繁发作的原因。帕金森病(Parkinson disease,PD)是老年人常见的中枢神经系统退行性疾病,常与多种睡眠障碍同时存在,其中最多见的是 OSA。PD 患者的肌张力异常、中枢调节障碍、自主神经功能紊乱及服用的多巴胺药物等,均可能增加患 OSA 的风险;而合并 OSA 会加重病情,带来远比 PD 本身更大的危害甚至生命危险。

5. 老年 OSA 与内分泌代谢疾病　代谢综合征指包括糖耐量受损、脂代谢紊乱、肥胖等一组综合征,其在中老年人群中高发,其中每一组份都是心血管事件的危险因素。大样本的睡眠心脏健康研究发现,OSA 患者的 AHI 和最低血氧饱和度独立于体重指数与腹围,与糖耐量受损和进一步发展为 2 型糖尿病显著相关。针对 OSA 的治疗可以协助患者代谢综合征的控制,临床医师需注意那些药物治疗效果不佳的代谢性疾病的老年患者是否合并 OSA。

三、诊断

病史采集、详细的体格检查、并发症评估是 OSA 临床诊断的基础，实验室检查包括多导睡眠监测（PSG）、量表评估、血液学检查、影像学检查及其他（如心电图、动态血压监测、劲动脉及心脏彩超等），经皮或呼气末二氧化碳监测可评估夜间睡眠低通气情况。详细内容见我国各学科颁布的多个 OSA 诊疗指南。

整夜 PSG 监测是诊断 OSA 的金标准，但目前缺少关于老年人 OSA 的诊断标准，因此仍采用一般成年人标准。与一般人群相比，老年人还存在对睡眠监测室环境的首夜效应、睡眠质量差、长期服用镇静催眠药以及检查费用等问题，部分老人监测过程中要有家属或护工陪同。便携式睡眠检测仪在老年人 OSA 诊断中具有一定的地位，其经济实用性、可接受度高等特点，作为老年患者多导睡眠监测的一种有力补充，但对于有合并睡眠运动障碍、睡眠行为异常、异态睡眠者需有视频监测。

量表评估对老年 OSA 的筛选及诊断也至关重要，Epworth 嗜睡量表、斯坦福嗜睡量表用于评估患者日间嗜睡严重程度，柏林睡眠质量评估、Stop-BANG 问卷等可用于老年人 OSA 的筛查，简短精神状态量表、蒙特利尔认知评估量表等用于评估患者的认知功能改变等。老年患者听力和理解能力常常不及中青年患者，选择合适的量表非常重要。

四、治疗

（一）一般治疗

对老年 OSA 患者尤其是家属进行疾病相关知识的教育，了解主要表现及其对全身各个脏器的影响，以及 CPAP 的正确使用至关重要。老年 OSA 患者同样应该戒烟、戒酒，并且慎用镇静催眠药物，尤其是带有肌肉松弛作用的药物。肥胖的老年 OSA 患者同样应增加运动，减轻体重，但不建议使用手术减肥。对于有适应证的减肥药物，老年人也必须特别注意副作用和潜在的药物相互作用。

（二）无创正压通气治疗

无创正压通气治疗（noninvasive positive pressure ventilation, NPPV）是老年 OSA 治疗的重要手段，常用的模式有 CPAP、Auto-CPAP、BiPAP、ASV 等。中重度老年 OSA 的一线治疗首选无创正压通气，而对于轻度 OSA 患者，如果症状明显或伴心脑血管并发症也可以试用 NPPV。NPPV 可以保持夜间气道持续开放，阻止老年患者夜间打鼾以及喘息或窒息感，夜尿次数也将有所减少，同时明显改善日间思睡。对于心脑血管系统损伤，有研究发现 CPAP 治疗降低老年患者卒中风险、降低心血管事件发生率，但研究结果尚存在争议。

CPAP 疗效一定程度上取决于患者依从性，老年人 CPAP 依从性的研究相对较少，Meta 分析发现，老年患者 CPAP 的依从性一般与其他年龄组相似，半数以上的老年患者可达到至少 3h/ 夜的 CPAP 治疗时间。但老年患者可能对 CPAP 的初始接受度更低，这可能与老年人常合并失眠以及抑郁状态相关。影响老年患者依从性的其他因素还有幽闭恐惧、面罩漏气、操作不当等。如何提高老年患者,特别是合并心脑血管系统、内分泌系统等系统性损伤的患者CPAP的依从性是临床医师需要解决的重要问题。

（三）其他治疗

1. 体位治疗　体位疗法的有效性取决于患者非仰卧睡眠的能力,对于不能耐受CPAP治疗的轻度到中度老年OSA患者,它通常被用作二级治疗。传统的方法包括网球技术,即用皮带将网球固定在背部,以防止患者在睡眠时转为仰卧,但由于其会导致睡眠的不适及背部疼痛,老年患者的依从性差。近年来出现了颈部位置治疗装置等更加科技的设备,使得体位治疗变得更加舒适,依从性更高。

2. 口腔矫治器　老年患者由于牙齿缺失、牙床松动及合并颞下颌关节疾病等原因,多数并不适合选择口腔矫治器治疗。另外,口腔矫治器带来的副作用包括唾液分泌增加、牙齿或牙龈不适、颌面肌肉酸痛、颞下颌关节紊乱等,也导致其应用受限。

3. 口咽肌肉训练　上呼吸道肌肉松弛、肌张力降低是OSA重要的发病机制,目前已有研究表明,锻炼咽腔与颏舌肌能改善部分OSA患者症状,适用于不宜或不愿手术及CPAP治疗的轻中度患者。老年患者由于年龄引起的上气道肌肉松弛问题更加突出,口咽部肌肉训练结合CPAP等常规治疗可能让老年患者更加获益。但是由于口咽运动目前没有统一练习方法,而且需要患者坚持练习,因此老年OSA患者口咽训练的依从性尚不清楚。

4. 经皮颏舌肌电刺激及舌下神经刺激治疗　经皮颏舌肌电刺激及舌下神经刺激治疗主要用于CPAP不耐受者,副作用是不耐受并导致觉醒,长期使用也可能导致肌肉疲劳,老年人运用疗效有待进一步观察。

5. 外科治疗　OSA手术治疗的选择通常有:①鼻腔手术,包括鼻中隔偏曲矫正、鼻息肉切除、鼻腔扩容术等;②扁桃体及腺样体切除手术;③悬雍垂腭咽成形术（UPPP）;④舌根及舌骨手术;⑤下颌推进术;⑥气管切开术等。但是老年OSA不推荐首选手术治疗,且应仔细考虑手术的适应证、禁忌证,及评价潜在风险和获益。

6. 药物治疗　目前尚无疗效确切治疗OSA的药物,部分药物在临床上有报道试用于OSA,如呼吸兴奋药如乙酰唑胺,可刺激呼吸中枢;抗抑郁药普罗替林和氯米帕明,通过减少快速眼动期睡眠可减少呼吸暂停的时间;孟鲁司特钠可改善鼻炎症状和鼻腔通气,以上药物治疗临床疗效不肯定。非苯二氮䓬类镇静药物,如唑吡坦和右佐匹克隆,可用于CPAP治疗后出现的中枢性睡眠呼吸暂停伴低觉醒阈值者。莫达非尼可用于OSA引起嗜睡的成人患者的促醒,但在老年OSA患者中要考虑减少药物剂量。详见第二十三章。

（陈　锐）

参考文献

1. DURÁN J, ESNAOLA S, RUBIO R, et al. Obstructive sleep apnea-hypopnea and related clinical features in a population-based sample of subjects aged 30 to 70 yr. Am J Respir Crit Care Med, 2001, 163（3）: 685-689

2. HEINZER R, VAT S, MARQUES-VIDAL P, et al. Prevalence of sleep-disordered breathing in the general population: the HypnoLaus study. Lancet Respir Med, 2015, 3（4）: 310-318

3. ECKERT D J. Phenotypic approaches to obstructive sleep apnoea- New pathways for targeted therapy. Sleep Medicine Reviews, 2018, 37: 45-59

4. YIM-YEH S, RAHANGDALE S, NGUYEN A T, et al. Obstructive sleep apnea and aging effects on macrovascular and microcirculatory function. Sleep, 2010, 33（9）: 1177-1183

5. MUNOZ R, DURAN-CANTOLLA J, MARTINEZ-VILA E, et al. Severe sleep apnea and risk of ischemic stroke in the elderly. Stroke, 2006, 37（9）: 2317-2321

6. GOLDSTEIN L B, BUSHNELL C D, ADAMS R J, et al. Guidelines for the primary prevention of stroke: a guideline for healthcare professionals from the American Heart Association/American Stroke Association. Stroke, 2011, 42（2）: 517-584

7. YAFFE K, LAFFAN A M, HARRISON S L, et al. Sleep disordered breathing, hypoxia, and risk of mild cognitive impairment and dementia in older women. JAMA, 2011, 306（6）: 613-619

8. SHARMA R A, VARGA A W, BUBU O M, et al. Obstructive sleep apnea severity affects amyloid burden in cognitively normal elderly. A longitudinal study. Am J Respir Crit Care Med, 2018, 197（7）: 933-943

9. HIROTSU C, HABA-RUBIO J, TOGEIRO S M, et al. Obstructive sleep apnoea as a risk factor for incident metabolic syndrome: a joined Episono and HypnoLaus prospective cohorts study. Eur Respir J, 2018, 52（5）: 1801150

10. CATALAN-SERRA P, CAMPOS-RODRIGUEZ F, REYES-NUÑEZ N, et al. Increased incidence of stroke, but not coronary heart disease, in elderly patients with sleep apnea. Stroke, 2019, 50（2）: 491-494

11. 中国医师协会睡眠医学专业委员会. 成人阻塞性睡眠呼吸暂停多学科诊疗指南. 中华医学杂志, 2018, 98（24）: 1014-1092

12. MARTÍNEZ-GARCÍA M Á, CHINER E, HERNÁNDEZ L, et al. Obstructive sleep apnoea in the elderly: role of continuous positive airway pressure treatment. Eur Respir J, 2015, 46（1）: 142-151

13. MCMILLAN A, BRATTON D J, FARIA R, et al. Continuous positive airway pressure in older people with obstructive sleep apnoea syndrome（PREDICT）: a 12-month, multicentre, randomised trial. Lancet Respir Med, 2014, 2（10）: 804-812

14. SAWYER A M, GOONERATNE N S, MARCUS C L, et al. A systematic review of CPAP adherence across age groups: clinical and empiric insights for developing CPAP adherence interventions. Sleep Med Rev, 2011, 15（6）: 343-356

第二十九章　妊娠相关阻塞性睡眠呼吸暂停

妊娠是女性特殊的生命阶段,在此期间身体会发生巨大的生理变化,而这些结构与激素代谢水平的变化往往会增加阻塞性睡眠呼吸暂停的发生风险。而妊娠期相关的 OSA 在生理病理变化、诊断以及治疗等方面也有其自身的一些特点。

一、发病率及相关危险因素

由于目前尚缺乏基于睡眠监测(PSG)等客观检查的大样本流行病学数据,妊娠相关 OSA 的发病率尚不明确。小样本的流行病学调查显示,以睡眠呼吸暂停低通气指数(AHI)≥5 次 /h 为诊断标准,妊娠早期的 OSA 发病率约为 8.4%,妊娠晚期的发病率为 19.7%。另有研究显示,以 AHI≥15 次 /h 为诊断标准,妊娠期 OSA 的发病率为 9%~15%。相关的研究结果均证实,随着妊娠期发展 OSA 的发病率呈逐渐升高趋势,妊娠期新发睡眠呼吸障碍的比例高达 20%,而产后患病率会出现明显的降低。这些流行病学结果提示,OSA 的发生与妊娠的生理变化存在明显的相关性。

妊娠期的多种生理变化会增加 OSA 的发病风险,首先,妊娠期普遍体重增加,而肥胖是 OSA 的独立危险因素,随着肥胖程度的增加,咽旁间隙脂肪沉积增多,可以直接导致咽腔空间的减小。此外,咽旁脂肪组织的增多可以导致咽腔周围软组织塌陷性增加,使咽腔易于塌陷阻塞。其次,妊娠期雌激素、孕激素水平的升高,引起毛细血管扩张,造成鼻腔咽腔黏膜充血肿胀。妊娠后期,组织间隙液体增多,睡眠过程中体液向头端转移也会造成鼻咽、口咽腔狭窄。这些都会造成上气道阻力增加,吸气过程中咽腔负压增加,从而增加了气道塌陷阻塞的风险。再者,随着孕周的增加,子宫增大,使膈肌上抬,从而造成胸腔容积的减小,肺的膨胀受到限制,使肺膨胀对上气道的牵拉稳定作用减弱,增加气道塌陷的风险。此外,妊娠期肺膨胀受限造成残气量的减少及肺泡血液分流的增大,使妊娠期妇女的氧合功能有所下降,从而代偿性出现呼吸频率增加;而孕激素水平的提高又进一步刺激呼吸中枢及外周化学感受器,使动脉二氧化碳分压降低,从而造成呼吸中枢的不稳定。最后,妊娠期妇女因睡姿不适、腰背酸痛、夜尿增多、胎儿活动及心理、情感改变等各种因素,睡眠时可发生频繁觉醒而导致睡眠的片段化,使妊娠期妇女的慢波睡眠减少,而频繁的觉醒与慢波睡眠的减少可以引起睡眠呼吸事件的增加。

二、危害及其病理生理机制

妊娠期妇女由于会出现全身炎症反应、轻度胰岛素抵抗、高脂血症、心肺储备功能降低等一系列生理性改变,在受到外界不良因素刺激时,更容易出现妊娠期并发症。而 OSA 会引起反复的气道狭窄、塌陷阻塞,从而造成间歇性低氧、胸腔内压力波动以及睡眠片段化等不良后果,从而导致氧化应激、系统性炎症以及交感神经兴奋性增高等一系列病理性改变,最终造成血管内皮损伤以及代谢障碍,对母体和胎儿造成一系列的损害。

妊娠期 OSA 对母体最常见的危害是造成妊娠高血压的发生率增高。研究显示,妊娠高血压的发生率为 5%~10%,在匹配了年龄、种族和肥胖因素后,OSA 患者中 HDCP 的发生率是未患 OSA 者的 4 倍。而妊娠高血压会造成妊娠终止、早产、胎儿宫内发育迟缓以及出生时低体重、低 Apgar 评分等危害。妊娠期 OSA 还与妊娠糖尿病、糖耐量异常存在明显的相关性,据报道,妊娠糖尿病的发生率为 1%~7%,OSA 患者中妊娠糖尿病的发病率为非 OSA 患者的 2~3 倍。而妊娠糖尿病作为高危妊娠的一种,可视为 2 型糖尿病的前期阶段,可能导致胎儿先天畸形、新生儿血糖过低及呼吸窘迫综合征、死胎、羊水过多、早产、妊娠期妇女泌尿道感染、头痛等,不但影响胎儿发育,也危害母亲健康。妊娠期睡眠时反复发生低氧血症以及并发的妊娠高血压均会引起胎盘灌注减少。最终可引起早产、胎儿生长受限、低出生体重及新生儿窒息等胎儿并发症的发生。研究发现,患有中重度 OSA 的妊娠期妇女较健康妊娠期妇女发生早产的风险升高。动物研究显示,暴露于低氧环境中的大鼠分娩的子代呈现低出生体重的趋势。

妊娠期 OSA 造成母体与胎儿的损害是多因素多维度的,但其具体机制目前尚不十分清楚,其可能的机制如图 29-0-1 所示,其中氧化应激在其中发挥了重要的作用。

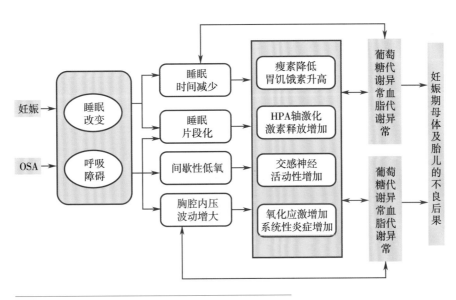

图 29-0-1 妊娠期睡眠呼吸暂停的病理生理机制

HPA. 下丘脑 - 垂体 - 肾上腺轴 OSA. 阻塞性睡眠呼吸暂停

三、临床表现

打鼾和日间思睡是妊娠期 OSA 最主要的临床表现,其他的临床表现还包括睡眠喘息、呼吸不畅、晨起头痛以及日间疲劳等 OSA 常见症状。但妊娠期 OSA 患者却很少以打鼾、日间思睡为主诉就诊,其主诉往往是睡后不解乏、醒后疲倦等。而这些症状往往会被妊娠期妇女误判为由于妊娠期相关的尿频、腰背疼痛以及睡眠姿势受限等原因引起的睡眠质量降低,常被认为是妊娠期相关的正常变化,因此不会予以关注。此外,由于有相当比例的妊娠期妇女是初次出现睡眠呼吸障碍的相关症状,因此缺乏对相关症状认知的敏感性,更进一步增加了妊娠期 OSA 自我发现的难度。因此,应重视床伴提供的睡眠呼吸障碍的相关临床表现。

四、筛查与诊断

妊娠期 OSA 的筛查目前尚存在很大的困难,其原因在于既往应用于普通 OSA 的筛查量表在妊娠期 OSA 的筛查过程中特异度和灵敏度均不足,同一量表对不同孕期妇女的筛查结果差异性也很大。相对而言,在孕晚期相关量表的特异度和灵敏度较高,但仍难以满足临床筛查的要求,而目前也无专门针对妊娠期女性的 OSA 筛查量表。研究证实,年龄、基线肥胖程度、是否存在打鼾以及慢性高血压是预测妊娠期 OSA 的相对特异性指标。妊娠前有打鼾、高血压病史,高龄妊娠以及妊娠前肥胖的妊娠女性应警惕 OSA 的发生。

如存在妊娠期 OSA 的高危因素,同时合并有相关的临床症状,应进行相关的客观检查以明确诊断。目前客观检查的金标准是实验室标准的多导睡眠监测。但实验室标准多导睡眠监测操作相对较复杂,花费相对较高,因此,其临床应用受到了限制。虽然家庭便携式睡眠监测并未被美国睡眠医学学会推荐为妊娠期 OSA 的诊断手段,但其低负荷、易操作、低成本以及结果较稳定准确的优势,使其越来越被广泛接受和使用,但目前尚无充足的证据证实其结果的可靠性与有效性,因此,使用家庭便携式睡眠监测进行妊娠期 OSA 诊断时需更加重视病史的采集以及结果的判读,必要时需进行实验室多导睡眠监测的复查。另外需要注意的是,由于妊娠期 OSA 随着妊娠的进程可以表现出巨大的病情差异,因此,对 OSA 病情的监控需贯穿整个妊娠期,根据临床症状的变化,选择不同的时间点进行必要的客观检查。

五、治疗

针对妊娠期 OSA 的治疗包括行为治疗和医疗干预两方面,医疗干预中持续正压通气治疗(CPAP)被认为是目前最为安全有效的方法。尽管目前尚缺乏大规模随机临床对照试验的有利证据,但既往的小规模临床试验证实,CPAP 可以有效改善伴有慢性高血压、子痫前期等高危患者的夜间睡眠呼吸障碍以及低氧血症,从而改善母体与胎儿的预后。有资料显示,对打鼾、气流受限等轻微的睡眠呼吸障碍患者进行 CPAP 治疗,也能有效改善妊娠期妇女的血流动力学指标及胎儿的健康指标。考虑到妊娠期 OSA 病情严重程度随妊娠周期不断变化的特点,自动调节的 CPAP(auto-CPAP)治疗被作为首选推荐使用,但即使是使用 Auto-CPAP 治疗,也需要定期进行治疗效果的随访及必要的治疗参数调整,一般推荐 24 周左右进行一次 CPAP 的滴定调整。

口腔矫治器也是妊娠期 OSA 的治疗方法之一,但由于其疗效存在一定的不确定性,加之妊娠期

OSA 病情严重程度在不同妊娠期的波动性比较大,因此,不作为一线治疗方法推荐使用,但对于某些 CPAP 不耐受或特殊颌面结构的患者可以作为一种替代治疗手段。

此外,目前尚无有效安全的药物治疗。尽管既往有气管切开等手术治疗方式治疗妊娠期 OSA 的报道,但由于其风险与获益的巨大不平衡性,目前不作为常规的治疗方式。

行为治疗方面,主要是改变体位治疗,有研究证实侧卧睡眠以及适当的抬高头部处理,均可以降低 OSA 的严重程度、改善相关症状,对于体位相关的患者,是一种不错的辅助治疗手段。尽管肥胖程度与 OSA 存在明确的相关性,但减肥并不能作为妊娠期 OSA 推荐的行为干预方式。研究显示妊娠前控制体重在正常范围以及妊娠后控制体重过快增长可以降低妊娠期 OSA 及相关并发症的发病风险,因此,可以作为控制体重的行为干预方式。此外,避免干扰睡眠、呼吸的相关药物,规律作息,戒烟以及睡前避免辛辣食物也可能对改善 OSA 起到一定的作用。

（尹国平）

参考文献

1. PEPPARD P E, YOUNG T, BARNET J H, et al. Increased prevalence of sleep-disordered breathing in adults. Am J Epidemiol, 2013, 177（9）: 1006-1014

2. BIXLER E O, VGONTZAS A N, LIN H M, et al. Prevalence of sleep-disordered breathing in women: effects of gender. Am J Respir Crit Care Med, 2001, 163（3 Pt 1）: 608-613

3. IZCI B, RIHA R L, MARTIN S E, et al. The upper airway in pregnancy and pre-eclampsia. Am J Respir Crit Care Med, 2003, 167（2）: 137-140

4. IZCI B, VENNELLE M, LISTON W A, et al. Sleep-disordered breathing and upper airway size in pregnancy and post-partum. Eur Respir J, 2006, 27（1）: 321-327

5. HEGEWALD M J, CRAPO RO. Respiratory physiology in pregnancy. Clin Chest Med, 2011, 32（1）: 1-13

6. DZIECIOLOWSKA-BARAN E, TEUL-SWINIARSKA I, GAWLIKOWSKA-SROKA A, et al. Rihinitis as a cause of respiratory disorders during pregnancy. Adv Exp Med Biol, 2013, 755: 213-220

7. REDOLFI S, YUMINO D, RUTTANAUMPAWAN P, et al. Relationship between overnight rostral fluid shif and obstructive sleep apnea in nonobese men. Am J Respir Crit Care Med, 2009, 179（3）: 241-246

8. HIRNLE L, LYSENKO L, GERBER H, et al. Respiratory function in pregnant women. Adv Exp Med Biol, 2013, 788: 153-160

9. CAMPOS-RODRÍGUEZ F, MASDEU-MARGALEF M J, MARTINEZ-GARCÍA M A. OSA in women and pregnancy. //BARBÉ F, PEPIN J L. Obstructive Sleep Apnoea: European Respiratory Monograph European Respiratory Society. 2015, 67: 66-89

10. PAMIDI S, PINTO L M, MARC I, et al. Maternal sleep-disordered breathing and adverse pregnancy outcomes: a systematic review and metaanalysis. Am J Obstet Gynecol, 2014, 210（1）: 52, e1-52. e14

11. CHEN Y H, KANG J H, LIN C C, et al. Obstructive sleep apnea and the risk of adverse pregnancy outcomes.

Am J Obstet Gynecol, 2012, 206（2）: 136, 1-5

12. KO H S, KIM M Y, KIM YH, et al. Obstructive sleep apnea screening and perinatal outcomes in Korean pregnant women. Arch Gynecol Obstet, 2013, 287（3）: 429-433

13. SAHIN F K, KOKEN G, COSAR E, et al. Obstructive sleep apnea in pregnancy and fetal outcome. Int J Gynaecol Obstet, 2008, 100（2）: 141-146

14. GOZAL D, REEVES S R, ROW B W, et al. Respiratory effects of gestational intermittent hypoxia in the developing rat. Am J Respir Crit Care Med, 2003, 167（11）: 1540-1547

15. IZCI-BALSERAK B, PIEN G W. The relationship and potential mechanistic pathways between sleep disturbances and maternal hyperglycemia. Curr Diab Rep, 2014, 14（2）: 459

16. WILSON D L, WALKER S P, FUNG A M, et al. Can we predict sleep-disordered breathing in pregnancy? The clinical utility of symptoms. J Sleep Res, 2013, 22（6）: 670-678

17. FACCO F L, OUYANG D W, ZEE P C, Grobman WA. Development of a pregnancy-specific screening tool for sleep apnea. J Clin Sleep Med, 2012, 8（4）: 389-394

18. LOCKHART E M, BEN ABDALLAH A, TUULI M G, et al. Obstructive sleep apnea in pregnancy. Assessment of current screening tools. Obstet Gynecol, 2015, 126（1）: 93-102

19. TANTRAKUL V, SIRIJANCHUNE P, PANBURANA P, et al. Screening of obstructive sleep apnea during pregnancy: differences in predictive values of questionnaires across trimesters. J Clin Sleep Med, 2015, 11（2）: 157-163

20. COLLOP N A, ANDERSON W M, BOEHLECKE B, et al. Clinical guidelines for the use of unattended portable monitors in the diagnosis of obstructive sleep apnea in adult patients. Portable Monitoring Task Force of the American Academy of Sleep Medicine. J Clin Sleep Med, 2007, 3（7）: 737-747

21. CAMPOS-RODRIGUEZ F, MARTINEZ-GARCIA M A, DE LA CRUZ-MORON I, et al. Cardiovascular mortality in women with obstructive sleep apnea with or without continuous positive airway pressure treatment: A cohort study. Ann Intern Med 2012, 156（2）: 115-122

22. BLYTON D M, SULLIVAN C E, EDWARDS N. Reduced nocturnal cardiac output associated with preeclampsia is minimized with the use of nocturnal nasal CPAP. Sleep, 2004, 27（1）: 79-84

23. GUILLEMINAULT C, PALOMBINI L, POYARES D, et al. Preeclampsia and nasal CPAP: part 1. Early intervention with nasal CPAP in pregnant women with risk-factors for preeclampsia: preliminary findings. Sleep Med, 2007, 9（1）: 9-14

24. EDWARDS N, BLYTON D M, KIRJAVAINEN T, et al. Nasal continuous positive airway pressure reduces sleep-induced blood pressure increments in preeclampsia. Am J Respir Crit Care Med, 2000, 162（1）: 252-257

25. BLYTON D M, SKILTON M R, EDWARDS N, et al. Treatment of sleep disordered breathing reverses low fetal activity levels in preeclampsia. Sleep, 2013, 36（1）: 15-21

26. GUILLEMINAULT C, KREUTZER M, CHANG J L. Pregnancy, sleep disordered breathing and treatment with nasal continuous positive airway pressure. Sleep Med, 2004, 5（1）: 43-51

27. EPSTEIN L J, KRISTO D, STROLLO P J, Jr, et al. Clinical guideline for the evaluation, management and long-term care of obstructive sleep apnea in adults. J Clin Sleep Med, 2009, 5（3）: 263-276

28. REID J, GLEW R A, SKOMRO R, et al. Sleep disordered breathing and gestational hypertension: postpartum follow-up study. Sleep, 2013, 36（5）: 717-721

29. ABDULLAH H R, NAGAPPA M, SIDDIQUI N, ET AL. Diagnosis and treatment of obstructive sleep apnea during pregnancy. Curr Opin Anesthesiol, 2016, 29（3）: 317-324

第三十章　特殊环境下（高原）睡眠呼吸障碍

第一节　高原环境的特点

目前高原的定义为海拔大于 1 500m 的地区。根据海拔的高低,高原又分为高海拔地区（海拔 1 500~3 500m）、极高海拔地区（海拔 3 500~5 500m）和超高海拔地区（海拔 >5 500m）。世界上的高原主要分布在非洲、美洲和亚洲,包括埃塞俄比亚高原、墨西哥高原、帕米尔高原、玻利维亚高原、青藏高原、云贵高原等。我国是世界上高原面积最大、海拔最高的国家,我国的高原主要包括青藏高原、内蒙古高原、黄土高原以及云贵高原。其中,青藏高原是世界上海拔最高的高原,平均海拔达 4 000~5 000m,被称为"世界屋脊"和"第三极"。

高原环境的特点为气压低、氧分压低、光照时间长以及平均气温低,其中低压性低氧是影响人体从低海拔转移到高原后睡眠呼吸变化的主要因素,同时也是引起高原居住者出现高原相关疾病的关键因素。既往研究发现,随着海拔的升高,大气压下降,导致空气中氧分压的下降,进一步导致吸入氧浓度下降从而引起机体缺氧,引起一系列的病理生理改变（图 30-1-1）。

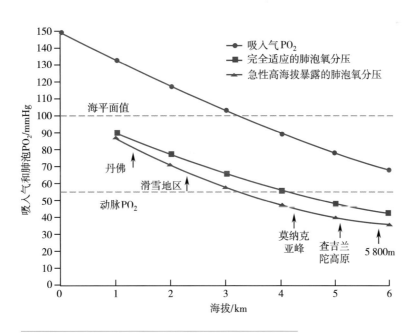

图 30-1-1　不同海拔平面吸入气和肺泡氧分压

（资料来源：West JB. Am J Resp Crit Care Med, 2012）

第二节 从低到高的海拔转移对不同人群睡眠呼吸的影响

随着社会的发展和交通的便利,越来越多的人到高原工作或者旅行。个体从低海拔转移到高海拔地区后,往往会出现不同程度急性高原反应(acute mountain sickness, AMS)。AMS 表现为头痛、胃肠道不适、疲倦和睡眠障碍等。严重者可能出现急性肺水肿,甚至危及生命。在呼吸方面,从低海拔转移到高海拔后会出现周期性呼吸,表现为中枢性暂停/低通气和过度通气交替出现。不同人群从低海拔转移到高海拔地区后,在睡眠呼吸障碍方面可能存在不同。在本章节中,我们将不同人群在海拔转移后睡眠呼吸障碍的变化叙述如下:

一、健康者

目前有很多研究探讨低海拔健康者或者登山者转移到高海拔地区后睡眠及呼吸的变化。在睡眠方面,所有研究均发现,随着海拔的升高,受试者出现失眠症状的比例增加,主要表现为入睡困难和易醒。通过体动仪或者整夜多导睡眠监测显示,随着海拔的升高,NREM 睡眠 1 期和 2 期增加,NREM 睡眠 3 期减少,REM 期睡眠的变化不一致。在呼吸方面,随着海拔的升高,血氧饱和度下降,呼吸暂停低通气(apnea-hypopnea index, AHI)指数增加,主要以中枢性呼吸暂停和低通气为主。同时,周期性呼吸的比例也随着海拔的升高而增加,并且通常出现在 NREM 睡眠期,有些受试者在海拔 2 500m 就开始出现期性呼吸,当海拔 4 000m 以上时几乎所有的受试者都会出现周期性呼吸。此外,随着海拔的升高,受试者会出现不同程度的 AMS 或者高原肺水肿(high altitude pulmonary edema, HAPE)。既往研究发现,与没有出现 AMS 或者 HAPE 的受试者相比,存在 AMS 或 HAPE 的受试者血氧饱和度更低,出现周期性呼吸更频繁。另外一项在 4 名正常男性和 4 名正常女性中的研究发现,在模拟海拔 3 500m 的低压低氧舱里,5 名受试者出现了不同程度的 AMS,并且睡眠障碍的严重程度与 AMS 的严重程度相关。除了成人之外,还有一项研究探讨了儿童在高海拔地区发生睡眠呼吸暂停事件与成人的差异,研究发现儿童与成人在海拔 3 450m 血氧饱和度下降程度类似,但是儿童的呼吸模式更加的稳定,表现为夜间出现周期性呼吸的时间更短,这可能与儿童二氧化碳暂停阈值更低有关。

二、阻塞性睡眠呼吸暂停患者

1. 睡眠　有关低海拔阻塞性睡眠呼吸暂停(OSA)患者转移到高海拔后睡眠结构改变的研究结果不一致。一项在 5 名中重度 OSA 患者中的研究发现,随着海拔的升高,睡眠结构没有差异。但是,另外一项在 34 名 OSA 患者中进行的随机对照研究发现,随着海拔的升高,NREM 3 期比例下降,睡眠效率下降,微觉醒指数增加。

2. 呼吸暂停　所有的研究均证实,低海拔 OSA 患者转移到高海拔地区后,AHI 增加,主要表现为中枢性呼吸暂停、低通气和周期性呼吸增多,而阻塞性呼吸暂停变化的情况不一致。一项小样本的研究发现,随着海拔的升高,阻塞性呼吸紊乱指数(respiratory disturbance index,RDI)下降,但是另外一项随机对照研究发现,阻塞性呼吸暂停事件变化不明显。

3. 血氧饱和度　随着海拔的升高,低海拔 OSA 患者转移到高海拔地区后,平均血氧饱和度下降。除了通过指脉氧监测的血氧饱和度下降外,这些患者还存在脑组织缺氧。一项通过经皮的近红外光谱监测技术测量的脑组织血氧饱和度的研究发现,在海拔 2 590m,OSA 患者的平均夜间脑组织血氧饱和度从低海拔的 65% 下降到 59%,在某些严重的患者中,脑组织血氧饱和度在呼吸暂停事件后下降甚至超过 13%。

4. 其他方面　除了睡眠及呼吸方面的变化以外,OSA 患者从低海拔转移到高海拔地区后还会出现心血管事件增加以及日间功能下降。一项随机对照研究发现,低海拔 OSA 患者转移到海拔 2 590m 后,平均和最长 Q-Tc 间期的中位数从低海拔的 420ms 和 478ms 延长到 430ms 和 510ms。在日间功能方面,随着海拔的升高,OSA 患者日间功能下降,主要表现为通过精神运动警觉性测试测定的反应时间延长。

三、慢性阻塞性肺疾病患者

慢性阻塞性肺疾病(chronic obstructive pulmonary disease,COPD)是由于慢性气道炎症、小气道狭窄以及肺实质损伤所致的慢性气道受限性疾病。这些患者可能长期存在慢性缺氧,在从低海拔转移到高海拔地区后,由于疾病相关的通气受限和气体交换障碍可能导致这些患者在高海拔地区经历更加严重的缺氧。既往有很多研究探讨 COPD 患者在模拟飞行低压低氧舱中氧分压的变化,这些研究均一致的发现在相当于海拔 2 438m 的低压低氧舱中,COPD 患者的氧分压显著下降,在运动中下降更明显,另外一项在海拔 1 920m 处进行的研究也发现氧分压下降。一项随机对照交叉研究发现,与低海拔相比,40 名中到重度 COPD 患者在海拔 2 590m 呼吸暂停更严重(中枢性和周期性呼吸增多)、血氧饱和度更低、脑组织缺氧更明显、运动功能受损以及肺动脉压升高。

第三节　高海拔对高原居民睡眠呼吸的影响

目前有超过 1.4 亿人居住在高原,高原民族主要包括居住在埃塞俄比亚高原的埃塞俄比亚人、居住在玻利维亚高原的安第斯印第安人、居住在青藏高原的藏族人、居住在帕米尔高原的柯尔克孜族和塔吉克族以及居住在墨西哥高原的墨西哥人。尽管这些民族都居住在高海拔地区,但是他们对于高原环境的适应机制却不同。既往已有很多研究探讨安第斯印第安人、藏族人和埃塞俄比亚人对高原环境的适应机制。在携氧能力方面,安第斯印第安人通过升高血红蛋白来提高携氧能力,藏族人则是通过增加通气量来升高携氧能力,而埃塞俄比亚人的血红蛋白更低但是血氧饱和度更高。在一氧化氮水平方面,安第斯印第安人最低、埃塞俄比亚人居中、藏族人最高。在肺动脉高压方面,安第斯印第安人和埃塞俄比亚人的肺动脉压更高,而藏族人肺动脉压更低(图 30-3-1)。

有关高原居民在高海拔地区的睡眠呼吸的变化的研究较少,这些研究结果总结如下。

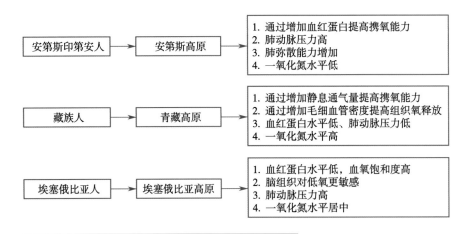

图 30-3-1　不同高海拔民族在高原的适应能力

(资料来源: BEALL C M. Am J Hum Biol, 2013 & Beall CM. Inteqr Comp Biol, 2006)

一、高原居民

一项在 8 名健康藏族人和 6 名健康汉族人中的研究发现,在海拔 2 261m,两组受试者在睡眠结构、呼吸模式以及血氧饱和度方面没有差异,但是藏族受试者的觉醒次数和觉醒时间较汉族受试者高。但是,在海拔 5 000m,与汉族受试者相比,藏族受试者的总睡眠时间更长、NREM 1 期时间更短以及 NRME 2 期时间更长($P<0.001$),有周期性呼吸更多和血氧饱和度更高的趋势($P>0.05$)。

一项在秘鲁安第斯印第安人中进行的研究发现,高原健康居民的睡眠结构与低海拔居民类似,慢波睡眠以及 REM 睡眠并没有因为高原低氧环境而受到影响。另外一项在 8 名秘鲁人中进行的研究发现,在海拔 4 300m,与在低海拔进行睡眠监测的正常人相比,慢波睡眠和 REM 睡眠类似,但是秘鲁人的觉醒时间是年龄匹配的低海拔正常人的 2~3 倍。在呼吸方面,所有的秘鲁人均出现周期性呼吸和呼吸暂停,导致显著的血氧饱和度下降。

二、合并海拔相关疾病患者

高海拔相关的肺动脉高压(high altitude pulmonary hypertension, HAPH)常见于高海拔居民。一项研究纳入 36 名 HAPH、54 名正常高海拔居民(healthy highlanders, HH)以及 34 名正常低海拔居民(healthy lowlanders, HL)的研究发现,与 HH 和 HL 相比,HAPH 患者的 AHI 指数更高,夜间血氧饱和度小于 90% 的时间更长。此外,该研究还发现,在控制了年龄、性别以及 BMI 后,平均肺动脉压与 AHI 和血氧饱和度小于 90% 的时间独立相关。该研究说明,在控制了年龄、性别以及 BMI 后,高原肺动脉高压与呼吸暂停和低氧相关。

除了 HAPH 以外,红细胞增多症(polycythemia)在高原居民中也十分常见。一项纳入 5 名红细胞增多症以及 5 名健康高海拔居民的研究发现,与正常对照组相比,红细胞增多症的患者缺氧更明显,血氧饱和度分别为 87.8% ± 1.7%(正常对照组)和 79.4% ± 1.7%(红细胞增多症患者)。尽管我们在所有的受试者中均观察到异常的呼吸模式,特别是在 REM 期,但是在红细胞增多症的患者中,这种异常的呼吸模式导致了严重的血氧饱和度下降(血氧饱和度低至 50%~70%),而在正常组中并没有引起严重血氧饱和度下降。另外一项纳入了 20 名患红细胞增多症的高原居民和 19 名健康对照组的研究发现(居住地海拔 3 600~4 100m),两组在睡眠结构上无显著差异,但是与健康对照组相比,红细胞增多症组的 AHI 指数更高,主要与 REM 期低通气、中枢性和阻塞性暂停事件更多有关。此外,红细胞增多症组的最低夜间血氧饱和度更低。

第四节　高海拔环境下睡眠呼吸障碍的预防和治疗

由于低压性低氧是高海拔环境的主要致病因素,因此治疗高海拔环境下的睡眠呼吸障碍可以选用能够提高夜间血氧饱和度的方法和药物。此外,一些治疗急性高原反应的药物也可以改善夜间睡眠。我们将这些方法和药物分别详细叙述如下。

（一）吸氧

吸氧可有效地改善低压性低氧,是治疗高原相关疾病最有效的方法,同样,吸氧也可以进一步改善夜间睡眠质量。既往研究发现,在一个特定的海拔将吸入气氧分压每增加 1%,相当于海拔降低 300m。还有研究发现,房间中吸入气氧分压增加 3% 可以有效地提高夜间的血氧饱和度,减少周期性呼吸,提高主观的睡眠质量,并同时改善白天的认知和执行功能。

（二）持续气道正压通气治疗

目前还没有研究探讨低海拔 OSA 患者转移到高海拔时,低海拔持续气道正压通气(continuous positive airway pressure,CPAP)治疗压力是否能够有效的控制在高海拔地区出现的呼吸事件和血氧饱和度下降。目前仅有两项研究探讨高海拔地区 OSA 患者在不同海拔平面 CPAP 压力值的变化。一项对居住在海拔 1 320m 的 OSA 患者的研究发现,这些患者在模拟海拔 2 750m 的低压低氧舱中时,居住地的治疗压力不能有效的控制在该海拔平面出现的呼吸暂停和血氧饱和度下降。另外一项研究在 7 名居住在高海拔的 OSA 患者中的研究发现,在居住地海拔这些患者平均 95% 的 CPAP 治疗压力为(9.43 ± 0.12)cm H_2O,在低海拔(0~853m)为(9.54 ± 0.13)cm H_2O,两者之间无显著差异。这两个研究说明,高海拔 OSA 患者在转移到更高海拔时,居住地的 CPAP 压力不能有效的控制由于高海拔低氧低压环境所致的呼吸暂停和血氧饱和度下降,而相反的,转移到更低海拔后,居住地的 CPAP 压力能有效地缓解 OSA 相关的呼吸事件和缺氧。但是,未来还需要更多的研究来证实这个问题。

（三）碳酸酐酶抑制剂

目前已有大量研究证实,碳酸酐酶抑制剂乙酰唑胺能有效地治疗和缓解急性高原反应。乙酰唑胺刺激肾脏碳酸氢盐的释放,引起代谢性酸中毒,从而中和低氧所致的呼吸性碱中毒,并通过高碳酸通气反应刺激通气。既往研究发现,乙酰唑胺能够提高夜间血氧饱和度,减少高海拔周期性呼吸。一项在海拔 3 454m 进行的随机对照研究发现,与茶碱相比,两者对周期性呼吸的作用效果一致,但是服用乙酰唑胺的受试者血氧饱和度更高。另外一项在海拔 3 450m 合并睡眠障碍的登山者中进行的研究发现,125mg 的乙酰唑胺和 7.5mg 的替马西泮在血氧饱和度、周期性呼吸百分比以及睡眠的改变上没有差异。在改善睡眠方面,早期的一项观察性研究发现,在海拔 4 150~4 846m,乙酰唑胺能有效地缩短睡眠潜伏期和提高睡眠效率。

Nussbaumer-Ochsner 等在 2012 年在 OSA 患者进行了一项随机安慰剂对照双盲研究探讨乙酰唑胺（2×250mg）是否能够有效的改善 OSA 患者在中等海拔的夜间血氧饱和度和睡眠呼吸暂停。研究发现,在 1 860m 和 2 590m 服用安慰剂后,OSA 患者平均血氧饱和度以及 AHI 分别为 89% 和 85% 以及 63.6 次 /h 和 86.2 次 /h,但是在服用乙酰唑胺的 OSA 患者在 1 860m 和 2 590m 平均血氧饱和度升高（分别为 91% 和 88%）,AHI 下降（分别为 48.0 次 /h 和 61.4 次 /h）。此外,他们还发现乙酰唑胺可以提高客观和主观的睡眠效率。该研究结果跟在正常人中的结果一致。尽管在这个研究中,乙酰唑胺能够提高 OSA 患者在高海拔地区的平均血氧饱和度,但是并不能完全缓解 OSA 患者在高海拔地区出现的呼吸紊乱。因此,同一个课题组又进行了另外一项随机安慰剂对照研究,该研究探讨了乙酰唑胺联合自动气道正压通气治疗的效果。研究发现,自动气道正压通气联合乙酰唑胺组在 1 630m 和 2 590m 的血氧饱和度显著高于并且 AHI 显著低于自动气道正压通气联合安慰剂组。该研究说明,乙酰唑胺联合自动气道正压通气治疗能够有效地改善 OSA 患者在中等海拔的血氧饱和度和呼吸紊乱程度,并显著优于单纯应用自动气道正压通气的治疗效果。

（四）地塞米松

地塞米松作为一种激素,可用于预防和治疗急性高原反应,预防高原肺水肿的发生。一项在 21 名低海拔高原肺水肿可疑患者中进行的研究发现,海拔转移前给予地塞米松能有效地提高这些患者在海拔 4 559m 的夜间血氧饱和度、增加慢波睡眠。另外一篇最近发表的研究探讨了在海拔 3 100m 条件下地塞米松对低海拔 COPD 患者夜间血氧饱和度的作用。研究发现,服用安慰剂的患者在海拔 3 100m 的血氧饱和度为 84%,AHI 为 39.4 次 /h,而服用地塞米松的患者在海拔 3 100m 的血氧饱和度为 86%,AHI 为 24.7 次 /h。该研究的结果说明地塞米松能有效改善低海拔 COPD 患者在海拔 3 100m 的夜间血氧饱和度和呼吸暂停。目前还没有研究探讨地塞米松对低海拔 OSA 患者和高海拔 OSA 患者在高海拔的改善作用,未来还需要大量的随机对照研究来证实。

（五）茶碱

既往研究发现,茶碱能够降低夜间周期性呼吸,但是对血氧饱和度和睡眠结构没有作用。由于茶碱的治疗窗很窄,因此不推荐茶碱作为治疗周期性呼吸的常规药物。

（六）镇静催眠类药物

一项在模拟海拔 4 000m 进行的随机对照交叉研究发现,唑吡坦 10mg 可以缩短健康正常人的睡眠潜伏期、增加深睡眠时间和降低觉醒指数。另外一项研究比较了在模拟海拔 4 000m 条件下唑吡坦 10mg 和扎来普隆 10mg 对睡眠、呼吸和日间功能的作用,研究结果发现两种药物均能有效地增加在高海拔的慢波睡眠,但是唑吡坦的效果可能更好。并且,两种药物对夜间呼吸和第 2 天日间功能没有影响。除了在模拟海拔中进行的研究外,还有一项研究在海拔 3 613m 条件下对 12 名健康登山者进行的研究发现,扎来普隆和唑吡坦能有效地缩短入睡后觉醒时间和睡眠效率,但是仅唑吡坦能有效地增加慢波睡眠和总睡眠时间。两种药物对夜间的血氧饱和度以及夜间的警觉、认知和情绪都无影响。

综上所述,无论是正常人、OSA 患者还是合并 COPD 的患者,从低海拔地区转移到高海拔地区后均呼吸暂停程度加重,主要表现为 AHI 升高、中枢性呼吸暂停指数以及周期性呼吸增加,这种呼吸暂停严重程度的增加可能增加这些人群在高海拔地区出现急性心血管事件的风险,同时也会导致日间功能下降。特别是 OSA 患者和 COPD 患者,在高海拔地区的低氧血症较正常人更低,造成的后果可能更严重。对于高原居民来说,与低海拔居民相比,高海拔居民可能表现出更加严重的呼吸暂停,但是在睡眠结构上无明显差异,但是目前关于这方面的研究仍较少,未来需要更多的研究来证实。对于合并高原慢性疾病的高原居民来说,与正常或者未合并高原相关疾病的患者相比,呼吸暂停更严重,血氧饱和度更低。在治疗上,吸氧、CPAP、乙酰唑胺、地塞米松、茶碱以及镇静催眠类药物对于不同类型的人群在高海拔地区出现的睡眠和呼吸障碍均可能有效,但是我们应该根据不同的人群和不同的情况选择不同的治疗方法。因此,我们应该特别的关注不同人群在高海拔地区的睡眠和呼吸情况,并给予及时的干预,降低在高海拔地区出现急性心血管事件的风险,增加在高海拔地区的认知和执行功能。

（唐向东）

参考文献

1. SIMANCAS-RACINES D, AREVALO-RODRIGUEZ I, OSORIO D, et al. Interventions for treating acute high altitude illness. Cochrane Database Syst Rev, 2018, 6: CD009567

2. LEON-VELARDE F, MAGGIORINI M, REEVES J T, et al. Consensus statement on chronic and subacute high altitude diseases. High Alt Med Biol, 2005, 6 (2): 147-157

3. WU T. The Qinghai-Tibetan plateau: how high do Tibetans live? High Alt Med Biol, 2001, 2 (4): 489-499

4. WEST J B. High-altitude medicine. Am J Respir Crit

Care Med, 2012, 186 (12): 1229-1237

5. JIN J. Acute Mountain Sickness. JAMA, 2017, 318 (18): 1840

6. ECKERT D J, JORDAN A S, MERCHIA P, et al. Central sleep apnea: pathophysiology and treatment. Chest, 2007, 131 (2): 595-607

7. BERSSENBRUGGE A, DEMPSEY J, IBER C, et al. Mechanisms of hypoxia-induced periodic breathing during sleep in humans. J Physiol, 1983, 343: 507-524

8. NUSSBAUMER-OCHSNER Y, SCHUEPFER N, SIEBENMANN C, et al. High altitude sleep disturbances monitored by actigraphy and polysomnography. High Alt Med Biol, 2011, 12 (3): 229-236

9. LATSHANG T D, LO CASCIO C M, STOWHAS A C, et al. Are nocturnal breathing, sleep, and cognitive performance impaired at moderate altitude (1, 630-2, 590m)? Sleep, 2013, 36 (12): 1969-1976

10. MIZUNO K, ASANO K, OKUDAIRA N. Sleep and respiration under acute hypobaric hypoxia. Jpn J Physiol, 1993, 43 (2): 161-175

11. KINSMAN T A, TOWNSEND N E, GORE C J, et al. Sleep disturbance at simulated altitude indicated by stratified respiratory disturbance index but not hypoxic ventilatory response. Eur J Appl Physiol, 2005, 94 (5/6): 569-575

12. NATANI K, SHURLEY J T, PIERCE C M, et al. Long-term changes in sleep patterns in men on the South Polar Plateau. Arch Intern Med, 1970, 125 (4): 655-659

13. REITE M, JACKSON D, CAHOON R L, et al. Sleep physiology at high altitude. Electroencephalogr Clin Neurophysiol, 1975, 38 (5): 463-471

14. ANHOLM J D, POWLES A C, DOWNEY R, 3rd, et al. Operation Everest II: arterial oxygen saturation and sleep at extreme simulated altitude. Am Rev Respir Dis, 1992, 145 (4 Pt 1): 817-826

15. SALVAGGIO A, INSALACO G, MARRONE O, et al. Effects of high-altitude periodic breathing on sleep and arterial oxyhaemoglobin saturation. Eur Respir J, 1998, 12 (2): 408-413

16. ZIELINSKI J, KOZIEJ M, MANKOWSKI M, et al. The quality of sleep and periodic breathing in healthy subjects at an altitude of 3, 200 m. High Alt Med Biol, 2000, 1 (4): 331-336

17. MIZUNO K, ASANO K, INOUE Y, et al. Consecutive monitoring of sleep disturbance for four nights at the top of Mt Fuji (3 776m). Psychiatry Clin Neurosci, 2005, 59 (2): 223-225

18. HOSHIKAWA M, UCHIDA S, SUGO T, et al. Changes in sleep quality of athletes under normobaric hypoxia equivalent to 2, 000-m altitude: a polysomnographic study. J Appl Physiol (1985), 2007, 103 (6): 2005-2011

19. JOHNSON P L, EDWARDS N, BURGESS K R, et al. Sleep architecture changes during a trek from 1 400 to 5 000m in the Nepal Himalaya. J Sleep Res, 2010, 19 (1 Pt 2): 148-156

20. NUSSBAUMER-OCHSNER Y, URSPRUNG J, SIEBENMANN C, et al. Effect of short-term acclimatization to high altitude on sleep and nocturnal breathing. Sleep, 2012, 35 (3): 419-423

21. MUHM J M, SIGNAL T L, ROCK P B, et al. Sleep at simulated 2 438m: effects on oxygenation, sleep quality, and postsleep performance. Aviat Space Environ Med, 2009, 80 (8): 691-697

22. BERSSENBRUGGE A D, DEMPSEY J A, SKATRUD J B. Effects of sleep state on ventilatory acclimatization to hypoxia in humans. J Appl Physiol Respir Environ Exerc Physiol, 1984, 57 (4): 1089-1096

23. BURGESS K R, LUCAS S J, SHEPHERD K, et al. Worsening of central sleep apnea at high altitude—a role for cerebrovascular function. J Appl Physiol (1985), 2013, 114 (8): 1021-1028

24. KINSMAN T A, HAHN A G, GORE C J, et al. Respiratory events and periodic breathing in cyclists sleeping at 2, 650-m simulated altitude. J Appl Physiol (1985), 2002, 92 (5): 2114-2118

25. NORMAND H, BARRAGAN M, BENOIT O, et al.

Periodic breathing and O_2 saturation in relation to sleep stages at high altitude. Aviat Space Environ Med, 1990, 61 (3): 229-235

26. KHOO M C, ANHOLM J D, KO S W, et al. Dynamics of periodic breathing and arousal during sleep at extreme altitude. Respir Physiol, 1996, 103 (1): 33-43

27. BLOCH K E, LATSHANG T D, TURK A J, et al. Nocturnal periodic breathing during acclimatization at very high altitude at Mount Muztagh Ata (7, 546 m). Am J Respir Crit Care Med, 2010, 182 (4): 562-568

28. WEST J B, PETERS R M, AKSNES G, et al. Nocturnal periodic breathing at altitudes of 6, 300 and 8, 050m. J Appl Physiol (1985), 1986, 61 (1): 280-287

29. EICHENBERGER U, WEISS E, RIEMANN D, et al. Nocturnal periodic breathing and the development of acute high altitude illness. Am J Respir Crit Care Med, 1996, 154 (6 Pt 1): 1748-1754

30. ERBA P, ANASTASI S, SENN O, et al. Acute mountain sickness is related to nocturnal hypoxemia but not to hypoventilation. Eur Respir J, 2004, 24 (2): 303-308

31. BURGESS K R, JOHNSON P, EDWARDS N, et al. Acute mountain sickness is associated with sleep desaturation at high altitude. Respirology, 2004, 9 (4): 485-492

32. MILLER J C, HORVATH S M. Sleep at altitude. Aviat Space Environ Med, 1977, 48 (7): 615-620

33. KOHLER M, KRIEMLER S, WILHELM E M, et al. Children at high altitude have less nocturnal periodic breathing than adults. Eur Respir J, 2008, 32 (1): 189-197

34. BURGESS K R, COOPER J, RICE A, et al. Effect of simulated altitude during sleep on moderate-severity OSA. Respirology, 2006, 11 (1): 62-69

35. NUSSBAUMER-OCHSNER Y, SCHUEPFER N, ULRICH S, et al. Exacerbation of sleep apnoea by frequent central events in patients with the obstructive sleep apnoea syndrome at altitude: a randomised trial.

Thorax, 2010, 65 (5): 429-435

36. ULRICH S, NUSSBAUMER-OCHSNER Y, VASIC I, et al. Cerebral oxygenation in patients with OSA: effects of hypoxia at altitude and impact of acetazolamide. Chest, 2014, 146 (2): 299-308

37. LATSHANG T D, KAUFMANN B, NUSSBAUMER-OCHSNER Y, et al. Patients with obstructive sleep apnea have cardiac repolarization disturbances when travelling to altitude: randomized, placebo-controlled trial of acetazolamide. Sleep, 2016, 39 (9): 1631-1637

38. VOGELMEIER C F, CRINER G J, MARTÍNEZ F J, et al. Global strategy for the diagnosis, management, and prevention of chronic obstructive lung disease 2017 Report: GOLD Executive Summary. Eur Respir J, 2017, 49 (6): 1700214

39. COLLOP N. Sleep and sleep disorders in chronic obstructive pulmonary disease. Respiration, 2010, 80 (1): 78-86

40. LUKS A M, SWENSON E R. Travel to high altitude with pre-existing lung disease. Eur Respir J, 2007, 29 (4): 770-792

41. CHRISTENSEN C C, RYG M, REFVEM O K, et al. Development of severe hypoxaemia in chronic obstructive pulmonary disease patients at 2, 438m (8, 000ft) altitude. Eur Respir J, 2000, 15 (4): 635-639

42. AKERO A, CHRISTENSEN C C, EDVARDSEN A, et al. Hypoxaemia in chronic obstructive pulmonary disease patients during a commercial flight. Eur Respir J, 2005, 25 (4): 725-730

43. GRAHAM W G, HOUSTON C S. Short-term adaptation to moderate altitude. Patients with chronic obstructive pulmonary disease. JAMA, 1978, 240 (14): 1491-1494

44. FURIAN M, HARTMANN S E, LATSHANG T D, et al. Exercise performance of lowlanders with COPD at 2, 590m: data from a randomized trial. respiration, 2018, 95 (6): 422-432

45. LICHTBLAU M, FURIAN M, AESCHBACHER S, et al. Dexamethasone reduces pulmonary artery

pressure in lowlanders with COPD travelling to 3 200m. A randomized, placebo-controlled trial. Eur Respir J, 2016, 48 (suppl 60): PA1878

46. FURIAN M, FLUECK D, SCHEIWILLER P M, et al. Cerebral oxygenation in lowlanders with COPD spending a night at 2 590m. Eur Respir J, 2016, 48 (suppl 60): OA1505

47. LATSHANG T D, FURIAN M, FLUECK D, et al. Breathing and sleep disturbances in lowlanders with COPD travelling to 2 590m. Eur Respir J, 2015, 46 (suppl 59): PA2334

48. BEALL C M. Human adaptability studies at high altitude: research designs and major concepts during fifty years of discovery. Am J Hum Biol, 2013, 25 (2): 141-147

49. BEALL C M. Andean, Tibetan, and Ethiopian patterns of adaptation to high-altitude hypoxia. Integr Comp Biol, 2006, 46 (1): 18-24

50. PLYWACZEWSKI R, WU T Y, WANG X Q, et al. Sleep structure and periodic breathing in Tibetans and Han at simulated altitude of 5 000m. Respir Physiol Neurobiol, 2003, 136 (2/3): 187-197

51. COOTE J H, STONE B M, TSANG G. Sleep of Andean high altitude natives. Eur J Appl Physiol Occup Physiol, 1992, 64 (2): 178-181

52. COOTE J H, TSANG G, BAKER A, et al. Respiratory changes and structure of sleep in young high-altitude dwellers in the Andes of Peru. Eur J Appl Physiol Occup Physiol, 1993, 66 (3): 249-253

53. LATSHANG T D, FURIAN M, AESCHBACHER S S, et al. Association between sleep apnoea and pulmonary hypertension in Kyrgyz highlanders. Eur Respir J, 2017, 49 (2): 1601530

54. KRYGER M, GLAS R, JACKSON D, et al. Impaired oxygenation during sleep in excessive polycythemia of high altitude: improvement with respiratory stimulation. Sleep, 1978, 1 (1): 3-17

55. JULIAN C G, VARGAS E, GONZALES M, et al. Sleep-disordered breathing and oxidative stress in preclinical chronic mountain sickness (excessive erythrocytosis). Respir Physiol Neurobiol, 2013, 186 (2): 188-196

56. WEST J B. Oxygen enrichment of room air to relieve the hypoxia of high altitude. Respir Physiol, 1995, 99 (2): 225-232

57. LUKS A M, VAN MELICK H, BATARSE R R, et al. Room oxygen enrichment improves sleep and subsequent day-time performance at high altitude. Respir Physiol, 1998, 113 (3): 247-258

58. MCELROY M K, GERARD A, POWELL F L, et al. Nocturnal O_2 enrichment of room air at high altitude increases daytime O_2 saturation without changing control of ventilation. High Alt Med Biol, 2000, 1 (3): 197-206

59. NISHIDA K, LANSPA M J, CLOWARD T V, et al. Effects of positive airway pressure on patients with obstructive sleep apnea during acute ascent to altitude. Ann Am Thorac Soc, 2015, 12 (7): 1072-1078

60. PATZ D S, SWIHART B, WHITE D P. CPAP pressure requirements for obstructive sleep apnea patients at varying altitudes. Sleep, 2010, 33 (5): 715-718

61. BARTSCH P, SWENSON E R. Acute high-altitude illnesses. N Engl J Med, 2013, 369 (17): 1666-1667

62. HACKETT P H, ROACH R C, HARRISON G L, et al. Respiratory stimulants and sleep periodic breathing at high altitude. Almitrine versus acetazolamide. Am Rev Respir Dis, 1987, 135 (4): 896-898

63. SUTTON J R, HOUSTON C S, MANSELL A L, et al. Effect of acetazolamide on hypoxemia during sleep at high altitude. N Engl J Med, 1979, 301 (24): 1329-1331

64. SWENSON E R, LEATHAM K L, ROACH R C, et al. Renal carbonic anhydrase inhibition reduces high altitude sleep periodic breathing. Respir Physiol, 1991, 86 (3): 333-343

65. FISCHER R, LANG S M, LEITL M, et al. Theophylline and acetazolamide reduce sleep-disordered breathing at high altitude. Eur Respir J, 2004, 23 (1): 47-52

66. NICHOLSON A N, SMITH P A, STONE B M, et al.

Altitude insomnia: studies during an expedition to the Himalayas. Sleep, 1988, 11 (4): 354-361

67. NUSSBAUMER-OCHSNER Y, LATSHANG T D, ULRICH S, et al. Patients with obstructive sleep apnea syndrome benefit from acetazolamide during an altitude sojourn: a randomized, placebo-controlled, double-blind trial. Chest, 2012, 141 (1): 131-138

68. LATSHANG T D, NUSSBAUMER-OCHSNER Y, HENN R M, et al. Effect of acetazolamide and autoCPAP therapy on breathing disturbances among patients with obstructive sleep apnea syndrome who travel to altitude: a randomized controlled trial. JAMA, 2012, 308 (22): 2390-2398

69. MAGGIORINI M, BRUNNER-LA ROCCA H P, PETH S, et al. Both tadalafil and dexamethasone may reduce the incidence of high-altitude pulmonary edema: a randomized trial. Ann Intern Med, 2006, 145 (7): 497-506

70. NUSSBAUMER-OCHSNER Y, SCHUEPFER N, URSPRUNG J, et al. Sleep and breathing in high altitude pulmonary edema susceptible subjects at 4, 559 meters. Sleep, 2012, 35 (10): 1413-1421

71. FURIAN M, LICHTBLAU M, AESCHBACHER S S, et al. Effect of dexamethasone on nocturnal oxygenation in lowlanders with chronic obstructive pulmonary disease traveling to 3100 meters: a randomized clinical trial. JAMA Netw Open, 2019, 2 (2): e190067

72. BEAUMONT M, GOLDENBERG F, LEJEUNE D, et al. Effect of zolpidem on sleep and ventilatory patterns at simulated altitude of 4, 000 meters. Am J Respir Crit Care Med, 1996, 153 (6 Pt 1): 1864-1869

73. BEAUMONT M, BATEJAT D, COSTE O, et al. Effects of zolpidem and zaleplon on sleep, respiratory patterns and performance at a simulated altitude of 4, 000m. Neuropsychobiology, 2004, 49 (3): 154-162

74. BEAUMONT M, BATEJAT D, PIERARD C, et al. Zaleplon and zolpidem objectively alleviate sleep disturbances in mountaineers at a 3, 613 meter altitude. Sleep, 2007, 30 (11): 1527-1533

第三十一章 心力衰竭合并睡眠呼吸障碍的处理

第一节 概 述

20世纪70年代后,随着工业化进程加速、城市、医疗科技进步,社会整体生活水平提高,心血管大多数疾病发生率得到控制,人均寿命延长。心力衰竭作为心血管终末疾病,除美国心力衰竭患者新发率处于平台期,其他国家总体心力衰竭仍呈上升趋势。在过去的几十年里,心力衰竭的治疗有了显著的进展,利尿剂、血管紧张素转换酶抑制剂、血管紧张素Ⅱ受体拮抗剂等治疗药物逐渐普及;双心室同步化治疗、左心室收缩调节器、左心室辅助装置、心脏移植等也有不同程度进展,但与心力衰竭患者的庞大群体数目比较,仍然无法满足所有患者的治疗需要,基于危险因素的预防日益受到关注。

除糖尿病、高血压和冠状动脉等传统危险因素以外,其他危险因素如睡眠呼吸暂停(sleep apnea,SA)逐渐被重视。既往研究表明心力衰竭患者阻塞性睡眠呼吸暂停患病率为8%~38%,中枢性睡眠呼吸暂停患病率为18%~82%。不同研究SA发病率差异较大,主要与检测SA标准以及纳入患者群体(如心力衰竭类型)有关。

2017年美国心脏协会心力衰竭患者管理指南特别指出心力衰竭患者合并睡眠呼吸障碍时,区分OSA与中枢性睡眠呼吸暂停CSA具有临床意义,并强调睡眠监测的必要性。心力衰竭治疗可以降低OSA和CSA的严重程度,目前对于CSA是否治疗,以及明确的治疗方案仍存在争议,相比之下,有更多证据表明OSA治疗对心力衰竭患者来说有更多的获益。

心力衰竭有多种分型方法。按发病时期分为急性心力衰竭及慢性心力衰竭。根据射血分数减低程度,分为射血分数减低型心力衰竭(heart failure with reduced ejection fraction,HFrEF)、射血分数保留型心力衰竭(heart failure with preserved ejection fraction,HFpEF)及射血分数中度范围型心力衰竭(heart failure with mid-range ejection fraction,HFmrEF),如表31-1-1所示。

SA发病率及类型在不同心力衰竭亚型中存在显著差异。射血分数保留型心力衰竭OSA更常见,CSA更多见于射血分数减低型心力衰竭,射血分数中度范围型心力衰竭SA数据尚缺乏。同一患者心力衰竭在不同时期(急性期、慢性期)由于体液转移、病情变化也会出现OSA及CSA程度和合并何种SA的动态变化,鉴于上述异质性,本章关于心力衰竭与SA问题分为不同类别进行分别阐述。

表 31-1-1　心力衰竭的诊断标准

编号	HFrEF	HFmrEF	HFpEF
1	症状 ± 体征	症状 ± 体征	症状 ± 体征
2	左心室射血分数 <40%	左心室射血分数 40%~49%	左心室射血分数 ≥50%
3	—	（1）心房利钠肽升高 （2）至少一个附加标准 　A. 相关的一个心脏结构性改变（左室肥厚和或左心房增大） 　B. 舒张功能不全	（1）心房利钠肽升高 （2）至少一个附加标准 　A. 相关的一个心脏结构性改变（左室肥厚和或左心房增大） 　B. 舒张功能不全

注：心房利钠肽 35pg/mL，NT-ProBNP>125pg/mL. 在心力衰竭早期或者使用利尿剂后体征可不存在

第二节　射血分数降低型心力衰竭与睡眠呼吸障碍

中枢性睡眠呼吸暂停（CSA）是由大脑中的呼吸控制中枢（位于脑干）调控障碍引起。脑干对血液中二氧化碳（PCO_2）非常敏感，当 PCO_2 增高时，脑干调节呼吸肌加深加快呼吸以排除二氧化碳，PCO_2 降低至 SA 阈值时，则引起 SA。除心力衰竭本身，使用阿片类药物、处于高海拔地区、脑肿瘤及新生儿 Ondine's curse 综合征也可能可导致 CSA。发生 CSA 后脑干对二氧化碳敏感性降低，与正常情况相比，呼吸幅度及呼吸时长变浅变短。与 OSA 不同，CSA 与肥胖无关。CSA 主要表现呼吸节律不规则和间断性呼吸暂停，打鼾、思睡并非主要症状。如前所述 CSA 更常见于射血分数减低的心力衰竭，其患病与严重性心力衰竭患者神经体液活化、B型脑钠肽升高、肺毛细血管楔压增高程度显著相关。CSA 也可出现在射血分数保留型心力衰竭中。

一、陈 - 施呼吸与射血分数减低型心力衰竭

1. 陈 - 施呼吸主要特点　陈 - 施呼吸（Cheyne-Stokes respiration，CSR）是中枢性 SA 的一种典型表现。陈 - 施呼吸出现主要原因为呼吸中枢兴奋性降低，呼吸中枢对呼吸节律调节失常。陈 - 施呼吸主要特点为呼吸逐步减弱以至停止和呼吸逐渐增强两者交替出现，呼吸由浅慢加快加深，达高潮后，又逐渐变浅变慢随后出现一段呼吸暂停，之后呼吸再度开始，每一循环持续 30s 至 2min。

CSA 伴陈 - 施呼吸的主要特征是睡眠时反复发作的潮气量逐渐增高 - 逐渐降低模式。CSA 伴陈 - 施呼吸最多见于心力衰竭患者，但也可见于急性肺水肿恢复期、进行性肾衰竭、中枢性神经系统损伤患者。重度心力衰竭可能是 CSA 伴 CSR 最重要的危险因素，而 CSA 伴 CSR 也会增加心力衰竭患者的发病率和死亡率。约 50% 的有症状充血性心力衰竭患者存在 CSA，由于往往不伴有过度肥胖、思睡及打鼾而易被漏诊。

2. 陈-施呼吸的病理生理学机制

（1）高通气：心力衰竭本身就是导致 CSR 的一个重要因素。进行性心力衰竭患者由于严重肺淤血、肺水肿，刺激肺泡壁上的 J 受体，导致过度通气。当 $PaCO_2$ 水平低于呼吸暂停阈值，便会触发中枢性 SA；此时中枢对呼吸肌的驱动停止，出现 SA，PaO_2 水平下降，$PaCO_2$ 水平升高。外周化学感受器感知到 $PaCO_2$ 水平上升，当 $PaCO_2$ 高于 SA 的阈值，机体会通过过度通气进行纠正，引发低 $PaCO_2$，如此反复，呼吸减弱-停止和呼吸逐渐增强两者交替出现。

（2）低氧血症：低氧血症会引起微觉醒，导致过度通气，引起 CSA。患者仰卧位时可加重肺淤血，刺激感受器，激发过度通气，其他因素（如上气道不稳定性）也可导致睡眠时缺氧加重，诱导心力衰竭高通气和 CSR 发生率增加。另外，有研究显示，氧疗能减轻心力衰竭患者的 CSR，但是难以消除。

（3）交感神经兴奋性增加：心力衰竭时去甲肾上腺素水平增加并伴发高通气，合并 CSR 时外周化学感受器对去甲肾上腺素水平更为敏感。CSR 患者血液和尿液中儿茶酚胺和脑钠肽水平升高，与自发性觉醒有关的中枢交感神经兴奋性增强相关。

（4）循环延迟：氧合后的血液离开肺静脉到达外周化学感受器所需时间称为循环时间，心力衰竭时心脏量降低、心腔增大及循环血容量增加，循环时间延长。循环延迟与呼吸暂停-高通气周期的长度和逐渐增高-逐渐降低的呼吸方式相关。

（5）控制环路增益效应："控制增益"是由 Lorenzi-Filho 应用控制理论模拟控制系统、被控制系统、反馈环路的数学模型解释心力衰竭中 CSR 的病理生理机制。正常情况下，呼吸与循环系统协同作用运送 O_2 及 CO_2，保证机体在不同状态下的代谢需求。通气正常时，快速负反馈机制可以保持动脉血气张力正常。负反馈机制中枢包括：对外周血 PaO_2 及 $PaCO_2$ 极为敏感的中枢控制器，中枢化学感受器以及呼吸相关因素（肺、胸壁及呼吸肌肉），三者协同共同调控通气。受控因素包括 PaO_2，$PaCO_2$ 及 pH 值，他们也是中枢控制器的负反馈信号；中枢控制器通过改变神经递质调节呼吸肌群，调控胸廓的扩张、收缩完成通气过程，PaO_2 及 $PaCO_2$ 也对应产生变化，由此维持血气稳态。心力衰竭时，若干因素造成 $PaCO_2$ 上下波动，化学感受器的敏感性增加，调控幅度放大，导致过度通气和呼吸不稳定。在此情况下，即使小幅度通气增加也会导致 $PaCO_2$ 低于阈值，触发 SA。PaO_2 和 $PaCO_2$ 为被调控因素，在此调控环路中对调控因素的反应及纠正（通过通气功能）称为环路增益（loop gain，LG）。

3. 心力衰竭伴陈-施呼吸的临床表现　进展期心力衰竭疾病本身和 SA 有诸多相似的症状：失眠、睡眠质量差、日间嗜睡、阵发性夜间呼吸困难、易疲劳等。心力衰竭伴 CSR 患者体重指数通常低于心力衰竭合并 OSA 患者，夜间脉氧饱和度监测提示氧饱和度显著下降。CSR 风险评估可在有症状的心力衰竭患者中进行。心力衰竭合并 CSA 死亡风险增加，特别是呼吸紊乱事件频繁的患者，可能与显著的神经体液激活、血压和心率显著增加以及发生致命性心律失常增加有关。日间、运动时有陈-施呼吸是不良预后的征象。

二、射血分数降低型心力衰竭合并中枢性睡眠呼吸暂停的处理原则

CSA 时脑干呼吸中枢表现为呼吸活动的周期性减少或停止,导致 $PaCO_2$ 升高,引起过度通气,$PaCO_2$ 随之降低,当低于 SA 阈值时,引发呼吸暂停或低通气,$PaCO_2$ 随后上升,循环往复。在重度心力衰竭中,肺泡脑干循环时间的延长加剧了这种稳态破坏。此外,在一些射血分数降低型心力衰竭患者中常可观察到 OSA 到 CSA 的进展,常继发于进行性肺充血。虽然充分治疗心力衰竭本身可改善 CSA,但有 CSA 或 CSR 的心力衰竭患者(包括心脏再同步化治疗)仍然预后较差。因此,适当干预 CSA 仍然具有必要性。

1. 气道正压通气治疗   射血分数降低型心力衰竭合并 CSA 的患者如无 PAP 治疗的禁忌证,可首先进行 CPAP 治疗。加拿大 CSA 合并心力衰竭患者 CPAP 治疗(CANPAP)试验显示 CPAP 可减轻 CSA,改善夜间氧合,增加左室收缩功能,降低去甲肾上腺素水平,增加 6 分钟步行距离,长期治疗可有上述疗效。夜间 CPAP 通过增加高频心率变异性可减少交感神经兴奋性,改善迷走神经对心脏的调节。

如果 CPAP 治疗无效或夜间发生高碳酸血症,可以采用双水平气道正压 - 自发 / 定时模式。BiPAP 可以使患者排出过多的 CO_2 并防止呼气时肺泡萎陷,保持气道畅通;肺泡内正压可以有效减少血管内液体渗入到肺间质和肺泡内,从而减轻肺水肿;增加患者吸气相时的胸膜腔内压,降低了左心室跨壁压,减轻左心室负荷,有效增加心排血量,改善心功能。

适应性伺服通气(ASV)是一种自适应的通气模式,它可以在低通气期间,增加吸气支持,在过度通气时撤回支持,在呼吸暂停时强制通气。因此,它在 CSA 和 OSA 中都是有效的,并能抑制复杂的睡眠呼吸暂停。但是欧洲心脏病学会的指导原则指出,对于以 CSA 为主的心力衰竭患者,不建议采用 ASV。ASV 治疗心力衰竭伴 CSA 患者的研究结果也显示射血分数减低型心力衰竭合并 CSA 患者在药物治疗的基础上使用 ASV 虽然可以改善 SDB,但对心脏结构和功能、心脏生物标志物、肾功能和全身炎症均无明显影响,反而增加了心血管事件的死亡风险。

2. 药物治疗及氧疗   射血分数减低型心力衰竭合并 CSA 患者通常有较高的环路增益效应,可能发生在呼吸反馈控制系统中,导致呼吸系统不稳定。在高环路增益的情况下,通气量的轻微减少将导致通气驱动和通气量的过度增加。这可能会增加上气道负压,导致咽闭合,特别是存在解剖易感因素的情况下,从而导致 $PaCO_2$ 的下降。后者导致通气驱动和通气减少,甚至是呼吸暂停。因此,降低环路增益可能改善患者的 CSA。

乙酰唑胺改善 CSA 主要有以下几种机制:降低环路增益,使呼吸反馈控制系统趋于稳定;作为一种温和的利尿剂,可减轻心脏负荷,减少心肌做功;将碱性环境移向正常,进一步改善陈 - 施呼吸;降低了 AHI 并改善了血氧饱和度。另一种抑制环路增益的方式是氧疗,氧疗可以作为一种夜间通气的替代方法,降低 CSA 的严重程度,其降低 AHI 的能力接近 CPAP。氧疗同时还可以降低夜间去甲肾上腺素的水平并改善 SA 相关的低氧血症,使重度心力衰竭患者从中获益。

3. 膈神经刺激治疗   植入性膈神经刺激是治疗 CSA 或 CSR 的一种新方法。该系统有一个植

入的脉冲发生器和铅（放置在左侧心包膈或右头臂静脉），刺激膈神经产生类似于正常呼吸的膈肌收缩。该系统根据设备内的体位和运动传感器检测到的信号，在整个预定的睡眠时间内自动刺激膈神经。单侧膈神经刺激的目的是提供与正常呼吸运动相似的平稳膈肌收缩，减少中枢性呼吸事件，改善 HFrEF 患者的夜间氧饱和度和生活质量。在治疗期间，不论是≥4% 的氧减指数还是血氧饱和度 <90% 的时间都会下降。但是装置或手术相关的严重不良事件发生在大约 10% 的患者中，主要与铅移位有关。

三、射血分数减低型心力衰竭伴陈 - 施呼吸的治疗

1. 心力衰竭治疗 目前证据显示无创通气治疗，包括伺服式（ASV）通气不适于于心力衰竭伴陈 - 施呼吸患者。对于这些患者，治疗原则为强化心力衰竭治疗改善患者总体情况，弱化 CSA 发生机制，具体治疗包括：

（1）血管紧张素转换酶抑制剂：降低轻到中度心力衰竭患者的 AHI，减少夜间血氧失饱和。

（2）利尿剂：减少心室充盈压，减轻 $PaCO_2$ 降低引发呼吸暂停，但当低钾、低氯时，$PaCO_2$ 升高超过阈值会促进 CSA 发生。

（3）β 受体阻滞剂：抵消过度的交感激活和调节心力衰竭时的心室反应，也有报道其可降低 CSA 患者的 AHI。

2. 其他的干预措施

（1）夜间氧疗：减轻低氧程度，减轻 CSA，降低夜间去甲肾上腺素水平，增加分级运动试验中的最大 O_2 摄取。但是长期对心功能或生活质量等终点的效果尚未被评价。

（2）茶碱：虽然可减轻 CSA，但不能改善射血分数和患者生活质量，并有可能有促心律失常的潜在不良反应，不推荐作为严重心力衰竭患者长期使用。

（3）乙酰唑胺：减少 CSA 发生，并减轻相关的日间症状。应用其来抑制 CSA 上尚缺乏足够证据。

（4）无创正压通气（CPAP，BiPAP）：减轻心力衰竭患者的 CSA。CPAP 在有 CSA 的心力衰竭患者中的作用仍有疑问。

（5）具有心脏同步化治疗适应证的心力衰竭患者应选择双心室同步全起搏。

四、射血分数减低型心力衰竭合并阻塞性睡眠呼吸暂停的治疗

射血分数减低型心力衰竭患者虽然 CSA 较常见，但是仍有部分患者合并 OSA。对这些患者主要治疗除治疗心力衰竭外，还包括：

1. 气道正压通气治疗 年龄较大、男性、体重指数高、习惯性打鼾和体液储留是射血分数减低型心力衰竭患者合并 OSA 的主要危险因素，即使经过充分药物治疗，OSA 仍为预后独立预

测因素。无论是在一般人群中还是在心力衰竭患者中,气道正压通气治疗(PAP),包括 CPAP 和 BiPAP 仍然是 OSA 最有效的治疗方案。CPAP 在心力衰竭治疗中的重要作用是减轻或消除 OSA 导致的胸腔内负压的波动,降低心脏前后负荷和心肌耗氧量;消除微觉醒和间歇性低氧;降低交感神经张力;减轻血管收缩及外周阻力和心率变异性。目前证据表明,每晚使用 CPAP 的治疗时间 >4h,并持续 3 个月可改善左室射血分数、右心室功能、左心室质量和肺动脉高压,减少尿去甲肾上腺素排泄。

PAP 治疗导致胸内压力过高相关的潜在不良影响是静脉回流和右心室前负荷减少,同时右心室后负荷随着肺容积的增加而增加。这种情况下如果右心室是前负荷依赖,并正因为原有的肺动脉高压面临后负荷增加,增加吸气压力支持(双水平和自适应伺服通气)可能是有害的。若 CPAP 治疗导致患者出现了中枢性呼吸暂停,则应改为双水平气道正压 - 自发 / 定时模式。

心力衰竭患者睡眠时间通常较短,但由于患者交感神经兴奋性增加,日间思睡程度并不增高,降低 CPAP 依从性。可通过如下方法增加治疗依从性:加强患者教育,提高患者对该治疗方式的认识及接受度;选择合适的面罩(鼻罩或口鼻面罩);对患者 CPAP 治疗后出现的不适症状进行积极的处理(鼻腔充血或鼻腔干燥)。

2. 生活方式管理　接受充分药物或 PAP 治疗的同时,生活方式管理也十分重要的。减重可以减轻肥胖 OSA 患者 SDB 的严重程度。研究表明,运动比 CPAP 更能改善心力衰竭患者的生活质量,同时还可通过减少下肢水肿和仰卧位头部体液再分布等多种机制来减少 AHI。乙醇、镇静剂、麻醉剂和肌肉松弛剂等可能会加重上呼吸道衰竭,应尽量避免使用上述药物。

3. 辅助治疗　口腔矫治器可以扩大 OSA 患者气道的尺寸,可能对下颌后缩的患者有效,特别是轻度 SDB 或解剖因素导致的 OSA。此外,舌下神经刺激装置也可通过刺激舌下神经使舌根处收缩打开气道。研究表明,使用舌下神经刺激器 1 年患者 AHI 平均降低了 68%。目前辅助装置治疗对心血管结局影响尚不明确,心力衰竭的患者还有待于系统性治疗提高疗效。

第三节　射血分数保留型心力衰竭与睡眠呼吸暂停

一、射血分数保留型心力衰竭概述

2016 年欧洲心脏病协会心力衰竭指南中重新确定了心力衰竭的分类,射血分数保留型心力衰竭并不是一种具体的疾病,而是一类临床综合征。患者具有心力衰竭的症状,与传统意义上心力衰竭伴有射血分数下降不同,这类患者左心室射血分数往往正常或接近正常,同时伴有舒张功能障碍,如左心室充盈异常、左心室充盈压升高,具体诊断标准见表 31-1-1。

射血分数保留型心力衰竭病理生理机制尚不明确,左室舒张期主动松弛能力受损,心肌顺应性降低(心肌细胞肥大伴间质纤维化),左室舒张期充盈受损,左心室舒张末压升高。推测其发生与氧化应激、炎症反应、冠脉微血管障碍等相关。射血分数保留型心力衰竭的诱因包括容量负荷增加、心动过速、运动、高血压、心肌缺血、全身性应激（贫血、发热、感染、甲状腺功能亢进）、心律失常（心房颤动、房室传导阻滞）、盐摄入增加、非甾体类抗炎药。射血分数保留型心力衰竭危险包括老年、女性、心房颤动、高血压、糖尿病、肾功能不全、肥胖、代谢综合征、慢性阻塞性肺疾病、肺动脉高压、睡眠呼吸障碍等。

二、射血分数保留型心力衰竭发生睡眠呼吸暂停的机制

射血分数保留型心力衰竭患者 OSA 较为常见，合并重度 OSA 患者左心室舒张功能受损更为显著，OSA 与射血分数保留型心力衰竭住院风险增加有关。

由于射血分数保留型心力衰竭循环负荷增加，患者夜间睡眠时造成体液转移，加重 OSA 的发展；舒张性心力衰竭伴有肥胖患者中，上气道水肿可导致咽部塌陷，增加 OSA 发生可能性。因此，积极利尿治疗可能改善咽部口径和水肿，对改善心功能及缓解 OSA 都有积极作用。有证据显示持续气道正压治疗（CPAP）有利于改善睡眠质量，降低 AHI，提高夜间氧饱和度。治疗依从性较好的患者，CPAP 可降低心血管并发症发生率及心血管相关死亡率。

三、射血分数保留型心力衰竭合并睡眠呼吸暂停的治疗

射血分数保留型心力衰竭目前无特效药物，药物治疗如利尿剂呋塞米和螺内酯、运动训练等有一定作用；危险因素控制如减轻体重和戒烟、限制饮酒及避免服用镇静药（在睡眠期间容易发生咽部塌陷）；CPAP 治疗 OSA 的心脏卸载效应包括降低夜间血压、心率和左室后负荷，以及改善心肌氧化代谢。

射血分数保留型心力衰竭患者合并如合并了 CSA 则是心力衰竭程度加重的标志。目前对于心力衰竭患者合并的 CSA 在治疗上仍存在争议，但已有研究显示与标准治疗相比，ASV 能够有效降低 BNP、舒张压，改善右心功能、心脏舒张功能和动脉僵硬度，缓解相关症状，逆转患者的病理性心脏重塑。

（房　芳）

参考文献

1. PEARSE S G, COWIE M R. Sleep-Disordered breathing in heart failure. Eur J Heart Fail, 2016, 18: 353-361

2. GOTTLIEB D J, YENOKYAN G, NEWMAN A B, et al. Prospective study of obstructive sleep apnea and incident coronary heart disease and heart failure: the sleep heart health study. Circulation, 2010, 122: 352-360

3. GONG F F, JELINEK M V, CASTRO J M, et al. Risk factors for incident heart failure with preserved or reduced ejection fraction, and valvular heart failure, in a community-based cohort. Open Heart, 2018, 5: e000782

4. SANDERSON J E. HFNEF, HFpEF, HF-PEF, or DHF: what is in an acronym? JACC Heart Fail, 2014, 2: 93-94

5. ABDUL-RAHIM A H, SHEN L, RUSH C J, et al. Effect of digoxin in patients with heart failure and mid-range (borderline) left ventricular ejection fraction. Eur J Heart Fail, 2018, 20 (7): 1139-1145

6. WATANABE E, KIYONO K, MATSUI S, et al. Prognostic importance of novel oxygen desaturation metrics in patients with heart failure and central sleep apnea. J Card Fail, 2017, 23: 131-137

7. HERKENRATH S D, LACERDA C, TREML M, et al. Loop gain in heart failure with reduced ejection fraction and periodic breathing is associated with sleep stage and arousals. Ann Am Thorac Soc, 2019, 16 (12): 1591-1595

8. SANDERSON J E, FANG F, LU M, at al. Obstructive sleep apnoea, intermittent hypoxia and heart failure with a preserved ejection fraction. Heart, 2021, 107 (3): 190-194

英汉对照索引

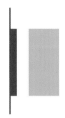

R

S

V

Z

图书在版编目（CIP）数据

睡眠呼吸障碍治疗学 / 叶京英主编 . —北京：人民
卫生出版社，2022.2
ISBN 978-7-117-32449-6

Ⅰ. ①睡…　Ⅱ. ①叶…　Ⅲ. ①睡眠–呼吸困难综合征–
治疗学　Ⅳ. ①R563.805

中国版本图书馆 CIP 数据核字（2021）第 235529 号

| 人卫智网 | www.ipmph.com | 医学教育、学术、考试、健康，购书智慧智能综合服务平台 |
| 人卫官网 | www.pmph.com | 人卫官方资讯发布平台 |

睡眠呼吸障碍治疗学

Shuimian Huxi Zhangai Zhiliaoxue

主　　编：叶京英
出版发行：人民卫生出版社（中继线 010-59780011）
地　　址：北京市朝阳区潘家园南里 19 号
邮　　编：100021
E - mail：pmph @ pmph.com
购书热线：010-59787592　010-59787584　010-65264830
印　　刷：北京盛通印刷股份有限公司
经　　销：新华书店
开　　本：889×1194　1/16　　印张：33
字　　数：727 千字
版　　次：2022 年 2 月第 1 版
印　　次：2022 年 3 月第 1 次印刷
标准书号：ISBN 978-7-117-32449-6
定　　价：298.00 元

打击盗版举报电话：010-59787491　E-mail：WQ @ pmph.com
质量问题联系电话：010-59787234　E-mail：zhiliang @ pmph.com